Das Wahrheitsproblem und die Idee der Semantik

Eine Einführung
in die Theorien von A. Tarski und R. Carnap

Von

Wolfgang Stegmüller
o. Professor an der Universität München

Zweite, unveränderte Auflage
Nachdruck 1977

Springer-Verlag
Wien · New York

Softcover reprint of the hardcover 2nd edition

Library of Congress Catalog Card Number 68-17863

ISBN-13: 978-3-7091-8205-5 e-ISBN-13: 978-3-7091-8204-8

DOI: 10.1007/978-3-7091-8204-8

Vorwort

Die vorliegende Arbeit wurde zu dem Zwecke abgefaßt, eine Einführung in die reine oder nichtempirische Semantik zu geben, die sich in den letzten Jahren zu einem eigenen Forschungszweig entwickelt hat. Immer mehr dringt in der Philosophie der Gegenwart die Erkenntnis durch, daß philosophische Untersuchungen zu einem guten Teil sprachlogischer und sprachkritischer Art sein müssen, und im Rahmen solcher Untersuchungen nehmen jene der Semantik eine zentrale Stellung ein.

Während die Logikkalküle nur mit der traditionellen formalen Logik in einem gewissen historischen Zusammenhang stehen, ist der Kontakt zwischen der Semantik und den althergebrachten philosophischen Problemen ein viel engerer. Dort steht bloß der Begriff der logischen Deduktion im Vordergrund, hier hingegen der wichtigste Begriff der Erkenntnistheorie, nämlich der Begriff des wahren Urteils bzw. der wahren Aussage. Über die Bedeutung einer Explikation des Wahrheitsbegriffs braucht man wohl kaum Worte zu verlieren angesichts der Tatsache, daß unser ganzes Erkenntnisstreben darauf abzielt, zu wahren Urteilen oder Sätzen zu gelangen. Eine Beantwortung der Frage, was man unter einem *wahren Urteil* bzw. einer *wahren Aussage* zu verstehen habe, wird nicht innerhalb der Einzelwissenschaften gegeben, sondern ist seit jeher dem Philosophen überlassen worden.

Eine Klärung des Wahrheitsbegriffs ist aber nur eine der Aufgaben der Semantik. So dürfte es kaum mehr zu bezweifeln sein, daß eine Theorie der *Induktion*, falls sie überhaupt möglich sein soll, sich nur auf semantischer Grundlage errichten läßt. Daß bis heute kein brauchbares System der induktiven Logik existiert, müßte nicht nur der für erkenntnistheoretische Fragen spezialisierte Philosoph, sondern im Grunde jeder Naturforscher, ja überhaupt jeder Erfahrungswissenschaftler bedauern. Nunmehr ist jedoch R. Carnap darangegangen, unter Zuhilfenahme der Methoden der Semantik den enormen Problemkomplex der Induktion auf eine philosophisch fundierte und präzise Grundlage zu stellen.

Ein anderer Fragenkomplex, der erst im Rahmen der Semantik einer klareren Problemstellung zugeführt werden kann, betrifft den Gegensatz zwischen den *logisch gültigen* und den *synthetischen Aussagen*. Jedes bedeutendere philosophische System hat seit Leibnizens Unterscheidung zwischen den beiden Arten von wahren Urteilen, den „vérités de raison" und den „vérités de fait", diesem Unterschied größtes Augenmerk geschenkt, ohne daß eine hinreichende Klärung dieser Begriffe erfolgt wäre. Im Rahmen der Semantik wird versucht, alle mit dem „rein Logischen“ zusammenhängenden Begriffe in einer viel schärferen Weise zu präzisieren, als dies mit den Mitteln der traditionellen Philosophie möglich gewesen wäre, und dieses „rein Logische“ von dem nicht ausschließlich durch logische Faktoren Determinierten klar abzugrenzen. Allerdings haben hier die Untersuchungen neuerlich zu offenen Problemen geführt. Daher habe ich auch versucht, dem Leser in die Diskussion dieser Probleme zwischen den führenden Fachleuten auf diesem Gebiet einen Einblick zu gewähren, eine Diskussion, welche daneben auch bestimmte Fragen der traditionellen Philosophie, z. B. das Problem der Ontologie, in ein ganz neues Licht rückte.

Seit jeher hat die Philosophie über sich den Vorwurf ergehen lassen müssen, daß in ihr viel Unsinn geredet wird. Der moderne Positivismus hat sich die Aufgabe gestellt, ein präzises *Sinnkriterium* von Sätzen aufzustellen, auf Grund dessen eine klare Trennung von wissenschaftlich diskutablen Aussagen und wertlosen „metaphysischen Scheinthesen“ vorgenommen werden kann. Eine eingehende Untersuchung dieses Fragenkomplexes wird zeigen, daß alle Versuche zur Formulierung eines Sinnkriteriums, soweit sie im Rahmen der Umgangssprache verbleiben, zum Scheitern verurteilt sind, und daß erst unter Zuhilfenahme semantischer Systeme sich ein derartiges Kriterium angeben läßt.

Soviel Nützliches die Semantik auch in den angedeuteten Hinsichten geleistet hat und noch zu leisten verspricht, so haben doch andere Fragestellungen zu ihrer Entstehung geführt. Es waren vor allem drei solche Problemgruppen: 1. das Antinomienproblem, 2. die Notwendigkeit einer Klärung von grundlegenden Begriffen der formalisierten Logik und Mathematik, und 3. die Frage der vollen Formalisierbarkeit der Logik.

Was die *Antinomien* betrifft, so sind seit B. RUSSELLs berühmtem Brief an FREGE, in welchem er aus dem mit den Mitteln der klassischen Logik und Mathematik gebildeten Begriff der „Menge aller Mengen, die sich nicht selbst als Element enthalten“ einen Widerspruch ableitete, viele eingehende Untersuchungen über die Ausschaltung der Paradoxien der Mengenlehre erfolgt. Das Motiv dafür ist klar: Die Mathematik fühlte sich in ihren Grundlagen bedroht und es mußte daher danach getrachtet werden, diese Grundlagen von den unangenehmen Eindringlingen zu säubern. Die sogenannten syntaktischen und semantischen Antinomien fanden demgegenüber zunächst eine weit geringere Beachtung. Dabei waren sie zum Teil bereits den Griechen bekannt, wie das in den meisten Lehrbüchern der Philosophiegeschichte zitierte Beispiel vom Kreter zeigt, der nichts anderes von sich behauptet als „ich lüge“ („ἐγὼ νῦν ψεύδομαι“). Diese Antinomie läßt sich unter Abstraktion von historischen Beimengungen in präziser Weise zur Wahrheitsantinomie verschärfen, welche vom erkenntnistheoretischen Standpunkt aus zusammen mit den anderen semantischen und syntaktischen Antinomien ein ebenso ernst zu nehmendes Problem darstellt wie etwa die RUSSELLsche Paradoxie. Die Untersuchungen TARSKIs haben gezeigt, daß auf dem Boden der Alltagssprache keine Aussicht besteht, der Schwierigkeiten in befriedigender Weise Herr zu werden, und daß sich nur auf dem Wege der Konstruktion künstlicher Sprachsysteme mit klarer Trennung von Objekt- und Metasprache die Antinomien beheben lassen.

Die zweite Problemgruppe ist vom Standpunkt der Logik aus nicht minder wichtig. Die moderne Logik ersetzt die unpräzisen und umständlichen Formulierungen logischer Abhängigkeitsbeziehungen in der Alltagssprache durch präzise und übersichtliche Darstellungen in einem eigenen Formalismus. An die Stelle von Aussagen treten hier Formeln, deren Konstruktionsvorschriften explizit angegeben werden. Gewisse deduktionslogische Begriffe, wie der Begriff des Beweises und der logischen Ableitung, lassen sich unter alleiniger Bezugnahme auf die äußere formale Gestalt dieser Formeln präzisieren. Dagegen zeigt es sich, daß man auch im Rahmen dieser formalisierten Logik weitere Begriffe zu Hilfe nehmen muß, die sich nicht auf solche Weise charakterisieren lassen. Diese Begriffe haben alle in irgendeiner Form mit der Interpretation von Ausdrücken zu tun. Dazu gehören z. B. die Begriffe der Wahrheit, Allgemeingültigkeit und Erfüllbarkeit (in bestimmten endlichen, allen endlichen oder in unendlichen Bereichen) von Formeln. Ohne Verwendung derartiger Begriffe kann nicht einmal der Gehalt bestimmter wichtiger metalogischer Theoreme ausgedrückt werden. So z. B. hat Gödel bewiesen, daß sich im Rahmen des sogenannten niederen Prädikatenkalküls jede allgemeingültige Formel bei Zugrundelegung eines geeigneten Axiomensystems beweisen läßt. Der hier verwendete Begriff der „beweisbaren Formel" ist dabei durch den Hinweis auf das System der Axiome und Ableitungsregeln scharf bestimmt. Was bedeutet es hingegen, zu sagen, daß eine Formel allgemeingültig sei? In den meisten Lehrbüchern der symbolischen Logik sucht man vergeblich nach einer ebenso befriedigenden wie präzisen Antwort auf diese Frage. Die gegebenen Erläuterungen weisen zwei Mängel auf: sie sind mehr oder weniger vage formuliert und verwenden selbst einen semantischen Begriff wie den Wahrheitsbegriff ohne nähere Explikation. Tarski hat gezeigt, wie man auch hier zu einer schärferen Begriffsbestimmung gelangen kann, einer Begriffsbestimmung, die übrigens wesentlich schwierigere Probleme zu bewältigen hat als eine Definition des ableitbaren oder beweisbaren Satzes. Man kann daher sagen, daß ohne Zugrundelegung der Tarskischen Methode zur Definition der semantischen Grundbegriffe überhaupt keine klare Antwort auf die Frage gegeben werden kann, was es denn sei, das durch Gödel in dem eben erwähnten Vollständigkeitssatz bewiesen worden ist. Dieselbe Situation wiederholt sich auf höherer metamathematischer Ebene. Ein Beispiel bildet der ebenfalls von Gödel bewiesene, für die formalisierte Arithmetik geltende Unvollständigkeitssatz, der durch die Konstruktion eines Satzes erfolgte, der dann und nur dann *wahr* ist, wenn für ihn kein Beweis existiert.

Es wurde oben erwähnt, daß grundlegende logische Begriffe, wie der Begriff der Ableitung und des Beweises, rein syntaktisch, d. h. unter Bezugnahme auf die formale Struktur von Aussagen bzw. Formeln allein charakterisiert werden können. Eine solche Charakterisierung erfolgt innerhalb eines Logikkalküls auf Grund von Axiomen und Ableitungsregeln. Ein derartiges Vorgehen steht heute meist im Vordergrund der Betrachtung. Demgegenüber ist jedoch zu betonen, daß der wichtigste Begriff der deduktiven Logik, nämlich der Begriff der *logischen Folgerung*, primär ein semantischer und kein syntaktischer Begriff ist. Man darf nämlich nicht vergessen, daß die Hauptaufgabe der Logik darin besteht, Verfahren zu entwickeln, um von *wahren* Aussagen wieder zu *wahren* Aussagen zu gelangen. In der formalen Logik wird dabei eine Abstraktion von den konkreten Aussagen vorgenommen und diese werden durch Formeln ersetzt, in denen nur gewisse strukturelle Eigentümlichkeiten von Belang sind. Von einer Formel B kann dann gesagt werden, daß sie aus einer Formel A *logisch folgt*, wenn jede erfüllende Interpretation — oder jedes „semantische Modell", wie man auch sagt —, welche die Formel A wahr macht, auch die Formel B in eine wahre Aussage verwandelt. Die logische Folgebeziehung ist daher eigentlich eine rein semantische Beziehung. Die Kalkülisierung der Logik besteht darin, daß man zur Erleichterung der technischen Handhabung für diesen semantischen Begriff ein rein syntaktisches „Spiegelbild" in der Gestalt eines Kalküls, der von formalen Regeln beherrscht wird, zu konstruieren sucht. Dem semantischen Begriff der logischen Folgerung entspricht hier der sekundäre syntaktische Begriff der logischen Ableitung. (In terminologischer Hinsicht besteht allerdings in diesem Punkte keine Einheitlichkeit. Bisweilen wird unter der logischen Folgebeziehung eine syntaktische Relation verstanden, die umfassender ist als die Ableitungsbeziehung.) Ein weiteres wichtiges Problem, das an dieser Stelle auftritt, ist das der Formalisierung der Logik. Wird in den üblichen Logikkalkülen eine volle Formalisierung der Logik geliefert? Die Untersuchungen CARNAPS haben gezeigt, daß erstens diese Frage nur unter Verwendung semantischer Hilfsmittel in präziser Form gestellt werden kann und daß zweitens die Antwort in bezug auf die üblichen Logikkalküle negativ lauten muß. Zugleich wurden von ihm Methoden zur Erlangung der vollen Formalisierung entwickelt.

Ich habe mich im folgenden bemüht, die Theorien TARSKIS und CARNAPS, die bisher keine einheitliche Darstellung erfahren haben, in möglichst klarer Weise zu skizzieren, dabei aber zugleich an problematischen Stellen auch kritische Stimmen zu Worte kommen zu lassen. Die beiden grundlegenden Werke zur Semantik sind TARSKIS umfangreiche Abhandlung „Der Wahrheitsbegriff in den formalisierten Sprachen" und CARNAPS „Introduction to Semantics". So sehr auch die in der Semantik aufgerollten Probleme von allgemeiner philosophischer Relevanz sind, so sehr gehen doch viele semantische Untersuchungen in technische Einzelheiten. Da die Zwecksetzung dieses Buches vorwiegend eine philosophische ist, habe ich danach getrachtet, mit einem Minimum an technischen Mitteln auszukommen und an allen schwierigeren Stellen, soweit es sich dabei nicht überhaupt nur um einen skizzierten Überblick handelt, die Fragen von Grund aus zu entwickeln. Daß es sich trotzdem an vielen Stellen als unumgänglich erwies, auf technische Details zu sprechen zu kommen, liegt in der Natur der Sache. Um den im logisch-mathematischen Denken ungeübten Leser nicht zu sehr zu ermüden, sind die einzelnen Kapitel absichtlich nicht mit demselben Grad von Präzision geschrieben worden, an sich vermeidbare intuitive Erörterungen wurden oftmals in den Text eingeschoben und in manchen Abschnitten überwiegen gänzlich die intuitiven, nichttechnischen Betrachtungen. Ich habe ferner des öfteren in den Fußnoten Bemerkungen angebracht, die dazu dienen, den Leser mit Nachdruck auf etwas aufmerksam zu machen, das gerne übersehen wird und daher den Anlaß zu Mißverständnissen geben kann. Viele dieser Bemerkungen beziehen sich auf den Unterschied zwischen Objekt- und Metasprache.

Hinsichtlich des Erfolges dieser meiner Darstellungstaktik hege ich keine übertriebenen Erwartungen: der technisch versierte Leser wird oft den Eindruck haben, daß ich zu viele Worte gebrauche, und der technisch nicht versierte Leser wird trotzdem eine gewisse Mühe haben, überall ein volles Verständnis zu erlangen. Dies scheint mir jedoch ein unausweichliches Schicksal eines jeden wissenschaftlich-literarischen Kompromißversuches zu sein; denn die Art und Weise, wie ein Buch geschrieben werden soll, hängt von dem Leserpublikum ab, das der Autor zu finden hofft, und dieses ist im vorliegenden Falle ein sehr verschiedenartiges. Die Probleme, die hier angeschnitten werden, sind in gleicher Weise für den reinen Philosophen wie für den Mathematiker, Logiker und Naturforscher von Bedeutung.

Eine Darstellung der Semantik könnte prinzipiell in doppelter Weise vorgenommen werden: entweder man beginnt unvermittelt mit dem Aufbau von semantischen Systemen und verschiebt alle Nutzanwendungen der Begriffsdefinitionen und abgeleiteten Theoreme auf später, oder aber man motiviert den Zugang zur Semantik von einer bestimmten Problemstellung aus. Das erste Vorgehen erschien mir aus didaktischen Gründen nicht als empfehlenswert. Entschließt man sich zum zweiten Weg, so hat man noch immer eine große Wahlfreiheit, da von allen angeführten Problemen aus (Sinnkriterium, Analytizität, Formalisierung der Logik, Induktionsproblem usw.) ein Zugang zur Semantik gefunden werden kann. In vielen Fällen jedoch müßten dann die Betrachtungen von Anbeginn an in einem außerordentlichen Maße technischer Natur sein. Demgegenüber hat das Ausgehen von der Wahrheitsantinomie zwei Vorteile: erstens handelt es sich hierbei um eine grundsätzliche philosophische Problematik, die sich nicht mit der Bemerkung abtun läßt, daß sie ein in philosophischer Hinsicht unwichtiges Spezialproblem betreffe, und zweitens kann diese Problematik mit einem sehr geringen Aufwand an technischen Hilfsmitteln aufgerollt werden. Ich habe mich daher entschlossen, diesen Weg zu wählen. Er deckt sich übrigens mit der von Tarski gewählten Methode, die Notwendigkeit des Studiums der Explikation des Wahrheitsbegriffs für formalisierte Sprachen plausibel zu machen.

Um das Verhältnis dieser Arbeit zu den bisherigen Veröffentlichungen über Semantik klarzustellen, möchte ich hervorheben, daß sich Kap. I bis IV, VI und Teil 2 von Kap. XI vorwiegend auf die Untersuchungen

TARSKIS stützen, während in Kap. V, VII bis X die Arbeiten CARNAPS in den Vordergrund treten. Einen verhältnismäßig breiten Raum nimmt das Kap. VIII ein, in welchem CARNAPS neue Methode der Bedeutungsanalyse geschildert wird. Es scheint mir, daß diese Methode aus verschiedenen Gründen den übrigen Verfahren vorzuziehen ist, die seit FREGES Entdeckung der hier verankerten Schwierigkeiten entwickelt worden sind.

Auf die Behandlung einiger Fragen mußte verzichtet werden, insbesondere auf die beiden Problemgruppen „Semantik und Modalitätenlogik" und „Semantik und volle Formalisierung der Logik". Ich habe in solchen Fällen wie diesen an geeignetem Orte auf die entsprechende Literatur verwiesen. Die drei technisch schwierigeren Abschnitte, in denen das System *Kl*, die Wahrheitsantinomie in Sprachen von unendlicher Ordnung und die Semantik der Quantifikationstheorie geschildert wird, können ohne einen Nachteil für das Verständnis der übrigen Teile bei der ersten Lektüre übergangen werden.

Ich möchte meinen herzlichen Dank aussprechen an Herrn Professor Dr. VICTOR KRAFT für die Durchsicht des ersten Entwurfes des Manuskriptes und die Erteilung wertvoller Ratschläge zur Verbesserung.

Innsbruck, im Juli 1957

Wolfgang Stegmüller

Inhaltsverzeichnis

Gesamtübersicht

Aufgabe einer Explikation des Wahrheitsbegriffs ist die Gewinnung einer formal korrekten und inhaltlich adäquaten Definition des Prädikates „wahr". Dieses Prädikat kann auf geistige Inhalte (Urteile) oder auf sprachliche Gebilde bezogen werden. Aus verschiedenen Gründen empfiehlt es sich, das Prädikat auf sprachliche Gebilde zu beziehen. Dabei ist der Unterschied zwischen „Satz" und „Aussage" zu beachten. Eine Aussage kann definiert werden als ein Satz, der von einer bestimmten Person in einer bestimmten Situation geäußert wird. Da derselbe Satz bei Wechsel der Situation oder der Person des Sprechenden zur Bildung verschiedener Aussagen verwendet werden kann, darf man streng genommen nur den Aussagen und nicht den Sätzen Wahrheit zusprechen oder absprechen. Der Gegensatz zwischen „Satz" und „Aussage" beruht in der Umgangssprache darauf, daß diese sogenannte Indikatoren enthält, d. h. Ausdrücke wie „ich", „du", „jetzt", „dort", deren Bedeutung von Situation zu Situation schwankt. Für formalisierte Sprachen, in denen keine Indikatoren vorkommen, fällt der Gegensatz hinweg und das Prädikat „wahr" kann daher dort auf Sätze bezogen werden. Da wegen der in der Umgangssprache auftretenden Wahrheitsantinomie keine Aussicht besteht, für diese zu einer einwandfreien Explikation des Wahrheitsbegriffs zu kommen, diese Explikation sich vielmehr nur für formalisierte Sprachsysteme durchführen läßt, ist die im weiteren Verlauf vorgenommene Anwendung des Prädikates „wahr" auf Sätze sowie der Gebrauch der Ausdrücke „Satz" und „Aussage" als Synonyma berechtigt.

Durch die Festsetzung, das Prädikat „wahr" auf sprachliche Gebilde anzuwenden, erhält dieses Prädikat so wie alle anderen semantischen Prädikate eine Relativität auf eine bestimmte Sprache S, der jene sprachlichen Gebilde angehören. Das zur Diskussion stehende Prädikat ist daher nicht das Prädikat „wahr", sondern das Prädikat „wahr in S". In der Sprache des Alltags hat das Prädikat „wahr" verschiedene Verwendungen. Nur die theoretische Bedeutung dieses Prädikates ist für die Semantik von Interesse, nicht hingegen jene Verwendungen, denen gemäß dieses Wort dazu benützt wird, um bestimmte emotionale Reaktionen oder positive Werturteile auszudrücken (wie in „ein wahrer Freund", „eine wahre Demokratie", „in vino veritas"). Nach unseren intuitiven Vorstellungen von der theoretischen Bedeutung von „wahr" ist eine wahre Aussage eine solche, in der behauptet wird, daß sich die

Sachen so und so verhalten und die Sachen verhalten sich auch so und so. Aus der Formulierung der Wahrheitsbedingung für eine bestimmte individuelle Aussage erhält man auf diese Weise das allgemeine TARSKI-sche Schema „*X* ist eine wahre Aussage dann und nur dann, wenn *p*", wobei für „*p*" irgendeine beliebige Aussage und für „*X*" ein Name dieser Aussage einzusetzen ist. Das Schema stellt selbst noch keine Wahrheitsdefinition dar; es ist vielmehr die Formulierung einer generellen Adäquatheitsbedingung, der jede Wahrheitsdefinition zu genügen hat: eine Definition von „wahr in *S*" kann nur dann als inhaltlich adäquat angesehen werden, wenn sämtliche aus der Einsetzung in jenes Schema entstehenden Sätze aus ihr logisch folgen.

Es läßt sich nun zeigen, daß jede Definition des Begriffs der wahren Aussage im Rahmen der Umgangssprache, welche die in dem angeführten Schema ausgedrückte Adäquatheitsforderung erfüllt, zu Paradoxien führt. Unter „Paradoxien" kann man dreierlei verstehen: paradoxe Definitionen, paradoxe Handlungsvorschriften und logische Paradoxien oder Antinomien. Die letzteren treten auf, wenn man in der Alltagssprache eine Wahrheitsdefinition zu formulieren versucht. Um dies zu zeigen, geben wir in II vier verschiedene Fassungen der Wahrheitsantinomie. In den beiden ersten Fassungen, die auf LUKASIEWICS und CARNAP zurückgehen, kommt jeweils eine empirische Prämisse vor. In der dritten, von TARSKI gegebenen Fassung wird für die Bildung der Antinomie keine empirische Prämisse mehr vorausgesetzt, aber es tritt das Prädikat „wahr" bei dieser Formulierung der Antinomie nicht explizit, sondern nur implizit auf. Die vierte Formulierung der Antinomie benützt ebenfalls keine empirische Prämisse; im Gegensatz zur dritten Fassung enthält sie jedoch das Wahrheitsprädikat in expliziter Gestalt. Die beiden ersten Fassungen weisen ebenfalls wie die ursprüngliche Antinomie des Lügners („was ich jetzt sage, ist nicht wahr") eine eigentümliche Selbstrückbezüglichkeit auf; man könnte daher geneigt sein, diese für das Auftreten der Antinomie verantwortlich zu machen. Die beiden anderen Formulierungen enthalten keine solche Selbstrückbezüglichkeit, so daß dieser Ausweg nicht gangbar ist. Analog wie für das Wahrheitsprädikat lassen sich im Rahmen der Alltagssprache auch für die anderen semantischen Begriffe Antinomien konstruieren. Es werden drei Beispiele hiefür gegeben: eine Antinomie, zu welcher der Begriff der Erfüllung einer Satzfunktion führt, die Antinomie von GRELLING und die RICHARDsche Paradoxie.

Bei der Formulierung aller semantischen Antinomien werden nur zwei Voraussetzungen gemacht: nämlich die Gültigkeit der üblichen Gesetze der Logik sowie die semantische Geschlossenheit der fraglichen Sprache. Unter dem letzteren ist die Tatsache zu verstehen, daß ein und dieselbe Sprache bestimmte Sätze und auf diese Sätze bezogene semantische Prädikate, insbesondere auch das Prädikat „wahr", enthält. Da man auf die elementaren logischen Gesetze nicht verzichten kann, muß der Ausweg aus den semantischen Antinomien in einer Preisgabe der semantischen Geschlossenheit der Sprache bestehen. Im Gegensatz zu den in der klassischen Mengenlehre auftretenden Antinomien, zu deren Behebung man verschiedene Methoden ersonnen hat, gibt es für den Fall der semantischen Antinomien nur diese eine Möglichkeit. Dies ist das Hauptergebnis von III. Die Preisgabe der semantischen Geschlossenheit der Sprache bedingt eine Aufsplitterung der zunächst einheitlichen Sprache in eine Objektsprache *S* und eine Metasprache *M*. In der Objektsprache können Aussagen über bestimmte Gegenstandsbereiche formuliert werden. In der Metasprache kann man über dieselben Gegenstände sprechen (nichtsemantischer Teil von *M*), außerdem aber auch Aussagen über die Sätze und anderen sprachlichen Ausdrücke der Objektsprache formulieren (semantischer Teil von *M*). Innerhalb des semantischen Teiles von *M* allein dürfen semantische Prädikate vorkommen. Mit der Unterscheidung zwischen Objekt- und Metasprache fällt die Möglichkeit hinweg, semantische Antinomien zu konstruieren. Dies wird an dem Beispiel zweier Fassungen der Wahrheitsantinomie im Detail gezeigt.

Die Stellung der Semantik innerhalb der Untersuchung von Sprachsystemen, d. h. innerhalb der Semiotik, läßt sich folgendermaßen charakterisieren. Werden im Rahmen solcher Untersuchungen Ausdruck, Sprecher und Designatum (= dasjenige, wovon die Rede ist) berücksichtigt, so gehören die Untersuchungen zur Pragmatik. Wird vom Sprecher abstrahiert, so rechnet man die Untersuchungen zur Semantik. Beschränkt sich die Analyse auf die formale Struktur der Ausdrücke unter Abstraktion vom Designatum, so gehört die Analyse zur Syntax. Im Gegensatz zur Pragmatik können Semantik und Syntax nicht nur als empirische, sondern auch als reine Wissenschaften betrieben werden. Dies bedeutet, daß man nicht nur historisch gegebene Sprachen zum Gegenstand einer semantischen oder syntaktischen Betrachtung nehmen kann, sondern auch Sprachsysteme, die auf Grund bestimmter Regeln erst künstlich aufgebaut werden. In diesem Buch beschäftigen wir uns nur mit der reinen Semantik und Syntax. Als nichtformalisierte Metasprache dient in beiden Fällen die Umgangssprache. Gemäß der Unterscheidung zwischen Objekt- und Metasprache muß das obige Schema, welches die Adäquatheitsbedingung für Wahrheitsdefinitionen formuliert, entsprechend geändert werden: für „*X*" ist der Name eines Satzes der Objektsprache und für „*p*" die Übersetzung dieses Satzes in die Metasprache einzusetzen (Konvention *A*). Der Aufbau einer Objektsprache *S* erfolgt innerhalb der reinen Semantik über eine Zeichentabelle, ferner Formregeln, durch welche der Begriff „Satz in *S*" definiert wird, Designations- und Wahrheitsregeln. Für den Fall des Vorkommens von Variablen müssen noch Wertregeln hinzutreten. Die Designationsregeln werden später genauer in Extensions- und Intensionsregeln unterschieden. Durch die Wahrheitsregeln wird der Begriff „wahr in *S*" definiert. Mittels dieser Regeln werden mit einem Schlage für alle unendlich vielen Sätze von *S* die Wahrheitsbedingungen festgelegt. An einigen Beispielen einfacher Sprachsysteme wird die Konstruktionsmethode erläutert.

Wenn ein Sprachsystem S nur endlich viele Sätze enthält, so kann die Wahrheitsdefinition in expliziter Weise durch Ausfüllung des Schemas A und disjunktive Zusammenfassung der Einsetzungsresultate erfolgen. Enthält S logische Zeichen (Negation, Konjunktion), so nimmt die Definition von „Satz in S“ rekursive Gestalt an, weshalb die Definition von „wahr in S“ ebenfalls auf rekursivem Wege erfolgen muß. Solche Sprachen werden „Molekularsprachen“ genannt. Eine zusätzliche Schwierigkeit entsteht, wie in IV gezeigt wird, für generalisierte Sprachen, in denen All- und Existenzaussagen gebildet werden können. Hier versagt zunächst auch die einfache Rekursionsmethode, da in einer solchen Sprache nicht sämtliche Aussagen wahrheitsfunktionelle Komplexe von Aussagen atomarer Struktur sind; denn die generellen Aussagen entstehen aus Satzfunktionen (offenen Sätzen) durch Voranstellung von Existenz- oder Allquantoren. Satzfunktionen aber sind weder wahr noch falsch. Um auch für reichere generalisierte Sprachen zu einer Wahrheitsdefinition zu gelangen, sind, wie Tarski gezeigt hat, drei Kunstgriffe erforderlich. Erstens muß ein semantischer Begriff gesucht werden, der den Satzfunktionen in analoger Weise zugeordnet ist wie der Wahrheitsbegriff den Sätzen. Dieser Begriff ist der Begriff des Erfülltseins einer Satzfunktion (durch bestimmte Gegenstände des Bereiches). Zweitens sind die Sätze als spezielle Fälle von Satzfunktionen zu interpretieren, nämlich als jene Satzfunktionen, in denen die Zahl der freien Variablen gleich 0 ist. Auf diese Weise kann bewirkt werden, daß der Begriff des Erfülltseins einer Aussagefunktion — der sich für generalisierte Sprachen auf ähnlichem rekursivem Wege definieren läßt wie der Begriff des wahren Satzes für Molekularsprachen, da alle komplexeren Satzfunktionen rekursiv auf Satzfunktionen von atomarer Struktur zurückführbar sind — für jene speziellen Fälle, in denen die Aussagefunktion keine freien Variablen mehr enthält (so daß also ein Satz vorliegt), in den Wahrheitsbegriff übergeht. So wie der Begriff der Satzfunktion als Spezialfall den des Satzes einschließt, so schließt der semantische Begriff des Erfülltseins einer Satzfunktion als Spezialfall den semantischen Wahrheitsbegriff ein. Eine weitere technische Schwierigkeit entsteht dadurch, daß die Anzahl der freien Variablen in Satzfunktionen beliebig groß sein kann. Man müßte daher die Erfüllungsbedingung für unendlich viele Fälle formulieren, während wir natürlich nicht unendlich viele Definitionen anschreiben können. Die Behebung dieser neuerlichen Schwierigkeit erfolgt dadurch, daß statt von der Erfüllung einer Aussagefunktion durch gegebene Gegenstände von der Erfüllung dieser Aussagefunktion durch eine unendliche Folge von Gegenständen gesprochen wird. Bei der Formulierung der Erfüllungsbedingungen werden dabei stets nur jene Glieder der unendlichen Folge in Betracht gezogen, welche dieselben Indizes aufweisen wie die in der fraglichen Aussagefunktion vorkommenden freien Variablen. Die wahren Sätze sind dann jene, die von jeder unendlichen Folge erfüllt werden, die falschen jene, welche keine Gegenstandsfolge erfüllt. Durch die Aufsplitterung der Aufgabe, eine einwandfreie Wahrheitsdefinition zu liefern, in die zur Überprüfung der Adäquatheit einer Definition dienende Konvention A und die Definition selbst, wobei für die letztere die erwähnten technischen Kunstgriffe zur Anwendung gelangen, ist es möglich, eine formal korrekte und inhaltlich adäquate Definition des Begriffs der wahren Aussage auch für Sprachen von außerordentlich großem Ausdrucksgehalt zu liefern. Dies war das Hauptresultat von TARSKIS Untersuchungen über den Wahrheitsbegriff für formalisierte Sprachen. Das Verfahren wird zunächst am Beispiel der Sprache des Klassenkalküls Kl illustriert. Für generalisierte Sprachen von elementarerem Charakter erweist sich das Operieren mit unendlichen Gegenstandsfolgen als nicht erforderlich. Auch dies wird im einzelnen am Beispiel eines Systems S_g gezeigt.

In V kommt eine weitere Unterscheidung zur Sprache: die zwischen allgemeiner und spezieller Semantik. Während in der letzteren bestimmte Sprachsysteme einer semantischen Analyse unterzogen werden, bilden für die allgemeine Semantik ganze Klassen von semantischen Systemen oder die Gesamtheit aller semantischen Systeme überhaupt den Gegenstand der Betrachtung. Das Prädikat „wahr" ist hier das undefinierte Grundprädikat, auf welches die übrigen semantischen Begriffe, wie z. B. die Begriffe der Implikation, Äquivalenz, Disjunktion usw., durch Definition zurückgeführt werden. Die in der allgemeinen Semantik abgeleiteten Theoreme gelten für jedes spezielle System S, sofern auf Grund geeigneter Regeln das Prädikat „wahr in S" eingeführt wurde. Als zweckmäßig erweist sich in der allgemeinen Semantik die Einführung der All- und der Nullsatzklasse. Die letztere ist ein Beispiel einer immer wahren Satzklasse (die erstere hingegen kein Beispiel einer immer falschen). Eine semantische Charakterisierung des logischen Grundbegriffs, nämlich des Begriffs der logischen Folgerung, erweist sich mit den bisher gewonnenen Begriffen als unmöglich. Diese Charakterisierung kann erst im Rahmen der sogenannten L-Semantik erfolgen.

Die Schwierigkeiten einer Wahrheitsdefinition vergrößern sich, wie in VI gezeigt wird, wenn in der Sprache Variable von verschiedenem Typus Verwendung finden. Dabei wird für die folgenden Betrachtungen vorläufig vorausgesetzt, daß das sogenannte „Prinzip der semantischen Kategorien" für alle in Betracht gezogenen Sprachen gilt. Die semantischen Kategorien sind das semantische Korrelat zum Begriff des Typus in der Typenlogik. Dem dortigen Begriff der Stufe entspricht hier jener der Ordnung einer Kategorie. Die Unterscheidung zwischen den semantischen Kategorien verbietet es, Begriffe zu verwenden, die diese Unterschiede verwischen; insbesondere ist es dadurch verboten, mit „gemischten" (endlichen oder unendlichen) Gegenstandsfolgen zu arbeiten, deren Glieder zu verschiedenen Kategorien gehören. Gerade mit solchen gemischten Folgen aber müßte operiert werden, wollte man, ohne zusätzliche technische Komplikationen in Kauf zu nehmen, auch für diese weitere Klasse von Sprachen die beiden grundlegenden semantischen Begriffe des Erfülltseins einer Satzfunktion und der Wahrheit von Sätzen nach dem bisherigen Muster einführen. Die beiden von TARSKI angegebenen Methoden zur Behebung dieser neuerlichen Schwierigkeiten werden geschildert: die Methode der mehrzeiligen Folgen und die Methode der semantischen Vereinheitlichung von Variablen. Die letztere Methode ist die leistungsfähigere, da sie im Gegensatz zur ersten auch dort anwendbar ist, wo die Variablen zu unendlich vielen verschiedenen Kategorien gehören. Die Problematik besteht hierbei wieder allein in der Definition eines adäquaten Begriffs des Erfülltseins einer Aussagefunktion. Der Übergang von diesem Begriff zum Wahrheitsbegriff hingegen ist ohne weitere Hilfsmittel nach dem bereits angegebenen Verfahren vollziehbar.

Sind die Ordnungen der Variablen einer Sprache nach oben hin nicht beschränkt, so versagen sämtliche Mittel zur Konstruktion einer Wahrheitsdefinition. Es läßt sich zeigen, daß für solche „Sprachen von unendlicher Ordnung" die Wahrheitsantinomie wieder konstruiert werden kann, sofern man annimmt, daß eine der Konvention *A* genügende Wahrheitsdefinition in die Metatheorie einer derartigen Sprache eingeführt wurde. Der Grund für dieses Versagen liegt darin, daß die Wahrheitsdefinition nur in einer Metasprache vorgenommen werden kann, die in dem Sinn „wesentlich reicher" ist als die Objektsprache, daß sie Variable von höherer Ordnung enthält als die letztere. Sind die Ordnungen der Variablen innerhalb der Objektsprache jedoch nach oben hin nicht begrenzt, so besteht auch keine Möglichkeit mehr, zu einer reicheren Metasprache zu gelangen.

Alle diese Resultate gelten nur unter der Voraussetzung, daß für die untersuchten Sprachen die Unterscheidung in einander ausschließende semantische Kategorien streng beibehalten wird. In den letzten Jahren sind im Rahmen logisch-mathematischer Untersuchungen in zunehmendem Maße Sprachen verwendet worden, auf welche diese Kategorieneinteilung nicht mehr zutrifft. Zwei Arten solcher Sprachen werden unterschieden: solche mit nach oben hin kumulativen, ins Transfinite fortsetzbaren Ordnungen und solche, in denen alle Variablen zum selben Typus gehören. In beiden Fällen wird die Unterscheidung zwischen Sprachen von endlicher und Sprachen von unendlicher Ordnung gegenstandslos. Eine Wahrheitsdefinition kann daher für solche Sprachen in jedem Falle vorgenommen werden. Es gilt jedoch hier weiterhin das Resultat, daß sich eine Wahrheitsdefinition für ein System *S* nur in einer wesentlich reicheren Metasprache *M* formulieren läßt, will man das Wiederauftreten der Antinomie des Lügners vermeiden.

In VII wird die von CARNAP entwickelte L-Semantik skizziert. Es geht hier um die Abgrenzung des rein Logischen gegenüber dem Nichtlogischen, insbesondere um eine Explikation des Begriffs der logisch wahren Aussagen (analytischen Sätze) sowie des Begriffs der logischen Folgerung (logischen Implikation). Kann über die Anwendung eines semantischen Begriffs eine Entscheidung auf rein logischem Wege gefällt werden, so wird dem entsprechenden semantischen Prädikat ein L-Präfix vorangestellt: „L-wahr" für „wahr aus rein logischen Gründen", „L-Implikation" für „rein logische Implikation" usw. Das „aus rein logischen

Gründen" wird dabei gedeutet im Sinn von „auf Grund der semantischen Regeln allein". Ein L-Begriff liegt somit immer dann vor, wenn zur Entscheidung über sein Vorliegen kein Erfahrungswissen herangezogen zu werden braucht, sondern die Kenntnis der semantischen Regeln allein hiefür genügt. Auch für die L-Semantik gilt die Einteilung in eine allgemeine und eine spezielle. Die allgemeine L-Semantik kann entweder mit Hilfe von Postulaten oder unter bloßer Verwendung von Definitionen aufgebaut werden. Für den ersten Fall wird ein von CARNAP entworfenes System, bestehend aus 15 Postulaten, angeführt. Die einzelnen L-Begriffe bleiben hier undefiniert. Für den Begriff der L-Wahrheit wird in Analogie zum Schema *A* eine Konvention *B* eingeführt, die dazu dient, die Adäquatheit einer vorgeschlagenen Definition von „L-wahr in *S*" zu überprüfen. Die zweite Methode für den Aufbau der L-Semantik stützt sich auf den von WITTGENSTEIN eingeführten Begriff des logischen Spielraums (L-Spielraums). Eine in einem semantischen System *S* erfolgende vollständige Beschreibung des Gegenstandsbereiches von *S*, welche keine einzige Frage offen läßt, heißt eine Zustandsbeschreibung, das durch sie Beschriebene ein L-Zustand. Jeder Satz von *S* ist mit bestimmten L-Zuständen verträglich, mit anderen nicht (eventuell mit allen oder mit gar keinen). Jene L-Zustände, mit denen ein Satz verträglich ist, gehören zum L-Spielraum dieses Satzes. Dieser Begriff hängt mit dem der logischen Folgerung dadurch zusammen, daß ein Satz aus einem anderen logisch dann und nur dann folgt, wenn der L-Spielraum des letzteren in dem des ersteren enthalten ist. Wird die allgemeine L-Semantik auf den Begriffen des L-Zustandes und L-Spielraumes als undefinierten Begriffen aufgebaut, so kann diese zuletzt gegebene Bestimmung als Definiens für den Begriff der logischen Folgerung (L-Implikation) genommen werden. Auch die übrigen L-Begriffe lassen sich dann leicht auf definitorischem Wege einführen. Wird als dritter undefinierter Begriff der des wirklichen Zustandes verwendet, so können alle semantischen Begriffe auf dieser Grundlage eingeführt werden; insbesondere kann die Wahrheit eines Satzes dadurch definiert werden, daß der wirkliche Zustand ein Element des L-Spielraumes dieses Satzes ist. Der weitere Aufbau der L-Semantik erfolgt durch die Einführung zusätzlicher wichtiger L-Begriffe (L-Determination, L-Abhängigkeit, L-Vollständigkeit, L-Unverträglichkeit usw.) und die Ableitung zahlreicher Theoreme aus den Definitionen. Ist ein semantischer Begriff (wahr, Implikation) anwendbar, ohne daß der korrespondierende L-Begriff (L-wahr, L-Implikation) anwendbar wäre, so liegen S-Begriffe vor. Insbesondere ist die Bestimmung „S-wahr", d. h. „wahr, jedoch nicht L-wahr", ein semantisches Explikat für den Begriff des wahren synthetischen Satzes. An zwei Beispielen aus der speziellen L-Semantik wird das Verfahren der Einführung von L-Begriffen für bestimmte Sprachsysteme illustriert.

In VIII wird das Problem der Extensionen und Intensionen genauer behandelt. Den Ausgangspunkt bildet eine Betrachtung der Methode der Bezeichnungsrelation, welche gewöhnlich der semantischen Bedeutungsanalyse zugrunde gelegt wird. Diese interpretiert Ausdrücke als Namen von konkreten oder abstrakten Gegenständen. Dabei wird vorausgesetzt, daß jeder Ausdruck Name genau eines Gegenstandes ist, daß jeder Satz, in dem ein Name vorkommt, vom Designatum des Namens handelt, und daß zwei Ausdrücke, die denselben Gegenstand bezeichnen, in einem Satz ausgetauscht werden können, ohne dadurch den Wahrheitswert des Satzes zu tangieren. Diese Methode führt zu Schwierigkeiten und sogar zu einer Paradoxie. FREGE hat einen Weg gezeigt, um aus den Schwierigkeiten herauszukommen; doch hat sein Vorgehen den Nachteil einer starken Komplizierung der Sprache. CARNAP hat demgegenüber den Vorschlag gemacht, die Methode der Bezeichnungsrelation ganz zu verlassen und durch eine neue Methode zu ersetzen, welche er die Methode der Extensionen und Intensionen nennt. Alle Arten von relevanten sprachlichen Ausdrücken (Sätze, Prädikate und Individuenbezeichnungen) werden innerhalb dieser Methode unter dem Oberbegriff des Designators zusammengefaßt und die zunächst für Sätze eingeführten semantischen Relationen der Äquivalenz und L-Äquivalenz werden auf alle Arten von Designatoren ausgedehnt: zwei Prädikate werden äquivalent genannt, wenn sie für dieselben Gegenstände gelten, und zwei Individuenbezeichnungen heißen äquivalent, wenn sie sich auf dasselbe Individuum beziehen. Wenn die Äquivalenz von Designatoren mittels der semantischen Regeln allein festgestellt werden kann, so liegt L-Äquivalenz vor. Es wird nun gesagt, daß zwei Designatoren dieselbe Extension haben, wenn sie äquivalent sind, und daß sie dieselbe Intension haben, wenn sie L-äquivalent sind. Ein Satz wird extensional genannt in bezug auf einen in ihm vorkommenden Designator, wenn die Ersetzung jenes Designators durch einen extensionsgleichen den Wahrheitswert des ganzen Satzes nicht berührt. Ein Satz wird als intensional in bezug auf einen bestimmten in ihm vorkommenden Designator bezeichnet, wenn die Ersetzung jenes Designators durch einen intensionsgleichen (L-äquivalenten) den ganzen Satz in einen L-äquivalenten transformiert. Der Begriff der L-Determiniertheit, der ursprünglich ebenfalls nur auf Sätze angewendet worden war (und dort das Vorliegen von L-Wahrheit oder L-Falschheit bedeutete), läßt sich ebenfalls so ausweiten, daß er auf alle Arten von Designatoren anwendbar wird. Die L-Determiniertheit eines Designators bedeutet, daß die semantischen Regeln allein genügen, um die Extension dieses Designators zu bestimmen. Die Intension eines L-determinierten Designators wird ebenfalls L-determiniert genannt. Jeder Extension entspricht eineindeutig eine L-determinierte Intension. Dies macht es möglich, die Objektsprache dadurch wesentlich zu vereinfachen, daß man die Extensionen auf Intensionen zurückführt, d. h. mit den entsprechenden L-determinierten Intensionen identifiziert. Es brauchen daher nicht eigene Ausdrücke zur Bezeichnung von Extensionen und zur Bezeichnung von Intensionen eingeführt zu werden. Außer dieser Vereinfachung hat die Methode der Extensionen und Intensionen den Vorteil, zu einer Beseitigung jener Schwierigkeiten zu führen, auf welche man bei der Methode der Bezeichnungsrelation stößt, ohne daß jetzt neuerliche Komplikationen mit in Kauf genommen werden müßten.

Auch nach der Vereinfachung der Objektsprache ist die Metasprache zunächst von komplizierterer Gestalt, da in ihr trotz jener Simplifikation über Extensionen und Intensionen gesprochen werden muß. Wie CARNAP gezeigt hat, läßt sich jedoch auch die Metasprache in der Weise „neutralisieren", daß sie keine gesonderten Ausdrücke für Extensionen und Intensionen enthält.

Der Begriff der Intension erweist sich vor allem auch für die Modalitätenlogik als von großer Wichtigkeit, da gezeigt werden kann, daß sich die Variablen innerhalb von Modalkontexten auf Intensionen beziehen. Das Problem der Modalitätenlogik wird jedoch in diesem Buch nicht näher behandelt. Dagegen werden am Schluß von VIII Einwendungen von RYLE und QUINE gegen das Vorgehen CARNAPS diskutiert.

In IX kommt die logische Syntax zur Sprache. Hier wird nicht nur wie in der reinen Semantik vom Sprecher, sondern außerdem auch noch vom Designatum bzw. der Extension und Intension von Ausdrücken abstrahiert. Die Betrachtung wird damit eine rein formale. Die Möglichkeit eines Aufbaues der Logik als Syntax beruht darauf, daß der Begriff der logischen Ableitung vollkommen kalkülisiert werden kann. Nur von der äußeren Ausdrucksgestalt zweier Sätze ist es danach abhängig, ob der eine aus dem anderen unmittelbar ableitbar ist oder nicht. Viele syntaktische Begriffe erweisen sich als formale Spiegelbilder semantischer Begriffe. Zahlreichen semantischen L-Begriffen (L-wahr, L-unverträglich, L-Implikation usw.) lassen sich auf diese Weise K-Begriffe (Kalkülbegriffe) zuordnen (K-wahr, K-unverträglich, K-Implikation usw.). Die ersten beiden Schritte bei der Konstruktion eines Kalküls decken sich mit jenen beim Aufbau eines semantischen Systems: Angabe einer Zeichentabelle und Formregeln. An die Stelle von Extensions-, Intensions- und Wahrheitsregeln treten hier jedoch Deduktions- oder Umformungsregeln. Für das durch diese Regeln definierte Deduktionsverfahren können entweder Axiome und Schlußregeln oder Schlußregeln allein verwendet werden. Zu den Ableitungsregeln treten hierbei eventuell noch Widerlegungsregeln. Analog wie in der Semantik ist in der Syntax zwischen allgemeiner und spezieller Syntax zu unterscheiden. Es werden verschiedene Verfahren zum Aufbau von Kalkülen geschildert und durch Beispiele illustriert. Ferner werden die wichtigsten Begriffe der allgemeinen Syntax angeführt.

Die Zuordnung eines Modells zu einem formalen System kann man, wie in X im einzelnen geschildert wird, als semantische Interpretation eines Kalküls auffassen. Die vier Arten von semantischen Interpretationen: wahre, falsche, L-wahre und L-falsche Interpretationen, werden im Detail behandelt und durch Beispiele illustriert.

In XI werden zunächst einige intuitive Betrachtungen in nicht exakter Form angestellt, um die Bedeutung semantischer und syntaktischer Begriffe innerhalb der Quantifikationstheorie und Metamathematik aufzuzeigen. Innerhalb der Quantifikationstheorie treten die beiden semantischen Begriffe der Allgemeingültigkeit und Erfüllbarkeit auf.

Nach dem üblichen Vorgehen wird bei der Explikation dieser Begriffe der Wahrheitsbegriff als undefinierter Grundbegriff verwendet und z. B. die Allgemeingültigkeit einer quantifikatorischen Formel dadurch definiert, daß diese Formel bei jeder beliebigen Interpretation in jedem beliebigen nicht leeren Universum wahr wird. Es werden die verschiedenen Begriffe der Erfüllbarkeit und Allgemeingültigkeit im Endlichen und Unendlichen behandelt und auf die Problematik der Widerspruchsfreiheit solcher Systeme hingewiesen, die nur im Unendlichen erfüllbar sind. Weiterhin wird eine kurze Diskussion des GÖDELschen Vollständigkeitssatzes für die Quantifikationstheorie und des GÖDELschen Unvollständigkeitssatzes für die formalisierte Arithmetik gegeben. (Die voraussetzungsreichen Beweise der beiden Theoreme konnten in dieses Buch nicht einbezogen werden.)

Im zweiten Teil von XI wird der Versuch unternommen, die semantischen Begriffe nach TARSKIschem Muster in die Quantifikationstheorie einzuführen, ohne dabei das Prädikat „wahr" als undefiniertes Prädikat vorauszusetzen, wie dies innerhalb der intuitiven Betrachtung geschehen war.

In XII werden Einwendungen gegen die Semantik behandelt und die erkenntnistheoretische Bedeutung semantischer Begriffe diskutiert. Wir beginnen in A mit der Erwähnung von Einwendungen, die auf äußerlichen Mißverständnissen beruhen, und schreiten zu solchen fort, die ernster zu nehmen sind. Zum Teil wird in diesen Einwendungen die Existenz eines vorwissenschaftlichen Explikandums für die semantischen Begriffe, insbesondere den Wahrheitsbegriff, bestritten, zum Teil wird die logische Korrektheit der semantischen Begriffsbildungen in Abrede gestellt, zum Teil wird ihre Brauchbarkeit geleugnet, und zum Teil wird darin behauptet, daß die Semantik mit dem Empirismus in Widerspruch stehe und auf metaphysischen Voraussetzungen basiere. Es stellt sich heraus, daß alle diese Einwendungen unzutreffend sind. Besonders hervorgehoben sei hier die Darstellung und Auseinandersetzung mit der Theorie STRAWSONS, welcher der Semantik den Vorwurf macht, das Wort „wahr" in einer Weise zu gebrauchen, die mit der alltäglichen Verwendung in Widerspruch steht. Daß das Wort „wahr" als Prädikat aufgefaßt wird, das man auf etwas anwendet, beruht nach STRAWSON auf dem deskriptiven Vorurteil der Philosophie, wonach das Vorkommen eines Eigenschaftswortes in der Sprache ein Symptom dafür sei, daß über etwas gesprochen werde. Sätze, in denen das Wort „wahr" verwendet wird, gehören nach seiner Auffassung zu einer ganz anderen Kategorie von Aussagen, die den sogenannten Handlungsäußerungen verwandt sind, mit denen wir nicht über etwas reden, sondern durch deren Äußerung wir eine Handlung vollziehen. Im vorliegenden Falle ist dies eine Zustimmungsäußerung. Man kann STRAWSON zugeben, daß er eine alltägliche Verwendungsweise von „wahr" aufgezeigt hat, die der philosophischen Analyse bisher entgangen war. Es lassen sich aber auch zahlreiche Beispiele für einen deskriptiven Gebrauch dieses Ausdruckes in der Alltagssprache geben und dieser deskriptive Gebrauch ist es gerade, welcher in der Semantik präzisiert wird. Damit findet auch die Verwendung des Ausdruckes „wahr" innerhalb der Semantik ihre Rechtfertigung.

In XII B wird auf die Bedeutung der semantischen Begriffe in den verschiedenen Einzeldisziplinen hingewiesen, soweit dies nicht bereits früher geschehen ist. Drei besonders bedeutsame Anwendungen liegen in der Metamathematik, in der Theorie des induktiven Schließens und bei der Formulierung des sogenannten empiristischen Sinnkriteriums vor. Für die Metamathematik konnte TARSKI zeigen, wie mit Hilfe des semantischen Wahrheitsbegriffs ein nach dem GÖDELschen Verfahren als formal unentscheidbar erweisbarer Satz in positivem Sinne entschieden werden kann. Ein Versuch zu einer Formalisierung der induktiven Logik auf semantischer Grundlage wurde erstmals von CARNAP unternommen. Was das Sinnkriterium betrifft, so hat man ursprünglich versucht, die empirische Sinnhaftigkeit von Aussagen durch deren logische Beziehungen zu Beobachtungsaussagen zu charakterisieren (deduktionslogisches Sinnkriterium). Das vollkommene Scheitern aller Versuche, auf diesem Wege zu einem brauchbaren Sinnkriterium zu gelangen, führte dazu, eine Definition der empirischen Sinnhaftigkeit über die Beschreibung semantischer Systeme zu versuchen, in denen empirische Theorien formuliert werden können (semantisches Sinnkriterium).

Der Abschnitt C ist einer kurzen Schilderung von WITTGENSTEINS Gedanken über die Sprache gewidmet, die sich in seinen „Philosophischen Untersuchungen" finden, sowie einer Diskussion der Frage, ob sich von dieser Seite her Einwendungen gegen die Semantik erheben lassen. Nach WITTGENSTEIN bilden wir uns eine primitive Vorstellung von der Funktionsweise der Alltagssprache und den Bedeutungen ihrer Wörter und diese Vorstellung verleitet uns zu philosophischen Scheinproblemen. Erstens hat die Sprache zahlreiche weitere Funktionen außer der theoretisch-deskriptiven, in welcher wir sie nicht dazu benützen, um „über die Dinge zu reden". Zweitens aber ist die Sprache auch in ihrer deskriptiven Funktion nicht dadurch zu charakterisieren, daß sich ihre Wörter auf Dinge beziehen (so daß wir über diese Dinge reden können), sondern als ein System von *Regeln* für den Gebrauch von Ausdrücken. Es könnte nun behauptet werden, daß die in der Semantik anzutreffenden Formulierungen selbst jenes primitive Bild von der Funktionsweise der Sprache festigen. Ein solcher Einwand wäre jedoch unberechtigt, da die semantischen Regeln Übersetzungsregeln aus der Objekt- in die Metasprache darstellen und daher ein falsches Bild vom Bau und der Funktionsweise der Objektsprache durch diese Regeln nur dann begünstigt werden kann, wenn man sich von der (obersten) Metasprache, welche stets die Alltagssprache ist, ein falsches Bild macht. Um das Aufkommen eines solchen falschen Bildes zu verhindern, muß zu dem Studium formalisierter Sprachen eine philosophische Analyse der Alltagssprache hinzutreten. Man kann und muß daher WITTGENSTEIN darin rechtgeben, daß die Beschäftigung mit der Alltagssprache eine wichtige Aufgabe für den Philosophen darstellt, die man aus der Philosophie nicht mit dem Hinweis darauf ausschließen kann, daß es sich hierbei um empirische Untersuchungen handle.

In XII D soll dem Leser ein Einblick in die zwischen CARNAP und QUINE bestehende Diskussion über analytische und synthetische Aussagen gegeben werden. QUINE hält diese Unterscheidung für fiktiv und bringt gegen alle vorliegenden Definitionsversuche Enwendungen vor. Die Argumente QUINES richten sich dabei ganz allgemein gegen den Begriff der Intension und die Unterscheidung zwischen einer Bedeutungs- und Tatsachenanalyse. CARNAP vertritt demgegenüber die Auffassung, daß man unterscheiden müsse zwischen einer Explikation des Begriffs des analytischen Satzes (und allgemein des Begriffs der Intension) für natürliche Sprachen und für Kunstsprachen. In bezug auf die letzteren können gewisse von QUINE hervorgehobene Mängel der bisherigen Verfahren durch die Einführung von Bedeutungspostulaten behoben werden. Darüber hinaus glaubt CARNAP außerdem, daß man empirische Methoden entwickeln könne, um auch für natürliche Sprachen (einschließlich nichtformalisierter Wissenschaftssprachen) zu einer Bestimmung der Intension von Ausdrücken zu gelangen. Dabei bleibt jedoch die Schwierigkeit bestehen, daß wegen der allen natürlichen Sprachen anhaftenden Vagheit kaum im Einzelfall entschieden werden kann, ob zwischen zwei Ausdrücken eine Bedeutungsgleichheit oder bloß eine Bedeutungsähnlichkeit von hohem Grade vorliegt. Der letztere Begriff kann aber, wie N. GOODMAN gezeigt hat, bereits mit Hilfe des Begriffs der Extension expliziert werden. Der pragmatische Weg allein dürfte daher für eine endgültige Stellungnahme zu diesen Problemen nicht genügen. Vielmehr muß auch die Fruchtbarkeit der zur Theorie der Intension gehörenden Begriffe bei der Beurteilung mit in Erwägung gezogen werden. Dazu aber ist eine Berücksichtigung aller Konsequenzen erforderlich, die sich aus der Einführung von intensionalen Begriffen ergeben. Da wir diese Konsequenzen vorläufig noch nicht zur Gänze überblicken, müssen wir uns mit einem Toleranzstandpunkt begnügen und den von QUINE beschrittenen Weg als eine mögliche andere Alternative zur Deutung des wissenschaftlichen Verfahrens betrachten.

Einleitung

Von allen logischen und erkenntnistheoretischen Begriffen können zwei als grundlegend angesehen werden: Der Begriff der *logischen Ableitung* bzw. der *logischen Folgerung* auf der einen Seite und der Begriff der *Wahrheit* auf der anderen. Versteht man unter Logik die Theorie der Deduktion, so ist der erste Begriff der logische Grundbegriff. Er steht auch bei allen neueren logischen Untersuchungen im Vordergrund. Die symbolische Logik hat versucht, diesen Begriff in eine kalkülmäßige Gestalt zu bringen, d. h. den intuitiven Prozeß der Ableitung in der Form wiederzugeben, daß bestimmte einfache Regeln aufgestellt werden, in denen festgelegt wird, wie aus bestimmten Formeln (den symbolischen Darstellungen von Sätzen) andere erhalten werden können. Zunächst schien es, als ob hier einige wenige Regeln genügen würden, über deren Anwendbarkeit stets in einem endlichen Verfahren entschieden werden kann. Versucht man jedoch, wirklich eine volle Formalisierung des logischen Schließens zu erreichen, so zeigt es sich bereits bei relativ einfachen Problemen, daß diese Regeln nicht ausreichen, obwohl das inhaltliche Denken hier sehr rasch zu einem Resultat zu gelangen vermag. Dies bedeutet, daß jene symbolischen Regeln nicht imstande sind, das, was man üblicherweise als logische Folgerung bezeichnet, voll zu erfassen. Sucht man diesem Mangel abzuhelfen, dann muß man zu ziemlich komplizierten Hilfsmitteln greifen, wie z. B. der Zulassung von unendlichen Satzklassen als Prämissen, d. h. Klassen, die unendlich viele Sätze als Elemente enthalten. Diese Notwendigkeit der Heranziehung solcher „transfiniter Schlußregeln" zum Zwecke einer adäquaten syntaktischen Charakterisierung des Begriffs der logischen Folgerung bewirkt eine innere Komplikation der Theorie der Deduktion. Doch handelt es sich hier letztlich um ein mehr technisches Problem, eben die Frage, wie der zunächst zu enge Ableitungsbegriff zu einem hinreichend umfassenden Begriff ausgeweitet werden könne.

Viel größer ist die Problematik, die dem zweiten Begriff anhaftet. Gerade die Tendenz der modernen Logik nämlich, Gedankenprozesse durch einen symbolischen Kalkül wiederzugeben, mußte dazu führen, daß hier eine Lücke sichtbar wurde. Während der Begriff der logischen Ableitung bzw. Folgerung sich in einem Kalkül „widerspiegeln" läßt, so daß es z. B. nur von der äußeren Gestalt zweier Formeln (Sätze) abhängt, ob die (der) eine aus der (dem) anderen ableitbar ist bzw. gefolgert werden kann, ist dies beim Wahrheitsbegriff nicht möglich. Einem Satz als syntaktischem Gebilde ist nicht anzusehen, ob er wahr ist oder nicht, ausgenommen den Grenzfall, daß mit rein logischen Hilfsmitteln eine derartige Entscheidung herbeigeführt werden kann („analytische Sätze"). Anderseits zeigt es sich aber, daß ohne diesen Begriff der wahren Aussage bzw. des wahren Urteils in Wissenschaftslogik und Erkenntnistheorie nicht auszukommen ist. Sowohl bei der Aufstellung empirisch-wissenschaftlicher Hypothesen dient dieser Begriff insofern als Norm, als man zu wahren und nicht zu falschen Theorien zu gelangen sucht, wie auch bei rein logischen Betrachtungen, z. B. der Frage der Widerspruchsfreiheit, da man ein widerspruchsvolles System deshalb verwirft, weil man von ihm weiß, daß es nicht wahr sein kann (genauer: daß es nicht nur wahre Sätze enthalten kann)[1]. Es muß daher das Bedürfnis entstehen, diesem Begriff eine ebensolche präzise Gestalt zu geben, wie dies bei dem Begriff der logischen Folgerung der Fall war.

Darin, daß man weder einem Satz der Alltagssprache, d. h. einer Sprache mit nicht präzise gefaßten Syntaxregeln, noch einem Satz eines symbolisch-logischen Systems, also einer Sprache, deren syntaktische

[1] Logiker bemerken oft, daß die Notwendigkeit der Vermeidung widerspruchsvoller Systeme darin begründet sei, daß aus solchen Systemen jeder beliebige Satz ableitbar ist. Damit wäre ein Grund für deren Ablehnung ohne Verwendung des Wahrheitsbegriffs angegeben. Warum diese Antwort unbefriedigend ist, wird in einem späteren Abschnitt kurz gezeigt werden.

Regeln exakt festgelegt sind[2], als solchem ansehen kann, welchen Wahrheitswert er hat, drückt sich die Tatsache aus, daß der Begriff der wahren Aussage im Gegensatz zum Ableitungsbegriff kein logischer, sondern ein erkenntnistheoretischer ist, wenn man unter „erkenntnistheoretischen Begriffen" solche versteht, für welche die Relation zwischen der Aussage und dem, worüber geurteilt wird, wesentlich ist. Tatsächlich wurde dieser Begriff auch fast nie in der logischen, sondern meist in der erkenntnistheoretischen Literatur diskutiert.

Wenn vom „Wahrheitsproblem" gesprochen wird, so ist dies eigentlich eine unexakte Redeweise, da unter diesem Ausdruck eine Fülle von zwar irgendwie zusammenhängenden, aber doch methodisch zu sondernden Fragen zusammengefaßt ist. In der überkommenen erkenntnistheoretischen Literatur sind es vor allem zwei Fragen, die hier erörtert wurden. Da ist zunächst einmal das Problem der „Unbedingtheit" und „Absolutheit" im Gegensatz zur „Relativität" der Wahrheit. Obwohl sich mit Recht behaupten läßt, daß diese Begriffe „absolut" und „relativ" nie besonders klar gefaßt wurden, kann man doch zugeben, daß diese Diskussion nicht ohne praktische Bedeutung gewesen ist. So war es z. B. das Verdienst Husserls, die Logik gegenüber „psychologistischen" Tendenzen wieder als eine objektive Disziplin, die nicht von dem handelt, was vorgestellt, gedacht, geglaubt wird, zu erweisen.

Das zweite viel diskutierte Problem, die Frage nach einem Wahrheitskriterium, betraf demgegenüber nicht eine Eigenschaft des Wahrheitsbegriffs, sondern eine Eigenschaft der als wahr ausgezeichneten Urteile, oder genauer: die Frage, ob man eine Eigenschaft angeben könne, durch welche die wahren Urteile ausgezeichnet seien.

Fundamentaler jedoch als diese beiden erkenntnistheoretischen Fragestellungen, obzwar auf den ersten Anblick trivial erscheinend, ist eine andere, den Wahrheitsbegriff selbst betreffende Frage. Bevor man nämlich das Problem stellen kann, ob es eine „absolute" oder nur eine „relative" Wahrheit gäbe, ob wir über ein absolutes Wahrheitskriterium im Sinne einer untrüglichen Evidenz verfügten oder uns mit einem relativen Kriterium[3] zufrieden geben müßten, muß die Frage geklärt sein, was unter „Wahrheit" bzw. „wahre Aussage" oder „wahres Urteil" verstanden werden soll. Ohne eine solche vorangegangene Klärung sind alle Teilfragen wie die beiden erwähnten sinnlos, da sie, als an einen nicht präzisierten Begriff anknüpfend, selbst nicht einmal präzis gestellt werden können.

---

[2] Gewisse Begriffe, die in der nur zur vorläufigen Orientierung dienenden Einleitung verwendet werden, sollen an späterer Stelle eine Präzisierung erfahren.

[3] Diese und die zuvor erwähnte „Relativität" liegen natürlich auf ganz verschiedener Ebene. Wer absolute, nicht-relative Wahrheit anerkennt, kann trotzdem leugnen, daß es ein absolutes Wahrheitskriterium gäbe, und sich mit einem relativen Wahrheitskriterium zufrieden geben. Inwiefern man diesen Prädikaten „absolut" und „relativ" eine präzise Fassung geben könnte, soll hier nicht untersucht werden.

I. Der Wahrheitsbegriff im Rahmen der Umgangssprache. Die Adäquationsvorstellung als Grundlage des intuitiv verwendeten Wahrheitsbegriffs

Um dem Problem der Klärung des Wahrheitsbegriffs näherzukommen, müssen wir einige Vorbemerkungen machen, selbst auf die Gefahr hin, triviale Feststellungen zu treffen. Da nämlich diese vermeintlichen Trivialitäten sowohl von der Seite der Logiker und Erkenntnistheoretiker wie von der der empirischen Wissenschaftler oft übersehen oder doch in zu geringem Maße beachtet werden, kommt es häufig dazu, daß schon die Fragestellung selbst in eine falsche Bahn gelenkt wird.

Wenn es sich darum handelt, einen Begriff zu explizieren, der nicht den Charakter einer rein gedanklichen Konstruktion hat wie viele mathematische Begriffe, sondern bereits in der Sprache des Alltags durch einen in ihr vorkommenden Ausdruck bezeichnet wird, so bleibt nichts anderes übrig, als an diesen geläufigen Sprachausdruck anzuknüpfen. Die Tatsache, daß aus den mehr oder weniger vagen Wortbedeutungen der Alltagssprache letztlich die meisten Begriffe der Wissenschaft herausgewachsen sind, muß sich auch der Logiker zu eigen machen. Daher ist es zumindest eine Voreiligkeit, mit einer „Was-ist-Frage" dem Problem der Begriffsexplikation an den Leib rücken zu wollen. In der Alltagssprache wird ein Prädikat wie der Ausdruck „wahr" meist in verschiedenen Bedeutungen verwendet. Die Frage „was ist Wahrheit?" oder „was ist eine wahre Aussage?" macht bereits die irrige Voraussetzung, daß dieses Prädikat eine ganz bestimmte, scharf umgrenzte Klasse von Gegenständen bzw. die entsprechende Eigenschaft bezeichnet. Es ist derselbe Fehler, der auch den Wesensfragen zugrunde liegt („was ist das Wesen der Wahrheit (bzw. der wahren Aussage)?"). Solche Fragestellungen sind daher von vornherein abzulehnen. Das, wonach gefragt wird, ist ja in dem Sinn, der dieser Frage als einer logischen vorschwebt, d. h. im Sinne eines einwandfrei gebildeten exakten Begriffs, noch gar nicht da, sondern es soll erst konstituiert werden. Dazu müssen zunächst einmal die Äquivokationen, die dem Alltagswort anhaften, beseitigt werden und es ist jene Bedeutung klar hervorzuheben, deren genauere Explikation als Aufgabe gestellt wurde. In unserem Falle handelt es sich darum, die theoretische Komponente in der Bedeutung des Prädikates „wahr" zu untersuchen und zu präzisieren. Es muß also die Bedeutung von „wahr" in Redewendungen wie „eine wahre Behauptung", „eine wahre Hypothese", „ein wahrer Zeitungsbericht" usw. expliziert werden. Wendungen hingegen, in denen dieses Prädikat als ein sprachliches Mittel zur Bezeichnung von emotionalen Momenten oder Wertqualitäten dient, wie in „ein wahrer Freund", „ein wahres Gefühl der Liebe", „eine wahre Demokratie", sind außer acht zu lassen.

Mit dieser Abgrenzung des Bereiches dessen, was überhaupt zu explizieren ist, ist nur die erste Vorarbeit geleistet. Das eigentliche Problem besteht in der Aufstellung einer exakten Definition. Sie ist nur dann befriedigend, wenn sie, um eine Ausdrucksweise von A. Tarski zu gebrauchen, „inhaltlich adäquat und formal korrekt“ ist. Was das letztere bedeutet, kann erst später genauer gesagt werden. Die erste Aufgabe einer solchen Definition, die inhaltlich adäquate Erfassung des betreffenden Begriffs, bedeutet gerade die eben erwähnte Tatsache, daß sie mit dem üblichen Gebrauch dieses Terminus in Einklang stehen muß. Daß die Definition dieser Forderung entspricht, kann, wie wir sehen werden, mittels einer aufgestellten Konvention, der die Definition zu genügen hat, überprüft werden, wobei in dieser Konvention die Grundvorstellung zum Ausdruck gelangen muß, die mit dem Terminus „wahr“ intendiert wird (unter Außerachtlassung der nicht interessierenden Nebenbedeutungen). Aus dieser Tatsache erhellt allerdings bereits, daß eine strenge Beantwortung der Frage, ob eine solche vorgelegte Definition als die „wahre“ oder „zutreffende“ anzusehen sei, gar nicht möglich ist, da das Problem, ob ein formal definierter Begriff mit seiner üblichen Verwendung im Einklang steht, den Bereich der rein logischen Entscheidbarkeit überschreitet. Dazu kommt, daß in einer solchen als Explikation dienenden formalen Definition der explizierte Begriff (das sogenannte „Explikat“) exakter sein soll als der zu explizierende (das sogenannte „Explikandum“) und daher schon infolge dieses Exaktheitsunterschiedes zwischen Explikandum und Explikat eine gewisse inhaltliche Differenz bestehen muß; andernfalls würde die Explikation nicht über die Vagheit des ursprünglichen Terminus, hier also des Prädikates „wahr“, hinausführen und wäre somit überflüssig.

Der Begriff „wahr“ wird als Prädikat verwendet. Als Prädikat wovon? Hier entsteht bereits ein erstes Problem: Es muß der Bereich der Objekte abgegrenzt werden, auf den dieses Prädikat anwendbar ist. Im Prinzip bestehen zwei Möglichkeiten. „Wahr“ kann als Prädikat von Sätzen als sprachlichen Gebilden oder als Prädikat, das demjenigen zukommt, was diese Sätze ausdrücken, d. h. als Urteilsprädikat, angesehen werden. Zunächst könnte es scheinen, als ob diese Alternative zugunsten der Urteile entschieden werden müsse. Denn Sätze sind für die Urteile da und nicht umgekehrt. Die Sätze sind nur sprachliche Hilfsmittel; dasjenige, worauf es ankommt, sind die in ihnen ausgedrückten Gedanken. Dennoch empfiehlt es sich nicht, an den Urteilsbegriff anzuknüpfen, weil hier von Anbeginn eine Fülle philosophischer Diskussionen anheben müßte, die seit langer Zeit immer wieder stattfanden, ohne zu einer auch nur einigermaßen befriedigenden Lösung und damit einer Übereinstimmung zwischen den Forschern zu führen. Bei Anknüpfung an den Satz als sprachlichen Ausdruck können diese Erörterungen, wie z. B. die Frage, ob die psychischen Urteilsakte oder die idealen Bedeutungseinheiten als Urteile im theoretischen Sinne anzusprechen seien usw., vermieden werden. Es tritt hier bereits ein Moment in den Vordergrund, das die ganze Entwicklung der neueren Logik beherrscht. Wo immer die logische Analyse nicht an den sprachlichen Ausdruck anknüpfte, waren drei Mängel zu beobachten: 1. Es entstand bereits ein Streit darüber, ob diese Art der Untersuchung wirklich eine logische und nicht eine zu einer anderen Wissenschaft, z. B. der Psychologie (wenn der Ausgangspunkt von Akten des Urteilens, Vorstellens usw. genommen wurde) oder der Metaphysik (wenn man von idealen Bedeutungseinheiten ausging) gehörende sei. 2. Es wurde vielfach in Frage gestellt, ob es jene Art von Gegenständen überhaupt gäbe, die zum Objekt der Untersuchung genommen wurden. So glaubte z. B. Husserl, um logische Untersuchungen vom Vorwurf des Psychologismus zu befreien, vom Begriff der idealen Satzbedeutungen ausgehen zu müssen, womit sofort die Frage entstand, ob die dabei konzipierten „idealen Wesenheiten" nicht eine Fiktion darstellten. 3. Das entscheidende Argument, welches sich hier vorbringen läßt, ist aber dies, daß nur die an sprachliche Ausdrücke anknüpfenden Untersuchungen zu wirklich positiven Resultaten führten. Die ganze Entwicklung der symbolischen Logik wie überhaupt der modernen Wissenschaftslogik ist nur möglich gewesen, weil diese Logik eine Logik des Satzes und nicht eine den „geistigen Inhalt" der Sätze zum Objekt nehmende Urteilslogik war. Es ist das Verdienst Tarskis, durch Einordnung des Wahrheitsproblems in das Problem einer logischen Sprachanalyse in vielen Punkten Klarheit geschaffen — man kann sagen: erstmals eine wirklich korrekte Definition des Begriffs der wahren Aussage aufgestellt — zu haben, während die früheren Untersuchungen in diesen Punkten nicht zu einer Klarheit gelangten.

Wir müssen hier allerdings auf einen Unterschied hinweisen, der insbesondere in der englischen philosophischen Literatur heute mit Nachdruck hervorgehoben wird. Die beiden Ausdrücke „Satz" und „Aussage" haben nämlich nicht, wie wir dies soeben voraussetzten, genau dieselbe Verwendung und es ist der letztere Begriff, der eigentlich mit dem Wahrheitsbegriff in Beziehung gesetzt werden müßte[1]. Ein Satz ist ein bestimmtes physisches Gebilde, bestehend aus Wörtern, die selbst wieder aus körperlichen oder akustischen Bestandteilen zusammengesetzt sind. Es ist dabei üblich, unter „Satz" nicht das konkrete Satzvorkommnis zu verstehen. Man wird die beiden folgenden Symbolreihen „Europa ist übervölkert" und „Europa ist übervölkert" im allgemeinen nicht als zwei verschiedene Sätze, sondern als zwei verschiedene Konkretisierungen oder Realisierungen ein und desselben Satzes ansprechen. Eine Aussage (oder Behauptung) ist demgegenüber ein Satz, der von einer bestimmten Person in einer bestimmten Situation geäußert wird. Diese terminologische Unterscheidung steht im Einklang mit dem Sprachgebrauch, da man einerseits wohl von *dem* deutschen Satz, aber nicht *der* deutschen Aussage oder Behauptung spricht, anderseits von *meiner* Behauptung oder Aussage, jedoch nicht von *meinem* Satz. In logischer Hinsicht ist dabei der Punkt wesentlich, daß man ein und denselben Satz zur Bildung verschiedener Aussagen benützen kann, wenn nämlich die Personen oder Situationen oder beides wechseln. Der Grund dafür liegt darin, daß in der Umgangssprache zahlreiche

[1] Das Wort „Aussage" entspricht dem englischen Wort „statement", das Wort „Satz" der englischen Bezeichnung „sentence". Für den Unterschied zwischen beiden vgl. etwa J. L. Austin [Truth].

Wörter, wie „ich", „du", „jetzt", „heute", „hier", „dort", Verwendung finden, deren Bedeutung sich von einer Anwendung zur nächsten ändert[2] und für die daher weder allgemeine Bedeutungs- noch Bezeichnungsregeln (d. h. Regeln, die angeben, welche Gegenstände diese Ausdrücke bezeichnen) aufgestellt werden können. Ein und derselbe Satz „er ist heute nicht hier" kann somit zur Bildung von unendlich vielen verschiedenen Aussagen verwendet werden, je nachdem, auf welche Person man sich mit „er" bezieht, an welchem Tag dieser Satz ausgesprochen wird und an welchem Ort die Aussage stattfindet, wodurch erst das „heute" und „hier" seine volle Bedeutung erhält. Es ist daher sinnlos, zu fragen, ob der Satz „er ist heute nicht hier" als solcher wahr oder falsch sei. Nur eine dieser unendlich vielen Aussagen kann dies sein. Trotzdem werden wir im folgenden auf diese Unterscheidung kein besonderes Gewicht legen. Sie wird ja allein dadurch notwendig, daß in unserer Sprache sogenannte Indikatoren, wie „ich", „hier", „jetzt", vorkommen. Wie sich in Kürze zeigen wird, müssen wir aber, um eine von Widersprüchen freie Definition des Wahrheitsbegriffs geben zu können, den Boden der Umgangssprache verlassen und uns auf formalisierte, künstlich aufgebaute Sprachsysteme beziehen. Diese Sprachen sind nun in dem Sinne „ideal", daß sie keine derartigen Indikatoren enthalten, sondern nur solche Ausdrücke, für die sich ein für allemal durch allgemeine Gebrauchsregeln festlegen läßt, was sie bedeuten und worauf sie sich beziehen. Damit verschwindet dann auch die Notwendigkeit, eine Unterscheidung zwischen Satz und Aussage vorzunehmen. Die Regeln für ein derartiges „semantisches System" werden in der als Metasprache verwendeten Umgangssprache formuliert. Und da kann es allerdings der Fall sein, daß in dieser Metasprache bei der Formulierung der Regeln zwar nicht Indikatoren, wohl aber Namen verwendet werden, wie „Hans", „Peter" usw., die ihre bestimmte Bedeutung erst in der konkreten Situation erhalten. Wo immer dies der Fall ist, müssen wir uns dann einfach vorstellen, daß die metasprachlichen Regeln von einer bestimmten Person (dem Erbauer des Systems) und unter solchen Umständen formuliert worden sind, daß über die Bedeutung dieser Ausdrücke kein Zweifel mehr besteht. Dies steht nicht in Widerspruch damit, daß wir später Sprachen unter Abstraktion vom Sprechenden, der die Sprachen benutzt, betrachten; denn diese Ab-

[2] Man könnte behaupten, daß die Bedeutung eines Wortes wie „ich" keinerlei Änderung unterworfen sei, sondern daß jeder diese Bedeutung in jeder Situation in genau demselben Sinne auffasse, daß hingegen das Bezeichnete von Fall zu Fall etwas anderes sei. Solchen Ausdrücken würden damit nur allgemeine und keine individuellen Bedeutungen beigelegt werden. Bei dieser Auslegung würden jedoch sofort Schwierigkeiten auftreten, wenn wir Aussagen von der Gestalt „er ist bereits vor längerer Zeit gestorben" betrachten; denn die Bedeutung von „er" wäre dann etwas bloß Allgemeines, ein Bezeichnetes jedoch existiert gar nicht, falls die Aussage richtig ist. Wir wollen uns auf eine Untersuchung dieses Sachverhaltes, die uns zu weit vom Thema abführen würde, nicht einlassen. Der eben gegebene Hinweis soll nur die Behauptung rechtfertigen, daß die Bedeutung von „ich", „er" usw. von Fall zu Fall schwankt.

straktion bezieht sich auf die formalisierten Objektsprachen, die den Gegenstand der Betrachtung bilden[3]. Alle noch eventuell verbleibenden Ungewißheiten über das, worauf sich das Prädikat „wahr" beziehen solle, können wir durch die folgende Festsetzung beseitigen: Soweit Sätze nicht zur Formulierung verschiedener Aussagen, sondern nur ein und derselben Aussage verwendet werden können, besteht keine Notwendigkeit, für unsere Zwecke zwischen beiden eine Scheidelinie zu ziehen und wir können unterschiedslos von wahren und falschen Sätzen wie von wahren und falschen Aussagen oder Behauptungen sprechen. Sollte jedoch durch die Interpretation oder konkrete Anwendung eines Systems ein derartiges Auseinanderklaffen hervorgerufen werden, dann ist überall an die Stelle des Wortes „Satz" das Wort „Aussage" zu setzen und die Wahrheitsprädikation nur auf die letztere zu beziehen. Durch diese Konvention vermeiden wir es, eine übertriebene und überflüssige Sorgfalt auf eine derartige terminologische Unterscheidung legen zu müssen. Wir könnten nicht einfach so vorgehen, daß wir den Ausdruck „Satz" überhaupt streichen und nur von Aussagen sprechen; denn wir wollen ja auch in der Lage sein, Aussagen zu formulieren von der Gestalt „alle Sätze dieser Theorie sind wahr" oder „der 198.767ste Satz, der in dieser Sprache gebildet werden kann, ist nicht wahr" (eine lineare Anordnung und Abzählung aller sinnvollen Ausdrücke der Sprache vorausgesetzt). Im ersten Falle kann es sich gar nicht um Aussagen handeln, da niemand unendlich vieles aussprechen kann, und im zweiten Falle ist es wohl möglich, daß der fragliche Satz als Aussage formuliert wurde, aber es muß nicht der Fall sein, d. h. es könnte der betreffende Satz auch noch niemals von einer lebenden Person ausgesprochen worden sein. Wir ziehen es daher vor, die Ausdrücke „Satz" und „Aussage" als Synonyma zu verwenden. In der Hinsicht, die eine Abkehr von der „Urteilslogik" als zweckmäßig erscheinen läßt, unterscheiden sie sich auch unter Zugrundelegung der alltäglichen Verwendungsweise nicht; denn sowohl Sätze wie Aussagen sind sprachliche Gebilde und keine psychischen Vorkommnisse.

Wenn einmal festgelegt worden ist, daß das Prädikat „wahr" auf Sätze und nicht auf sogenannte Urteile bezogen werden soll, so muß eine weitere Konsequenz gezogen werden, die eine diesem Prädikat dann anhaftende eigentümliche Relativität betrifft. Es kann nämlich für einen isoliert betrachteten Satz die Frage gar nicht gestellt werden, ob dieser Satz wahr oder falsch sei; diese Frage läßt sich vielmehr erst dann formulieren, wenn die Grundregeln jenes Sprachsystems angegeben worden sind, dem dieser Satz angehört. Nur für einen Satz *als Bestandteil eines bestimmten Sprachsystems S* kann die Frage nach Wahrheit oder Falschheit aufgeworfen werden. Ein einfaches Beispiel soll dies zeigen. Es werde die Aufgabe gestellt, den Satz „Hans war gestern im Theater oder im Kino" auf seine Wahrheit hin zu untersuchen. Es

[3] Verschiedene hier vorkommende undefinierte Ausdrücke, wie „Metasprache", „Objektsprache" usw., werden an späterer Stelle genauer erläutert.

ergibt sich, daß Hans nachmittags im Kino und abends im Theater war. Ist der Satz nun falsch oder nicht? Die Frage läßt sich erst dann entscheiden, wenn man weiß, ob in jener Sprache, in der dieser Satz formuliert wurde — im vorliegenden Falle ist es die Umgangssprache —, das „oder“ im einschließenden oder im ausschließenden Sinne verwendet wird. Im letzteren Falle ist der Satz falsch, im ersteren wahr. Erst die klare Kenntnis aller die Struktur der Sprache betreffenden Regeln, insbesondere auch der Verwendungsregeln der sogenannten logischen Zeichen, wie „nicht“, „und“, „oder“, läßt die Frage nach Wahrheit oder Falschheit eines dieser Sprache angehörenden Satzes als eine sinnvolle zu. An Stelle des auf keine Sprache Bezug nehmenden bzw. sich auf die gar nicht begrifflich umgrenzbare Totalität aller überhaupt möglichen Sprachsysteme beziehenden Prädikates „wahr“ muß das Prädikat „wahr in S“ treten. Den möglichen Einwand, daß für die uns zunächst allein vertraute Sprache, in bezug auf welche wir diese Definition eigentlich aufzustellen hätten, nämlich die Sprache des Alltags, diese Strukturregeln entweder gar nicht bekannt oder doch nicht klar formuliert oder als mit dem Sprachgebrauch variierend anzusehen sind, wollen wir vorläufig zurückstellen, da in der Tat, wie sich herausstellen wird, gar keine Aussicht bestehen dürfte, eine inhaltlich zutreffende und zugleich formal einwandfreie Definition des Begriffs der wahren Aussage in die Umgangssprache einzuführen.

Es ist oben darauf hingewiesen worden, daß der Explikation eines Begriffs die Unterscheidung der mehrfachen Bedeutungen des Explikandums vorangestellt werden muß, um schließlich jene Bedeutung klar angeben zu können, die das Objekt der Explikation bilden soll. Bezüglich des Ausdruckes „wahr“ handelt es sich um dessen theoretische Bedeutung. In der sogenannten „Adäquationstheorie“ der Wahrheit wurde schon vor langem versucht, diese theoretische Bedeutung zu erfassen. Das, was in dieser „Theorie“ angestrebt wird, dürfte auch am besten mit der ursprünglichen Intention, die bei Verwendung dieses Ausdruckes verfolgt wird, im Einklang stehen, wenn auch zugegeben werden muß, daß sich diese Frage rein logisch nicht entscheiden läßt[4]. Als eine an diese Theorie anknüpfende vorläufige Definition, die in bezug auf Anschaulichkeit und Einfachheit befriedigend, wenn auch in bezug auf Korrektheit und Klarheit höchst unbefriedigend ist, kann man im Anschluß an Tarski die folgende vorschlagen: „Eine wahre Aussage ist eine Aussage, welche besagt, daß sich die Sachen so und so verhalten und die Sachen verhalten sich eben so und so“. Um eine größere Korrektheit zu erreichen, kann man von einer bestimmten Aussage ausgehen, für sie die Wahrheitsbedingung formulieren, also etwa „der Satz ‚es

[4] Gemeint ist damit, daß jemand, der behauptet, seiner Meinung nach sei die ursprüngliche oder übliche Bedeutung dieses Wortes eine ganz andere, durch logische Argumente nicht widerlegt werden kann. Allerdings läßt sich durch verschiedene Formulierungen desselben Gedankens praktisch überprüfen, ob nicht etwa nur eine verbale Verschiedenheit in dem Sinne besteht, daß er die bei der Formulierung der Adäquationsauffassung üblichen Redewendungen „Übereinstimmung mit der Wirklichkeit“ usw. mißversteht.

ist schönes Wetter' ist wahr dann und nur dann, wenn schönes Wetter ist", um sodann zu einer allgemeinen Formulierung in der Weise überzugehen, daß der betreffende Satz durch eine Satzvariable, etwa „*p*", und die Anführung dieses Satzes (d. h. der Ausdruck „„heute ist schönes Wetter"" samt Anführungszeichen) durch eine Namensvariable, für welche ein Name jenes Satzes eingesetzt werden kann, ersetzt werden. Dadurch entsteht dann das Schema „*X* ist eine wahre Aussage dann und nur dann, wenn *p*", wobei für „*p*" irgendeine Aussage und für „*X*" ein Name (oder eine sonstige Bezeichnung) dieser Aussage, die für „*p*" eingesetzt wurde, substituiert wird. Offenbar wird durch diese Formulierung das ausgedrückt, was man weniger präzise in Wendungen, wie „die Wahrheit eines Satzes besteht in seiner Übereinstimmung mit der Wirklichkeit" oder „ein wahrer Satz bezeichnet einen wirklichen Sachverhalt", wiederzugeben trachtet, wobei im letzteren Falle der Ausdruck „bezeichnet" von Namen auf Sätze ausgedehnt wurde. Sicherlich dürfte die obige formale Bestimmung inhaltlich das treffen, was in diesen klassischen Wahrheitsdefinitionen gemeint ist. Denn wenn gefragt wird, unter welchen Bedingungen der Satz, daß das Wetter schön sei, als wahr angesehen werden solle, so muß im Sinne jenes Wahrheitsbegriffs gesagt werden, daß der Satz dann als wahr angesehen werden müsse, wenn das Wetter schön ist und dann als falsch, wenn das Wetter nicht schön ist. Diese beiden Merkmale wurden in der obigen Bestimmung durch die Einschaltung des „. . . dann und nur dann, wenn . . ." ausgedrückt, wobei hervorgehoben sei, daß der Satz „das Wetter ist schön" nur einmal in der obigen Formulierung, nämlich auf der rechte Seite, vorkommt, während derselbe Ausdruck auf der linken Seite, da er unter Anführungszeichen steht, nicht einen Satz, sondern einen Namen dieses Satzes darstellt. Eine solche Verwendung der Anführungszeichen, die dazu dient, das in ihrem Bereich Stehende zu nennen, ist im Grunde eine besondere Art von Bilderschrift: Es wird das zu Nennende, hier der betreffende Satz, selbst hingemalt, und nur deshalb, um eine Verwechslung des Bildes mit dem Abgebildeten zu vermeiden, wird das Bild unter Anführungszeichen gesetzt[5]. Natürlich könnte ein bestimmter Satz noch in anderer Weise bezeichnet werden als dadurch, daß er hingeschrieben und unter Anführungszeichen gesetzt wird, z. B. dadurch, daß zunächst die Zahl der Worte, die in ihm vorkommen, bestimmt und dann für die einzelnen Buchstaben, aus denen diese Worte bestehen, ihre Stelle im Alphabet angegeben wird. Für das erwähnte Beispiel würde dann die Wahrheitsbedingung so formuliert werden müssen: „Der Satz, welcher

[5] Es ist im Grunde dasselbe, wie wenn in einem Satz, der von Sokrates handelt, nicht das Wort „Sokrates" hingeschrieben, sondern ein Bild dieses Philosophen hingemalt wird. Anführungszeichen kann man sich in diesem Falle ersparen, da hier nicht die Gefahr einer Verwechslung zwischen Bild und Abgebildetem besteht. Ein solches Verfahren ist natürlich primitiv und umständlich. Nicht so bei Sätzen, die sich leicht hinmalen lassen und bei denen in besonderer Weise kenntlich gemacht werden muß, daß dieses Hinschreiben nicht als ein Formulieren, sondern als ein Nennen dieses Satzes gemeint ist.

aus 4 Wörtern besteht, wobei das erste Wort aus dem 5. und 19. Buchstaben, das zweite aus dem 9., 19. und 20. Buchstaben, das dritte aus dem 19., 3., 8., 15., 5., 14., 5. und 19. Buchstaben und das vierte Wort aus dem 23., 5., 20., 20., 5. und 18. Buchstaben des deutschen Alphabetes besteht, ist dann und nur dann wahr, wenn das Wetter schön ist." Eine solche Formulierung hat den Nachteil viel größerer Umständlichkeit, hingegen den anderen praktischen Vorzug, daß eine Verwechslung zwischen dem betreffenden Satz und seiner namentlichen Anführung hier ausgeschlossen ist.

Das oben formulierte allgemeine Schema „*X* ist wahr dann und nur dann, wenn *p*" kann keineswegs selbst bereits als eine Definition des Begriffs der wahren Aussage angesehen werden. Es kam ja so zustande, daß wir uns an Hand eines konkreten Satzes überlegten, unter welchen Bedingungen er wahr sei, für ihn diese Bedingungen formulierten und dann das Ergebnis von dem vorliegenden konkreten Satze loslösten und verallgemeinerten. Was daher mit diesem Schema geliefert wird, ist nichts anderes als die Feststellung, daß nur dann eine Definition des Prädikates „wahr" als adäquat oder inhaltlich zutreffend angesehen werden kann, wenn sie diesem Schema genügt. Von den zwei Forderungen, die an eine Definition des Begriffs der wahren Aussage zu stellen sind, nämlich inhaltlich adäquat und formal korrekt zu sein, ist die erste durch dieses Schema selbst auf eine allgemeine und präzise Form gebracht worden. Wir können also folgende Festsetzung treffen: Eine vorgelegte Definition des Begriffs der wahren Aussage soll dann und nur dann als inhaltlich zutreffend (= adäquat) angesehen werden, wenn alle Bikonditionalsätze[6], die durch Einsetzung von bestimmten Sätzen für „*p*" sowie Namen jeweils derselben Sätze für „*X*" aus dem Schema „*X* ist wahr dann und nur dann, wenn *p*" entstehen, aus dieser Definition logisch folgen.

Wenn das allgemeine Schema auch keine Definition darstellt, so kann doch jeder Satz, der aus ihm durch Einsetzung hervorgeht, als Teildefinition des Begriffs „wahr" angesehen werden: es wird ja für den betreffenden Satz festgelegt, was unter der Wahrheit dieses Satzes zu verstehen sei. Im früheren Beispiele erfahren wir, was die Wahrheit der Aussage „es ist schönes Wetter" besage. Die Bedeutung des Prädikates „wahr" in Verbindung mit dem Satz „es ist schönes Wetter" ist eindeutig fixiert. Aber was wir wollen, ist ja nicht die Definition des Begriffs für einen solchen Einzelfall, sondern eine *allgemeine* Definition und in dieser Allgemeinheit besteht das Problem. Wir werden später sehen, daß man in den sogenannten „Molekularsprachen" tatsächlich in der Weise zu einer allgemeinen Definition dieses Begriffs gelangt, daß man die Wahrheitsbedingung für Sätze von der einfachsten Gestalt (sogenannte „Atomsätze") angibt und dann auf dem Wege der Rekursion zu Sätzen von komplexerer Gestalt fortschreitet. In den reicheren Sprachsystemen, den sogenannten „generalisierten Sprachen", ist ein

[6] Darunter verstehen wir Sätze von der Form „. . . dann und nur dann, wenn . . .", die manchmal auch als Äquivalenzsätze bezeichnet werden.

derartiges einfaches Vorgehen nicht möglich, vielmehr muß hier ein Umweg eingeschlagen werden.

Die bisherigen Bestimmungen könnten als trivial erscheinen, wird doch bei der Angabe der Wahrheitsbedingung eines bestimmten Satzes nichts anderes getan, als daß der angeführte Satz selbst nochmals formuliert wird. Man macht sich aber sofort klar, daß diese Trivialität unvermeidlich ist, sofern nur irgendwie an die klassische Wahrheitsdefinition bzw. die Adäquationsvorstellung angeknüpft wird. Denn dann ist tatsächlich das Prädikat „wahr" so geartet, daß es an Gehalt jenem Satze, dem es zugesprochen wird, nichts hinzufügt: zu behaupten, daß ein bestimmter Satz wahr sei, bedeutet dem Gehalt nach nicht mehr und nicht weniger, als den betreffenden Satz selbst behaupten. Die Erörterung des möglichen Einwandes, daß in diesem Falle die Diskussion des Wahrheitsbegriffs überflüssig und unfruchtbar sei, wollen wir vorläufig noch zurückstellen; es handelt sich jetzt einmal nur um die Frage der Möglichkeit einer präzisen Definition dieses Begriffs, nicht dagegen darum, ob von irgendwelchen Wertgesichtspunkten aus diese Definition als zweckmäßig erachtet wird oder nicht.

Wir brauchen gar nicht auf die verschiedenen möglichen Definitionsversuche des Wahrheitsbegriffs im Rahmen der Umgangssprache, welche jenem allgemeinen Schema genügen würden, einzugehen; denn wir können a priori feststellen, daß einem solchen Versuch kein Erfolg beschieden sein wird: jede wie immer geartete Definition des Begriffs der wahren Aussage im Rahmen der Umgangssprache, welche die obige Adäquatheitsforderung erfüllt, ist als unbefriedigend zu verwerfen, weil sie zu Paradoxien führt. Dies soll im folgenden gezeigt werden.

II. Die Wahrheitsantinomie

1. Der allgemeine Begriff der Paradoxie und die semantischen Paradoxien im besonderen

Von Paradoxien und Antinomien spricht man in der Regel dort, wo trotz anscheinend einwandfreien Operierens mit logischen und mathematischen Schlußweisen Widersprüche entstehen. Diese Redewendung, „es entstehen Widersprüche", ist jedoch vage und bedarf einer Präzisierung. Zunächst ist festzustellen: ein Widerspruch zwischen zwei Sätzen bzw. ein widerspruchsvoller Satz als solcher[1] ist noch keine Antinomie. Wir wissen „aus rein logischen Gründen", daß ein Satz und seine Negation nicht beide wahr sein können; ebenso wissen wir auf Grund rein logischer Überlegungen, daß ein kontradiktorischer Satz falsch sein muß. Hier liegt weiter nichts Problematisches vor. Dagegen wurde unter

[1] Unter einem Widerspruch zwischen zwei Sätzen wollen wir einfach die Tatsache verstehen, daß der eine Satz die Negation des anderen darstellt. Ein widerspruchsvoller Satz (= eine Kontradiktion) ist im einfachsten Falle eine Konjunktion, die aus zwei Teilsätzen besteht, wobei der eine die Negation des anderen ist.

„Antinomie" in der Philosophie seit jeher etwas höchst Problematisches verstanden. Es wäre also eine inadäquate Begriffsexplikation, wollte man jedes Auftreten eines logischen Widerspruches bereits unter den Begriff der Antinomie subsumieren. Anderseits aber ist tatsächlich das Auftreten von logischen Widersprüchen für alle Antinomien wesentlich. Solche Widersprüche bilden daher eine notwendige, aber keine hinreichende Bedingung dafür, daß von einer Antinomie gesprochen werden kann. Dasjenige Merkmal des Begriffs der Antinomie, welches noch hinzukommen muß, damit aus der erwähnten notwendigen Bedingung eine hinreichende wird, muß offenbar jenes sein, durch welches die zunächst unproblematische Kontradiktion in etwas Problematisches verwandelt wird. Nun gibt es aber nur eine einzige Möglichkeit dafür, daß aus der Tatsache, daß ein Satz die Negation eines anderen ist, ein logisches Problem entsteht: dann nämlich, wenn beide Sätze beweisbar sind. Wir können daher definieren: eine Antinomie ist ein kontradiktorischer und zugleich beweisbarer Satz[2]. Dies ist so zu verstehen: wenn wir einen Satz — nennen wir ihn $\mathfrak{S}_i$ — haben und einen anderen, der seine Negation ist, also $\sim \mathfrak{S}_i$, so können wir beide durch „und", symbolisch „.", miteinander zu einem dritten Satz $\mathfrak{S}_k$ verknüpfen: $\mathfrak{S}_i \,.\, \sim \mathfrak{S}_i$. Dieser Satz ist seiner formalen Struktur nach eine Kontradiktion. Sollte sich ergeben, daß sowohl für $\mathfrak{S}_i$ wie für $\sim \mathfrak{S}_i$ ein Beweis möglich ist, so ist damit auch $\mathfrak{S}_k$ bewiesen. Die Bedingung für das Zutreffen der obigen Definition der Antinomie ist damit erfüllt.

Antinomien sind bekanntlich auf den verschiedensten Gebieten aufgetreten. KANT glaubte, daß sie sich allein auf dem Gebiet der Metaphysik aufzeigen ließen. In der neueren Zeit hat sich herausgestellt, daß sie auch im Gebiete der Logik und Mathematik auftreten, sofern nicht eigene Vorsichtsmaßregeln getroffen werden, die ihr Auftreten verhindern. Es zeigt sich, daß alle diese Antinomien tatsächlich unserer Definition genügen. Nehmen wir z. B. die bekannte Antinomie, zu welcher der Begriff der „Menge aller Mengen, die sich nicht selbst als Element enthalten" führt. Diese Menge heiße $\mathfrak{M}$. Wir haben hier zwei Sätze, die wechselseitig im Verhältnis der Negation zueinander stehen. Der eine lautet: „$\mathfrak{M}$ enthält sich selbst als Element", der andere lautet: „$\mathfrak{M}$ enthält sich nicht selbst als Element". Beide Sätze kann man dadurch beweisen, daß man ihre Negation ad absurdum führt. Verbindet man diese zwei Sätze durch „und" miteinander zu einer Konjunktion, so ist diese einerseits ein kontradiktorischer Satz, anderseits jedoch, da ihre beiden Glieder beweisbar sind, selbst beweisbar, die Bedingung für die Anwendbarkeit der obigen Definition also erfüllt.

Wir haben bisher den Begriff der Antinomie so gefaßt, daß darunter bestimmte Sätze verstanden werden, denen gleichzeitig zwei logische

[2] Nach der früheren Interpretation der Logik als Theorie der Wissenschaftssprache sind diese Formulierungen natürlich elliptisch, da genauer gesagt werden müßte „kontradiktorisch in S", „beweisbar in S", wobei unter S das bestimmte logische System zu verstehen wäre, dessen Regeln ausdrücklich angegeben werden müßten.

Prädikate, nämlich kontradiktorisch und beweisbar zu sein, zukommen. Statt dessen könnte sich die Definition auch auf das dabei verwendete Ableitungsverfahren beziehen. Dann brauchte man nur mehr einen einzigen Satz zugrunde zu legen. Man kann nämlich definieren: eine Antinomie liegt vor, wenn ein Satz sowohl beweisbar wie widerlegbar ist. Dieser Begriff ist allerdings unter Umständen enger als der erstere, da wohl jeder widerlegbare Satz kontradiktorisch, nicht aber jeder kontradiktorische widerlegbar sein muß.

Der Begriff der Antinomie wird oft mit dem der Paradoxie gleichgesetzt. Es empfiehlt sich aber in Ermangelung einer anderen Bezeichnung, die Bedeutung dieses letzteren Ausdruckes weiter zu fassen. Man kann auch von paradoxen Definitionen und Handlungsvorschriften sprechen. Eine paradoxe Definition ist etwa die des Selbstmörders, der dadurch definiert ist, daß er alle und nur die mordet, die sich nicht selbst morden. Bei der Frage, ob er sich nun selbst mordet oder nicht, erhält man zwei einander widersprechende Antworten. Dies ist, im Gegensatz zu einer verbreiteten Meinung, keine Antinomie. Denn die widerspruchsvollen Behauptungen über diesen Mann folgen nur, sofern man die Annahme macht, daß es einen solchen Menschen gibt. Nun kann man aber gerade daraus, daß diese Annahme zu widerspruchsvollen Ergebnissen führt, den Rückschluß machen, daß es einen solchen Menschen nicht geben kann. Im Falle der sogleich zu erwähnenden semantischen Antinomien dagegen kann man nicht wie in diesem letzten Falle aus der Tatsache, daß sich zwei widerspruchsvolle Aussagen über einen sprachlichen Ausdruck beweisen lassen, schließen, daß es einen solchen Ausdruck nicht geben kann. Denn diese Ausdrücke, die zu Antinomien führen, können hingeschrieben werden. Im Falle der „Paradoxie des Selbstmörders" würde ein der Antinomie analoges Problem erst dann auftreten, wenn außerdem noch bewiesen werden könnte, daß es einen solchen Mann gibt. Wir können also in diesem Falle des Selbstmörders wohl von einer paradoxen Definition sprechen, müssen aber beachten, daß hier im Grunde kein weiteres logisches Problem verankert liegt, da eine Antinomie nicht zustande kommt[3].

Schließlich kann man sinngemäß das Prädikat „paradox" auf solche Handlungsvorschriften anwenden, die zu keinem definitiven Ergebnis führen. Solche lassen sich in beliebiger Vielzahl ausdenken. So kann z. B. jemandem der Auftrag erteilt werden, die auf einem Zettel Papier stehenden Anweisungen zu befolgen, und auf diesem Zettel steht sowohl auf der Vorder- wie auf der Rückseite nichts anderes als „bitte umwenden". Natürlich tritt hier ebenso wie bei den paradoxen Definitionen kein *logisches Problem* auf.

[3] Man könnte hier allerdings einwenden, daß auch die Russellsche Antinomie nichts anderes darstelle als eine reductio ad absurdum einer stillschweigenden Existenzannahme, nämlich der Annahme, daß für jede beliebige Bedingung eine Menge existiert, die alle und nur jene Objekte als Elemente enthält, welche diese Bedingung erfüllen. Wir kommen weiter unten auf diesen Punkt nochmals zu sprechen.

Wir können also den Begriff der Paradoxie als Oberbegriff nehmen und in die drei Teilbegriffe aufgliedern: logische Paradoxie oder Antinomie[4], paradoxe Definition und paradoxe Handlungsvorschrift.

Jede Begriffsdefinition kann nur dann den Anspruch auf Exaktheit erheben, wenn sich aus dem definierten Begriff keine Antinomie ableiten läßt. Ist eine solche Ableitung dagegen möglich, so muß auf die bisherige Art der Einführung verzichtet und nach einer neuen Umschau gehalten werden, eventuell, falls dies nicht gelingt, ist der fragliche Begriff aus der Wissenschaft auszuscheiden. Wenn wir nun die Voraussetzung machen, daß das Prädikat „wahr" innerhalb der Umgangssprache so eingeführt wurde, daß es auch auf die Sätze dieser Sprache anwendbar ist, so läßt sich durch Konstruktion einer logischen Paradoxie zeigen, daß die erwähnte Exaktheitsbedingung hier nicht erfüllt ist. Ihre anschaulichste Fassung erhält die Antinomie — es ist im Grunde die seit dem Altertum bekannte Antinomie des Lügners — durch einen Satz, der seine eigene Falschheit behauptet. In einer präziseren, auf Lukasiewicz zurückgehenden Form läßt sich die Antinomie in folgender Weise formulieren. In einem Buch sei etwa auf S. 107, Zeile 3, der Satz (und außer ihm nichts) zu finden: „der Satz, der in diesem Buch auf Seite 107, Zeile 3, gedruckt steht, ist nicht wahr". Dieser Satz werde durch den Buchstaben „*S*" abgekürzt[5]. Wenn nun eine Definition des Prädikates „wahr" erfolgt ist, so kann sie nur dann als adäquat angesehen werden, wenn sie der früher angegebenen Konvention genügt, die als ein allgemeines Schema aus den Teildefinitionen des Begriffs „wahr" gewonnen worden ist. Gemäß dieser Konvention muß also folgender Satz gelten:

a) „*S*" ist wahr dann und nur dann, wenn der Satz, welcher in diesem Buch auf S. 107, Zeile 3, gedruckt steht, nicht wahr ist.

Wir machen nun, zurückgehend auf die Bedeutung des Symbols „*S*", die empirische Feststellung:

b) „*S*" ist identisch mit dem Satz, welcher in diesem Buch auf S. 107, Zeile 3, gedruckt steht.

Da identische Ausdrücke füreinander eingesetzt werden können, dürfen wir gemäß b) den Teil des Satzes a), welcher lautet: „der Satz, welcher in diesem Buch auf S. 107, Zeile 3, gedruckt steht", durch das Symbol „„*S*"" ersetzen. Wir erhalten daraus den Satz:

c) „*S*" ist wahr dann und nur dann, wenn „*S*" nicht wahr ist.

Dieser Satz stellt, obzwar er einwandfrei auf logischem Wege abgeleitet wurde, einen Widerspruch und daher notwendig einen falschen

[4] Wir verwenden also den Ausdruck „logische Paradoxie" zur Charakterisierung des Gesamtbereiches der Antinomien, nicht dagegen zur Bezeichnung bestimmter, innerhalb der Logik auftretender Antinomien im Gegensatz etwa zu mathematischen. Dies ist dadurch gerechtfertigt, daß, wo immer eine Antinomie auftreten sollte, es logische Operationen sind, die zu ihr führen.

[5] Der Buchstabe „*S*" ist also nicht etwa als Name, der diesen Satz bezeichnet, sondern als symbolische Abkürzung, die *für diesen Satz* steht, aufzufassen. Dagegen ist „ „*S*" " ein Name für den Satz.

Satz dar. Man darf diesen Widerspruch nicht zu leicht nehmen und etwa als eine sophistische Spielerei ansehen. Er stellt ein genau so ernstes Problem dar, wie etwa die Antinomien der Mengenlehre innerhalb dieser Disziplin und aller auf ihr gegründeten mathematischen Gebiete ernst genommen werden mußten. Begriffe, mit welchen wir beweisbare Widersprüche zu konstruieren imstande sind, dürfen in keiner Wissenschaft zugelassen werden.

Beim Zustandekommen der Wahrheitsantinomie waren keinerlei ungewöhnliche Voraussetzungen gemacht worden. Wie TARSKI hervorhebt[6], sind es nur deren drei: 1. Es wurde die Annahme gemacht, daß die Sprache, in der die Antinomie auftritt, außer den in ihr vorkommenden Ausdrücken auch Namen dieser Ausdrücke sowie das Prädikat „wahr" selbst enthält, ferner daß auch alle Sätze, in denen dieses Prädikat „wahr" sinnvoll verwendet wird, in derselben Sprache formuliert werden können (TARSKI nennt solche Sprachen, welche diese Eigenschaften besitzen, „semantisch geschlossene Sprachen"[7]).

2. Es wurde angenommen, daß die üblichen Gesetze der Logik in der Sprache gelten, wobei nur jene von diesen Gesetzen herangezogen wurden, hinsichtlich deren zwischen den Vertretern der einzelnen Richtungen zur Grundlegung der Logik und Mathematik keine Meinungsdifferenz besteht (also z. B. wurde nicht der Satz vom ausgeschlossenen Dritten unter Zugrundelegung eines unendlichen Individuenbereiches oder das Auswahlpostulat verwendet[8]).

3. Schließlich wurde vorausgesetzt, daß eine empirische Prämisse von der Art b) in der betrachteten Sprache formuliert werden kann.

Da sich die Voraussetzung b) als vermeidbar herausstellen wird, so ergibt sich aus dem bisherigen, *daß ausnahmslos jede Sprache, in der die Bedingungen 1 und 2 erfüllt sind, keine widerspruchsfreie Sprache darstellen kann und daher als Wissenschaftssprache nicht in Frage kommt.*

Um einen möglichen Irrtum abzuwehren, geben wir noch andere Formulierungen der Antinomie. Es könnte nämlich der Verdacht auftauchen, daß die ganze Schwierigkeit nur darauf zurückzuführen sei, daß ein bestimmter Satz *seine eigene Falschheit* behaupte, so daß in dieser „Selbstrückbezogenheit" des Satzes die Wurzel für die Antinomie erblickt werden müsse. Diese Annahme wäre jedoch aus zwei Gründen falsch: 1. Nicht jede derartige Selbstrückbezogenheit von Sätzen führt zu einer Antinomie, sondern kann durchaus in einer sinnvollen wahren oder falschen Feststellung enthalten sein, weshalb allein es schon unmöglich ist, es einsichtig zu machen, daß eine Antinomie in dieser Eigenschaft ihre Wurzel haben müsse, bzw. daß jeder eine solche Rückbezüglichkeit aufweisende Ausdruck als „nicht sinnvoll" oder als ein „Nicht-

[6] TARSKI [Truth], S. 59.

[7] Es wird sich herausstellen, daß in dieser Eigenschaft der semantischen Geschlossenheit der Grund für das Auftreten der Wahrheitsantinomie zu suchen ist.

[8] In diesem Falle könnte nämlich das Zustandekommen der Antinomien den betreffenden logischen Operationen zur Last gelegt werden, deren Bedenklichkeit sich dann infolge dieser Antinomie erhöhen würde.

satz" („Scheinsatz") zu erklären sei. 2. Die vorliegende Antinomie kann von dieser Voraussetzung befreit werden, ohne dadurch ihren spezifisch antinomischen Charakter einzubüßen.

Zum Beweis von 1. betrachten wir einfach sogenannte „syntaktische Prädikate"[9], d. h. solche, die sich nur auf die äußere Gestalt von Ausdrücken beziehen, ohne deren Bedeutung zu betreffen. So kann in einem Buch auf S. 324, Zeile 11, der Satz stehen: „Der Satz auf Seite 324, Zeile 11, besteht aus 42 Buchstaben". Dies ist ein durchaus sinnvoller, zu keinerlei Antinomien führender, obzwar falscher Satz. Würde er hingegen lauten: „Der Satz auf Seite 324, Zeile 11, besteht aus 47 Buchstaben", so wäre er nicht nur sinnvoll, sondern überdies wahr[10].

Zum Beweis von 2. knüpfen wir an eine Fassung der Wahrheitsantinomie an, die von CARNAP gegeben wurde[11]. Alle Gebilde der betrachteten Sprache mögen, gleichgültig ob es sich dabei um Sätze handelt oder nicht, durch die Ausdrücke „$\mathfrak{A}_1$", „$\mathfrak{A}_2$", ... bezeichnet werden. Ferner sollen drei Prädikatausdrücke eingeführt werden, wofür wir als Symbole „$\mathfrak{W}$", „$\mathfrak{F}$" und „$\mathfrak{N}$" verwenden. Sie können auf alle Ausdrücke der Sprache angewendet werden, so daß wir also Sätze von der Form bilden können: „$\mathfrak{A}_2$ hat die Eigenschaft $\mathfrak{F}$", „$\mathfrak{A}_1$ hat die Eigenschaft $\mathfrak{N}$", was in abgekürzter Schreibweise durch „$\mathfrak{F}(\mathfrak{A}_2)$", „$\mathfrak{N}(\mathfrak{A}_1)$" wiedergegeben werde. Bei inhaltlicher Deutung sollen die Sätze „$\mathfrak{W}(\mathfrak{A}_1)$", „$\mathfrak{F}(\mathfrak{A}_1)$", „$\mathfrak{N}(\mathfrak{A}_1)$" besagen: „$\mathfrak{A}_1$ ist ein wahrer Satz", „$\mathfrak{A}_1$ ist ein falscher Satz", „$\mathfrak{A}_1$ ist ein Nichtsatz". Es werden nun folgende Annahmen gemacht:

1. Jeder Ausdruck der betrachteten Sprache hat eine und nur eine der drei Eigenschaften $\mathfrak{W}$, $\mathfrak{F}$ oder $\mathfrak{N}$, d. h. also, jeder Ausdruck der Sprache ist entweder ein Satz und dann ein wahrer oder falscher und nicht beides zugleich oder er ist überhaupt kein Satz. Symbolisch kann man dies so ausdrücken: „für jeden Ausdruck $\mathfrak{A}_i$ gilt $\mathfrak{W}(\mathfrak{A}_i)$ oder $\mathfrak{F}(\mathfrak{A}_i)$ oder $\mathfrak{N}(\mathfrak{A}_i)$", wobei wir hier ein ausschließendes „oder" verwenden.

2. Es sei „X" ein beliebiger Ausdruck der Sprache. Für ihn möge wieder die obige Adäquatheitsbedingung bezüglich des Wahrheitsbegriffs gelten, die jetzt die folgende Gestalt annimmt:

$\mathfrak{W}$(„X") dann und nur dann, wenn X[12].

3. Wir machen die weitere Festsetzung, daß jeder Ausdruck der Sprache, der darin besteht, daß durch ihn einem anderen Ausdruck

---

[9] Eine genauere Bestimmung der Termini „semantisch" und „syntaktisch" wird später erfolgen.

[10] Eine arabische Ziffer wird jeweils als ein Buchstabe gerechnet.

[11] CARNAP [Antinomien], S. 267.

[12] Es ist zu beachten, daß das Symbol „X" selbst ein Ausdruck der Sprache ist und nicht wie die Symbole „$\mathfrak{A}_1$" und „$\mathfrak{A}_2$" eine Bezeichnung solcher Ausdrücke darstellt. Dagegen ist das innerhalb der Klammer von „$\mathfrak{W}$(„X")" stehende Symbol eine solche Ausdrucksbezeichnung, da das „X" unter Anführungszeichen steht. Wenn also etwa für „X" der Satz eingesetzt wird: „der Schnee ist weiß", so besagt der Ausdruck „$\mathfrak{W}$(„X")" so viel wie: „‚der Schnee ist weiß' ist wahr". In diesem zuletzt aufgeschriebenen Satze kommt der Satz „der Schnee ist weiß" nicht vor; denn er stellt keinen Teilsatz des ganzen Satzes dar. Vielmehr kommt nur ein Name dieses Satzes vor.

eine der Eigenschaften $\mathfrak{W}$, $\mathfrak{F}$ oder $\mathfrak{N}$ zugeschrieben wird, stets ein Satz ist, also die Eigenschaft $\mathfrak{W}$ oder $\mathfrak{F}$ hat, mit anderen Worten: ein Ausdruck von der Gestalt „$\mathfrak{W}(\mathfrak{A}_i)$“, „$\mathfrak{F}(\mathfrak{A}_i)$“ oder „$\mathfrak{N}(\mathfrak{A}_i)$“ hat selbst niemals die Eigenschaft $\mathfrak{N}$, also nach 1. stets entweder die Eigenschaft $\mathfrak{W}$ oder $\mathfrak{F}$.

Wir beachten noch, daß die Konvention 2. in die beiden Teilsätze aufgesplittert werden kann:

a) Wenn $\mathfrak{W}$ („X“), dann X (bzw. in äquivalenter Formulierung: wenn nicht X, so nicht $\mathfrak{W}$ („X“)).

b) Wenn X, dann $\mathfrak{W}$ („X“) (äquivalente Formulierung: wenn nicht $\mathfrak{W}$ („X“), dann nicht X).

Es ergibt sich dann zunächst aus 1.: Wenn $\mathfrak{F}$ („X“), so nicht $\mathfrak{W}$ („X“). Daraus erhalten wir mittels b):

4. Wenn $\mathfrak{F}$ („X“), so nicht X.

Analog ergibt sich aus a): Wenn nicht X, so nicht $\mathfrak{W}$ („X“) und daraus mittels 1.:

5. Wenn nicht X, so $\mathfrak{F}$ („X“) oder $\mathfrak{N}$ („X“).

Es sollen nun die beiden Ausdrücke „$\mathfrak{F}(\mathfrak{A}_1)$“ und „$\mathfrak{W}(\mathfrak{A}_2)$“ betrachtet werden, von denen wir auf Grund der Festsetzung 3. wissen, daß es sich hierbei um keine Nichtsätze handelt. Wir haben dann noch festzusetzen, welche Ausdrücke durch „$\mathfrak{A}_1$“ und „$\mathfrak{A}_2$“ bezeichnet werden sollen. Da diese Wahl frei steht, kann man festsetzen:

6. „$\mathfrak{A}_1$“ bezeichne den Ausdruck „$\mathfrak{W}(\mathfrak{A}_2)$“, bedeute also dasselbe wie der Ausdruck „„$\mathfrak{W}(\mathfrak{A}_2)$““.

7. „$\mathfrak{A}_2$“ bezeichne den Ausdruck „$\mathfrak{F}(\mathfrak{A}_1)$“.

Bei dieser Festsetzung wurde die frühere „Selbstrückbezüglichkeit“ vermieden.

8. Nach 3. gilt: $\mathfrak{W}$ („$\mathfrak{F}(\mathfrak{A}_1)$“) oder $\mathfrak{F}$ („$\mathfrak{F}(\mathfrak{A}_1)$“).

Es wird nun zunächst die Annahme gemacht: $\mathfrak{W}$ („$\mathfrak{F}(\mathfrak{A}_1)$“). Nach Teil a) der Wahrheitskonvention folgt daraus: $\mathfrak{F}(\mathfrak{A}_1)$ (nicht etwa „$\mathfrak{F}(\mathfrak{A}_1)$“, das gar kein Satz, sondern ein Name wäre!). Indem wir für „$\mathfrak{A}_1$“ die äquivalente Einsetzung nach 6. vornehmen, gewinnen wir daraus: $\mathfrak{F}$ („$\mathfrak{W}(\mathfrak{A}_2)$“). Nach 4. ergibt sich daraus: nicht $\mathfrak{W}(\mathfrak{A}_2)$. Durch Einsetzung für „$\mathfrak{A}_2$“ nach 7. erhält man daraus: nicht $\mathfrak{W}$ („$\mathfrak{F}(\mathfrak{A}_1)$“). Dies ist aber gerade das Gegenteil der gemachten Annahme, diese Annahme also widerlegt. Es gilt also: nicht $\mathfrak{W}$ („$\mathfrak{F}(\mathfrak{A}_1)$“). Daher muß nach 8. auch gelten:

9. $\mathfrak{F}$ („$\mathfrak{F}(\mathfrak{A}_1)$“).

Aus 4. folgt daraus: nicht $\mathfrak{F}(\mathfrak{A}_1)$. Nach 6. bedeutet dies: nicht $\mathfrak{F}$ („$\mathfrak{W}(\mathfrak{A}_2)$“). Nach 3. besteht nun die Alternative: $\mathfrak{W}$ („$\mathfrak{W}(\mathfrak{A}_2)$“) oder $\mathfrak{F}$ („$\mathfrak{W}(\mathfrak{A}_2)$“). Da der letztere Fall soeben ausgeschlossen wurde, ergibt sich somit: $\mathfrak{W}$ („$\mathfrak{W}(\mathfrak{A}_2)$“), woraus nach Teil a) der Konvention folgt:

10. $\mathfrak{W}(\mathfrak{A}_2)$.

Wenn wir nun in 9. innerhalb der äußeren Klammer die Einsetzung gemäß 7. vornehmen, so erhalten wir: $\mathfrak{F}(\mathfrak{A}_2)$. Daraus folgt nach 1.:

11. Nicht $\mathfrak{W}(\mathfrak{A}_2)$.

Die zwei Formeln 10. und 11., welche beide abgeleitet wurden, stehen miteinander in logischem Widerspruch.

Der Verdacht, daß die Wahrheitsantinomie doch letztlich in einer versteckten „Selbstrückbezüglichkeit" von Aussagen begründet sei, dürfte noch immer nicht erloschen sein. Im obigen Beispiele, so könnte etwa behauptet werden, sei die Selbstrückbezogenheit nur verklausuliert, da sich „$\mathfrak{A}_1$" mittels 6. und 7. zwar nicht unmittelbar, aber doch auf dem Umwege über „$\mathfrak{A}_2$" auf sich selbst beziehe; das Analoge gelte auch von „$\mathfrak{A}_2$". Die Gegenfrage gegen einen derartigen Einwand, wie man den Begriff der Selbstrückbezogenheit zu definieren habe, um dadurch alle in unserem Sinne „gefährlichen Aussagen" zu eliminieren, würde zu außerordentlichen Schwierigkeiten führen. Wir wollen uns darauf nicht einlassen, sondern wollen die antinomische Situation durch zwei weitere Formulierungen nochmals beleuchten. Es wird sich dabei sofort zeigen, daß dieser Einwand hier nicht mehr vorgebracht werden kann.

Wir geben zunächst eine andere, auf TARSKI zurückgehende Fassung der Antinomie[13]. Den Gegenstand unserer Betrachtung sollen alle jene Sätze bilden, die mit den Worten beginnen „jeder Satz". Es sei $\mathfrak{S}$ ein derartiger Satz. Wir bilden sodann einen Satz $\mathfrak{S}'$, der aus $\mathfrak{S}$ dadurch entsteht, daß man an $\mathfrak{S}$ die folgenden Modifikationen vornimmt: das erste Wort des Satzes $\mathfrak{S}$, also das Wort „jeder", soll in der neuen Aussage durch den bestimmten Artikel „der" ersetzt werden; ferner soll hinter dem zweiten Wort von $\mathfrak{S}$, also dem Wort „Satz", der Satz $\mathfrak{S}$ selbst, mit Anführungszeichen versehen, eingesetzt werden. Man beachte, daß durch eine derartige Prozedur keineswegs der Satz $\mathfrak{S}$ nochmals als eine Teilaussage in sich selbst aufgenommen wird, sondern daß wir lediglich an einer bestimmten Stelle von $\mathfrak{S}$ einen Namen einsetzen, nämlich jenen Namen, der $\mathfrak{S}$ benennt; ein unter Anführungszeichen gestellter Satz ist ja selbst kein Satz mehr, sondern ein Name *für* diesen Satz. Die so entstehende Aussage $\mathfrak{S}'$ kann wahr oder falsch sein. Im ersten Falle sagen wir, daß $\mathfrak{S}$ selbstanwendbar sei, im zweiten Falle, daß $\mathfrak{S}$ nicht selbstanwendbar sei. Ein Beispiel für einen selbstanwendbaren Satz würde etwa die Aussage bilden „jeder Satz besteht aus mehr als zwei Wörtern"; denn die Aussage „der Satz ‚jeder Satz besteht aus mehr als zwei Wörtern' besteht aus mehr als zwei Wörtern" ist wahr. Man betrachte nun die folgende Aussage:

(1) Jeder Satz ist nicht selbstanwendbar.

Wir behaupten: die Frage, ob (1) selbstanwendbar sei oder nicht, führt zu einem Widerspruch. Angenommen nämlich, diese Aussage sei selbstanwendbar. Dann muß die in ihrer Konstruktion oben beschriebene Aussage wahr sein. Sie lautet:

(2) Der Satz „jeder Satz ist nicht selbstanwendbar" ist nicht selbstanwendbar.

Wir erhalten somit das Gegenteil der Annahme. Die Aussage (1) kann also nicht selbstanwendbar sein. (2) muß somit falsch sein und daher die Aussage gelten:

---

[13] TARSKI [Truth], S. 80, Anm. 11.

(3) Es ist nicht wahr, daß der Satz „jeder Satz ist nicht selbstanwendbar" nicht selbstanwendbar ist,

oder, was damit äquivalent ist:

(4) Der Satz „jeder Satz ist nicht selbstanwendbar" ist selbstanwendbar.

Wieder haben wir das Gegenteil der Voraussetzung erhalten. Daß das Wort „selbstanwendbar" hier vorkommt, ist natürlich ganz unwesentlich und ist nicht etwa ein Hinweis auf eine versteckte „Selbstrückbezüglichkeit" von (1) auf sich selbst; wir hätten ja eine ganz andere Bezeichnung dafür wählen können. Was wir getan haben, ist also folgendes: Es wurde festgelegt, daß für einen vorgegebenen Satz 𝔖 das Prädikat „selbstanwendbar" zutreffen soll oder nicht, je nachdem ein bestimmter anderer Satz, dessen Konstruktion genau beschrieben wurde, wahr ist oder nicht. Es wurde dann ein bestimmter Satz vorgelegt und gezeigt, daß die Frage, ob dieser Satz selbstanwendbar sei oder nicht, zu einem Widerspruch führt. Das Prädikat „wahr" kommt in dieser letzten Fassung der Wahrheitsantinomie explizit gar nicht vor, sondern nur innerhalb der Definition des Prädikates „selbstanwendbar". Man könnte noch die weitere Forderung aufstellen, daß das Prädikat „wahr" innerhalb jener Aussage, die zum Widerspruch führt, explizit vorkommen müsse. Tatsächlich läßt sich diese Forderung auch erfüllen. Wir wollen jetzt eine Formulierung der Wahrheitsantinomie geben, welche die folgenden drei Bedingungen erfüllt:

1. Die Aussage darf keinerlei Selbstrückbezüglichkeit durch Verwendung von Demonstrativpronomina oder Namen, die diese Aussage selbst benennen, aufweisen, auch nicht auf dem Umwege über andere Aussagen;
2. das Prädikat „wahr" muß explizit in der Aussage vorkommen;
3. die zum Widerspruch führenden Schlußfolgerungen dürfen nicht von einer empirischen Prämisse abhängen.

Dagegen müssen wir die folgenden drei trivialen Voraussetzungen machen: es ist gestattet, Sätze durch Verwendung von Anführungszeichen zu benennen; es ist ferner zulässig, Ausdrücke zu verwenden, in denen Variable vorkommen; und es ist schließlich erlaubt, diese Variablen zu taufen, d. h. ihnen Namen zu geben. Wir setzen voraus, daß die Sprache, in der wir die Antinomie formulieren, die Variable „x" enthält und geben dieser Variablen den Namen „A". Unsere Aussage lautet dann[14]:

(5) Das Ergebnis der Einsetzung der Anführung von „das Ergebnis

[14] Diese Fassung der Wahrheitsantinomie ist eine Nachzeichnung der Aussage, die Gödel für sein berühmtes Unentscheidbarkeitstheorem verwendet hat. Gödel konstruierte einen Satz, der „seine eigene Unbeweisbarkeit" behauptet; genauer genommen geschah das Folgende: es wurde eine Aussage konstruiert, welche besagte, daß eine so und so konstruierbare Aussage nicht beweisbar sei; Befolgung der Konstruktionsanweisung führt zu der Erkenntnis, daß diese Aussage die eben aufgestellte Behauptung ist. In der zur obigen Formulierung analogen Fassung wurde das Theorem von Quine bewiesen. Vgl. dazu Quine [Logic], S. 307ff.

der Einsetzung der Anführung von x für A in x ist nicht wahr" für A in „das Ergebnis der Einsetzung der Anführung von x für A in x ist nicht wahr" ist nicht wahr.

Wieder beachten wir zunächst, daß in dieser Aussage (5) der Satz „das Ergebnis der Einsetzung der Anführung von x für A in x ist nicht wahr" nicht als Bestandteil vorkommt, sondern nur namentlich zweimal erwähnt wird. Die ganze Aussage (5) behauptet, daß eine bestimmte Aussage nicht wahr sei und gibt zugleich eine Konstruktionsangabe für diese Aussage. Führen wir also diese Konstruktion durch! Dazu müssen wir für A in „das Ergebnis der Einsetzung der Anführung von x für A in x ist nicht wahr" (6) eine bestimmte Einsetzung machen. Dabei ist nicht zu übersehen, daß die Einsetzung für A, also für „x" (!!) und nicht etwa für „A", vorzunehmen ist. Welche Einsetzung? Gemäß (5) ist es die Anführung von (6) selbst, die wir für A, d. h. „x", einzusetzen haben. Wenn wir diese Einsetzung durchführen, so erhalten wir gerade die Aussage (5) und von dieser Aussage wird behauptet, daß sie nicht wahr sei. Die Aussage (5) besagt also tatsächlich ihre eigene Unwahrheit, genau so wie die Aussage „dieser Satz ist falsch" (7). Während aber im Fall (7) die Aussage durch Verwendung eines Demonstrativpronomens auf sich selbst Bezug nimmt, ist dies bei der Aussage (5) nicht der Fall. Darüber hinaus verwendet (5) aber auch keine Namen, die sich auf (5) beziehen oder auf andere Aussagen, die ihrerseits eine Beziehung auf (5) beinhalten. Es wird vielmehr durch (5) eine Konstruktionsangabe für eine Aussage gegeben und behauptet, daß die so konstruierte Aussage nicht wahr sei. Die Befolgung dieser Anweisung bewirkt, daß nachträglich, sozusagen „zufällig", festgestellt werden kann, daß die konstruierte und als falsch hingestellte Aussage mit jener identisch ist, in welcher die Konstruktionsanweisung formuliert wurde. Daß die antinomische Situation tatsächlich auch im Fall (5) eintritt, ist leicht zu sehen. Denn die Annahme der Wahrheit von (5) führt zu dem Ergebnis, daß das Konstruktionsergebnis, also (5) selbst, nicht wahr sei. Die Annahme der Unwahrheit von (5) führt hingegen dazu, daß das Konstruktionsergebnis wahr sein müsse, und dies ist wiederum gerade (5) selbst.

In allen verschiedenen Fassungen der Wahrheitsantinomie war stets von einem bestimmten Satz die Rede, der für falsch (nicht wahr) erklärt wurde, entweder auf dem Wege über einen empirischen Hinweis oder mittels Angabe einer Konstruktionsmethode zur Bildung dieses Satzes. Dagegen hatte die antinomische Aussage nicht einfach die Gestalt eines generellen Satzes „alle Sätze . . .". (1) ist zwar generell, aber auf Grund der Definition des Prädikates „selbstanwendbar" muß auch in diesem Falle auf einen individuellen Satz Bezug genommen werden. Dies ist kein Zufall. Im Gegensatz zu einer verbreiteten Ansicht ist nämlich die Aussage des Kreters „alle Kreter lügen immer" nicht antinomisch. Wenn wir wieder die Abstraktion vom Kreter vornehmen, dann wäre diese Aussage wiederzugeben durch „alle Sätze sind falsch" (R). Annahme der Wahrheit von (R) führt nun wohl zu der Folgerung, daß (R) falsch ist, Annahme der Falschheit von (R) jedoch nicht zu der Folgerung, daß (*R*) wahr ist, sondern nur zu der schwächeren Konsequenz, daß es überhaupt wahre Sätze geben muß, zu denen (*R*) jedoch nicht zu gehören braucht. (*R*) ist daher bloß eine mittels reductio ad absurdum widerlegbare Aussage.

Dagegen kann die Antinomie stets so formuliert werden, daß ihr Zustandekommen die Gültigkeit bestimmter Hypothesen, empirischer oder nichtempirischer, voraussetzt. Dies ist deshalb zu beachten, weil jedes Verfahren zur Behebung der Schwierigkeit radikal genug sein muß, um auch alle derartigen Möglichkeiten von Fassungen der Antinomie auszuschalten. Wir skizzieren ein einziges solches Beispiel. Es mögen auf ein Blatt Papier die beiden Sätze 1. und 2. untereinander geschrieben werden, welche folgenden Inhalt haben:

1. Satz 2. ist wahr;

2. wenn auf der Hinterseite des Mondes ein Berg existiert, der höher ist als 6000 m, dann ist Satz 1. nicht wahr.

a) Angenommen, der fragliche Berg existiere, so daß der Wenn-Satz in 2. erfüllt ist.

aa) Angenommen, 1. sei wahr. Dann ist auch 2. wahr. Daher ist wegen der Wahrheit des Wenn-Satzes auch der Dann-Satz von 2. wahr, d. h. aber, Satz 1. ist nicht wahr.

bb) Angenommen, Satz 1. sei nicht wahr. Dann ist auch 2. nicht wahr. Da jedoch der Wenn-Satz von 2. wahr ist, kann 2. nur dann nicht wahr sein, wenn der Dann-Satz nicht wahr ist. Unwahrheit dieses Dann-Satzes aber bedeutet Wahrheit von 1.

b) Angenommen, jener Berg existiere nicht, so daß der Wenn-Satz von 2. nicht wahr ist.

aa) Angenommen, 1. sei wahr. Dann ist auch 2. wahr. 2. ist aber auf alle Fälle wahr, da der Wenn-Satz in 2. falsch ist. Die Wahrheit besteht also auch in dem Falle, daß der Dann-Satz von 2. nicht wahr ist. Daher führt die Annahme der Wahrheit von 1. nicht zu der Folgerung, daß 1. nicht wahr ist. Bereits die erste Hälfte der Antinomie läßt sich also nicht bilden.

bb) Angenommen, 1. sei nicht wahr. Dann ist auch 2. nicht wahr. 2. muß jedoch wahr sein wegen der Falschheit des Wenn-Satzes. Unter der Voraussetzung b) muß also die Annahme bb) falsch sein.

Unter der empirischen Hypothese a) kann man also die Antinomie bilden, unter der Voraussetzung b) hingegen erhält man nur die Folgerung, daß Satz 1. wahr sein muß.

Die Wahrheitsantinomie ist nur ein Spezialfall der sogenannten semantischen Antinomien. Das Prädikat „semantisch" kommt dabei allen jenen Begriffen (bzw. den entsprechenden sprachlichen Ausdrücken) zu, die eine bestimmte Relation zwischen sprachlichen Ausdrücken und den Objekten, auf welche sich diese Ausdrücke beziehen, darstellen. Charakteristische Beispiele von semantischen Begriffen sind neben dem Wahrheitsbegriff die Begriffe der Erfüllung (einer Satzfunktion), der Bezeichnung und der Definition. Folgende Beispiele mögen als Erläuterung dienen: Sokrates *erfüllt* die Satzfunktion „*X* ist ein Mensch",

„der Verfasser von ‚Wallenstein'" *bezeichnet* Friedrich Schiller, „$3x = 1$" *definiert* die Zahl $^1/_3$. Der Terminus „wahr" unterscheidet sich von den eben angeführten dadurch, daß er selbst nicht eine Relation zwischen einem sprachlichen Ausdruck und dessen Objekt bezeichnet wie die drei anderen semantischen Begriffe, sondern bloß eine Eigenschaft sprachlicher Ausdrücke. Im Gegensatz jedoch zu den sogenannten syntaktischen Begriffen, welche Eigenschaften und Relationen bezeichnen, die sprachlichen Ausdrücken nur auf Grund ihrer formalen äußeren Gestalt zukommen, hängt die Bedeutung des Wortes „wahr" nicht allein vom äußerlich-strukturellen Charakter des Satzes ab, sondern auch von dem, wovon der Satz spricht; denn einem Satz als solchem sieht man es in der Regel nicht an, ob er wahr ist oder nicht; dazu sind empirische oder sonstige Feststellungen erforderlich, die sich auf jene Tatsachen beziehen, *über die* der Satz spricht oder *von denen* der Satz handelt. Darum wird das Prädikat „wahr" ebenfalls zu den semantischen Prädikaten gerechnet. Es läßt sich auch zeigen, daß der Begriff „wahr" in einfacheren Sprachsystemen mittels des semantischen Prädikates „bezeichnet" und in komplexeren Systemen mittels des Prädikates „erfüllt" definierbar ist.

Für alle diese semantischen Begriffe können Antinomien, die der Wahrheitsantinomie analog sind, konstruiert werden. Für den Fall des Begriffs der Erfüllbarkeit hat TARSKI folgende Antinomie konstruiert[15]: Man gehe aus von dem Ausdruck „X erfüllt nicht die Satzfunktion X". Dieser Ausdruck ist, da er eine Variable enthält, selbst eine Satzfunktion. Man kann daher die Frage aufwerfen, ob diese Satzfunktion sich selbst erfülle oder nicht. Nehmen wir an, sie erfülle sich selbst. Dann gilt also: „X erfüllt nicht die Satzfunktion X" erfüllt die Satzfunktion „X erfüllt nicht die Satzfunktion X". Wir machen damit ernst und erhalten somit: „‚X erfüllt nicht die Satzfunktion X' erfüllt nicht die Satzfunktion ‚X erfüllt nicht die Satzfunktion X'". Das heißt, die Annahme, daß diese Satzfunktion sich selbst erfülle, führt zu dem gegenteiligen Ergebnis, daß sie sich nicht erfüllt. Analog zeigt man, daß die Annahme, diese Satzfunktion erfülle sich selbst nicht, zu dem Ergebnis führt, daß sie sich erfüllen muß.

Daß auch die Begriffe der Bezeichnung und der Definition zu Antinomien führen, ist von früher her bekannt. Ein Beispiel für den ersten Fall ist die GRELLINGsche Paradoxie, ein Beispiel für den zweiten Fall die Paradoxie von RICHARD. Die Antinomie von GRELLING läßt sich folgendermaßen formulieren: Wir teilen alle Prädikatausdrücke in zwei Klassen ein, die nichtsyntaktischen und die syntaktischen. Bei den ersteren handelt es sich um jene, welche Eigenschaften bezeichnen, die auf sprachliche Gebilde überhaupt nicht anwendbar sind (z. B. „zornig", „viereckig"), bei den letzteren um solche, die gerade sprachlichen Ausdrücken zukommen oder nicht zukommen können (z. B. einsilbig oder mehrsilbig zu sein). Ein syntaktischer Prädikatausdruck werde nun

[15] TARSKI [Truth], S. 82.

selbstanwendbar genannt, wenn er eine Eigenschaft *bezeichnet*, die ihm selbst zukommt. Den Ausdruck „heterologisch" („Het") definieren wir dann so: „Het" bezeichnet die Eigenschaft eines syntaktischen Prädikatausdruckes X, daß X nicht selbstanwendbar ist. Anders ausgedrückt:

(1) Het kommt dem syntaktischen Prädikatausdruck X dann und nur dann zu, wenn X nicht selbstanwendbar ist.

Wir machen nun die Feststellung:

(2) „Het" ist ein syntaktischer Prädikatausdruck.

Daraus ergibt sich durch Einsetzung in (1):

(3) Het kommt dem „Het" dann und nur dann zu, wenn „Het" nicht selbstanwendbar ist.

Auf Grund der Definition von „selbstanwendbar" ergibt sich, daß „‚Het' ist selbstanwendbar" dasselbe besagt wie „Het kommt dem ‚Het' zu". Da in der zweiten Hälfte von (3) die Selbstanwendbarkeit negiert wird, so ergibt sich daher durch Einsetzung in (3):

(4) Het kommt dem „Het" dann und nur dann zu, wenn Het dem „Het" nicht zukommt.

Dies ist ein Widerspruch. Hier ist besonders auf die Verwendung von Anführungszeichen zu achten. Wenn „F" eine Prädikatvariable ist, so muß sie, falls „Het" als Satzfunktion mit einer Argumentstelle aufgefaßt wird, unter Anführungszeichen gesetzt werden, sobald sie in diese Argumentstelle eintritt, also nicht „Het (F)", sondern „Het (‚F')". Der Übergang von der Definition des Prädikates „heterologisch" zu der widerspruchsvollen Aussage bedeutet dann den Übergang von der Definitionsgleichung

$$\text{Het}\ (‚F‘) =_{Df} \sim F\ (‚F‘)$$

zu

$$\text{Het}\ (‚\text{Het}‘) \equiv \sim \text{Het}\ (‚\text{Het}‘).$$

Die Antinomie von Richard kommt auf folgende Weise zustande[16]: Wir nennen alle Prädikatausdrücke, die sinnvoll auf Zahlen als Argumentwerte anwendbar sind, Zahlprädikate. Da eine Sprache niemals mehr als abzählbar unendlich viele Ausdrücke enthalten kann, so müssen im besonderen alle in einer Sprache formulierbaren Zahlprädikate abzählbar sein. Man kann deshalb eine eineindeutige Zuordnung zwischen diesen Zahlprädikaten und den natürlichen Zahlen herstellen, am einfachsten etwa durch eine lexikographische Anordnung der Sätze, welche die Zahlprädikate definieren. Wir wollen sagen, daß die Zahl 1 zum ersten Zahlprädikat „P", die Zahl 2 zum zweiten Zahlprädikat „Q", ... allgemein: Die Zahl n zum n-ten Zahlprädikat „X" gehört. Ausdrücke, welche Zahlen bezeichnen, nennen wir Zahlausdrücke. Jeder Zahlausdruck ist der formale Repräsentant genau einer natürlichen Zahl. Wenn „$\mathfrak{r}$" ein solcher Zahlausdruck ist, so bezeichnen wir die durch ihn dargestellte

[16] Vgl. Carnap [Logical], S. 213.

Zahl mit r. Für einen beliebigen solchen Zahlausdruck „r" nennen wir die Zahl r eine Richardsche Zahl, wenn r bei Zugrundelegung der eineindeutigen Zuordnung zwischen natürlichen Zahlen und Zahlprädikaten zu einem Zahlprädikat „Q" gehört, welches auf r nicht zutrifft. Die Definition der Richardschen Zahl lautet also:

r ist Richardisch (symbolisch: Rich (r)) $=_{Df}$ r gehört zu „Q" und „Q (r)" ist falsch.

Da jede natürliche Zahl somit entweder Richardisch oder nicht Richardisch ist, sofern die geschilderte Zuordnung überhaupt vorgenommen wurde, so ist „Richardisch" selbst eines der Zahlprädikate. Daher muß es auch in der linearen Anordnung der Zahlprädikate vorkommen und es muß eine Zahl a geben, die zu ihm gehört. Wir können also sagen: a *definiert* diejenige Zahl, die zum Prädikat „Rich" gehört. Wegen der Tatsache, daß jede Zahl entweder Richardisch oder nicht Richardisch sein muß, können wir daher die Frage aufwerfen: ist a Richardisch oder nicht? Angenommen, a sei Richardisch, es gelte also Rich (a); dann muß diese Zahl das Definiens des Prädikatausdruckes „Rich" erfüllen. Die erste Hälfte ist laut Voraussetzung wirklich erfüllt, da a tatsächlich zu „Rich" gehört. Die zweite Hälfte ergibt, daß „Rich (a)" falsch sein muß. Wir gelangen also zu einem Widerspruch, a kann nicht Richardisch sein und es muß somit gelten: $\sim$ Rich (a). a darf also das Definiens von „Rich" nicht erfüllen. Da es die erste Hälfte ebenso wie im vorigen Falle erfüllt — a gehört wieder laut Voraussetzung zu „Rich" —, so muß die zweite Hälfte des Definiens jetzt falsch werden, d. h. es muß gelten: Rich (a). Wieder gelangen wir also zu einem Widerspruch.

2. Die Behebung von Antinomien

Bevor wir eine Antwort auf die Frage zu geben versuchen, wie die semantischen Antinomien zu eliminieren sind, überlegen wir uns kurz, auf welche Weise überhaupt eine Antinomie behoben werden kann. Eine Antinomie liegt dann vor, wenn eine und dieselbe Aussage sowohl beweisbar wie widerlegbar ist. Jeder Beweis und jede Widerlegung besteht aber, von ganz trivialen Fällen abgesehen, aus mehreren Schritten. In jedem einzelnen Schritt wird irgendein logisches oder außerlogisches Prinzip als gültig vorausgesetzt. Wenn es möglich ist, durch Revision eines derartigen Prinzips die Antinomie auszuschalten, so läßt sich daher nachträglich diese Antinomie als eine reductio ad absurdum der Annahme auffassen, wonach jenes Prinzip gültig sein soll. Obwohl die Antinomien der Mengenlehre nicht zum eigentlichen Gegenstand unserer Betrachtung gehören, wollen wir doch nochmals die Russellsche Antinomie heranziehen, da hier der Sachverhalt relativ leicht durchschaubar ist.

Wir hatten an früherer Stelle an die häufig gegebene Darstellung dieser Antinomie angeknüpft, wonach die Menge aller Mengen, die sich nicht selbst als Element enthalten, zu einem widerspruchsvollen Ergebnis führt, da diese Menge sich selbst als Element enthalten müßte und doch nicht sich selbst als Element enthalten kann. Diese Fassung ist jedoch nicht korrekt. Es liegt hier derselbe Fehler vor, der z. B. bisweilen bei der Behandlung von Gleichungssystemen mit Unbekannten gemacht wird[17]. Betrachten wir etwa zwei Gleichungen in den beiden Unbekannten x und y:

$$\text{(G)}\qquad \begin{aligned} x + y &= 12, \\ x - y &= \ 8. \end{aligned}$$

Man hat hier die Tendenz, so vorzugehen. Addition der beiden Gleichungen ergibt: $2x = 20$, also $x = 10$. Subtraktion der zweiten Gleichung von der ersten ergibt: $2y = 4$, also $y = 2$. Die Lösung des Systems (G) lautet somit: $x = 10$, $y = 2$. Dies ist jedoch falsch. Wir wissen ja von Anbeginn gar nicht, ob (G) überhaupt Lösungen besitzt. Was durch das geschilderte Verfahren gezeigt wurde, ist daher nur die Konditionalaussage „falls es überhaupt Lösungen des Systems (G) gibt, so müssen sie alle miteinander identisch sein und lauten: $x = 10$, $y = 2$“. Daß die damit gemachte Existenzannahme wirklich richtig ist, kann man nur durch nachträgliches Einsetzen der gewonnenen Resultate überprüfen. Tatsächlich führt diese Einsetzung zu den richtigen Ergebnissen: $10 + 2 = 12$ und $10 - 2 = 8$. Diese Einsetzung ist also nicht bloß eine Probe zum Nachweis der Richtigkeit der Deduktion, sondern weit mehr als dies, nämlich ein nachträglicher Beweis für die Richtigkeit der Existenzannahme, auf der die ganze Deduktion beruhte.

In analoger Weise beruht auch die Konstruktion der Russellschen Antinomie auf einer Existenzvoraussetzung. Dazu muß man sich zunächst überlegen, daß wir uns mit Mengen im allgemeinen in der Weise beschäftigen, daß wir definierende Bedingungen für diese Mengen angeben. Unendliche Mengen sind uns überhaupt nicht anders zugänglich als auf dem Wege über die definierenden Bedingungen, da wir ihre Elemente nicht alle einzeln anführen können. Eine solche Bedingung kann stets durch eine Satzfunktion mit einer freien Variablen „x“ formuliert werden. Alle und nur jene Objekte, welche diese Satzfunktion erfüllen, sind dann als Elemente der Klasse anzusehen. „x ist ein Pianist“ definiert die Klasse aller Pianisten, „x ist eine Primzahl“ die Klasse der Primzahlen usw. Daß man sich von der zu betrachtenden Klasse abwenden und allein mit der sie charakterisierenden Bedingung beschäftigen kann, ist bereits bei endlichen Klassen, insbesondere bei solchen mit großer Elementzahl, sehr vorteilhaft, bei unendlichen, wie bemerkt, sogar unerläßlich. Man hat daher stillschweigend das Prinzip angenommen „jede Bedingung definiert eine Klasse“. Dieses Prinzip ist jedoch falsch und man kann die Russellsche Antinomie geradezu als eine Widerlegung dieser Annahme ansehen. Diese Widerlegung geschieht dadurch, daß man zunächst annimmt, es gäbe eine Klasse $\mathfrak{M}$, welche alle und nur jene Gegenstände x enthält, welche die Bedingung erfüllen „$\sim (x \, \varepsilon \, x)$“

[17] Den Hinweis auf diese Analogie verdanke ich Herrn Univ.-Prof. Dr. L. Vietoris, Innsbruck.

(„x ist kein Element von x"). Diese Existenzannahme führt zu einem Widerspruch. Also gibt es keine solche Klasse $\mathfrak{M}$. Also wird durch „$\sim (x \varepsilon x)$" keine Klasse bestimmt. Also definiert nicht jede Satzfunktion mit der freien Variablen „x" eine Klasse.

Bei der genauen Darstellung der RUSSELLschen Antinomie haben wir es mit einer Ableitung zu tun, in welcher noch eine Reihe weiterer logischer Voraussetzungen aufscheint[18]. Wenn man die Antinomie durch eine Revision einer solchen anderen Voraussetzung beseitigen kann, dann braucht man das Prinzip „jede Bedingung definiert eine Klasse" nicht fallen zu lassen. In der Diskussion über die Grundlagen der Mengenlehre hat sich gezeigt, daß es vor allem noch zwei andere Möglichkeiten gibt, der Schwierigkeit Herr zu werden: entweder dadurch, daß man leugnet, daß alle Satzfunktionen „$F(x)$" mit der freien Variablen „x" sinnvoll sind, oder dadurch, daß man leugnet, die Aussage, wonach eine Klasse $\mathfrak{M}$ genau aus jenen Objekten x bestehe, welche die Bedingung $F(x)$ erfüllen, werde wiedergegeben durch: „x ist ein Element von $\mathfrak{M}$ dann und nur dann, wenn $F(x)$". Es besteht daher für uns die dreifache Möglichkeit, die Antinomie entweder als eine reductio ad absurdum der Annahme anzusehen, daß „$\sim (x \varepsilon x)$" eine Klassen definierende Bedingung sei, oder der Annahme, daß „$\sim (x \varepsilon x)$" eine sinnvolle Aussagefunktion darstelle, oder der Annahme, daß „x ist ein Element von $\mathfrak{M}$ dann und nur dann, wenn $\sim (x \varepsilon x)$" die Aussage sei, wonach die Bedingung „$\sim (x \varepsilon x)$" die Klasse $\mathfrak{M}$ bestimme. Die Aufgabe, die eine widerspruchsfreie Grundlegung der Mengenlehre zu bewältigen hat, besteht daher je nach Wahl in einer präzisen Antwort auf eine der drei Fragen: „Welche Aussagen sind sinnvoll?" „Welche Bedingungen definieren Klassen?" oder „Wie muß die Aussage formuliert werden, wonach die Bedingung ‚$F(x)$' eine Klasse $\mathfrak{M}$ bestimmt?" Die Typentheorie von RUSSELL ist eine Antwort auf die erste, QUINES „New Foundations" eine solche auf die zweite und v. NEUMANNS Theorie der Nichtelemente eine Antwort auf die dritte Frage. Im Falle der semantischen Antinomien scheint es dagegen tatsächlich nur einen Weg zu geben, der in befriedigender Weise diese Antinomien ausschaltet.

III. Die Trennung von Objekt- und Metasprache als Weg zur Lösung und die Idee der Semantik als exakter Wissenschaft. Semantische Systeme von elementarer Struktur

Wir kehren zur Feststellung TARSKIS zurück, daß bei der Konstruktion der Antinomien zwei Voraussetzungen gemacht wurden: die semantische Geschlossenheit der betrachteten Sprache und die Gültigkeit elementarer logischer Gesetze. Wir stehen also vor der Alternative: Preisgabe der semantischen Geschlossenheit der Sprache oder Ersetzung logischer

[18] Vgl. dazu B. ROSSER [Mathematicians], S. 200ff. Eine kurze Analyse dieses Sachverhaltes findet sich auch in meiner Abhandlung [Antinomien].

Grundregeln durch neue. Das letztere würde eine wissenschaftliche Katastrophe darstellen; denn es ist nicht einzusehen, wie bei Verwerfung jener einfachen logischen Prinzipien und Deduktionsregeln, die bei der Konstruktion der semantischen Antinomien verwendet wurden, auch nur ein geringer Bestandteil des als „Wissenschaft" bezeichneten Forschungsbetriebes aufrechterhalten werden könnte. Es bleibt daher nur der erste Ausweg: es muß darauf verzichtet werden, daß die semantischen Ausdrücke, wie „wahr", „bezeichnet" usw., in derselben Sprache vorkommen wie jene Sätze bzw. sonstigen sprachlichen Ausdrücke, auf die sich diese semantischen Termini beziehen. Wir müssen also die ursprünglich einheitliche Sprache in zwei Teilsprachen aufsplittern. Die erste Sprache ist jene, in welcher Aussagen über bestimmte Gegenstandsbereiche möglich sind[1], dagegen nicht Aussagen semantischen Charakters über diese Sprache selbst. Man nennt diese Sprache die *Objektsprache*. Sie möge mit „S" bezeichnet werden. Die zweite Sprache ist jene, in welcher Aussagen *über* die Sätze und anderen sprachlichen Ausdrücke der Objektsprache formuliert werden können. Diese Sprache soll *Metasprache* heißen. In ihren Sätzen allein können semantische Prädikate vorkommen. Es muß aber möglich sein, nicht nur Sätze mit semantischen Prädikaten in ihr zu bilden, sondern außerdem alle Sätze der Objektsprache in sie zu übersetzen, weil, wie wir sogleich sehen werden, nur unter dieser Voraussetzung die Adäquatheit der Definition des Begriffs der wahren Aussage in bezug auf die Sprache S überprüft werden kann.

Erst die totale Aufsplitterung der ursprünglich einheitlichen Sprache in zwei Sprachstufen: Objekt- und Metasprache und die darin implizit enthaltene Sinnloserklärung aller Ausdrücke, in denen sich semantische Prädikate auf Sätze derselben Sprache, in der sie selbst vorkommen, beziehen, schafft also eine Garantie dafür, daß Antinomien der geschilderten Art nicht mehr aufzutreten vermögen. Denn wenn jetzt z. B. in einem Satz die Wahrheit eines anderen behauptet wird, so gehört der erste zur Meta-, der zweite zur Objektsprache und innerhalb der letzteren kann niemals ein Satz auftreten, der über einen metasprachlichen Satz spricht, also auch nicht ein solcher, der die Falschheit irgendeines Satzes der Metasprache behauptet.

Wir wollen uns die Situation an zwei der früher gegebenen Fassungen der Antinomie des Lügners verdeutlichen. Für die beiden anderen Formulierungen dieser Antinomie soll die Klarstellung dem Leser überlassen bleiben. Betrachten wir zunächst die Antinomie in der von Lukasiewicz gegebenen Gestalt. Zum Zwecke der Abkürzung nennen wir einen Satz der Objektsprache einen Satz erster Ordnung und einen Satz der Metasprache einen Satz zweiter Ordnung. Jeder Satz, in dem das Prädikat „wahr" vorkommt, ist mindestens von zweiter Ordnung; er ist in dem Falle von noch höherer Ordnung, wenn der Satz, auf den er sich bezieht, selbst bereits eine metasprachliche Aussage (also eine

[1] Dieser Gegenstandsbereich kann die erfahrbare Wirklichkeit oder ein Teil von ihr, ein logisch-mathematisches Gebiet oder auch eine „metaphysische" Welt sein.

Aussage von zweiter oder höherer Ordnung) darstellt. Der früher angeführte Satz, welcher auf S. 107, Zeile 3, des Buches gedruckt steht, muß die Ordnung jenes Satzes angeben, über den er spricht, da er das Prädikat „wahr" enthält. Nehmen wir an, daß er sich auf einen Satz der ersten Ordnung bezieht. Dann steht also auf S. 107, Zeile 3, des Buches folgender Satz: „Der Satz erster Ordnung, welcher in diesem Buch auf S. 107, Zeile 3, gedruckt steht, ist nicht wahr". Dieser eben formulierte Satz ist wegen des Vorkommens des Prädikates „wahr" in ihm von zweiter Ordnung. Es soll nun empirisch nachgeprüft werden, ob der Satz zutrifft oder nicht. Diese empirische Überprüfung zeigt, daß auf S. 107, Zeile 3, überhaupt kein Satz erster Ordnung steht; denn was dort tatsächlich zu finden ist, ist gerade dieser Satz selbst und der ist, wie wir soeben feststellten, von zweiter Ordnung. Ob man diesen Satz nun als falsch ansieht oder nicht, hängt davon ab, welche Analyse man für sogenannte Individuenbeschreibungen, d. h. Ausdrücke von der Gestalt „derjenige, welcher . . ." zugrunde legt; denn der fragliche Satz beginnt mit einer solchen Beschreibung. Heute wird gewöhnlich die Analyse von B. Russell herangezogen, wonach eine Aussage, in der eine Beschreibung vorkommt, implizite eine Existenzbehauptung enthält: „Der Verfasser von Wallenstein war ein Dichter" besagt danach „Es gibt jemanden, der schrieb Wallenstein und war ein Dichter und niemand sonst schrieb Wallenstein". Diese Interpretation von Beschreibungen entspricht zwar nicht ganz dem alltäglichen Gebrauch; sie hat sich aber für logische und mathematische Untersuchungen als so zweckmäßig erwiesen, daß sie heute allgemein akzeptiert worden ist. Legen wir diese Deutung zugrunde, so ist der obige Satz falsch; denn er enthält dann die Teilaussage „es gibt einen Satz erster Ordnung, der in diesem Buch auf S. 107, Zeile 3, gedruckt steht, und dieser Satz ist falsch". Es gibt jedoch keinen solchen Satz erster Ordnung.

In der vierten Fassung der Antinomie gingen wir von der Satzfunktion aus „Das Ergebnis der Einsetzung der Anführung von x für A in x ist nicht wahr" (6). In diesem Ausdruck kommt die freie Variable „x" vor. Mit einer solchen Satzfunktion kann erst dann einwandfrei operiert werden, wenn der Wertbereich der Variablen genau angegeben wird. Um die im Satz (5) geforderte Einsetzung überhaupt vornehmen zu können, müssen zum Wertbereich von „x" auch sprachliche Ausdrücke, insbesondere selbst wieder Satzfunktionen, gehören. Nehmen wir an, daß jene Ausdrücke von erster Ordnung sind. Dann ist (6) selbst ein Ausdruck von zweiter Ordnung. In (5) wird nun verlangt, daß die Variable „x" in (6) durch einen Namen ersetzt wird, nämlich durch einen Namen von (6); denn wenn man (6) unter Anführungszeichen setzt, so erhält man einen Namen dieses Ausdruckes. Da (6) selbst bereits von zweiter Ordnung war, ist dieser Name daher ein Ausdruck, der zur Sprache dritter Ordnung gehört. Es wird also in (5) die unzulässige Forderung gestellt, aus einem Ausdruck zweiter Ordnung einen Satz dadurch zu bilden, daß man für eine in dem Ausdruck vorkommende Variable einen Namen aus der Sprache dritter Ordnung einsetzt. Die semantische Geschlossenheit der Sprache, welche zu der Antinomie führt, besteht also in diesem Falle darin, daß zum Wertbereich der Variablen einer bestimmten Satzfunktion sämtliche Satzfunktionen gerechnet werden, einschließlich dieser gegebenen Satzfunktion selbst. Die Trennung von Objekt- und Metasprache macht es unmöglich, einen solchen Wertbereich für die Variable „x" zugrunde zu legen.

Mit dieser Andeutung der Richtung, in der die Lösung zu suchen ist, kann es noch keineswegs als gesichert gelten, daß es auch tatsächlich möglich ist, den Wahrheitsbegriff in einwandfreier Weise in die Wissenschaft einzuführen. Dies läßt sich erst dann behaupten, wenn es erstens wirklich gelungen ist, auf diesem Wege eine zugleich adäquate wie formal korrekte Definition des Begriffs der wahren Aussage sowie der anderen semantischen Prädikate zu gewinnen, und zweitens die Grenzen abgesteckt sind, bis zu denen ein solches Vorgehen möglich ist[2]. Zu diesem Zwecke muß zunächst der Boden der Umgangssprache verlassen und müssen formalisierte Sprachen betrachtet werden. Nur bei den letzteren kann eine genaue Beschreibung des Sprachsystems vorgenommen werden, welche die Voraussetzung für die Konstruierbarkeit einer exakten Wahrheitsdefinition darstellt. In der Umgangssprache z. B. ist schon die Frage, ob bestimmte sprachliche Gebilde Sätze darstellen oder nicht, gar nicht eindeutig entscheidbar (z. B. ist „Hans ist eine Primzahl" ein Satz?), während in einer formalisierten Sprache diese Unterscheidung zwischen Sätzen und sinnlosen Ausdruckskomplexen durch eigene Formregeln streng vollzogen wird.

Bevor wir die Rolle des Wahrheitsbegriffs in den verschiedenen formalisierten Sprachen behandeln, mögen einige Vorbemerkungen zum Begriff der Semantik vorausgeschickt werden[3]. Wie schon an früherer Stelle festgestellt wurde, erhalten logische Untersuchungen erst dadurch eine die sonst auftretenden Vagheiten und Mehrdeutigkeiten der Umgangssprache vermeidbare Präzision, daß Logik als Theorie der Sprache betrieben wird, wobei die betreffende Sprache ein System von Ausdrücken und insbesondere Sätzen darstellt, die bestimmten explizite aufgestellten Regeln gehorchen. An jeder Sprache lassen sich nun drei wesentliche Faktoren unterscheiden: 1. Der Benützer der Sprache, 2. der gesprochene (oder geschriebene) Ausdruck und 3. dasjenige, worüber der Sprachbenützer bei Verwendung der Ausdrücke spricht (als „Designatum" des Ausdruckes bezeichnet). Für jede systematisch-wissenschaftliche Untersuchung von Sprachsystemen wird nun der Oberbegriff *Semiotik* geprägt. Diese Semiotik kann „empirisch" oder „rein" sein. Ersteres ist dann der Fall, wenn man historisch überlieferte Sprachsysteme einer empirischen Untersuchung unterzieht, letzteres dann, wenn nicht vor-

[2] An sich wäre es denkbar, daß solche Grenzen überhaupt nicht bestünden; jedoch ist dies nicht der Fall (vgl. dazu das über den Wahrheitsbegriff in den Sprachen von unendlicher Ordnung Gesagte).

[3] Wir schließen uns hier im wesentlichen an die Darstellung CARNAPS in [Semantics], besonders S. 22ff., an, im folgenden soll jedoch das Augenmerk besonders darauf gerichtet sein, den Zusammenhang mit den Untersuchungen TARSKIS herzustellen.

gegebene Sprachen betrachtet, sondern auf Grund bestimmter Regeln Sprachsysteme erst neu aufgebaut oder konstruiert werden. Alle logischen Untersuchungen bewegen sich auf dem Boden der reinen Semiotik, die empirischen werden der Sprachwissenschaft überlassen. Entsprechend der Unterscheidung der verschiedenen für eine Sprache wesentlichen Faktoren teilt sich nun die Semiotik in drei Teilgebiete. Das umfassendste ist die *Pragmatik*. In ihr werden alle drei Faktoren: Sprecher, Ausdruck und Designatum berücksichtigt. Es ist klar, daß die Pragmatik nicht im angegebenen Sinn eine reine Wissenschaft sein kann, da mit der Berücksichtigung der Eigenart des Sprechenden notwendig auch empirische Faktoren (physiologische Vorgänge beim Sprechen, historisch feststellbare Sprachgewohnheiten usw.) untersucht werden müssen. Man kann jedoch vom ersten Faktor abstrahieren und nur die sprachlichen Ausdrücke und ihre Designata allein untersuchen. Dann liegt als Forschungsgebiet *Semantik* im weitesten Sinne des Wortes vor. Sieht man schließlich nicht nur vom Sprecher, sondern auch noch vom Designatum der Ausdrücke ab, so daß sich die Untersuchung also auf die Betrachtung der äußeren formalen Struktur der Ausdrücke und ihrer strukturellen Beziehung zueinander beschränkt, so wird diese Betrachtung zur *Syntax* gerechnet. Sowohl Semantik wie Syntax können als empirische wie reine Wissenschaften betrieben werden. Jene Wissenschaft, deren Aufgabe unter anderem in der Durchführung einer exakten Explikation des Wahrheitsbegriffs besteht, ist die reine Semantik. Auf sie sollen sich die weiteren Erörterungen vorläufig beschränken. Die Grundbegriffe der reinen Syntax sollen an späterer Stelle dargestellt werden.

Gemäß den Ergebnissen, zu denen die Diskussion der semantischen Antinomien führte, müssen wir bei jeder semantischen Untersuchung streng zwischen Objekt- und Metasprache unterscheiden. Als Objektsprache S kann eine symbolische Sprache dienen, aber auch eine der bekannten Wortsprachen. Soll eine exakte Behandlung reicherer Sprachsysteme möglich sein, so ist das erstere unvermeidlich. Als Metasprache M dient die Umgangssprache. Sie wird zur Formulierung der Regeln für den Gebrauch von S einschließlich der Definition von „wahr in S“ verwendet. Die Unterscheidung von Objekt- und Metasprache ist keine absolute; denn jedes als Metasprache verwendete System kann selbst wieder Objekt einer semantischen Analyse werden. Die Ergebnisse dieser Untersuchung müßten dann in der Metametasprache formuliert werden. Es ist klar, daß die Umgangssprache stets die „oberste“ Metasprache bilden muß; denn wir müssen in einer uns bereits verständlichen Sprache zu sprechen beginnen, wenn wir die Regeln irgendeines aufzubauenden Sprachsystems festlegen wollen. Der Inbegriff alles in M formulierten Wissens über S wird *Metatheorie* genannt.

Um den Unterschied von S und M auch symbolisch zum Ausdruck zu bringen, wird festgesetzt, als Symbole der Objektsprache nur lateinische Buchstaben zu verwenden, als Symbole von M hingegen, sofern es sich nicht um Ausdrücke der Umgangssprache selbst handelt, deutsche Buchstaben. In der Objektsprache können zunächst alle jene logischen Zeichen vorkommen, die in der symbolischen Logik gebräuchlich sind: „." für „und", „$\vee$" für „oder", „$\sim$" für „nicht", „$\supset$" für „wenn ... dann ...", „$\equiv$" für „... dann und nur dann, wenn ...". Als sogenannte Individuenzeichen, welche Gegenstände benennen, von denen S handelt, werden kleine lateinische Buchstaben gewählt, wobei die Buchstaben vom Anfang des Alphabetes „a", „b", ... als Konstante (= Eigennamen von Gegenständen), die Buchstaben vom Ende des Alphabetes „x", „y", ... als Individuenvariable dienen. Lateinische Großbuchstaben werden für Prädikatausdrücke verwendet. In der Regel werden sie nach Stufen und Graden unterschieden. Die Gradunterscheidung betrifft die Zahl der Leerstellen des Prädikates. Prädikate mit einer Leerstelle entsprechen den üblichen Eigenschaftsnamen, Prädikate mit mehreren Leerstellen den Relationsbezeichnungen. Die Individuenzeichen werden zur 0-ten Stufe gerechnet. Prädikate, in deren Leerstellen nur Individuenzeichen einsetzbar sind, gehören zur ersten Stufe. Kommt in der Leerstelle eines Prädikates ein Prädikatzeichen der n-ten Stufe vor, so gehört dieses Prädikat selbst zur $(n + 1)$-ten Stufe. Die Designata der Prädikate (also Eigenschaften oder Relationen) mögen als *Attribute* bezeichnet werden. Falls generelle Sätze in S gebildet werden sollen, muß auch noch das Allzeichen „(x)" und das Seinszeichen „(Ex)"[4] vorkommen, und zwar in Verbindungen wie: „$(x)\, P(x)$" („alle x haben die Eigenschaft P"), „$(Ex)\, P(x)$" („es gibt ein x, welches die Eigenschaft P hat"). Sätze, die überhaupt keine logischen Zeichen enthalten, heißen *Atomsätze*, nicht-generelle Sätze (d. h. Ausdrücke, die weder freie Variable noch durch All- und Seinszeichen gebundene Variable enthalten), in denen jedoch die logischen Konstanten wie „und", „oder" usw. vorkommen dürfen, heißen *Molekularsätze*, Sätze mit Individuenvariablen werden *generelle Sätze* genannt. Als metasprachliche Namen werden verwendet: „$\mathfrak{i}$" für Individuenvariable[5], „$\mathfrak{in}$" für Individuenzeichen (d. h. sowohl Variable wie Konstante), „$\mathfrak{p}$" für Prädikatvariable, „$\mathfrak{pr}$" für Prädikate (wieder sowohl Variable wie Konstante), „$\mathfrak{S}$" für Sätze, „$\mathfrak{K}$" für Satzklassen, „$\mathfrak{T}$" als gemeinsamer Name von Sätzen sowie Satzklassen. Untere lateinische Indizes dienen nur zur Unterscheidung: die Ausdrücke „$\mathfrak{S}_i$" und „$\mathfrak{S}_j$" z. B. sind Namen zweier verschiedener Sätze von S.

Wenn für die Objektsprache S das Prädikat „wahr" definiert werden soll, so daß die Redewendung „wahr in S" einerseits exakt, andererseits aber auch im früher angegebenen Sinne inhaltlich adäquat wird, so ist zunächst wieder eine Konvention aufzustellen, mittels derer alle möglichen Wahrheitsdefinitionen daraufhin überprüft werden können, ob sie inhaltlich zutreffend sind oder nicht. Diese Konvention muß sich

---

[4] Diese beiden Zeichen werden auch All- und Existenzquantor bzw. All- und Existenzoperator genannt.

[5] Das Zeichen „$\mathfrak{i}$" ist also selbst keine Individuenvariable, sondern ein metasprachlicher Name für eine solche. Das Analoge gilt für die folgenden Symbole.

nun in einem wesentlichen Punkte von der früher aufgestellten unterscheiden. Dort war festgesetzt worden, daß in dem Schema „*X* ist wahr dann und nur dann, wenn *p*“ für „*X*“ der Name einer beliebigen Aussage und für „*p*“ die betreffende Aussage selbst einzusetzen sei und daß nur dann die vorgelegte Wahrheitsdefinition als akzeptierbar betrachtet werden sollte, wenn jeder beliebige Satz, der durch derartige Einsetzungen aus diesem Schema entsteht, aus der Definition von „wahr in *S*“ folgt. Nach den gerade angestellten Überlegungen gehören aber die Namen, die für „*X*“ eingesetzt werden können, sowie das Prädikat „wahr“ zur Metasprache, die für „*p*“ substituierbaren Sätze hingegen zur Objektsprache. Daher können solche Sätze und damit auch das ihre Konstruktion allgemein beschreibende Schema gar nicht mehr gebildet werden. Andererseits können wir auf eine solche Konvention nicht verzichten, da nur mit ihrer Hilfe überprüft werden kann, ob eine vorgelegte Definition von „wahr in *S*“ wirklich adäquat ist; ihre Anwendung allein gibt die Gewähr, daß die Explikation des Wahrheitsbegriffs nicht völliger Willkür ausgeliefert wird. Hier gibt es nur einen Ausweg: Wir dürfen in dem obigen Schema für „*p*“ nicht einen Satz der Objektsprache, sondern müssen einen Satz der Metasprache einsetzen, der inhaltlich mit ihm übereinstimmt, mit anderen Worten, der eine Übersetzung dieses Satzes in die Metasprache darstellt. So gelangen wir zu der von CARNAP gegebenen Formulierung[6]:

Konvention A. Ein Prädikat $\mathfrak{pr}_i$ der Metasprache *M* ist dann und nur dann ein adäquates Prädikat und seine Definition eine adäquate Definition für den Begriff „wahr“ in bezug auf eine bestimmte Objektsprache *S*, wenn aus der gegebenen Definition von $\mathfrak{pr}_i$ jeder Satz in *M* gefolgert werden kann, der aus dem Schema „*X* ist *W* dann und nur dann, wenn *p*“ durch Einsetzung von $\mathfrak{pr}_i$ für „*W*“, einer Übersetzung irgendeines Satzes $\mathfrak{S}_i$ der Objektsprache für „*p*“ und eines Namens (bzw. einer sonstigen Beschreibung) eben dieses Satzes $\mathfrak{S}_i$ für „*X*“ entsteht.

Wenn z. B. die Objektsprache *S* die englische Sprache oder ein Teil derselben ist, in welchem der Satz „Vienna is a large town“ gebildet werden kann, während als Metasprache die deutsche Sprache dient, so lautet die Übersetzung dieses Satzes in die hier zugrunde gelegte Metasprache „Wien ist eine Großstadt“. Als Name für diesen Satz werde innerhalb der Metasprache das Symbol „$\mathfrak{S}_1$“ gewählt. Wenn nun in diese Metasprache ein Prädikat „*N*“ durch Definition eingeführt wurde, und überprüft werden soll, ob dieses Prädikat „*N*“ ein adäquates Prädikat für „wahr“ in bezug auf den betrachteten Teil der englischen Sprache darstelle, so müssen die nach der obigen Vorschrift zu bildenden Sätze daraufhin überprüft werden, ob sie aus der Definition von „*N*“ folgen. Unter diesen Sätzen kommt auch der Satz vor, der durch Einsetzung von „*N*“ für „*W*“ (diese Einsetzung bleibt natürlich in jedem Einzelfall bei dem zugrunde gelegten Wahrheitsprädikat „*N*“ dieselbe), ferner

[6] CARNAP [Semantics], S. 27.

durch Einsetzung von „$\mathfrak{S}_1$" für „X" und „Wien ist eine Großstadt" für „p" entsteht. Dies ist also der Satz „$\mathfrak{S}_1$ ist N dann und nur dann, wenn Wien eine Großstadt ist". Dieser und alle analog gebauten Sätze müssen aus der Definition von „N" folgen[7], damit dieses als ein adäquates Prädikat für „wahr in S" angesehen werden kann. Statt das Symbol „$\mathfrak{S}_1$" zu verwenden, hätten wir auch eine andere Art der Beschreibung des englischen Satzes einführen können, z. B. jene, in welcher dieser Satz selbst unter Anführungszeichen gesetzt wird. Dann entsteht aus dem Schema A der Ausdruck „‚Vienna is a large town' ist N dann und nur dann, wenn Wien eine Großstadt ist". Dabei ist zu beachten, daß in diesem Ausdruck der Satz „Vienna is a large town" nicht vorkommt, sondern nur ein metasprachlicher Name dieses Satzes, was durch die Anführungszeichen gekennzeichnet wird.

Zweierlei soll hier noch hervorgehoben werden. Erstens erfolgt die Formulierung der Konvention A selbst nicht in der Metasprache M, sondern in der Metametasprache MM, da in ihr vom Prädikat „wahr", welches in M vorkommt, sowie den Bedingungen, die dieses in M vorkommende Prädikat erfüllen muß, die Rede ist. Zweitens ist aus der jetzigen Fassung dieser Konvention ersichtlich, daß es möglich sein muß, alle in S formulierbaren Sätze auch in M wiederzugeben, da ja sonst für das Symbol „p" nicht eine Übersetzung jenes Satzes eingesetzt werden könnte, der durch den für „X" eingesetzten Namen bezeichnet wird. Dies ist eine charakteristische Eigenschaft der Semantik: Stets muß die Metasprache M einer Objektsprache S reicher sein als diese Objektsprache selbst; denn sie muß einmal die Bildung aller in S vorkommenden Sätze ebenfalls gestatten und außerdem noch Bezeichnungen für die sprachlichen Ausdrücke von S sowie auf S bezügliche semantische Prädikate (wie z. B. gerade das Prädikat „wahr") enthalten, welche Bezeichnungen und Prädikate in S selbst nicht vorkommen dürfen, soll das System nicht antinomienbehaftet werden. Dementsprechend kann man innerhalb der Metasprache zwei Teile unterscheiden: den nichtsemantischen und den semantischen Teil von M. Ersterer umfaßt alle logisch-mathematischen Begriffe und Aussagen, soweit diese zur Formu-

[7] Genau genommen ist diese Redeweise „aus der Definition folgen" unexakt, wie QUINE [Convention], S. 250ff., hervorgehoben hat. Definitionen sind bloß sprachliche Abkürzungen und daher kann eigentlich aus ihnen nichts folgen. Die Folgerung entsteht erst dadurch, daß die Definition in einen logisch wahren Satz eingesetzt wird. So folgt z. B. aus der Definitionsgleichung: $\operatorname{tg} x =_{Df} \frac{\sin x}{\cos x}$ nicht die mathematische Gleichheitsrelation: $\operatorname{tg} x = \frac{\sin x}{\cos x}$, sondern man muß von der identischen Gleichung: $\frac{\sin x}{\cos x} = \frac{\sin x}{\cos x}$ ausgehen und dann für den links vom Gleichheitszeichen stehenden Ausdruck das Definiendum $\operatorname{tg} x$ einsetzen. „Logische Folgerungen von Definitionen" sind also eigentlich definitorische Abkürzungen logischer Wahrheiten. Wir werden aber weiterhin die kürzere und nach diesen Bemerkungen unmißverständliche Redeweise „aus der Definition von ... folgend" gebrauchen.

lierung der metatheoretischen Sätze erforderlich sind, sowie jene empirischen Begriffe und Sätze, die in der Objektsprache vorkommen, so daß eine Übersetzungsmöglichkeit aller objektsprachlichen Aussagen in die Metasprache gewährleistet ist. Der semantische Teil der Metasprache hingegen umfaßt gerade alle jene Aussagen, in denen Ausdrücke der Objektsprache namentlich angeführt oder sonstwie beschrieben, diesen Ausdrücken Prädikate zugesprochen oder Relationen zwischen objektsprachlichen Ausdrücken und ihren Designata angegeben werden. Wir können dann als notwendige Bedingung für die Möglichkeit der Konstruktion eines einwandfreien Begriffs der wahren Aussage auf definitorischem Wege unter Vermeidung des Auftretens von Antinomien den Satz aufstellen: *Der nichtsemantische Teil von M muß mindestens denselben Reichtum an Ausdrucksmöglichkeiten enthalten wie die Objektsprache, während der semantische Teil von M überhaupt keine Entsprechung in der Objektsprache finden darf.*

Wir wollen nun kurz skizzieren, nach welchem Schema ein semantisches Sprachsystem S aufgebaut wird und dieses Schema an einem einfachen Beispiel exemplifizieren. In der Metasprache M müssen die für S geltenden Regeln formuliert werden. An sich wäre es denkbar, für alle in S vorkommenden Sätze $\mathfrak{S}_1, \mathfrak{S}_2, \ldots$ eine explizite Wahrheitsdefinition aufzustellen: $\mathfrak{S}_1$ ist wahr dann und nur dann, wenn . . ., $\mathfrak{S}_2$ ist wahr dann und nur dann, wenn . . . usw. Es wäre dann für jeden einzelnen Satz von S ausdrücklich festgelegt, unter welchen Bedingungen er wahr ist und unter welchen nicht. Diese Wahrheitsbedingungen der Sätze $\mathfrak{S}_i$ von S können wir mit den Satzbedeutungen selbst identifizieren; denn wenn wir alle psychologischen Beimengungen aus dem Begriff der Satzbedeutung ausschalten, dann heißt „die Bedeutung eines Satzes verstehen" soviel wie „wissen, unter welchen Bedingungen der Satz wahr ist"[8]. Eine solche Angabe der Wahrheitsbedingungen für einen bestimmten Satz von S könnte als Teildefinition von „wahr in S" in bezug auf diesen ganz bestimmten Satz angesehen werden; denn es wäre damit festgelegt, in welchem Sinne das Prädikat „wahr" in Verbindung mit diesem ganz bestimmten Satz zu gebrauchen ist. Die allgemeine Definition von „wahr in S" käme daher auf diesem Wege so zustande, daß für sämtliche in S vorkommenden einzelnen Sätze eine explizite Wahrheitsdefinition aufgestellt und dann die Konjunktion über alle diese Teildefinitionen gebildet würde.

Es ist leicht zu sehen, daß einem solchen Vorgehen enge Schranken gesetzt sind; denn in den meisten zu untersuchenden Systemen wird die Zahl jener sprachlichen Ausdrücke, die als Sätze zugelassen sind, nicht beschränkt sein, und für eine unendliche Menge von Sätzen die Wahrheitsbedingungen explizit anzugeben, ist unmöglich. In diesem Falle muß man versuchen, von vornherein allgemeine, der Zahl nach begrenzte Regeln anzugeben, die dennoch für alle unendlich vielen Sätze die Wahrheitsbedingungen fixieren, so daß mit ihrer Hilfe eine allgemeine

[8] Diese Identifizierung von „Bedeutung eines Satzes" mit „Wahrheitsbedingungen dieses Satzes" ist nur etwas Vorläufiges (vgl. dazu Kap. VIII).

Definition von „wahr in S“ konstruiert werden kann. Dies kann insbesondere in der Weise geschehen, daß die formale Struktur der verschiedenen Satzarten beschrieben und für jede dieser Satzstrukturen eine allgemeine Wahrheitsdefinition gegeben wird, die auf dem Wege der Rekursion auf die Angabe der Wahrheitsbedingungen für Sätze von einfachster Struktur zurückführbar ist. Im einzelnen sieht die Konstruktion eines semantischen Systems dann so aus: Zunächst muß eine *Tabelle der* in der Objektsprache vorkommenden *Zeichen* angegeben werden. In einem zweiten Schritt sind die sogenannten *Formregeln* zu formulieren, in denen jene Zeichenkombinationen zu beschreiben sind, welche als Sätze zugelassen werden. Der Ausdruck „Satz in S“ ist damit definiert. Ferner müssen noch Regeln aufgestellt werden, welche die Teilausdrücke betreffen, aus denen der Satz besteht. Da wir es mit semantischen Systemen zu tun haben, in denen die Bedeutungen (Designata) der Ausdrücke mit herangezogen werden sollen, muß diese dritte Art von Regeln darin bestehen, festzulegen, was die in den Sätzen vorkommenden Teilausdrücke bedeuten bzw. was sie bezeichnen: sogenannte *Bezeichnungsregeln*. Die Bedeutungen der Sätze sind damit noch keineswegs festgelegt, sondern nur jene der in Sätzen vorkommenden Teilausdrücke (Prädikate sowie Individuensymbole). Die Angabe der Satzbedeutungen erfolgt erst im letzten Schritt, nämlich in der einheitlichen Definition für „wahr in S“, bzw. allgemeiner: mittels der *Wahrheitsregeln*, die als eine solche Definition aufgefaßt werden können. Durch diese Definition von „wahr in S“ erhalten sozusagen mit einem Schlage alle Sätze von S eine Bedeutung.

Als Beispiel wählen wir das semantische System S_1, das durch folgende Bestimmungen charakterisiert sein möge:

1. *Zeichentabelle*: In S_1 kommen zwei $\mathfrak{in}$, nämlich „a“ und „b“, zwei $\mathfrak{pr}$, nämlich „P_1“ und „P_2“, und fünf logische Zeichen, nämlich „.“, „v“, „$\sim$“, „(“, „)“ vor.

2. *Formregeln*: Ein Komplex von Zeichen aus S_1 ist ein Satz $\mathfrak{S}$ in S dann und nur dann, wenn[9] er eine der folgenden Formen aufweist:

a) $\mathfrak{pr}(\mathfrak{in})$;

b) $\sim(\mathfrak{S}_i)$;

c) $(\mathfrak{S}_i)\,.\,(\mathfrak{S}_j)$;

d) $(\mathfrak{S}_i) \vee (\mathfrak{S}_j)$, wobei in b) bis d) $\mathfrak{S}_i$ und $\mathfrak{S}_j$ Sätze sind.

Diese Formregeln stellen eine rekursive Definition von „Satz in S_1“ dar: durch sie wird bestimmt, daß zunächst jeder Ausdruck ein Satz ist, der dadurch zustande kommt, daß vor ein eingeklammertes Individuensymbol ein Prädikatausdruck geschrieben wird, ferner, daß die Voranstellung von „$\sim$“ vor einen Satz und die Verbindung zweier Sätze durch „v“ und „.“ wieder Sätze ergeben. Die Zahl der möglichen Sätze in S_1 ist somit trotz der sehr geringen Zahl verschiedener Zeichen unbegrenzt, da man zu je zwei verschiedenen oder gleichen Sätzen einen neuen Satz

[9] Statt des „dann und nur dann, wenn“ könnten wir stets auch das Definitionssymbol „$=_{Df}$“ verwenden.

durch die Verbindung mittels „." und „v" bzw. durch Voranstellung von „∼" bilden kann. In diesen Regeln spiegelt sich die bereits aus der Alltagssprache bekannte Tatsache wider, daß in den (menschlichen) Sprachsystemen mit endlich vielen Symbolen unendlich viele sinnvolle Sätze gebildet werden können.

Durch die bisherigen Regeln ist weder der Sinn der Prädikate und Individuensymbole noch derjenige der Sätze fixiert worden, ja nicht einmal jener der logischen Zeichen „∼", „.", „v". Für die erste Kategorie von Ausdrücken wird die Bedeutung nun in den Bezeichnungsregeln angegeben:

3. *Bezeichnungsregeln*: Ein Ausdruck $\mathfrak{A}_i$ in S_1 bezeichnet einen Gegenstand[10] g dann und nur dann, wenn $\mathfrak{A}_i$ das erste und g das zweite Glied eines der folgenden Paare ist:

a) „a", Hans;

b) „b", Peter;

c) „P_1", die Eigenschaft, blauäugig zu sein;

d) „P_2", die Eigenschaft, schwarze Haare zu haben.

Damit sind die Voraussetzungen für die Aufstellung der Definition von „wahr in S" bereitgestellt. Diese Definition wird zugleich die Bedeutung der logischen Konstanten „nicht", „und", „oder" festlegen.

4. *Wahrheitsregeln*: Ein Satz $\mathfrak{S}_i$ ist wahr in S_1 dann und nur dann, wenn eine der vier folgenden Bedingungen erfüllt ist:

a) $\mathfrak{S}_i$ hat die Form $\mathfrak{pr}_i(\mathfrak{in}_k)$ und das durch $\mathfrak{in}_k$ bezeichnete Objekt hat die Eigenschaft $\mathfrak{pr}_i$;

b) $\mathfrak{S}_i$ hat die Form $\sim \mathfrak{S}_j$ und $\mathfrak{S}_j$ ist nicht wahr;

c) $\mathfrak{S}_i$ hat die Form $\mathfrak{S}_j . \mathfrak{S}_k$ und sowohl $\mathfrak{S}_j$ wie auch $\mathfrak{S}_k$ ist wahr;

d) $\mathfrak{S}_i$ hat die Form $\mathfrak{S}_j \vee \mathfrak{S}_k$ und $\mathfrak{S}_j$ ist wahr oder $\mathfrak{S}_k$ ist wahr oder beide sind wahr[11].

An Hand dieser Regeln können wir nun tatsächlich für jeden vorgelegten Ausdruck entscheiden, 1. ob er überhaupt im Rahmen von S_1, d. h. mit Hilfe der Zeichen von S_1 gebildet werden kann (ganz abgesehen davon, ob er auch ein Satz von S_1 ist), 2. ob, falls die erste Antwort bejahend ausfällt, der Ausdruck ein Satz ist, und 3., falls auch bezüglich 2. die Frage bejaht werden muß, welche Bedeutung der betreffende Satz hat oder, was dasselbe ist: unter welchen Bedingungen der Satz wahr ist.

Wird z. B. der Ausdruck „$P_1(a) \equiv P_2(b)$" gebildet, so ist sofort ersichtlich, daß dies kein Satz von S_1 ist, da das Symbol „$\equiv$" in S_1 überhaupt nicht vorkommt. Anders hingegen steht es mit dem Ausdruck „$P_1(b) . \sim P_2(a)$". Durch zweimalige Anwendung der Regel 2. a) ergibt sich, daß sowohl „$P_1(b)$" wie „$P_2(a)$" ein Satz ist. Auf Grund

[10] Der Ausdruck „Gegenstand" wird hier in so weitem Sinne verwendet, daß er alles umfaßt, worauf sich die nicht-logischen Zeichen (= deskriptiven Zeichen), also die Prädikatausdrücke wie Individuenzeichen, beziehen können.

[11] Wir haben hier auf eine Einklammerung der Ausdrücke „$\mathfrak{S}_i$", „$\mathfrak{S}_j$" verzichtet, da keine Gefahr eines Mißverständnisses besteht. Von derartigen Vereinfachungen werden wir auch im folgenden Gebrauch machen.

von Regel 2. b) erweist sich daher auch „$\sim P_2(a)$" und auf Grund von Regel 2. c) schließlich auch der gesamte Ausdruck „$P_1(b) . \sim P_2(a)$" als ein Satz, da seine beiden Teilausdrücke „$P_1(b)$" und „$\sim P_2(a)$" sich soeben als Sätze herausstellten. Hier wird das Verfahren ersichtlich, welches bei der Überprüfung, ob ein Ausdruck ein Satz ist oder nicht, stets angewendet werden muß: zunächst ist für alle Teilausdrücke, die außer Klammerausdrücken keine anderen logischen Zeichen enthalten, zu entscheiden, ob sie die in Regel 2. a) aufgestellte Formbedingung für Atomsätze erfüllen. Dann ist für jene Komplexe, welche Atomsätze als Bestandteile enthalten, auf Grund der Regeln 2. b) bis d) zu entscheiden, ob sie Sätze sind (Molekularsätze). Falls solche Molekularsätze abermals als Bestandteile umfassenderer Ausdrücke, die mittels „$\sim$", „v", „." gebildet worden sind, vorkommen, so ist das Verfahren fortzusetzen, bis schließlich die Entscheidung über den Satzcharakter des Gesamtausdruckes gefällt werden kann. Es ist klar, daß diese Entscheidung stets nach endlich vielen Schritten möglich sein muß, da jeder aufgeschriebene Ausdruck nur endlich viele Zeichen enthalten kann.

Wollen wir jetzt ermitteln, unter welchen Bedingungen dieser vorgelegte Satz wahr ist und damit, welche Bedeutung der Satz hat, so sind die weiteren Regeln anzuwenden. Anwendung der Wahrheitsregel 4. a) ergibt, daß „$P_1(b)$" dann und nur dann wahr ist, wenn der durch „b" bezeichnete Gegenstand die Eigenschaft P_1 hat. Auf Grund der Bezeichnungsregeln 3. b) und 3. c) erfahren wir, daß der durch „b" bezeichnete Gegenstand Peter ist, während „P_1" die Eigenschaft, blauäugig zu sein, bezeichnet. Dadurch ergibt sich, daß „$P_1(b)$" dann und nur dann wahr ist, wenn Peter blauäugig ist. Analog ergibt sich mittels der Regeln 3. a), 3. d) sowie abermals 4. a), daß „$P_2(a)$" dann und nur dann wahr ist, wenn Hans schwarze Haare hat. Analog wie bei der Überprüfung des Satzcharakters des Gesamtausdruckes fahren wir jetzt bei der Untersuchung seiner Bedeutung in der Weise fort, daß wir sukzessive von innen her die Bedeutungen der umfassenderen Sätze mittels der Regeln 3. und 4. ermitteln. „$\sim P_2(a)$" ist auf Grund von Regel 4. b) dann und nur dann wahr, wenn „$P_2(a)$" nicht wahr ist. Da aber „$P_2(a)$" auf Grund des soeben Festgestellten dann und nur dann wahr ist, wenn Hans schwarze Haare hat, so kann dieser Satz dann und nur dann nicht wahr sein, wenn Hans nicht schwarze Haare hat. Dies ist also die Wahrheitsbedingung für „$\sim P_2(a)$". Der Satz „$P_1(b) . \sim P_2(a)$" endlich ist auf Grund der Regel 4. c) dann und nur dann wahr, wenn sowohl „$P_1(b)$" wie „$\sim P_2(a)$" wahr ist. Diese beiden Wahrheitsbedingungen wurden aber soeben angegeben. Wir können daher das Ergebnis der Analyse so zusammenfassen: auf Grund der Regeln von S_1 läßt sich feststellen, daß der Ausdruck „$P_1(b) . \sim P_2(a)$" ein Satz ist und daß dieser Satz dann und nur dann wahr ist, wenn Peter blauäugig ist und Hans keine schwarzen Haare hat.

Dabei wird stets vorausgesetzt, daß hinsichtlich der Bedeutung der Ausdrücke in der Metasprache keine Schwierigkeiten mehr bestehen, d. h. daß die Ausdrücke dieser Sprache bestimmte Gegenstände in eindeutiger Weise bezeichnen und als solche bekannt sind. Dies gilt allerdings nur für die logischen und deskriptiven Ausdrücke von M, nicht für die semantischen, die gerade durch Definition eingeführt werden.

Daß die gegebene Wahrheitsdefinition für S_1 der früheren Adäquatheitsforderung entspricht, ist ebenfalls leicht zu erkennen. Handelt es sich um einen Atomsatz $\mathfrak{S}_j$ von der Form $\mathfrak{pr}_i(\mathfrak{in}_k)$, in welchem also dem durch die Individuenkonstante $\mathfrak{in}_k$ bezeichneten Individuum die durch den Prädikatausdruck $\mathfrak{pr}_i$ bezeichnete Eigenschaft zugeschrieben wird, so ist dies so einzusehen: wenn unter „— — — —" die Übersetzung von $\mathfrak{S}_j$ in M verstanden wird, so ist laut Wahrheitskonvention A die Definition von „wahr in S" dann und nur dann adäquat, wenn unter anderem der Satz „$\mathfrak{S}_j$ ist wahr dann und nur dann, wenn — — — —" aus dieser Definition folgt. Tatsächlich aber folgt dieser und jeder analog gebaute Satz bereits aus der Wahrheitsregel 4. a), die ja den ersten Teil der rekursiven Definition von „wahr in S" bildet; denn aus dieser Regel ergibt sich für den vorliegenden Fall: „der Satz $\mathfrak{pr}_i(\mathfrak{in}_k)$ (d. h. also $\mathfrak{S}_j$) ist wahr dann und nur dann, wenn das durch $\mathfrak{in}_k$ bezeichnete Individuum die durch $\mathfrak{pr}_i$ bezeichnete Eigenschaft hat". Ersetzen wir den Ausdruck „das durch $\mathfrak{in}_k$ bezeichnete Individuum" und „die durch $\mathfrak{pr}_i$ bezeichnete Eigenschaft" durch die metasprachlichen deskriptiven Ausdrücke, die das betreffende Individuum bzw. die betreffende Eigenschaft bezeichnen, so erhalten wir gerade „— — — —". Wir können jetzt auf dem Wege der Rekursion weiter fortschreiten. Am Beispiel der Konjunktion wollen wir uns dies überlegen. Wenn ein Satz $\mathfrak{S}_j . \mathfrak{S}_k$ vorliegt, so ist dieser laut Regel 4. c) dann und nur dann wahr, wenn sowohl $\mathfrak{S}_j$ wie $\mathfrak{S}_k$ wahr ist. Für $\mathfrak{S}_j$ und $\mathfrak{S}_k$ wird die Erfüllung der Adäquatheitsbedingung bereits vorausgesetzt. Dies bedeutet, daß wir, wenn „. . . ." die Übersetzung von $\mathfrak{S}_j$ und „— — — —" die Übersetzung von $\mathfrak{S}_k$ in die Metasprache darstellt, bereits als gesichert annehmen können, daß die Sätze „$\mathfrak{S}_j$ ist wahr dann und nur dann, wenn . . . ." und „$\mathfrak{S}_k$ ist wahr dann und nur dann, wenn — — — —" aus den Regeln 4. folgen. Die Anwendung dieses Ergebnisses auf Regel 4. c) ergibt: „$\mathfrak{S}_j . \mathfrak{S}_k$ ist wahr dann und nur dann, wenn sowohl — — — — wie . . . ." oder in anderer Formulierung: „$\mathfrak{S}_j . \mathfrak{S}_k$ ist wahr dann und nur dann, wenn — — — — und . . . .". Der Satz „— — — — und . . . ." ist aber gerade die Übersetzung von $\mathfrak{S}_j . \mathfrak{S}_k$ in die Metasprache. In ganz analoger Weise läßt sich auch für den Fall der Negation und Disjunktion die Erfüllung der in Konvention A an den Wahrheitsbegriff gestellten Forderungen aufzeigen. Der Begriff „wahr in S_1" ist daher erstens formal korrekt, da er in exakter Weise die Wahrheitsbedingungen für alle in S_1 konstruierbaren Sätze abzuleiten gestattet und zweitens inhaltlich zutreffend, da die in der Konvention A aufgestellten Bedingungen von ihm erfüllt sind. Die eben angestellten Überlegungen zeigten zugleich, daß es gar nicht erforderlich ist, für jeden einzelnen Satz die Erfüllung oder Nichterfüllung der Konvention A zu überprüfen, da es möglich ist, diese Überprüfung für die einzelnen Satzstrukturen, wie sie gemäß den Formregeln unterscheidbar sind, also in unserem Falle: Atomsätze, Negationen, Konjunktionen, Disjunktionen, generell durchzuführen.

Das vorliegende System S_1 kann nun in verschiedenster Weise bereichert werden. Diese Bereicherung kann sowohl die logischen wie die deskriptiven Ausdrücke und dadurch die mit ihrer Hilfe zu bildenden Sätze betreffen. Wenn wir z. B. das System S_1 dadurch zum System S_1' erweitern, daß wir das Symbol „$\equiv$" als zusätzliches logisches Zeichen einführen und zu den bisherigen Regeln eine Formregel 2. e) hinzufügen, wonach auch jeder Ausdruck $\mathfrak{S}_i \equiv \mathfrak{S}_j$ ein Satz ist, und zu den Wahrheitsregeln die Regel 4. e), wonach $\mathfrak{S}_i \equiv \mathfrak{S}_j$ dann und nur dann wahr ist, wenn $\mathfrak{S}_i$ und $\mathfrak{S}_j$ beide wahr oder beide falsch sind, dann wird der oben erwähnte, in S_1 sinnlose Ausdruck „$P_1(a) \equiv P_2(b)$" in S_1' ein sinnvoller Satz und die Anwendung der Bezeichnungs- und Wahrheitsregeln ergibt, daß dieser Satz dann und nur dann wahr ist, wenn entweder sowohl Hans blauäugig wie Peter schwarzhaarig ist oder keines von beiden der Fall ist. Ebenso kann die Zahl der Individuenkonstanten und der einstelligen Prädikatausdrücke beliebig vergrößert, es können zwei- und mehrstellige Relationsausdrücke hinzugefügt werden usw. Es ist nur stets darauf zu achten, daß alle in Frage kommenden Regeln entsprechend ergänzt werden. Neue deskriptive Zeichen erfordern neben der Vergrößerung der Zeichentabelle stets mindestens eine Erweiterung der Bezeichnungsregeln, eventuell auch der Formregeln und Wahrheitsregeln (denn für einen in S zusätzlich eingeführten mehrstelligen Relationsausdruck z. B. ist die obige Formregel 2. a) und damit die Wahrheitsregel 4. a) nicht mehr anwendbar). Die Erweiterung des Bestandes an logischen Zeichen läßt die Bezeichnungsregeln zwar unberührt, macht jedoch eine Ergänzung der Form- und Wahrheitsregeln erforderlich, da mit Hilfe neuer logischer Zeichen stets neue Satzformen mit neuen Wahrheitsbedingungen gebildet werden können.

Auf diese Weise kann es gelingen, ein immer reicheres System aufzubauen, in welchem die Ausdrucksmöglichkeiten weitaus größer sind als jene in dem primitiven System S_1. Dennoch bleiben alle diese Systeme, falls die bisherigen Arten von Regeln: Form-, Bezeichnungs- und Wahrheitsregeln, nicht durch neuartige Regeln ergänzt werden, notwendig beschränkt. Es ist nämlich nicht möglich, auf dieser Basis auch Variable einzuführen und damit generelle Sätze vom Charakter eines Existenzsatzes „$(Ex)(\ldots x \ldots)$" oder Allsatzes „$(x)(\ldots x \ldots)$" zu bilden. Wir nennen daher semantische Systeme, in denen lediglich Atom- und Molekularsätze, jedoch keine generellen Sätze mit gebundenen Variablen vorkommen können, „Systeme von elementarer Struktur" oder „Molekularsysteme". Alle angedeuteten Erweiterungen des Systems S_1 und analog gebaute Systeme[12] verbleiben in diesem engen

[12] Mit der Wendung „analog gebaut" soll ausgedrückt werden, daß in diesen Systemen von elementarer Struktur nur Form-, Bezeichnungs- und Wahrheitsregeln vorkommen. Es kann übrigens leicht gezeigt werden, daß alle diese Regeln stets in eine einzige Regel, die „wahr in S" definiert, zusammengefaßt werden können, sofern nur in M hinreichende Ausdrucks-

Rahmen. Zur Darstellung mathematischer Gebiete z. B. sind solche Systeme, da für diesen Zweck viel zu ausdrucksarm, noch ganz ungeeignet. Es ist die Aufgabe des nächsten Abschnittes, zu schildern, welche neuen Schwierigkeiten sich einer Definition des Begriffs der wahren Aussage in den Variable enthaltenden Systemen entgegenstellen und wie diese Schwierigkeiten zu beheben sind.

IV. Der Wahrheitsbegriff in den generalisierten Sprachen

Wenn wir uns an Hand des gegebenen Beispiels des Systems S_1 die möglichen Methoden zur Konstruktion eines formal korrekten und inhaltlich zutreffenden Begriffs des wahren Satzes in Molekularsprachen überlegen, so ergeben sich je nach der Zahl der in S vorkommenden Sätze zwei mögliche Wege. Falls die Zahl der Sätze, die sich in S bilden lassen, endlich ist, kann die Definition von „wahrer Satz in S" in expliziter Form, sogar ohne Anwendung der obigen Rekursion, erfolgen. Man braucht dann, um diese Definition durchzuführen, nichts anderes zu unternehmen, als das Schema der Konvention A für alle einzelnen Sätze von S in der Weise auszufüllen, daß für „X" sukzessive die metasprachlichen Namen dieser Sätze und für „p" die Übersetzungen dieser Sätze in M eingesetzt und alle aus dem Schema A gewonnenen Aussagen disjunktiv miteinander verknüpft werden. Wenn wir als Namen dieser Sätze von S, deren Zahl gleich n sei, „$\mathfrak{S}_1$", . . ., „$\mathfrak{S}_n$" nehmen und ihre Übersetzungen in M durch „— — — 1 — — —", „— — — 2 — — —", . . ., „— — — n — — —" abkürzen, so würden wir als Definition von „wahr in S" die eine Aussage erhalten: „X ist wahr in S dann und nur dann, wenn entweder $X = \mathfrak{S}_1$ und — — — 1 — — — oder $X = \mathfrak{S}_2$ und — — — 2 — — — oder . . . oder $X = \mathfrak{S}_n$ und — — — n — — —", ein Satz, der aus dem Schema „X ist wahr dann und nur dann, wenn entweder $X = x_1$ und p_1 oder $X = x_2$ und p_2 oder . . . oder $X = x_n$ und p_n" durch Einsetzung von n metasprachlichen Namen (oder sonstigen Bezeichnungen) der n Sätze von S für „x_1" bis „x_n" und Übersetzungen dieser Sätze in die Metasprache für „p_1" bis „p_n" entstünde. Die Adäquatheitsforderung A wäre für die soeben vorgenommene Definition von selbst erfüllt, da die Wahrheitsdefinition in diesem Falle gar nichts anderes darstellt, als die Disjunktion aller aus der Konvention A durch Einsetzung für die $\mathfrak{S}_i$ von S entstehenden Sätze. Der allgemeine Begriff „wahr in S" wäre also dann nichts anderes als die „Addition" aller für jeden einzelnen Satz von S speziell vorgenommenen Teildefinitionen des Begriffs „wahr in S". Wenn im obigen Beispiele dieser Weg nicht eingeschlagen wurde, so hat dies seinen Grund darin, daß ein solches Verfahren nur bei einer endlichen Zahl von Sätzen durchführbar ist, im System S_1 jedoch die Zahl der möglichen Sätze trotz der Einfachheit

mittel zur Bildung bestimmter genereller Sätze verfügbar sind. Da dies jedoch nur ein technisches Detail betrifft, soll auf den Nachweis verzichtet werden; vgl. dazu CARNAP [Semantics], S. 25.

dieses Systems nicht endlich ist. Ganz allgemein kann man sagen: Wo immer die Formregeln von S rekursiven Charakter tragen, d. h. also in allgemeiner Form beschreiben, welche Struktur die Atomsätze und welche die aus ihnen mittels logischer Zeichen zu bildenden Molekularsätze haben, da können auf Grund dieser Regeln immer umfassendere Sätze in unbeschränkter Zahl gebildet werden, weshalb die Definition von „wahr in S“ nicht mehr in der Weise erfolgen kann, daß die Wahrheitsbedingungen für jeden einzelnen Satz von S explizit angegeben werden und schließlich eine Zusammenfassung all dieser Teildefinitionen erfolgt; denn die Anzahl dieser Teildefinitionen wäre dann unendlich, kein menschliches Sprachsystem dagegen ist in der Lage, unendlich viele Definitionen tatsächlich auszusprechen. Daher muß in diesem Falle analog zur rekursiven Definition von „Satz in S“ auch die Definition von „wahr in S“ in rekursiver Weise vorgenommen werden, d. h. also, es muß zunächst das Prädikat „wahr“ für die Atomsätze von S und dann für die verschiedenen Molekularsatzformen allgemein definiert werden, wobei das letztere mittels der sogenannten Wahrheitstabellenmethode geschieht, in der angegeben wird, wie die Wahrheit der verschiedenen Arten von Molekularsätzen (Negation, Disjunktion, Konjunktion usw.) je nach der Art des in ihnen zur Anwendung kommenden logischen Zeichens von der Wahrheit der sie bildenden Teilsätze abhängt. Man könnte übrigens beide Verfahren, die explizite und die rekursive Definition von „wahr in S“, in der Weise vereinigen, daß nur für die Molekularsätze das allgemeine Rekursionsverfahren angewendet wird, für die Atomsätze hingegen die oben geschilderte Disjunktion gebildet würde, was dann möglich sein muß, wenn die Zahl der Atomsätze endlich ist. Für unser System S_1 würde dies dann so aussehen: Wir verwenden als Namen für „a“ „$\mathfrak{a}_1$“, für „b“ „$\mathfrak{a}_2$“, für „P_1“ „$\mathfrak{pr}_1$“ und für „P_2“ „$\mathfrak{pr}_2$“; die vier Sätze $\mathfrak{pr}_1(\mathfrak{a}_1)$, $\mathfrak{pr}_1(\mathfrak{a}_2)$, $\mathfrak{pr}_2(\mathfrak{a}_1)$, $\mathfrak{pr}_2(\mathfrak{a}_2)$ nennen wir bzw. $\mathfrak{S}_1$, $\mathfrak{S}_2$, $\mathfrak{S}_3$, $\mathfrak{S}_4$. Die Wahrheitsregel 4. a) würde dann lauten: $\mathfrak{S}_i$ hat die Form $\mathfrak{pr}_i(\mathfrak{in}_k)$ und es ist entweder ($\mathfrak{S}_i = \mathfrak{S}_1$ und Hans ist blauäugig) oder ($\mathfrak{S}_i = \mathfrak{S}_2$ und Peter ist blauäugig) oder ($\mathfrak{S}_i = \mathfrak{S}_3$ und Hans hat schwarze Haare) oder ($\mathfrak{S}_i = \mathfrak{S}_4$ und Peter hat schwarze Haare). Die Regeln 4. b) bis d) bleiben unverändert. Dieses Verfahren ist auf solche Molekularsprachen, die bereits unendlich viele Atomsätze enthalten, nicht mehr anwendbar. Ein Beispiel dafür bildet ein System mit unendlich vielen Individuenkonstanten „a_1“, „a_2“, „a_3“, ... und endlich vielen Prädikatausdrücken. Hier ist es bereits unmöglich, alle Atomsätze hinzuschreiben. Man muß sich daher damit begnügen, die Wahrheitsbedingungen für die verschiedenen Atomsatzstrukturen anzugeben.

Die rekursive Definition von „wahr in S“ überwindet also die Schwierigkeit, die durch das Auftreten unendlich vieler Sätze in S entsteht. Eine einfache Überlegung zeigt jedoch, daß auch dieses rekursive Verfahren versagt, sobald der Boden der Molekularsprache verlassen wird und die semantische Analyse sich generalisierten Sprachen, d. h. Sprachen, welche Variable (Individuenvariable, Prädikatvariable, Klassenvariable) enthalten, zuwendet. Das bisherige Verfahren setzt ja voraus, daß alle in S auftretenden Sätze durch n-malige Anwendung von Verknüpfungen von Atomsätzen mittels logischer Konstanten zustande kommen, wobei $n \geqq 0$ eine endliche Zahl ist[1]. In generalisierten Sprachen gilt dies nicht mehr; denn hier werden nicht mehr alle Sätze aus einigen Sätzen elementaren Charakters durch Anwendung bestimmter logischer Operationen gewonnen, sondern sie können auch — und bei allen generellen Sätzen ist dies der Fall — aus Satzfunktionen durch Bindung der in ihnen vorkommenden Variablen entstehen. So entsteht etwa aus der Satzfunktion „$F(x)$“ der Satz „$(x)\, F(x)$“ oder „$(Ex)\, F(x)$“, wobei „$F(x)$“ selbst infolge der vorkommenden freien Variablen „x“ kein Satz ist. Ist aber „$F(x)$“ kein Satz, so kann diese Funktion selbst auch weder wahr noch falsch sein; jedenfalls wäre ein Wahrheitsbegriff nicht mehr als adäquat anzusprechen, der es gestatten würde, auch anderen sprachlichen Gebilden als Sätzen das Prädikat „wahr“ zuzuschreiben. Daher ist es auch nicht mehr möglich, in einem System S, welches die drei zuletzt erwähnten Ausdrücke enthält, die Definition von „wahr in S“ in Analogie zum Verfahren innerhalb der Molekularsprachen so vorzunehmen, daß die Wahrheitsbedingungen von „$(x)\, F(x)$“ bzw. „$(Ex)\, F(x)$“ an diejenigen von „$F(x)$“ geknüpft werden.

Tarski hat jedoch gezeigt, daß trotzdem für eine umfassende Klasse von generalisierten Sprachen eine Definition des Begriffs der wahren Aussage möglich ist. Für den Fall der Sprache des Klassenkalküls — im folgenden mit *Kl* bezeichnet — hat Tarski das Verfahren im Detail durchgeführt. Ausgangspunkt muß wieder eine genaue Schilderung der untersuchten Sprache sein. Die Beschreibung dieser Sprache ist hier viel umständlicher als in den bisherigen Fällen und erfordert weit mehr an Ausdrücken, Regeln und Definitionen. Wir wollen uns darauf beschränken, die dabei zutage tretenden Grundgedanken wiederzugeben, ohne in die technischen Einzelheiten einzugehen, was einerseits sehr umfangreiche Erörterungen notwendig machen, andererseits eine größere Vertrautheit des Lesers mit logistischen und mathematischen Operationen bedingen würde, die wir hier nicht voraussetzen wollen. Die betrachtete Objektsprache ist also der sogenannte Klassenkalkül. Innerhalb der Metasprache muß wieder an erster Stelle eine Zeichentabelle gegeben werden. Als Konstante kommen hier keine deskriptiven, sondern nur vier logische Zeichen vor: das Zeichen der Negation, der Disjunktion, das All- und schließlich das Inklusionszeichen. Letzteres hat die Bedeutung „. . . ist in ——— enthalten“. Als Variable dienen neben Satzvariablen Ausdrücke, welche bei inhaltlicher Deutung der Sprache Namen von Klassen von Individuen repräsentieren. Die elementare Aussagefunktion, die in den Formregeln beschrieben wird, besagt bei inhaltlicher Deutung, daß eine (variable) Klasse in einer anderen enthalten ist, so daß also diese Aussagefunktion zwei Variable enthält[2].

[1] Der Fall $n = 0$ liegt vor, wenn es sich um Atomsätze selbst handelt.
[2] Die Klassenvariablen sind alle vom selben Typus. Eine Anwendung

Auf diese elementare Aussagefunktion werden nun die logischen Operationen angewendet wie das Negieren, die Verbindung verschiedener solcher elementarer Funktionen durch „und“ bzw. „oder“, das Voranstellen des Allzeichens bezüglich einiger oder aller im folgenden Ausdruck vorkommenden Klassenvariablen (Generalisation). Durch Bindung der Variablen mittels Allzeichen entsteht ein Satz, sobald in dem betreffenden Ausdruck keine freie Variable mehr vorkommt.

Die beim Aufbau von *Kl* erforderliche Metasprache *M* zerfällt wieder in zwei Teile, den semantischen und den nichtsemantischen Teil. Der letztere muß die Formulierung von allem, was in *Kl* ausdrückbar ist, ebenfalls möglich machen. Es muß also auch hier die betreffenden logischen Zeichen, Klassenvariable und die Möglichkeit der Bindung dieser Variablen geben[3]. Dazu muß *M* noch über weitere Ausdrucksmöglichkeiten verfügen: Einerseits kommen in ihr Termini aus der Mengenlehre und elementaren Zahlentheorie, wie „endliche Menge“, „unendliche Menge“, „natürliche Zahl“, vor, andererseits muß sie auch die Bildung von Relationsaussagen ermöglichen: „x steht in der Relation R zu y“, wobei die Klasse der Werte von x (d. h. die Gesamtheit der möglichen Vorderglieder der Relation) der Bereich, die Klasse der Werte von y (d. h. die Klasse der möglichen Hinterglieder der Relation) der Gegenbereich von R heißt. Vor allem muß es in *M* möglich sein, den Begriff der unendlichen Folge[4] sowie den einer endlichen Folge von n Gliedern zu bilden. Da man die einzelnen Glieder der Folge in beiden Fällen numerieren kann, so läßt sich der Begriff der Folge selbst als der einer eineindeutigen Relation R konstruieren, wobei in dem Ausdruck „$x\,R\,y$“ der Bereich aus den Gliedern der Folge und der Gegenbereich aus den natürlichen Zahlen besteht. Ist die Folge endlich und enthält sie genau n Elemente, dann besteht der Gegenbereich aus den natürlichen Zahlen bis n. Wenn für y eine bestimmte natürliche Zahl, sagen wir k, eingesetzt wird, so wird wegen der Eineindeutigkeit von R der Ausdruck „$x\,R\,k$“ nur durch ein einziges Glied der Folge erfüllt und dieses wird das k-te Glied der Folge genannt. Es werde mit „R_k“ bezeichnet. Von zwei Folgen R und S wird gesagt, daß sie sich höchstens an der i-ten Stelle unterscheiden, wenn $R_i \neq S_i$, dagegen für alle $l \neq i$ gilt: $R_l = S_l$. Dieser Begriff der unendlichen Folge wird bei der Definition von „wahr in *Kl*“ eine entscheidende Rolle spielen.

Daß der Begriff der Folge auf diese etwas ungewöhnliche Art und Weise als eine zweigliedrige Relation eingeführt wird, erweist sich vor allem für die Wahrheitsdefinition für kompliziertere Sprachsysteme als außerordentlich wichtig; denn es ergibt sich dann bei Zugrundelegung des weiter unten eingeführten Begriffs der semantischen Kategorie, daß alle endlichen sowie unendlichen Folgen von Individuen zu derselben

der sogenannten Typentheorie findet auf die Sprache des Klassenkalküls also nicht statt.

[3] Im Falle einer Formalisierung von *M* müßten die hierbei verwendeten Symbole, um Verwechslungen zu vermeiden, andere sein als die von *Kl*.

[4] Die Folge ist natürlich abzählbar.

Kategorie gehören (während z. B. die endlichen Folgen, falls man sie als geordnete n-tupel oder als n-gliedrige Relationen bestimmter Art konstruieren wollte, je nach ihrer Länge zu verschiedenen Kategorien gehören würden). Diese kategoriale Einheitlichkeit aller Folgen wird die Methode der semantischen Vereinheitlichung der Variablen in jenen Sprachen ermöglichen, in denen die Variablen der Sprache zunächst zu endlich oder unendlich vielen verschiedenen semantischen Kategorien gehören.

Der semantische Teil von *M* enthält zunächst wieder Namen für alle in *Kl* vorkommenden Symbole, also z. B. einen Namen für das Negations-, einen für das Inklusionszeichen, Namen für die verschiedenen Variablenarten usw.; ebenso müssen alle komplexen Ausdrücke von *Kl* in *M* namentlich angeführt werden können, ferner muß es in *M* Variable geben, deren Wertbereich Ausdrücke aus *Kl* sind. *M* enthält also zwei ganz verschiedene Variablenkategorien: 1. Solche, die zum nichtsemantischen Teil gehören. Hievon kommen vier Arten vor: Klassenvariable „*a*", „*b*", ..., Variable für Folgen von Klassen „*f*", „*g*", ..., Zahlenvariable und Variable für Folgen von Zahlen „*k*", „*l*", ... 2. Solche, die zum semantischen Teil gehören. Die Gegenstände, auf die sie sich beziehen, sind die Ausdrücke von *Kl*. „𝔞", „𝔟", ... beziehen sich auf Ausdrücke und Folgen von Ausdrücken in *Kl*, „𝔄", „𝔅", ... beziehen sich auf Klassen von Ausdrücken in *Kl*. Wir wählen, um Verwechslungen zu vermeiden, wieder für alle zum semantischen Teil von *M* gehörenden Ausdrücke deutsche Buchstaben. Eine Reihe weiterer logischer Begriffe von *M*, wie „Aussagefunktion von *Kl*", „genereller Satz in *Kl*", „Existenzsatz in *Kl*", „freie Variable in *Kl*", „gebundene Variable in *Kl*" usw., können mittels Definition eingeführt werden.

Das betrachtete System selbst wird als axiomatisch aufgebaut gedacht[5]. Unter den Axiomen von *Kl* kommen alle Axiome des Aussagenkalküls vor, ferner mengentheoretische[6] Axiome: in ihnen wird gefordert 1. daß jede Menge sich selbst enthält (sich als Teilmenge einschließt), 2. daß die Relation des Enthaltenseins von Mengen transitiv ist, 3. daß man zu zwei beliebigen Mengen die Vereinigungsmenge bilden kann (die kleinste Menge, welche beide Mengen umfaßt), 4. daß es zu zwei beliebigen Mengen den Mengendurchschnitt gibt (die größte Menge, welche in beiden Mengen als Teilmenge enthalten ist) und 5. daß es zu jeder Menge die

[5] Im Sinne der späteren Terminologie, die wir von Carnap übernehmen, ist dieses von Tarski betrachtete System gar kein rein semantisches, sondern ein solches, das aus einer Kombination von semantischen und syntaktischen Begriffen besteht, genauer: es ist eine semantische Interpretation eines Kalküls. Für axiomatisch aufgebaute Systeme ist es gerade wesentlich, daß man, *ohne* auf die Bedeutung der Symbole einzugehen, auf Grund der festgelegten Deduktionsregeln aus den Ausgangsformeln (Axiomen) weitere Formeln ableiten kann. Gibt man den Ausdrücken des Kalküls eine inhaltliche Deutung und führt man insbesondere das Prädikat „wahr in diesem Kalkül" ein, so hat man damit eine semantische Interpretation des Kalküls vorgenommen.

[6] Die Ausdrücke „Menge" und „Klasse" verwenden wir als gleichbedeutend.

sogenannte Komplementärmenge gibt. Diese Axiome spielen dabei an drei verschiedenen Stellen eine Rolle: 1. müssen sie in *Kl* vorkommen, weil durch sie der Aufbau von *Kl* bestimmt wird, 2. müssen die für *Kl* geltenden Axiome in *M* namentlich angeführt werden können. Beides wird in der Weise vereinigt, daß nicht etwa zunächst die Axiome von *Kl* in der Symbolschrift von *Kl* hingeschrieben und dann Namen für sie eingeführt werden, sondern dadurch, daß einfach in *M* die Definition von „*X* ist ein Axiom von *Kl*" aufgestellt wird, in der alle Axiome von *Kl* anzuführen sind. Die dabei verwendeten Ausdrücke lassen die Gestalt der beschriebenen Axiome erkennen; 3. aber müssen diese Axiome bzw. die in ihnen enthaltenen Annahmen auch in *M* vorkommen; denn, wie wir bereits wissen, muß alles in *Kl* Ausdrückbare auch in *M* gelten. Tatsächlich ist jedoch für *M* mehr als die Gültigkeit der erwähnten Axiome zu verlangen, nämlich das Bestehen von solchen Axiomen, welche zum Aufbau eines hinlänglich reichen Systems der mathematischen Logik genügen und die insbesondere die Operationen der Prädikatenlogik (= Quantifikationstheorie) einschließen[7].

Zu den Axiomen treten noch die Ableitungsregeln (Schlußschema = Abtrennungsregel, Regeln der Umbenennung von Variablen, Regeln der Generalisation und Rückgängigmachung der Generalisation von Variablen)[8]. Mittels dieser Regeln ist in *M* der Begriff „Folgerung aus den Axiomen von *Kl*" definierbar.

Wir wenden uns wieder dem eigentlichen Ziel, der formal korrekten und inhaltlich zutreffenden Definition von „wahr in *Kl*" zu. Eine eigene Adäquatheitsforderung brauchen wir nicht mehr aufzustellen. Hier gilt nach wie vor die frühere Konvention *A*. Diese hat, wie wir uns erinnern, die Funktion, zu garantieren, daß die für die einzelnen Sprachen erfolgenden Definitionen des Begriffs des wahren Satzes nicht völlig willkürlich, sondern im Einklang mit dem Sprachgebrauch erfolgen. Die Aufsplitterung der Aufgabe einer Explikation des Wahrheitsbegriffs in die Aufstellung des Schemas *A* einerseits und die Durchführung der konkreten, von System zu System variierenden Definition von „wahr in *S*" anderseits, ist einer jener grundlegenden Einfälle Tarskis, welche den Aufbau der Semantik und insbesondere die Konstruktion eines befriedigenden semantischen Wahrheitsbegriffs ermöglichen. Hätten wir das Schema *A* allein, so besäßen wir lediglich ein Mittel, um einen vorgelegten Wahrheitsbegriff daraufhin zu überprüfen, ob er zutreffend ist oder nicht, aber gerade das zu Überprüfende selbst, nämlich die

---

[7] Tarski hat, was nicht unbedingt erforderlich ist, daneben noch den semantischen Teil von *M* axiomatisiert. Durch eine Reihe von Axiomen werden hier die formalen Eigenschaften der in *Kl* vorkommenden Ausdrücke beschrieben. Eines dieser Axiome z. B. besagt, daß die Zeichen für Negation, Disjunktion, „für alle . . .", „Inklusion in *Kl*" voneinander und von allen Ausdrücken für Klassenvariable verschieden sind.

[8] Das völlige Verständnis der hier gemachten Andeutungen ist für das Folgende nicht erforderlich. Die mit dem Begriff der logischen Ableitung zusammenhängenden wichtigsten Fragen sollen an späterer Stelle erörtert werden.

eigentliche Definition, würde fehlen[9]. Hätten wir umgekehrt das Schema *A* nicht, dann bestünde keine Möglichkeit, um für eine bestimmte vorgelegte Wahrheitsdefinition zu entscheiden, ob sie adäquat ist oder nicht. Man könnte in diesem Fall auf den Einwand, in welchem bezüglich einer vorgelegten Wahrheitsdefinition die Behauptung aufgestellt würde, daß hier eine mißbräuchliche Verwendung des Wahrheitsbegriffs vorläge, nichts entgegnen.

Die Durchführung der Wahrheitsdefinition für *Kl* beruht im wesentlichen auf der Vereinigung dreier Kunstgriffe, welche Tarski vorgenommen hat. Wie wir sahen, ist die Übertragung des für Molekularsprachen anwendbaren rekursiven Verfahrens der Wahrheitsdefinition auf generalisierte Sprachen nicht möglich. Was hier für die Sätze nicht zutrifft, daß nämlich komplexe Aussagen immer aus einfacheren Aussagen durch Anwendung logischer Operationen gebildet werden, hat hingegen für die Satzfunktionen Geltung. Alle Satzfunktionen, also alle Ausdrücke mit freien Variablen, lassen sich auf rekursivem Wege auf Satzfunktionen elementaren Charakters zurückführen. Im Falle des speziellen Systems *Kl* ist diese elementare Aussagefunktion ein Ausdruck von der Gestalt „— — — ist in . . . enthalten", wobei für „— — —" und „. . ." je eine Klassenvariable von *Kl* einzusetzen ist.

Es entsteht daher die Frage, ob es nicht möglich ist, einen semantischen Begriff — nennen wir ihn 𝔈 — ausfindig zu machen, welcher den Aussagefunktionen in analoger Weise zugeordnet ist wie der Wahrheitsbegriff den Sätzen. Unter „analoger Zuordnung" ist dabei folgendes zu verstehen: Wenn wir, sobald wir den für Satzfunktionen gültigen Begriff 𝔈 für das fragliche System, in unserem Falle also für *Kl*, definiert haben, hernach wieder von den Satzfunktionen zu den Sätzen übergehen, so muß sich der Begriff 𝔈 in den Begriff „wahrer Satz in *Kl*", welcher der Konvention *A* genügt, verwandeln. Was der Übergang von den Satzfunktionen zu den Sätzen bedeutet und wie dieser möglich ist, soll sogleich erläutert werden.

Der erste Kunstgriff besteht also darin, nicht direkt auf das Ziel der Definition des Begriffs des wahren Satzes loszusteuern, sondern sozusagen einen „Produktionsumweg" einzuschlagen, indem die allgemeinere Klasse der Satzfunktionen und deren semantische Eigenschaften betrachtet werden, von denen dann der Übergang zu den Sätzen zu konstruieren ist. Der den Satzfunktionen entsprechende semantische Begriff ist der bereits erwähnte Begriff der *Erfüllung*. Dieser Begriff enthält weiter nichts Problematisches: in ihm wird eine Beziehung zwischen den Gegenständen, die zum Wertbereich der Variablen der betrachteten Aussagefunktion gehören, und der Aussagefunktion selbst hergestellt. So z. B. erfüllt Wien die Aussagefunktion mit einer

[9] Vor der Vornahme des Aufbaues eines semantischen Systems verhält es sich tatsächlich so. Der den Begriff der wahren Aussage für dieses System konstruierende Logiker muß sich von der Idee leiten lassen, daß es ihm gelingen möge, einen dem Schema *A* genügenden Begriff in *M* einzuführen.

Variablen „x ist die Hauptstadt von Österreich“[10] oder die beiden Personen Hans und Peter erfüllen die Aussagefunktion mit zwei Variablen „x ist größer als y“, sofern Hans größer ist als Peter (genauer gesprochen: das geordnete Paar Hans; Peter erfüllt diese Funktion, da die Reihenfolge wesentlich ist).

Wir wollen annehmen, es sei gelungen, den Begriff der Erfüllung einer Aussagefunktion für alle in *Kl* möglicherweise auftretenden Satzfunktionen zu definieren. Dann gilt es, den erwähnten Übergang zu den Sätzen zu gewinnen. An dieser Stelle greift der zweite Kunstgriff ein. Man kann die Sätze von *Kl* dadurch dem Oberbegriff der Satzfunktionen unterordnen, daß man sie als 0-stellige Satzfunktionen auffaßt, d. h. als Satzfunktionen, in denen die Zahl der freien Variablen gleich 0 ist. Ist der Begriff der Erfüllung einer Aussagefunktion in hinreichender Allgemeinheit in *Kl* eingeführt worden, so muß er auch diesen Grenzfall umfassen, und zwar muß er dann in den Begriff der wahren Aussage übergehen. Daß dies der Fall ist, beruht darauf, daß das Schema, welches für den Begriff der Erfüllung einer Satzfunktion aufzustellen ist, dem Schema A ganz analog gebaut ist. Für die Aussagefunktion mit einer Variablen „x ist ein Mensch“ würde die dem Schema A analoge Festsetzung etwa lauten: „Für jedes beliebige a, a erfüllt die Aussagefunktion ‚x ist ein Mensch‘ dann und nur dann, wenn a ein Mensch ist“; nur müssen wir auch hier wieder berücksichtigen, daß zwecks Vermeidung von Antinomien die angeführte Aussagefunktion, hier also „x ist ein Mensch“, nicht derselben Sprache angehören darf wie der durch Einsetzung einer Konstanten in die Leerstelle der Satzfunktion entstehende Satz, der in dieser Formulierung vorkommt. Allgemein lautet dann das Schema so: „Für jedes a, a erfüllt die Aussagefunktion X dann und nur dann, wenn p“, wobei für „X“ ein metasprachlicher Name einer in der Objektsprache vorkommenden Aussagefunktion und für „p“ jener Satz von M einzusetzen ist, der durch die Übersetzung dieser Funktion in die Metasprache nach vorheriger Ersetzung der in ihr vorkommenden Leerstelle durch einen Namen von a entsteht. Dann und nur dann, wenn alle Sätze dieser Art aus der Definition des Begriffs der Erfüllung einer Satzfunktion folgen, wird dieser Begriff als ein adäquater anzusehen sein.

Eine weitere technische Schwierigkeit entsteht dadurch, daß man sich noch von der Voraussetzung freimachen muß, daß alle in *Kl* vorkommenden Satzfunktionen eine einzige Leerstelle enthalten (was nur für einfachere Fälle generalisierter Sprachen zutrifft). Ist die Zahl der möglichen Leerstellen beliebig, so entsteht eine unendliche Mannigfaltigkeit verschiedener Arten von Aussagefunktionen, für welche man daher zunächst keine einheitliche Definition des Begriffs der Erfüllung vornehmen kann; denn eine derartige Definition müßte aus einer Konjunktion von unendlich vielen Teildefinitionen bestehen — für jedes n eine Teildefinition für eine Satzfunktion mit n Leerstellen —,

[10] Es ist zu beachten, daß Wien und nicht etwa das Wort „Wien“ die Aussagefunktion „x ist die Hauptstadt von Österreich“ erfüllt.

eine unendlich lange Konjunktion vermögen wir jedoch nicht anzuschreiben. Damit wird die Konstruktion eines allgemeinen Begriffs der Erfüllung einer Aussagefunktion und des auf ihm basierenden Wahrheitsbegriffs wiederum fragwürdig. Hier gelangt nun der dritte gedankliche Trick zur Anwendung: Es wird bei der Formulierung der Definition des Begriffs der Erfüllung nämlich gar nicht mehr gesagt, daß ein bestimmter oder einige in bestimmter Zahl gegebene Gegenstände eine vorgelegte Aussagefunktion erfüllen, sondern daß *eine unendliche Folge von Gegenständen* diese Aussagefunktion erfüllt. Dabei macht man sich die Tatsache zunutze, daß die in *Kl* vorkommenden Variablen sich in einer Folge anordnen lassen. Analog kann man sich die zum Wertbereich dieser Variablen gehörenden Gegenstände, also jene Objekte, die zum Bereich dessen gehören, wovon in der Sprache die Rede ist, in solchen Folgen f angeordnet denken. Dabei werden diese beiden Folgen so einander zugeordnet, daß man sich die Variablen der einen Folge so wie die Gegenstände der anderen Folge[11] mit Zahlenindizes versehen denkt, welche deren Stelle innerhalb der Folge charakterisieren. Wenn die Glieder der Folge von Klassenvariablen aus *Kl* mit $\mathfrak{v}_1, \mathfrak{v}_2, \ldots$, allgemein mit $\mathfrak{v}_k$, bezeichnet werden[12], die Elemente der Gegenstandsfolge f (also die zu ihr gehörenden Klassen) mit $f_1, f_2, \ldots$, allgemein mit f_k, so wird für jede solche Folge f eine eineindeutige Zuordnung zwischen den $\mathfrak{v}_i$ und den f_i hergestellt. Bei der Definition des Erfüllungsbegriffs werden dann immer nur jene Glieder der Gegenstandsfolge herangezogen, welche dieselben Indizes besitzen wie die Variablen, die in der betrachteten Aussagefunktion vorkommen, alle anderen Glieder der Gegenstandsfolge werden dagegen überhaupt nicht berücksichtigt. Wenn also z. B. in der betrachteten Aussagefunktion nur die Variablen $\mathfrak{v}_2, \mathfrak{v}_5, \mathfrak{v}_9$ und sonst keine weiteren vorkommen, so wird von einer unendlichen Folge von Klassen f gesagt, daß sie diese Aussagefunktion erfüllt, sofern die Erfüllungsrelation für die Glieder f_2, f_5, f_9 in dieser Reihenfolge zutrifft. Die Glieder f_1, f_3, f_4, f_6 usw. werden nicht mit in Erwägung gezogen. Auf diese Weise ist es also möglich, ungeachtet der Tatsache einer unendlichen Mannigfaltigkeit möglicher Aussagefunktionen von *Kl*, einen einheitlichen Begriff der Erfüllung einer Aussagefunktion von *Kl* zu bilden. Man kann daher von folgendem allgemeinem Schema ausgehen: „Die unendliche Folge von Klassen f erfüllt die Aussagefunktion X von *Kl* dann und nur dann, wenn p“, wobei für „X“ der Name einer beliebigen Aussagefunktion von *Kl* (in welcher also Klassenvariable vorkommen), für „f“ die Bezeichnung einer unendlichen Folge von Klassen und für „p“ jener Satz einzusetzen ist, der dadurch entsteht, daß man die Funktion X von *Kl* in die Metasprache übersetzt und gleichzeitig die in ihr vorkommenden freien Variablen $\mathfrak{v}_i, \mathfrak{v}_j, \mathfrak{v}_k, \ldots$ durch Namen

[11] In unserem Falle sind diese Gegenstände natürlich Klassen, da in *Kl* nur Klassenvariable vorkommen, deren Wertbereich daher aus Klassen bestehen muß.

[12] Es ist zu beachten, daß die „$\mathfrak{v}_i$“ metasprachliche Namen von Klassenvariablen aus *Kl* darstellen.

für die entsprechenden Glieder der Folge f, also für $f_i, f_j, f_k, \ldots$ ersetzt. Nehmen wir etwa als Beispiel den Ausdruck von *Kl*: $(\mathfrak{v}_2)(\mathfrak{v}_1 \subset \mathfrak{v}_2)$[13]. Wenn wir wieder für Klassenvariable des nichtsemantischen Teiles von *M* die Symbole „*a*", „*b*", ... und für Folgen von Klassen das Symbol „*f*" verwenden, wobei $f_1, f_2, \ldots$ die Glieder dieser Folge sind, so müßten wir also sagen: eine bestimmte vorgelegte unendliche Folge f von Klassen erfüllt die Aussagefunktion $(\mathfrak{v}_2)(\mathfrak{v}_1 \subset \mathfrak{v}_2)$[14] dann und nur dann, wenn für eine beliebige Klasse a: $f_1 \subset a$[15]. Das Glied f_1 der Folge f wurde also der Variablen $\mathfrak{v}_1$ zugeordnet, alle anderen Glieder der Folge f bleiben unberücksichtigt; die unendliche Folge f erfüllt also die betrachtete Aussagefunktion dann und nur dann, wenn das Glied f_1 dieser Folge die Aussagefunktion erfüllt. Es ist klar, daß die fragliche Aussagefunktion nur von solchen Folgen f erfüllt wird, deren erstes Glied f_1 aus der leeren Klasse besteht, da nur diese in jeder anderen als Teilklasse enthalten ist.

So wie eine rekursive Definition von „Satzfunktion in *Kl*" möglich ist, so ist nun auch eine entsprechende rekursive Definition des Begriffs des Erfülltseins für *Kl* möglich. Es sei dies kurz angedeutet. Die Variablen von *Kl* werden durch „$\mathfrak{v}_1$", „$\mathfrak{v}_2$", ... „$\mathfrak{v}_k$", ... benannt, die Aussagefunktionen sollen allgemein durch „$\mathfrak{x}$", „$\mathfrak{y}$", „$\mathfrak{z}$" usw. bezeichnet werden, eine Variable, für welche Aussagefunktionen eingesetzt werden können, durch „X". Die Negation einer Aussagefunktion $\mathfrak{x}$ werde durch „$\sim \mathfrak{x}$", die Disjunktion zwischen zwei Aussagefunktionen durch „$\mathfrak{x} \vee \mathfrak{y}$", die Generalisation einer Aussagefunktion $\mathfrak{y}$ bezüglich einer Variablen $\mathfrak{v}_k$ durch „$(\mathfrak{v}_k)\, \mathfrak{y}$" bezeichnet. Wenn man noch die Tatsache berücksichtigt, daß in *Kl* alle Satzfunktionen rekursiv aus elementaren Satzfunktionen entstehen, deren jede besagt, daß eine Klasse in einer anderen enthalten ist, symbolisch $\mathfrak{v}_k \subset \mathfrak{v}_l$, so gewinnt man mit TARSKI folgende Definition:

D_1. Eine Folge f *erfüllt* die Aussagefunktion X dann und nur dann, wenn f eine unendliche Folge von Klassen ist, X eine Aussagefunktion von *Kl* darstellt und eine der folgenden vier Bedingungen erfüllt ist:

---

[13] Hier haben wir nicht eine Satzfunktion von *Kl* selbst hingeschrieben, sondern eine solche namentlich angeführt. Das Zeichen „(x)" dient zur Bezeichnung des Allzeichens, das Zeichen „$\subset$" zur Bezeichnung von „... ist enthalten in ..." von *Kl*. Dieselben Zeichen würden auch in *Kl* selbst für das All- und Inklusionszeichen verwendet werden. Hier werden sie als Namen für sich selbst verwendet (genauer: als Namensbestandteile). Eine Verwechslung ist dadurch ausgeschlossen, daß man weiß, daß es sich immer um Ausdrücke des semantischen Teiles der Metasprache handeln muß, wenn in ihnen deutsche Buchstaben vorkommen. Dasselbe Verfahren ist bereits in S_1 für das Negations-, Konjunktions-, Disjunktionszeichen angewendet worden.

[14] Dies ist deshalb eine Aussagefunktion, weil die Variable $\mathfrak{v}_1$ darin frei vorkommt.

[15] Hier ist das Zeichen „$\subset$" natürlich nicht mehr Namensbestandteil, sondern das Inklusionszeichen selbst, da der zuletzt hingeschriebene Ausdruck nicht einen Namen, sondern einen Satz darstellt, der besagt, daß die Klasse f_1 in jeder beliebigen Klasse a enthalten ist.

a) Es gibt zwei natürliche Zahlen k und l, so daß $X = \mathfrak{v}_k \subset \mathfrak{v}_l$ und $f_k \subset f_l$[16].

b) Es gibt eine solche Aussagefunktion $\mathfrak{y}$, so daß $X = \sim \mathfrak{y}$ und f die Funktion $\mathfrak{y}$ nicht erfüllt.

c) Es gibt solche Aussagefunktionen $\mathfrak{y}$ und $\mathfrak{z}$, so daß $X = \mathfrak{y} \vee \mathfrak{z}$ und f entweder $\mathfrak{y}$ oder $\mathfrak{z}$ erfüllt.

d) Es gibt eine solche natürliche Zahl k und eine solche Aussagefunktion $\mathfrak{y}$, daß $X = (\mathfrak{v}_k)\, \mathfrak{y}$ und daß jede unendliche Folge von Klassen, die sich von f höchstens an der k-ten Stelle unterscheidet, die Funktion $\mathfrak{y}$ erfüllt.

Nehmen wir z. B. die Aussagefunktion $\sim (\mathfrak{v}_2)\,(\mathfrak{v}_2 \subset \mathfrak{v}_3)$ $(\mathfrak{F}_1)$ von *Kl*. Da sie einen negierten Ausdruck darstellt, ist sie vom Typus b). Eine Folge von Klassen erfüllt diese Aussagefunktion $\mathfrak{F}_1$ also dann und nur dann, wenn sie die Funktion $(\mathfrak{v}_2)\,(\mathfrak{v}_2 \subset \mathfrak{v}_3)$ $(\mathfrak{F}_2)$ nicht erfüllt. Das letztere ist nun wieder eine Aussagefunktion vom Typus d) und diese wird von einer Folge f dann und nur dann erfüllt, wenn jede Folge, die sich von f nur durch das Glied f_2 unterscheidet, die Funktion $\mathfrak{v}_2 \subset \mathfrak{v}_3$ erfüllt. Dies ergibt wiederum gemäß a), daß $f_2 \subset f_3$ sein muß für beliebiges f_2, was offenbar nur dann möglich ist, wenn f_3 die Allklasse (Klasse aller Gegenstände) ist. Eine Klassenfolge f erfüllt also $\mathfrak{F}_2$ dann und nur dann, wenn das dritte Glied von f, also f_3, die Allklasse ist. $\mathfrak{F}_2$ wird daher dann und nur dann nicht von f erfüllt, wenn f_3 nicht die Allklasse ist; dann aber wird gerade die Funktion $\mathfrak{F}_1$ erfüllt. Wir kommen also zum Ergebnis: $\sim (\mathfrak{v}_2)\,(\mathfrak{v}_2 \subset \mathfrak{v}_3)$ wird von jeder Folge von Klassen f erfüllt, in der f_3 nicht die Allklasse ist. Auf diese Weise können wir jede beliebige komplizierte Aussagefunktion von *Kl* behandeln; wir müssen nur zunächst die gesamte Aussagefunktion auf Grund ihrer Struktur einem der Typen a) bis d) zuordnen und damit die Erfüllungsbedingung formulieren, sodann für die Bestandteile der Funktion dasselbe Verfahren anwenden usw., bis wir schließlich auf Funktionen vom Typus a) gelangen, was nach einer endlichen Zahl von Schritten stets möglich sein muß. So ergibt sich z. B. für die Aussagefunktion $(\mathfrak{v}_3)\,(\mathfrak{v}_2 \subset \mathfrak{v}_3) \vee \sim (\mathfrak{v}_1)\,(\mathfrak{v}_1 \subset \mathfrak{v}_4)$ durch Anwendung von c) (für die ganze Formel), d), a) (für das erste Glied von ihr), b), d), a) (für das zweite Glied), daß eine Folge f von Klassen diese Aussagefunktion dann und nur dann erfüllt, wenn entweder das Glied f_2 der Folge f die leere Klasse oder das Glied f_4 der Folge f nicht die Allklasse ist.

Jetzt gilt es, von den Satzfunktionen zu den Sätzen und damit vom Begriff der Erfüllbarkeit zum Wahrheitsbegriff überzugehen. Die bisherigen Betrachtungen haben bereits gezeigt, daß es für die Beantwortung der Frage, ob eine unendliche Klassenfolge f eine Aussagefunktion von *Kl* erfülle oder nicht, lediglich auf jene Glieder der Folge f ankommt, die den freien Variablen der Aussagefunktion mit gleichem Index (kurz:

---

[16] In $\mathfrak{v}_k \subset \mathfrak{v}_l$ ist das Zeichen „$\subset$" Namensbestandteil, in $f_k \subset f_l$ logisches Zeichen. Teil a) von D_1 besagt also, daß für eine vorgelegte unendliche Klassenfolge f dann und nur dann gilt, daß sie die Aussagefunktion $\mathfrak{v}_k \subset \mathfrak{v}_l$ erfüllt, wenn die k-te Klasse von f in der l-ten Klasse von f enthalten ist.

den entsprechenden Variablen) zugeordnet sind. Eine Aussage enthält aber überhaupt keine freien Variablen. Daher ist die Beantwortung der Frage, ob eine gegebene Folge f eine Aussage $\mathfrak{S}_i$ von *Kl* — die wir hier als Grenzfall einer Aussagefunktion mit der Anzahl 0 von freien Variablen auffassen — erfüllt oder nicht, von keinem einzigen Glied dieser Folge f abhängig, da eben kein Glied von f einer freien Variablen von $\mathfrak{S}_i$ zugeordnet ist. Dies bedeutet aber nichts anderes, als daß die Anzahl der Möglichkeiten der Erfüllung oder Nichterfüllung auf zwei zusammengeschrumpft: Wenn es von keinem einzigen Glied der Folge f abhängt, ob sie eine Aussagefunktion erfüllt oder nicht, dann gibt es nur mehr die beiden Möglichkeiten, daß entweder jede unendliche Folge f oder keine $\mathfrak{S}_i$ erfüllt. Wenn das erstere der Fall ist, dann wird die Aussage wahr genannt, im letzteren Fall dagegen falsch. Man kann daher für die Sprache *Kl* die Definition aufstellen:

D_2. Ein Satz $\mathfrak{S}_i$ von *Kl* ist *wahr* dann und nur dann, wenn jede unendliche Folge f von Klassen $\mathfrak{S}_i$ erfüllt.

Wenn wir für die Negation von „$\subset$“ das Symbol „$\not\subset$“ verwenden, als Abkürzung für „$\sim(\sim x \vee \sim y)$“ das übliche Symbol „$x \,.\, y$“ und schließlich „(Ex)“ für „$\sim (x) \sim$“ setzen, so zeigt es sich, daß der Satz von *Kl*

$$(\mathfrak{v}_1)\{(\mathfrak{v}_2)(\mathfrak{v}_1 \subset \mathfrak{v}_2) \vee (\mathfrak{v}_3)(\mathfrak{v}_3 \subset \mathfrak{v}_1) \vee [(E\,\mathfrak{v}_4)(\mathfrak{v}_4 \not\subset \mathfrak{v}_1 \,.\, \mathfrak{v}_1 \subset \mathfrak{v}_4) \,.\, \sim (\mathfrak{v}_2)(\mathfrak{v}_1 \subset \mathfrak{v}_2)]\}$$

ein wahrer Satz ist; denn er besagt, daß jede Klasse entweder die leere Klasse oder die Allklasse oder eine von beiden verschiedene Klasse ist. Die hinter dem ersten Allquantor stehende Bedingung wird aber tatsächlich vom Glied f_1 jeder unendlichen Folge f von Klassen erfüllt. Ebenso erkennt man, daß der Satz $(\mathfrak{v}_1)(E\,\mathfrak{v}_2)(\mathfrak{v}_1 \subset \mathfrak{v}_2)$ $(\mathfrak{S}_1)$ wahr ist. Wir wollen an diesem Beispiel zeigen, daß bezüglich dieses Satzes die Bedingung der Konvention *A* für die obige Wahrheitsdefinition erfüllt ist. Der aus dem dortigen Schema hervorgehende Satz bei Einsetzung von „$\mathfrak{S}_1$“ für „X“, unseres für *Kl* definierten Wahrheitsprädikates für „W“ und der Übersetzung von $\mathfrak{S}_1$ in die Metasprache für „p“ folgt tatsächlich aus der aufgestellten Wahrheitsdefinition. (Daß der Satz $\mathfrak{S}_1$ überdies wahr ist, spielt bei der Frage der Überprüfung der Adäquatheit der Wahrheitsdefinition selbst natürlich keine Rolle.) Wir gehen von der einfachsten, in $\mathfrak{S}_1$ enthaltenen Aussagefunktion aus: $\mathfrak{v}_1 \subset \mathfrak{v}_2$. Nach D_1 a) wird diese Aussagefunktion von jenen Folgen f von Klassen und nur von jenen erfüllt, für die $f_1 \subset f_2$. Wir beachten weiter, daß „$(E\,\mathfrak{v}_2)$“ eine Abkürzung ist für „$\sim (\mathfrak{v}_2) \sim$“. Die nächste umfassendere Aussagefunktion ist daher $\sim (\mathfrak{v}_1 \subset \mathfrak{v}_2)$. Sie wird laut D_1 b) nur von jenen Folgen f erfüllt, die die erste nicht erfüllen, d. h. also, für die nicht $f_1 \subset f_2$, oder anders ausgedrückt, für die $f_1 \not\subset f_2$ ist. Die Funktion $(\mathfrak{v}_2) \sim (\mathfrak{v}_1 \subset \mathfrak{v}_2)$ wird gemäß D_1 d) von einer unendlichen Klassenfolge f dann und nur dann erfüllt, wenn jede Folge g, die sich von f höchstens an der 2. Stelle unterscheidet, die Aussagefunktion $\sim (\mathfrak{v}_1 \subset \mathfrak{v}_2)$ erfüllt, also $g_1 \not\subset g_2$ ergibt. Da die Folgen f und g sich nur an der 2. Stelle voneinander unterscheiden, ist $g_1 = f_1$, g_2 hingegen eine beliebige Klasse a (denn die Bedingung lautet ja, daß jede Folge g, die sich von f in irgendeiner Weise an der 2. Stelle unterscheidet, in der man also an die 2. Stelle irgendeine beliebige Klasse setzen kann, die Funktion $\sim (\mathfrak{v}_1 \subset \mathfrak{v}_2)$ erfüllen soll). Man kann daher sagen: die Funktion $(\mathfrak{v}_2) \sim (\mathfrak{v}_1 \subset \mathfrak{v}_2)$ wird von jenen und nur jenen Folgen f erfüllt, die der Bedingung genügen, daß für eine beliebige Klasse a und für das erste Glied der Folge f_1 gilt, daß $f_1 \not\subset a$. Um zur nächsten umfassenderen Behauptung zu gelangen, müssen wir nochmals eine Negation voranstellen und erhalten durch abermalige Anwendung von D_1 b): die Folge f erfüllt die Aussagefunktion $(E\,\mathfrak{v}_2)(\mathfrak{v}_1 \subset \mathfrak{v}_2)$ dann und nur dann, wenn nicht für jede beliebige Klasse a gilt, daß $f_1 \not\subset a$, mit anderen Worten, wenn es eine Klasse a gibt, für die $f_1 \subset a$ gilt. Jetzt gehen wir in einem letzten Schritt zur Aussage $(\mathfrak{v}_1)(E\,\mathfrak{v}_2)(\mathfrak{v}_1 \subset \mathfrak{v}_2)$ über, indem wir hier bezüglich des Quantors $(\mathfrak{v}_1)$ nochmals D_1 d) anwenden und dabei das zuletzt gewonnene Ergebnis berücksichtigen. Diese Aussage wird danach von einer Folge f von Klassen dann und nur dann erfüllt, wenn jede unendliche Klassenfolge g, die sich von f nur durch f_1 unterscheidet, die Aussagefunktion $(E\,\mathfrak{v}_2)(\mathfrak{v}_1 \subset \mathfrak{v}_2)$ erfüllt. Da hier g_1 wieder ganz beliebig ist, kann man sagen, daß eine Folge f von Klassen die betreffende Aussage dann und nur dann erfüllt, wenn es zu einer beliebigen Klasse b eine Klasse a gibt, so daß $b \subset a$. Wir haben uns dabei von der Folge f ganz unabhängig gemacht; ist die zuletzt formulierte Bedingung erfüllt — daß es nämlich zu einer beliebigen Klasse b eine Klasse a gibt, so daß $b \subset a$ —, so können wir sagen, daß jede beliebige unendliche Folge f von Klassen $\mathfrak{S}_1$ erfüllt. Dies sind nur zwei äquivalente Ausdrucksweisen. Durch Anwendung von D_2 ergibt sich nun zunächst: $\mathfrak{S}_1$ ist wahr dann und nur dann, wenn jede unendliche Folge f von Klassen $\mathfrak{S}_1$ erfüllt. Durch Einsetzung des zuletzt gewonnenen Ergebnisses in die zweite Hälfte dieses Satzes ergibt sich daraus: $\mathfrak{S}_1$ ist wahr dann und nur dann, wenn es für eine beliebige Klasse b eine Klasse a gibt, so daß $b \subset a$. Dieser Satz genügt aber, wie sofort ersichtlich ist, tatsächlich der Konvention A, da der zweite Teil des Satzes nichts anderes darstellt als die Übersetzung von $\mathfrak{S}_1$ in die Metasprache. In analoger Weise kann man für alle anderen Sätze von *Kl* zeigen, daß die Bedingung der Konvention A erfüllt wird und daher die Definition D_2 eine adäquate Definition von „wahr in *Kl*“ ist. Aus mengentheoretischen Überlegungen ergibt sich, daß die Wahrheitsbedingung für $\mathfrak{S}_1$ tatsächlich erfüllt, $\mathfrak{S}_1$ somit ein wahrer Satz ist (diese Überlegung liegt aber, wie bereits bemerkt, außerhalb der Frage der Überprüfung der Adäquatheit des Erfüllungs- und Wahrheitsbegriffs). Das hier skizzierte Verfahren zur Überprüfung der Adäquatheit der Wahrheitsdefinition ist ein empirisches Verifikationsverfahren und daher nicht im streng logischen Sinne schlüssig. Ein genereller Beweis dafür, daß die gegebene Wahrheitsdefinition das Schema A erfüllt, müßte sich auf eine vollkommene Formalisierung der Metasprache stützen, die wir hier nicht vorgenommen haben[17].

---

[17] Für den Fall einer Sprache, in der die ZERMELOsche Axiomatik der

Fassen wir die Überlegungen zusammen, so ergibt sich folgendes: In einer generalisierten Sprache, welche außer Konstanten auch Variable und Satzfunktionen mit einer beliebigen Anzahl von Variablen enthält, können Sätze von unendlicher Mannigfaltigkeit gebildet werden. Daher ist die einfachste Form der Wahrheitsdefinition, die sukzessive Ausfüllung des Schemas *A* durch die einzelnen Sätze dieser Sprache und die disjunktive Verknüpfung der so gewonnenen Aussagen, nicht möglich, da dieses Verfahren nur bei einer endlichen Satzzahl durchführbar ist. Aber auch die rekursive Methode, welche noch in Molekularsprachen mit unendlicher Satzzahl anwendbar ist, versagt hier, weil die Sätze nicht allein aus Sätzen elementaren Charakters durch Verknüpfung mittels logischer Konstanten, sondern außerdem auf dem Wege einer Bindung der Variablen aus Aussagefunktionen entstehen können[18]. Die Definition des Wahrheitsbegriffs bezüglich solcher genereller Sätze kann daher in keiner Weise rekursiv auf die Wahrheitsdefinition für die Sätze elementaren Charakters zurückgeführt werden. Es liegt somit der Gedanke nahe, vom allgemeineren Begriff der Satzfunktion auszugehen und die Sätze als jene Grenzfälle dieser Satzfunktionen aufzufassen, bei denen die Zahl der Leerstellen (= der vorkommenden freien Variablen) gleich 0 ist. Die Frage war dann, ob sich diesen Aussagefunktionen ein semantischer Begriff ebenso zuordnen läßt wie der Wahrheitsbegriff dem der Aussage zugeordnet ist. Dabei mußte von vornherein berücksichtigt werden, daß diese beiden Begriffe in der Weise einander zu entsprechen haben, daß der für die Aussagefunktionen zu konstruierende semantische Begriff beim Übergang zum Grenzfall der Aussagen (Satzfunktionen ohne freie Variable) in den Wahrheitsbegriff übergeht. Als solcher Begriff wurde der Begriff der Erfüllung einer Aussagefunktion gefunden. Da zwar nicht die Sätze der generalisierten Sprache, wohl aber die Satzfunktionen aus elementaren sprachlichen Gebilden derselben Art rekursiv gewonnen werden können — ganz analog wie sich in Molekularsprachen alle Sätze in rekursiver Weise auf Sätze einfachster Struktur zurückführen ließen —, ist es auch möglich, rekursiv den Begriff der Erfüllung einer Aussagefunktion zu definieren. Das dabei auftretende technische Problem, daß die Zahl der Variablen in den Aussagefunktionen keiner Beschränkung unterliegen muß und daher ein eigener Begriff der Erfüllung einer Aussagefunktion eigentlich für alle diese unendlich vielen Fälle von Aussagefunktionen mit verschiedener Variablenanzahl jeweils konstruiert werden müßte, wurde in der Weise überwunden, daß nicht mehr von einzelnen Gegenständen — in *Kl* waren diese Gegenstände Klassen — gesagt wurde, daß sie eine Aussagefunktion erfüllen oder nicht, sondern von unendlichen Gegenstandsfolgen, wobei von jeder dieser Folgen nur jene Glieder in Betracht gezogen wurden, die den Variablen

---

Mengenlehre formuliert werden kann, hat Hao Wang einen solchen allgemeinen Beweis erbracht in [Truth Definitions].

[18] In der Sprache *Kl* können Sätze sogar *nur* auf diese Weise entstehen, da *Kl* keine deskriptiven Konstanten und daher auch keine Atomsätze enthält.

der fraglichen Aussagefunktion entsprachen. Mit Hilfe dieses einheitlichen Begriffs der Erfüllung konnte dann der Wahrheitsbegriff dadurch definiert werden, daß Sätze als jene Satzfunktionen gedeutet wurden, welche eine Anzahl 0 von freien Variablen aufweisen. Es bestehen dann nur mehr die beiden Möglichkeiten, daß entweder jede unendliche Folge den Satz erfüllt oder keine. Im ersten Falle wird der Satz wahr genannt. Von dem so konstruierten Wahrheitsbegriff läßt sich nicht nur zeigen, daß er der im Schema *A* aufgestellten Adäquatheitsbedingung genügt, sondern auch die beiden logischen Grundgesetze: den Satz vom Widerspruch und den Satz vom ausgeschlossenen Dritten, in dem Sinne erfüllt, daß von jeder Aussage $\mathfrak{S}_i$ in *Kl* gilt: $\mathfrak{S}_i$ sowie die Negation von $\mathfrak{S}_i$ können nicht zugleich wahr sein (Satz vom Widerspruch) und $\mathfrak{S}_i$ oder die Negation von $\mathfrak{S}_i$ muß wahr sein (Satz vom ausgeschlossenen Dritten). Die genaue Durchführung des Beweises dieser Behauptung müßte insbesondere eine formal exakte Definition des Begriffs der logischen Folgerung sowie einige andere formale Bestimmungen, die für *Kl* gelten und die wir nur skizziert haben, verwenden, so daß wir darauf nicht näher eingehen können.

Das, was bei der Tarskischen Wahrheitsdefinition ungewöhnlich erscheint, ist die Umkehrung des Verhältnisses der beiden Begriffe „Wahrheit" und „Erfüllung", wie sie üblicherweise bei Logikern Verwendung finden. Innerhalb der Logistik wird z. B. in der Regel gesagt, daß ein Ding, welches zum Bereich der Gegenstände gehört, über welche in der betreffenden Sprache gesprochen wird, eine (einstellige) Aussagefunktion erfüllt, wenn die Einsetzung einer dieses Ding bezeichnenden Individuenkonstanten für die Individuenvariable die Aussagefunktion in einen wahren Satz verwandelt. Dabei wird aber vorausgesetzt, daß der Begriff „wahrer Satz" bereits bekannt ist oder in anderer Weise definiert werden kann. In der symbolischen Logik, wie sie üblicherweise betrieben wird, ist das erstere der Fall. Es erfolgt hier eine „Ausklammerung" des Wahrheitsproblems in dem Sinne, daß auf eine präzise Explikation des Wahrheitsbegriffs verzichtet und daher die Prädikate „wahr" und „falsch" als hinreichend bekannte, einer Definition nicht bedürftige Hilfsprädikate verwendet werden. Dementsprechend können dann andere semantische Begriffe wie etwa jener der Erfüllbarkeit oder Allgemeingültigkeit von Formeln durch die Forderung definiert werden, daß diese Formeln sich unter gewissen näher angegebenen Bedingungen in wahre Sätze verwandeln müssen. Die Semantik stellt sich dagegen gerade die Aufgabe, diese Ausklammerung rückgängig zu machen und eine formal korrekte Wahrheitsdefinition zu liefern. Hier zeigt es sich dann, daß der Begriff der Erfüllbarkeit in generalisierten Sprachen fundamentaler ist als der Wahrheitsbegriff, so daß die Reihenfolge in der Definition dieser beiden Begriffe umgekehrt werden muß.

Da wir uns bei der Diskussion der Sprache *Kl* auf eine Skizze beschränken mußten, in welcher zudem semantische mit nichtsemantischen logischen Begriffen kombiniert auftraten, soll jetzt noch im Anschluß an das frühere Beispiel S_1 ein semantisches System S_g konstruiert werden, welches zwar von wesentlich primitiverer Struktur ist als die Sprache *Kl*[19], aber dennoch wegen der darin vorkommenden Variablen zu den generalisierten Sprachen zu zählen ist. Den Aufbau von S_g können wir in Kürze vollständig beschreiben. Es handelt sich um ein rein semantisches System, in welches keine syntaktischen Begriffe eingeführt werden (im Gegensatz zu *Kl*). Die Redewendung, wonach das System S_g „im Anschluß an das System S_1" konstruiert wird, soll bedeuten, daß S_g als eine gewisse Erweiterung von S_1 infolge des Hinzutretens neuer Zeichen zu den Symbolen von S_1 aufgefaßt werden kann. Dementsprechend müssen innerhalb der metasprachlichen Beschreibung der Regeln von S_g neue semantische Ausdrücke verwendet werden. Die neu hinzutretenden Regeln ergeben sich aus folgender Überlegung: Die einzigen in S_g vorkommenden Variablen sollen Individuenvariable sein, dagegen soll S_g keine Prädikatvariablen enthalten. Dann muß zunächst der Wertbereich der Individuenvariablen festgelegt werden, d. h. es ist anzugeben, welche Gegenstände als zulässige Werte dieser Variablen auftreten können; die Werte stellen die Objekte dar, deren variable Namen die Individuenvariablen sind. Der Wertbereich solcher Individuenvariablen kann je nachdem, wovon das fragliche System handelt, in der Gesamtheit der Städte eines bestimmten Landes oder der Welt oder der Menschen einer Stadt, eines Landes, Europas oder im Fall einer Zahlenvariablen aus den natürlichen Zahlen bestehen usw. Weitere Regeln sind die Erfüllungsregeln, in denen festgelegt wird, unter welchen Bedingungen Gegenstände des Wertbereiches die Aussagefunktionen erfüllen, wobei wir unter den Aussagefunktionen wieder alle jene Ausdrücke verstehen wollen, welche Variable enthalten. Eine andere Möglichkeit besteht, wie noch zu zeigen sein wird, darin, statt dessen sogenannte Determinationsregeln zu formulieren, welche festsetzen, was für Gegenstände (Eigenschaften oder Relationen) durch die Aussagefunktionen bestimmt werden. Wir wollen zunächst den ersten Weg einschlagen, um den Anschluß an die Methode beim Aufbau des Systems *Kl* zu erhalten. Da es sich um eine Erweiterung von S_1 handelt, können wir, soweit die Regeln von S_1 und S_g zusammenfallen, auf die Regeln von S_1 zurückverweisen. Als metasprachliche Bezeichnungen für Individuenvariable verwenden wir wieder Symbole von der Gestalt „$\mathfrak{i}$", für Individuenkonstante Symbole von der Gestalt „$\mathfrak{in}$". Da in die Objektsprache das Existenz- und Allzeichen, symbolisch „(Ex)" und „(x)", eingeführt werden, benötigen wir auch für diese eine Bezeichnung. Der Einfachheit halber setzen wir wiederum fest: immer, wenn diese Symbole zusammen mit Ausdrücken aus deutschen Buchstaben auftreten, sollen sie nicht als logische Zeichen, sondern als Bestandteile von Namen gelten, nämlich von Namen, die einen Existenz- oder Allsatz bezeichnen. So ist etwa der Ausdruck „$(E\ \mathfrak{i}_j)\ \mathfrak{pr}_k(\mathfrak{i}_j)$" die Bezeichnung eines Existenzsatzes der Objektsprache, wobei in diesem Satz die durch

[19] Die größere Primitivität zeigt sich insbesondere darin, daß hier der in *Kl* erforderliche Hilfsbegriff einer unendlichen Gegenstandsfolge überflüssig wird.

„$\mathfrak{i}_l$" bezeichnete Variable durch ein Existenzzeichen gebunden ist. Man kann die Regeln dann in folgender Reihenfolge aufstellen[20]:

1. *Zeichentabelle*: Dieselbe wie im System S_1, jedoch unter Hinzutritt von „E", beliebig vieler i, also etwa „x", „y", ... sowie der Einklammerung von Variablen (i), also „(x)", „(y)" usw.

2. *Formregeln*[21]: a) Definition des Begriffs „*Satzfunktion in S_g*". Ein Ausdruck $\mathfrak{F}$ von S_g ist eine Satzfunktion dann und nur dann, wenn $\mathfrak{F}$ eine der folgenden Formen hat:

aa) $\mathfrak{pr}(\mathfrak{i})$;

bb) $\sim(\mathfrak{F}_i)$, wo $\mathfrak{F}_i$ eine Satzfunktion ist;

cc) $(\mathfrak{F}_i)\,.\,(\mathfrak{F}_l)$, wo $\mathfrak{F}_i$ und $\mathfrak{F}_l$ beide jeweils Satzfunktionen darstellen, die dieselbe Variable enthalten;

dd) $(\mathfrak{F}_i) \vee (\mathfrak{F}_l)$, wo für $\mathfrak{F}_i$ und $\mathfrak{F}_l$ dasselbe gilt wie in cc).

b) Definition des Begriffs „*Satz in S_g*". Ein Ausdruck $\mathfrak{F}_k$ von S_g ist ein Satz $\mathfrak{S}$ von S_g dann und nur dann, wenn $\mathfrak{F}_k$ eine der folgenden Gestalten hat:

Die Regeln aa) bis dd) sind dieselben wie die Regeln 2. a) bis d) des Systems S_1.

ee) $(\mathfrak{i}_l)\,(\mathfrak{F}_k)$, wobei $\mathfrak{F}_k$ eine Satzfunktion ist, welche die Variable $\mathfrak{i}_l$ enthält;

ff) $(E\,\mathfrak{i}_l)\,(\mathfrak{F}_k)$, wo $\mathfrak{F}_k$ dieselbe Bedingung erfüllt wie in ee).

3. *Bezeichnungsregeln*: Diese sind mit jenen von S_1 identisch.

4. *Wertregeln*: Die Werte der i von S_g sind die Einwohner von Wien.

5. *Erfüllungsregeln*: Ein Individuum (= Gegenstand aus dem Wertbereich) x erfüllt die Satzfunktion $\mathfrak{F}_k$ dann und nur dann, wenn eine der folgenden Bedingungen erfüllt ist:

a) $\mathfrak{F}_k$ hat die Form $\mathfrak{pr}_i\,(\mathfrak{i}_l)$ und x hat die durch $\mathfrak{pr}_i$ bezeichnete Eigenschaft;

b) $\mathfrak{F}_k$ hat die Form $\sim(\mathfrak{F}_i)$ und das Individuum x erfüllt nicht die Satzfunktion $\mathfrak{F}_i$;

c) $\mathfrak{F}_k$ hat die Form $(\mathfrak{F}_i) \vee (\mathfrak{F}_l)$ und x erfüllt entweder $\mathfrak{F}_i$ oder $\mathfrak{F}_l$ oder beide;

d) $\mathfrak{F}_k$ hat die Form $(\mathfrak{F}_i)\,.\,(\mathfrak{F}_l)$ und x erfüllt sowohl $\mathfrak{F}_i$ wie $\mathfrak{F}_l$.

6. *Wahrheitsregeln*: Die Regeln a) bis d) sind dieselben wie die Regeln 4. a) bis d) von S_1.

e) $\mathfrak{S}_i$ hat die Form $(\mathfrak{i}_l)\,(\mathfrak{F}_k)$, und jeder Wert von $\mathfrak{i}_l$ (jeder Einwohner von Wien) erfüllt die Satzfunktion $\mathfrak{F}_k$;

f) $\mathfrak{S}_i$ hat die Form $(E\,\mathfrak{i}_l)\,(\mathfrak{F}_k)$ und mindestens ein Wert von $\mathfrak{i}_l$ erfüllt die Satzfunktion $\mathfrak{F}_k$.

Jene technische Schwierigkeit, die im System *Kl* dadurch entstand, daß Variable in beliebiger Anzahl auftreten konnten, fällt hier hinweg. Daher konnten wir die Wahrheitsregeln für generelle Sätze in der Weise

[20] Ein analoges Beispiel, aber mit Determinations- statt mit Erfüllungsregeln formuliert, gibt Carnap [Semantics], S. 45.

[21] Bei der Formulierung der Formregeln, die letztlich „Satz in S_g" definieren sollen, muß jetzt die Definition von „Satzfunktion in S_g" vorangeschickt werden.

formulieren, daß Erfüllungsbedingungen für Satzfunktionen durch die Gegenstände des Wertbereiches angegeben wurden. So wie im System S_1 wird auch hier durch die Wahrheitsregeln die Bedeutung der Sätze von S_g festgelegt, wobei man wieder nur den Umstand zu berücksichtigen hat, daß die Bedeutung eines Satzes bekannt ist, sobald man weiß, unter welchen Bedingungen er wahr ist und unter welchen Bedingungen falsch. Die Wahrheitsregeln geben gerade diese Bedingungen an. Bei der Formulierung aller Regeln wird lediglich vorausgesetzt, daß die dabei vorkommenden Ausdrücke der Metasprache verstanden werden. Wie in S_1 ist natürlich mit der Kenntnis der Wahrheitsbedingungen jene des Wahrheitswertes der einzelnen Sätze nicht mitgegeben. Dazu sind meist außersprachliche, nichtsemantische Untersuchungen notwendig, in denen bestimmte Erfahrungen zu Rate gezogen werden müssen. Im vorliegenden Fall hätten diese in empirischen Untersuchungen über gewisse körperliche Beschaffenheiten (Augen- und Haarfarbe) der Einwohner Wiens zu bestehen. Mit jenen speziellen Fällen, in denen die semantischen Regeln nicht nur die Wahrheitsbedingungen festlegen, sondern auch die Entscheidung über deren Wahrheitswert gestatten, befaßt sich die sogenannte L-Semantik, deren Erörterung an späterer Stelle erfolgen wird.

Mit Hilfe des Begriffs der Erfüllung einer Satzfunktion durch bestimmte Gegenstände kann nicht nur der Begriff der wahren Aussage definiert werden, sondern es lassen sich auch noch andere semantische Begriffe auf ihn zurückführen. So z. B. läßt sich mittels des Erfüllungsbegriffs angeben, welche Art von Gegenständen (Eigenschaften oder Relationen) durch eine Aussagefunktion bestimmt wird. Man kann nämlich in Ergänzung zu den fünf obigen Regeln eine solche Bestimmungs- oder Determinationsregel mittels folgender Definition hinzufügen: eine Satzfunktion $\mathfrak{F}_i$ bestimmt (determiniert) F in $S_g =_{Df}$ für jedes beliebige Individuum a gilt $F(a)$ dann und nur dann, wenn a $\mathfrak{F}_i$ erfüllt. Das Symbol „F" bezeichnet dabei in diesem speziellen Fall eine Eigenschaft. Statt von einer semantischen Definition des Begriffs der Bestimmung (Determination) könnte man in diesem letzteren Falle auch von einer semantischen Definition des Begriffs „Definition" selbst sprechen; denn durch die angeschriebene Regel wird festgelegt, was der Satz „die Satzfunktion $\mathfrak{F}_i$ definiert die Eigenschaft F" besagt. Es ist unmittelbar ersichtlich, daß diese Regel auf den Fall von beliebig vielen Variablen ausgedehnt werden kann. Denn dann muß nur wiederum an die Stelle der Redewendung „a erfüllt $\mathfrak{F}_i$" der Satz treten „eine unendliche Folge f von Gegenständen erfüllt $\mathfrak{F}_i$", wobei die Erfüllungsbedingung dann als verwirklicht anzusehen ist, wenn die den Variablen von $\mathfrak{F}_i$ in der Folge f zugeordneten Gegenstände $\mathfrak{F}_i$ erfüllen. Die Definition müßte dann etwa so lauten: „Eine Satzfunktion $\mathfrak{F}_k$ mit n Variablen ‚x_1', ‚x_2', ..., ‚x_n' bestimmt das Attribut P in S dann und nur dann, wenn es, damit eine unendliche Folge f von Gegenständen[22] $\mathfrak{F}_k$ erfüllt, notwendig und hin-

[22] Der spezielle Charakter dieser Gegenstände hängt davon ab, wovon S spricht.

reichend ist, daß $P(f_1, f_2, \ldots f_n)$." Selbst der oben in anderer Weise eingeführte Begriff des Bezeichnens kann mittels des Erfüllungsbegriffs definiert werden. Die Aussage, daß ein Name ein Ding c bezeichnet, kann nämlich mit einem Satz identifiziert werden, wonach c eine bestimmte Aussagefunktion erfüllt. In der Alltagssprache würde es sich hierbei um die Aussagefunktion handeln, die aus „x ist y" dadurch hervorgeht, daß für „x" jener Name eingesetzt wird (das „ist" muß dabei im Sinne der Identität verstanden werden). Eine Übertragung dieser Methode auf formalisierte Sprachen ist unter der Voraussetzung möglich, daß die Namen der Objektsprache auch in der Metasprache vorkommen.

Die Reihenfolge, in der die Definitionen der semantischen Ausdrücke vorzunehmen sind, ist, wie wir sahen, nicht willkürlich. Es zeigte sich gerade, daß die Definition des Begriffs der Erfüllbarkeit derjenigen des Wahrheitsbegriffs für generalisierte Sprachen vorausgeschickt werden muß. Dies bedeutet aber nun keineswegs, daß der einzuschlagende Weg stets eindeutig vorgezeichnet wäre. Gerade im obigen Beispiel des Systems S_g ist es nämlich möglich, statt zunächst den Begriff der Erfüllung zu definieren und dann mit seiner Hilfe den der Bestimmung einer Eigenschaft durch eine Aussagefunktion einzuführen, den umgekehrten Weg einzuschlagen. Man kann nämlich an die Stelle der Regeln 5. folgende Bestimmungsregeln setzen:

5.* Eine Satzfunktion $\mathfrak{F}_k$ bestimmt die Eigenschaft G in S_g dann und nur dann, wenn eine der folgenden Bedingungen erfüllt ist:

a) $\mathfrak{F}_k$ hat die Form $\mathfrak{pr}_i(\mathfrak{i}_l)$ und $\mathfrak{pr}_i$ bezeichnet G;

b) $\mathfrak{F}_k$ hat die Form $\sim(\mathfrak{F}_n)$ und G ist die Eigenschaft, nicht die durch $\mathfrak{F}_n$ bestimmte Eigenschaft zu haben;

c) $\mathfrak{F}_k$ hat die Form $(\mathfrak{F}_i) \vee (\mathfrak{F}_j)$ und G ist die Eigenschaft, entweder die durch $\mathfrak{F}_i$ oder die durch $\mathfrak{F}_j$ bestimmte Eigenschaft zu haben;

d) $\mathfrak{F}_k$ hat die Form $(\mathfrak{F}_i) \,.\, (\mathfrak{F}_j)$ und G ist die Eigenschaft, sowohl die durch $\mathfrak{F}_i$ sowie die durch $\mathfrak{F}_j$ bestimmte Eigenschaft zu haben.

Entsprechend müßten die Wahrheitsregeln e) und f) geändert werden.

6.* e) würde lauten: $\mathfrak{S}_i$ hat die Form $(\mathfrak{i}_k)(\mathfrak{F}_i)$ und jeder Wert von $\mathfrak{i}_k$ hat die durch $\mathfrak{F}_i$ bestimmte Eigenschaft[23];

6.* f) dagegen müßte lauten: $\mathfrak{S}_i$ hat die Form $(E\,\mathfrak{i}_k)(\mathfrak{F}_i)$ und mindestens ein Wert von $\mathfrak{i}_k$ hat die durch $\mathfrak{F}_i$ bestimmte Eigenschaft.

So wie beim früheren Vorgehen der Begriff der Bestimmung (Determination) durch den der Erfüllbarkeit definiert wurde, kann hier umgekehrt der Begriff der Erfüllung auf den der Bestimmung zurückgeführt werden, indem definiert wird: „ein Gegenstand a erfüllt die Aussagefunktion $\mathfrak{F}_k$ in S_g dann und nur dann, wenn es ein N gibt, so daß $\mathfrak{F}_k$ N bestimmt und $N(a)$".

Vor dem Übergang zu neuen Betrachtungen sei noch eine kurze Bemerkung über den logischen Charakter der Einführung der verschiedenen semantischen Begriffe, wie sie im vorangehenden diskutiert wurden,

[23] In einer etwas formaleren Fassung könnte man diesen Satz so wiedergeben: $\mathfrak{S}_i$ hat die Form $(\mathfrak{i}_k)(\mathfrak{F}_i)$, $\mathfrak{F}_i$ bestimmt G und für jeden Wert a von $\mathfrak{i}_k$ gilt $G(a)$. Analoges gilt für den nächsten Satz.

eingeschaltet. Wir können sagen, daß in der Metasprache vier verschiedene Arten von Ausdrücken bzw. in der Metatheorie vier Arten von Begriffen vorkommen: einmal logische und eventuell mathematische Begriffe, was darin seinen Ausdruck findet, daß in der Metasprache logische Konstante wie „und", „oder", „wenn ... dann ...", „... dann und nur dann wenn ...", ferner Relationsprädikate wie „eineindeutige Relation" und Zahlausdrücke — etwa wenn von einer Funktion mit *zwei* Argumentstellen die Rede ist — verwendet werden. Ohne diese Begriffe könnten bereits die einfachsten Festsetzungen im Rahmen der Metasprache nicht erfolgen. Wir sahen, daß jeder Satz der Objektsprache sich in die Metasprache übersetzen lassen muß. Schon aus diesem Grunde müssen alle logischen Zeichen, die in der Objektsprache vorkommen, ein Äquivalent in der Metasprache besitzen. Ferner aber müssen auch alle nichtlogischen Ausdrücke, d. h. die deskriptiven Zeichen der Objektsprache, wie z. B. Ausdrücke, die individuelle Gegenstände oder Eigenschaften oder Relationen bezeichnen, ebenfalls in der Metasprache eine Entsprechung besitzen, damit die Bedingung erfüllt ist, daß alles, was sich in der Objektsprache formulieren läßt, auch in der Metasprache gesagt werden kann. Zu diesen logischen und deskriptiven Ausdrücken, welche den nichtsemantischen, d. h. nicht die Objektsprache selbst zum Objekt habenden Teil der Metasprache betreffen, gesellen sich drittens Bezeichnungen für die in der Objektsprache vorkommenden Ausdrücke hinzu, die den Charakter von Namen oder sonstigen Beschreibungen haben können. Diese sind deshalb wesentlich, weil die semantischen Prädikate wie „wahr", „erfüllt", „bezeichnet", sich auf Ausdrücke der Objektsprache beziehen (bzw. eine Relation zwischen solchen Ausdrücken und ihren Designata beschreiben), weshalb ihre Anwendbarkeit die Möglichkeit einer namentlichen Anführung jener objektsprachlichen Ausdrücke in der Metasprache voraussetzt. An vierter und letzter Stelle stehen schließlich jene semantischen Prädikate selbst. *Der Grundgedanke aller semantischen Systemkonstruktionen ist der, daß alle diese zur vierten Klasse gehörenden Begriffe, also alle spezifisch semantischen Prädikate wie eben gerade das Prädikat „wahr", durch Definition in die Metasprache eingeführt werden müssen, wobei in diesen Definitionen letztlich ausschließlich Ausdrücke der drei übrigen Klassen verwendet werden dürfen.* Der Ausdruck „letztlich" bedeutet dabei, daß wohl in der Definition eines semantischen Begriffs wieder verschiedene andere semantische Begriffe verwendet werden dürfen, die vielleicht ihrerseits abermals mittels semantischer Prädikate definiert wurden usw., daß aber diese ganze Definitionskette schließlich auf Aussagen zurückführen muß, in denen keine semantischen Prädikate mehr vorkommen. So wurde z. B. im System *Kl* das Prädikat „wahr" wohl mittels des anderen semantischen Prädikates „Erfüllung einer Aussagefunktion" definiert, in der rekursiven Definition des Begriffs der Erfüllung selbst hingegen wurden keine semantischen Termini mehr verwendet. Im System S_g muß dieser Prozeß der „Auflösung semantischer Begriffe in nichtsemantische" sogar noch weiter zurück verfolgt werden, da der

Wahrheitsbegriff mittels des Erfüllungsbegriffs (bzw. des Begriffs der Bestimmung eines Attributes durch eine Aussagefunktion) definiert wurde, dieser letztere Begriff aber seinerseits den semantischen Begriff der Bezeichnung voraussetzte.

Mit dieser Zurückführung semantischer Begriffe auf nichtsemantische sieht die Semantik ihre Aufgabe als erledigt an. Das Problem, wie die übrigen in der Sprache vorkommenden logischen und nichtlogischen Begriffe zu explizieren sind, ob sie sich auf einige wenige Grundbegriffe zurückführen lassen, ja selbst die allgemeinere Frage, ob das Problem der Begriffsexplikation für diese Fälle innerhalb der Logik selbst eine Beantwortung finden kann oder ob dabei noch andere Wissenschaften wie etwa die Psychologie zu Rate gezogen werden müssen, all dies „geht die Semantik nichts an". Das Verständnis der nichtsemantischen Ausdrücke und damit die Klärung der nichtsemantischen Begriffe wird in der Semantik als bereits vorliegend vorausgesetzt. Dies bedeutet, daß die Semantik einerseits zwar nicht als logisch-erkenntnistheoretische Grundwissenschaft angesehen werden kann, daß sie aber andererseits auch unabhängig ist von all jenen Gegensätzen zwischen den Forschern über die Grundlagen der Logik, Mathematik und Erkenntnislehre, wie sie uns innerhalb der wissenschaftlichen Tradition entgegentreten. Gegensätzlichkeit in den Ansichten auf einem dieser Gebiete braucht keine Gegensätzlichkeit auf dem Gebiete der Semantik zu implizieren. Aus der Semantik sind aber auch eine Reihe spezieller wissenschaftslogischer Fragen auszuscheiden wie z. B. diejenige, in welcher Weise man feststellen könne, ob bestimmte synthetische Sätze wahr sind oder nicht, was manchmal in der ziemlich vagen Forderung nach einer Verifikationsmethode für derartige Sätze ausgesprochen wird. Das semantische Wahrheitsproblem betrifft allein die Frage nach einer zugleich formal korrekten wie inhaltlich zutreffenden Explikation des Wahrheitsbegriffs, das „Verifikationsproblem" dagegen betrifft die Frage nach einer Erkenntnismethode, mittels derer für aufgestellte theoretische Behauptungen deren Wahrheit oder Falschheit überprüft werden kann. Nur soweit die Wahrheit und Falschheit von Aussagen wiederum mit Hilfe rein logischer Betrachtungen allein ermittelt werden kann, liegt eine Aufgabe für die Semantik vor. Darauf werden wir im Kapitel über die L-Semantik zurückkommen.

V. Allgemeine und spezielle Semantik

Bevor wir auf die Frage eingehen, ob und inwieweit sich der Begriff der wahren Aussage auch für kompliziertere Sprachsysteme als die bisher angeführten definieren läßt, soll der Unterschied zwischen zwei Arten von semantischen Betrachtungsweisen hervorgehoben werden. Semantische Untersuchungen können sich auf spezielle Sprachsysteme beziehen, deren Aufbau mittels exakter Regeln in der bereits geschilderten Weise beschrieben wird. Sie können aber auch von einem konkreten vorliegenden System abstrahieren und statt dessen auf Lehrsätze abzielen, welche semantische Eigenschaften nicht bestimmter Systeme, sondern größerer Klassen von solchen oder sogar beliebiger semantischer Systeme beschreiben. Dann liegt der Fall der allgemeinen Semantik vor. Es ist klar, daß in diesem Falle auf eine vollständige Explikation der verschiedenen semantischen Begriffe verzichtet werden muß, da diese nur in bezug auf ein bestimmtes System definierbar sind, von bestimmten Systemen hier aber gerade abstrahiert wird. Mindestens einer der semantischen Begriffe muß als undefinierter Grundbegriff verwendet werden, mit dessen Hilfe dann weitere semantische Begriffe durch definitorische Zurückführung auf ihn eingeführt werden können. Aus den so gewonnenen Begriffsdefinitionen können allgemeine Theoreme abgeleitet werden, die dann für alle semantischen Systeme gelten. Wegen seiner fundamentalen Bedeutung empfiehlt es sich, den Wahrheitsbegriff als diesen undefinierten Grundbegriff zu wählen und die anderen, welche außerdem noch in der allgemeinen Semantik eine Rolle spielen, auf ihn zurückzuführen[1]. Die Verwendung dieser anderen Begriffe und der aus ihren Definitionen abgeleiteten Theoreme hat dann folgende Bedeutung: Wo immer es gelungen ist, einen formal korrekten und inhaltlich adäquaten Wahrheitsbegriff für ein System S zu konstruieren, da können auch diese in der allgemeinen Semantik mittels definitorischer Zurückführung auf den Wahrheitsbegriff eingeführten zusätzlichen semantischen Begriffe hinzugenommen werden und es gelten dann für S alle jene Theoreme, die in der allgemeinen Semantik aus den betreffenden Begriffsdefinitionen abgeleitet wurden. Wesentlich ist dabei, daß weder in der allgemeinen noch in der speziellen Semantik Axiome, sondern lediglich Definitionen oder den Definitionen analoge Regeln (wie z. B. die Bezeichnungs- oder Wertregeln) auftreten. Wenn in komplexeren Systemen wie etwa dem System *Kl* Axiome verwendet werden, so haben wir kein rein semantisches System mehr vor uns.

Es mögen kurz einige Beispiele für allgemeine semantische Begriffe sowie aus ihren Definitionen ableitbare Theoreme gegeben werden. Dabei sollen die Symbole „$\mathfrak{S}$", „$\mathfrak{K}$" und „$\mathfrak{T}$" metasprachliche Bezeichnungen von Sätzen, Satzklassen und beiden darstellen. Der Begriff „wahr in S" wird als undefinierter Grundbegriff genommen, S selbst unbestimmt gelassen. Es können dann folgende Definitionen eingeführt werden[2]:

D_1. $\mathfrak{K}_i$ ist *wahr* (in S) dann und nur dann, wenn jeder Satz von $\mathfrak{K}_i$ wahr ist.

Durch D_1 wird also das Prädikat „wahr" von Sätzen auf Satzklassen ausgeweitet. Mittels des Grundbegriffs „wahr" wird das Prädikat „falsch" durch Negation definiert. Dies führt zu D_2.

D_2. $\mathfrak{T}_i$ ist *falsch* in S dann und nur dann, wenn es zu S gehört und nicht wahr in S ist.

Es kann auch eine Reihe weiterer semantischer Begriffe eingeführt werden, die allerdings erst im Rahmen der sogenannten L-Semantik, wenn sie zu L-Begriffen verschärft werden, eine größere Bedeutung er-

---

[1] Genau genommen ist außer dem Begriff „wahr" auch der Begriff „Satz" ein undefinierter Grundbegriff der allgemeinen Semantik.

[2] Vgl. dazu CARNAP [Semantics], S. 34ff.

halten. Es sind die Begriffe der Implikation, Äquivalenz, Disjunktion und Unverträglichkeit.

D_3[3]. $\mathfrak{T}_j$ ist ein *Implikat* von $\mathfrak{T}_i$ ($\mathfrak{T}_i$ impliziert $\mathfrak{T}_j$), symbolisch $\mathfrak{T}_i \rightarrow \mathfrak{T}_j$, dann und nur dann, wenn beide zu S gehören und $\mathfrak{T}_i$ falsch oder $\mathfrak{T}_j$ wahr oder beides der Fall ist.

D_4. $\mathfrak{T}_j$ ist *äquivalent* mit $\mathfrak{T}_i$ dann und nur dann, wenn entweder beide wahr oder beide nicht wahr sind.

D_5. $\mathfrak{T}_i$ ist *disjunkt* zu $\mathfrak{T}_j$ dann und nur dann, wenn mindestens eines von beiden wahr ist.

D_6. $\mathfrak{T}_i$ ist *unverträglich* mit $\mathfrak{T}_j$ dann und nur dann, wenn nicht beide wahr sind.

Der Grund, warum diese Begriffe von geringerer Bedeutung sind als die entsprechenden L-Begriffe, liegt darin, daß z. B. in der Definition der Implikation oder der Äquivalenz keinerlei innere logische Beziehung zwischen $\mathfrak{T}_i$ und $\mathfrak{T}_j$ vorausgesetzt wird, sondern nur die in den Definitionen angegebenen Wahrheitsbedingungen für die betreffenden Sätze oder Satzklassen erfüllt sein müssen, damit diese semantischen Relationen als gegeben angesehen werden können. Eine semantische Charakterisierung der deduktiven Logik ist daher mit Hilfe dieser Begriffe nicht möglich. Wir können z. B. mit ihrer Hilfe nicht ausdrücken, was es bedeutet, wenn gesagt wird, daß ein Satz aus einem anderen *logisch folgt*. Dazu sind neue begriffliche Hilfsmittel erforderlich.

In Anlehnung an einen mathematischen Sprachgebrauch kann auch die Nullsatzklasse Λ, d. h. die Klasse der Sätze, die kein Element enthält, sowie die Allsatzklasse V, d. h. die Klasse aller Sätze von S, eingeführt werden. Der Vorteil des ersteren Begriffs liegt darin, daß man mit ihm eine immer wahre Satzklasse erhält, da die in D_1 ausgesprochene Wahrheitsbedingung für die Nullsatzklasse in trivialer Weise erfüllt ist (denn sie enthält keinen Satz, daher auch keinen falschen Satz). Es ist dagegen bei diesem Vorgehen nicht möglich, eine immer falsche Satzklasse zu konstruieren, da nicht einmal die Allsatzklasse immer falsch sein muß, nämlich dann nicht, wenn S überhaupt keinen falschen Satz enthält.

Bereits aus den wenigen angeführten Definitionen lassen sich verschiedene allgemeine Theoreme ableiten, die auf Grund der obigen Bemerkungen für alle semantischen Systeme Gültigkeit besitzen. Einige Beispiele solcher Theoreme mögen angeführt werden: Für jedes $\mathfrak{T}_i$ gilt der Satz vom ausgeschlossenen Dritten bezüglich des Prädikates „wahr", d. h. jedes $\mathfrak{T}_i$ ist entweder wahr oder falsch. Eine Satzklasse $\mathfrak{K}_j$, die eine falsche Satzklasse als Teilklasse enthält, ist selbst falsch. Sofern eine falsche Satzklasse aus zwei Teilklassen besteht, muß eine von beiden falsch sein. Für den Begriff der Implikation läßt sich die Eigenschaft der Reflexivität (jedes $\mathfrak{T}_i$ impliziert $\mathfrak{T}_i$) und der Transivität (wenn $\mathfrak{T}_j$ durch $\mathfrak{T}_i$ und $\mathfrak{T}_k$ durch $\mathfrak{T}_j$ impliziert wird, dann wird auch $\mathfrak{T}_k$ durch $\mathfrak{T}_i$ impliziert) beweisen. Jede Satzklasse impliziert jede in ihr enthaltene Teilklasse sowie jeden in ihr als Element vorkommenden Satz. Eine

[3] Der Zusatz „in S" wird hier der Einfachheit halber überall weggelassen.

Satzklasse wird von einem $\mathfrak{T}_i$ dann und nur dann impliziert, wenn $\mathfrak{T}_i$ jeden Satz der Satzklasse impliziert. Die Allsatzklasse impliziert jedes $\mathfrak{T}_i$. Die Nullsatzklasse wird von jedem $\mathfrak{T}_i$ impliziert. Die Beweise für diese Behauptungen sind sehr einfach, weshalb wir sie dem Leser überlassen wollen.

Eine andere Betrachtungsweise der allgemeinen Semantik bezieht sich statt auf Sätze und Satzklassen auf ganze semantische Systeme und deren Relationen zueinander. So können etwa zwei semantische Systeme S_1 und S_2 als äquivalent bezeichnet werden, wenn beide dieselbe Zahl von Sätzen enthalten, zwischen denen eine eineindeutige Zuordnung herstellbar ist und die Wahrheitsbedingungen für die so einander zugeordneten Sätze jeweils dieselben sind, d. h. also, ein $\mathfrak{S}_i$ von S_1 ist wahr dann und nur dann, wenn der dem Satz $\mathfrak{S}_i$ von S_1 entsprechende Satz von S_2 ebenfalls wahr ist. Im weiteren Verlaufe werden wir jedoch solche Begriffe, welche Relationen zwischen ganzen Systemen beschreiben, nicht verwenden.

VI. Der Wahrheitsbegriff in den Sprachen endlicher Ordnung und die Grenzen der Wahrheitsdefinition

In Kap. IV wurde das Problem der Definition des Begriffs der wahren Aussage in Sprachen, in welchen Variable vorkommen, erörtert. Dabei wurde aber, sowohl im Fall des Systems S_g wie des wesentlich reicheren Systems *Kl*, die Voraussetzung gemacht, daß die dabei vorkommenden Variablen von ein und derselben Art sind. In S_g waren es Individuenvariable, in *Kl* Klassenvariable. Läßt man diese Voraussetzung der Gleichartigkeit der Variablen fallen, so vergrößern sich die Schwierigkeiten bei der Aufstellung einer Wahrheitsdefinition. Dann muß nämlich jenen Komplikationen innerhalb der Sprache Rechnung getragen werden, denen im Rahmen der symbolischen Logik die Einteilung der Variablen in „Typen" und „Stufen" entspricht. Diese Einteilung erwuchs aus dem Bestreben, bestimmte Antinomien zu beseitigen wie z. B. die Paradoxie der Menge aller Mengen, die sich selbst nicht als Element enthalten[1]. Dazu werden die Prädikate des symbolischen Systems in eine hierarchische Ordnung gebracht. Jeder Prädikatvariablen (bzw. falls die Sprache der Klassenlogik vorgezogen wird: jeder Klassenvariablen) sowie jeder Prädikatkonstanten wird eine natürliche Zahl als ihre *Stufe* zugeordnet. Die Individuenausdrücke erhalten dabei die 0-te Stufe. Die erste Stufe wird Prädikaten (beliebigen Grades[2]) zugeschrieben, in deren Leerstellen lediglich Individuenvariable vorkommen. Die Prädikate der zweiten

[1] Vgl. jedoch die früher gegebenen Hinweise bezüglich anderer Möglichkeiten zur Elimination der Mengenantinomien.

[2] Der Grad bezieht sich auf die Zahl der Leerstellen. Ein Prädikat, welches eine Eigenschaft von Individuen bezeichnet, ist vom ersten Grad, ein Prädikat, welches eine Relation zwischen zwei Individuen ausdrückt, vom zweiten Grad usw. Sie gehören aber zur ersten Stufe, da die Leerstellen nur Individuenvariable enthalten.

Stufe bestehen aus jenen Prädikatausdrücken, deren Leerstellen aus Individuenvariablen oder Prädikatvariablen der ersten Stufe bestehen, wobei mindestens eine Leerstelle mit einer Prädikatvariablen der ersten Stufe besetzt sein muß. Allgemein gehört eine Prädikatvariable zur n-ten Stufe, wenn sie mindestens eine Prädikatvariable der $(n-1)$-ten Stufe als Argument enthält und alle übrigen Argumentstellen mit Ausdrücken von niedrigerer als n-ter Stufe besetzt sind. Prädikatausdrücke ein und derselben Stufe können voneinander noch immer außerordentlich verschieden sein, da ja die Zahl der Leerstellen bei der Stufeneinteilung nicht berücksichtigt wird. Aus diesem Grunde wird eine verfeinerte Einteilung der Ausdrücke, nämlich die sogenannte *Typeneinteilung*, vorgenommen. Alle Individuenausdrücke erhalten zunächst ein und denselben Typus zugeordnet, der etwa mit „i" bezeichnet werden kann. Jede Prädikatvariable mit n-Leerstellen erhält dann als Typus jenen Ausdruck zugeordnet, der dadurch entsteht, daß man für alle an den Argumentstellen stehenden Variablen deren Typus einsetzt und den ganzen Ausdruck einklammert. Wenn z. B. „$P(x_1, x_2, \ldots x_n)$" eine Satzfunktion der ersten Stufe mit n Argumentstellen ist, die also nur Individuenvariable enthält, so ist der Typus dieses Ausdruckes $(i, i, \ldots i)$, wobei innerhalb der Klammer das „i" n-mal angeschrieben werden muß. Ist der Prädikatausdruck hingegen von der zweiten Stufe und enthält er etwa drei Leerstellen, wobei die erste von einem Prädikatausdruck der ersten Stufe vom Typus (i, i), die zweite Argumentstelle von einer Individuenvariablen und die dritte von einem Prädikat erster Stufe vom Typus (i, i, i) besetzt ist, so erhält der fragliche Prädikatausdruck zweiter Stufe den Typus: $((i, i), i, (i, i, i))$. Die Begriffe „Grad", „Stufe" und „Typus" sind auch auf die Attribute selbst anwendbar, welche stets durch bestimmte Prädikate definiert werden.

Wir wollen nun die beiden diesen Begriffen entsprechenden semantischen Begriffe erörtern: Dem Begriff des Typus entspricht hier derjenige der semantischen Kategorie, dem Begriff der Stufe entspricht in der Semantik der Begriff der Ordnung einer Satzfunktion. Der Begriff „semantische Kategorie" kann als Oberbegriff aufgefaßt werden, unter den sich alle in einer Sprache vorkommenden Ausdrücke und Ausdrucksbestandteile subsumieren lassen. Jeder Ausdruck, also z. B. jede Aussagefunktion, jeder Prädikat-, Relations-, Klassenausdruck, jedes Individuensymbol gehört zu einer bestimmten semantischen Kategorie und zwar gilt diese Zugehörigkeit sowohl für die vorkommenden Konstanten wie die Variablen. Das Kriterium dafür, ob zwei vorgegebene Ausdrücke zu derselben Kategorie gehören oder nicht, besteht in folgendem: Man bilde eine Aussagefunktion, welche eine in der betrachteten Sprache zulässige Aussagefunktion darstellt und einen der beiden Ausdrücke enthält. Kann dann dieser Ausdruck innerhalb der betreffenden Aussagefunktion durch den anderen ersetzt werden, ohne daß das dabei entstehende sprachliche Gebilde die Eigenschaft verliert, eine zulässige Aussagefunktion zu sein, dann werden beide derselben semantischen Kategorie zugerechnet, im anderen Falle hingegen nicht. So gehören

z. B. im Rahmen der Umgangssprache die beiden Prädikate „rot“ und „größer“ zu verschiedenen semantischen Kategorien, da aus der sinnvollen Satzfunktion „x ist rot“ mittels der geschilderten Substitution die sinnlose „x ist größer“ entsteht. Die letztere ist deshalb sinnlos, weil „größer“ nicht wie „rot“ einen einstelligen, sondern einen zweistelligen Prädikatausdruck darstellt und daher nur in einer Aussagefunktion von der Gestalt „x ist größer als y“ vorkommen kann. Doch ist im Rahmen der nichtformalisierten Alltagssprache die Einteilung der Ausdrücke in semantische Kategorien nicht ohne weiteres möglich, da hier die Frage, ob ein bestimmter Satz sinnvoll oder sinnlos ist (bzw. die entsprechende Aussagefunktion als zulässig oder unzulässig anzusehen ist), mangels expliziter Formregeln nicht eindeutig entschieden werden kann. Die formalisierten Sprachen sind dagegen gerade dadurch ausgezeichnet, daß die Definition von „Satzfunktion in S“, „Satz in S“, allgemein: „zulässiger Ausdruckskomplex in S“, auf Grund der Formregeln, welche den Aufbau der in S zulässigen Ausdrücke aus Zeichen beschreiben, völlig eindeutig ist und diese Regeln daher zugleich ein eindeutiges Kriterium dafür darstellen, ob ein vorgelegter Ausdruck in S zulässig ist oder nicht. Damit ist aber auch die Einteilung der sprachlichen Ausdrücke, insbesondere aller in S vorkommenden Variablen, in semantische Kategorien völlig eindeutig. Da die Eigenschaft der Zugehörigkeit zur selben semantischen Kategorie zugleich reflexiv, symmetrisch und transitiv ist, kann man das sogenannte Abstraktionsprinzip von Russell anwenden und unter einer semantischen Kategorie die einzelnen Klassen von Ausdrücken, die im geschilderten Sinne füreinander eingesetzt werden dürfen, selbst verstehen. Die Gesamtheit der sprachlichen Ausdrücke eines Systems zerfällt dann in die semantischen Kategorien, welche offenbar disjunkte Klassen (Klassen ohne gemeinsame Elemente) darstellen.

Um die Ordnung der Kategorien zu erhalten, muß man auf die Regeln zurückgehen, nach denen in der vorgelegten Sprache Aussagefunktionen und Aussagen gebildet werden dürfen. Wir wissen bereits, daß in generalisierten Sprachen zwar nicht die Aussagen, wohl aber die Aussagefunktionen rekursiv in der Weise gebildet werden, daß auf gewisse ausgezeichnete „Aussagegrundfunktionen“ die logischen Operationen des Negierens, Zusammenfassens zu Konjunktionen, Disjunktionen usw. sowie des Generalisierens, d. h. des Bindens der in der Funktion vorkommenden Variablen durch vorangestellte All- bzw. Existenzzeichen, angewendet werden. Da in der Regel keine obere Schranke für die Zahl der Anwendungen dieser Operationen festgesetzt wird, ist die Zahl der auf diese Weise zustande kommenden und doch verschiedenen Aussagefunktionen nicht endlich. Wenn in den Aussagefunktionen keine freien Variablen mehr vorkommen, so haben sie sich in Sätze verwandelt, welche als Grenzfälle von Aussagefunktionen interpretierbar sind.

Bei der Bestimmung der Ordnung einer semantischen Kategorie geht man analog vor wie im Prädikatenkalkül bei der Bestimmung der Stufen der Prädikatausdrücke. Die Individuennamen und Individuenvariablen erhalten die Ordnung 1 und die Funktionszeichen bzw. Prädikatausdrücke, mit deren Hilfe Aussagegrundfunktionen gebildet werden (also z. B. das Symbol „F“ des Ausdruckes „F $(u, v, \ldots, z)$“), erhalten die Ordnung $n+1$, wenn alle Argumentausdrücke dieser Aussagefunktion von höchstens n-ter Ordnung sind und mindestens einer diese n-te Ordnung tatsächlich besitzt. Es ist klar, daß wieder Ausdrücke von gleicher Ordnung zu ganz verschiedenen Kategorien gehören können; dies ist nämlich immer dann der Fall, wenn die zuletzt formulierte Bedingung für sie zwar erfüllt ist, im übrigen aber ein Unterschied in der Zahl oder Ordnung der Argumente oder in beidem besteht. Kann man hingegen die an den einzelnen Argumentstellen zweier Aussagefunktionen auftretenden Variablen einander eineindeutig in der Weise zuordnen, daß bei dieser Zuordnung stets nur Variable derselben semantischen Kategorie einander entsprechen, so gehören die zwei Aussagefunktionen selbst zu derselben Kategorie. In diesem Spezialfall der Aussagefunktionen gebraucht Tarski wieder den Ausdruck „Typus“. Zwei Aussagefunktionen, welche die zuletzt formulierte Bedingung erfüllen, werden also zum selben semantischen Typus gerechnet. Wiederum kann man unter einem semantischen Typus gemäß dem Abstraktionsprinzip die Klasse aller mit einer gegebenen Aussagefunktion typengleichen Aussagefunktionen verstehen.

Diese Einteilung der sprachlichen Ausdrücke nach semantischen Kategorien, Typen und Ordnungen spielt bei der Erörterung des Wahrheitsbegriffs deshalb eine Rolle, weil unter der Voraussetzung, daß die in einer Sprache vorkommenden Variablen zu verschiedenen Kategorien gehören und erst recht unter der weiteren Voraussetzung, daß auch die Ordnungen der Kategorien verschieden sind, sich einer formal korrekten Definition des Wahrheitsbegriffs neue Schwierigkeiten in den Weg stellen. In *Kl* gehörten alle überhaupt vorkommenden Variablen zu derselben semantischen Kategorie[3]. In einer Sprache, in der Variable ver-

[3] Der Umstand, daß in *Kl* von Einschlußrelationen zwischen Klassen gesprochen wird, bedeutet nicht, daß hier eine Unterscheidung nach Kategorien bzw. Typen gemacht werden müßte. Wenn wir der Einfachheit halber die Begriffe der semantischen Kategorien usw. von den sprachlichen Ausdrücken auf die Gegenstände übertragen, so können wir sagen: Wenn eine Klasse in einer anderen eingeschlossen ist, so ist sie nicht von niedrigerer Ordnung als die zweite. Dies wäre nur dann der Fall, wenn die erste Klasse ein Element der zweiten wäre. Nur für die Element-Klassenrelation, nicht für die Einschlußrelation zwischen Klassen gilt die Unterscheidung nach Ordnungen bzw. Stufen. Den Unterschied zwischen den beiden Relationen kann man sich innerhalb der Umgangssprache folgendermaßen klarmachen: Wenn wir annehmen, daß alle Klassen durch gewisse Prädikate definiert sind, so kann man, wenn eine Klasse in einer anderen eingeschlossen ist, von den Gegenständen, die zur ersten Klasse gehören, auch jenes Prädikat aussagen, das die zweite Klasse definiert. Dies ist nicht mehr möglich, wenn die erste Klasse Element der zweiten ist. So z. B. definiert das Prädikat „Mensch“ eine bestimmte Klasse von Gegenständen und ebenso das Prädikat „Lebewesen“. Die erste Klasse ist in der zweiten eingeschlossen; denn wenn für einen Gegenstand x die Aussage „x ist ein Mensch“ sinnvoll ist, so ist auch die Aussage „x ist ein Lebewesen“ sinnvoll. Dagegen ist die durch das Prädikat „Wiedertäufer“ bezeichnete Klasse von Gegenständen nicht in der durch das Prädikat „Christliche Sekte“ bezeichneten eingeschlossen, sondern

schiedener Kategorien auftreten, ist das bisherige Verfahren nicht mehr anwendbar. Eine solche Sprache wäre z. B. bereits eine axiomatisch aufgebaute Theorie der zweigliedrigen Relationen zwischen Individuen. In dieser Sprache kommen Individuen- und zweistellige Prädikatvariable vor. Wenn die Individuenvariablen der Objektsprache „x_1", „x_2", . . ., die Relationsvariablen „R_1", „R_2", . . . sind, so können also Aussagefunktionen von der Gestalt „$R_1(x_1, x_2)$", „$R_2(x_2, x_1)$", . . . gebildet werden. Ferner lassen sich auf Grund der (hier nicht ausdrücklich angegebenen) Formregeln auch die Satzfunktionen „$(x_1)(x_2)[R_1(x_1, x_2) \equiv \equiv R_1(x_2, x_1)]$" ($\mathfrak{F}_1$) und „$(R_1)[R_1(x_1, x_2) \supset R_1(x_2, x_1)]$" ($\mathfrak{F}_2$) bilden. Wollte man wiederum den Begriff der Erfüllung einer Aussagefunktion mittels des Begriffs einer unendlichen Folge definieren, so müßte im ersten Falle eine unendliche Folge von Relationen herangezogen werden, da diese Aussagefunktion nur eine Relationsvariable als freie Variable enthält. Wenn die Glieder der Folge mit $F_1, F_2, \ldots$ bezeichnet werden und wieder dieselbe Zuordnung zwischen den Gliedern dieser Folge und den Variablen auf Grund der unteren Indizes vorgenommen wird, wie dies schon früher geschah, so müßte die Erfüllungsbedingung für die erste Aussagefunktion so lauten, daß diese von jenen und nur jenen unendlichen Folgen von Gegenständen F (= Relationen) erfüllt wird, bei denen das erste Glied F_1 eine Relation darstellt, welche für alle individuellen Gegenstände die Bedingung erfüllt, daß sie zwischen zweien von diesen Individuen dann und nur dann gilt, wenn sie auch in der umgekehrten Richtung gilt, d. h. wenn sie symmetrisch ist. Im Falle von $\mathfrak{F}_2$ hingegen muß zwecks Formulierung der Erfüllungsbedingungen eine unendliche Folge nicht von Relationen, sondern von individuellen Gegenständen in Betracht gezogen werden. Wenn man die Glieder einer solchen Individuenfolge mit $f_1, f_2, \ldots$ bezeichnet, so wird $\mathfrak{F}_2$ von jenen und nur jenen Folgen erfüllt, für welche $f_1 = f_2$ (denn nur dann kann für jede Relation R die Geltung von „$R(f_1, f_2)$" diejenige von „$R(f_2, f_1)$" nach sich ziehen). Solange die in einer Aussagefunktion vorkommenden freien Variablen wie in diesen Beispielen nur der einen *oder* der anderen Kategorie angehören, kommt man mit der bisherigen Methode aus, wie soeben gezeigt wurde, nur hat man dann verschiedene Begriffe von Folgen zu bilden, nämlich so viele, als es verschiedene semantische Kategorien gibt. Sobald jedoch in ein und derselben Aussagefunktion Variable verschiedener Kategorien auftreten, ist dieses Verfahren nicht mehr anwendbar; denn dann müßte man mit „gemischten" unendlichen Gegenstandsfolgen operieren, ein Begriff, der wegen der damit verbundenen Verwischung des Unterschiedes zwischen den semantischen Kategorien unzulässig ist.

Daß man dennoch auch in diesen Fällen einen adäquaten Begriff der Erfüllung einer Aussagefunktion (und damit auch einen adäquaten

---

ein Element von ihr. Denn wenn für einen Menschen a gilt „a ist ein Wiedertäufer", so doch nicht „a ist eine christliche Sekte". „Mensch" und „Lebewesen" gehören zur selben, „Wiedertäufer" und „Christliche Sekte" zu verschiedenen semantischen Kategorien und zwar die letztere zu einer von um 1 höheren Ordnung als die erstere.

Begriff der wahren Aussage) konstruieren kann, hat TARSKI durch Angabe zweier Verfahren gezeigt. Das erste nennt er die „*Methode der mehrzeiligen Folgen*". Diese besteht darin, daß man unendliche Folgen von n Zeilen einführt, sofern n die Zahl der für die Variablen der betreffenden Sprache in Frage kommenden semantischen Kategorien ist, wobei jede Zeile aus einer unendlichen Gegenstandsfolge im früheren Sinne besteht, die jeweils der Variablen einer bestimmten Kategorie entspricht. Der Begriff des Erfülltseins stellt dann wiederum einen zweigliedrigen Relationsbegriff dar, dessen beide Relationsglieder die unendlichen n-zeiligen Folgen und die Aussagefunktionen sind. So kann man etwa die Erfüllungsbedingung für einen Ausdruck „$R_k(x_m, x_n)$" der Relationstheorie so formulieren, daß man sagt, diese Aussagefunktion werde von jenen und nur jenen zweizeiligen Folgen $\begin{Bmatrix} f_1, f_2 \ldots \\ F_1, F_2 \ldots \end{Bmatrix}$, deren erste Zeile aus individuellen Gegenständen, deren zweite Zeile aus Relationen besteht, erfüllt, bei denen das m-te Glied f_m der ersten Zeile zum n-ten Glied f_n der ersten Zeile in der Relation F_k steht, für die also gilt: $F_k(f_m, f_n)$. Statt dieser Konstruktion einer n-zeiligen Folge hätte man auch den Begriff des Erfülltseins von einem zweigliedrigen in einen $(n + 1)$-gliedrigen Relationsbegriff verwandeln können (n ist wieder die Zahl der verschiedenen semantischen Kategorien), im Falle der Theorie der zweigliedrigen Relationen also in einen dreigliedrigen Relationsbegriff, wobei die frühere Aussage „die Folge f erfüllt die Aussagefunktion $\mathfrak{F}$" in die neue Aussage „die Folge f von Individuen und die Folge F von Relationen erfüllen zusammen die Aussagefunktion $\mathfrak{F}$" umzuwandeln wäre. Der Begriff des Erfülltseins würde also eine Relation zwischen n unendlichen Folgen und einer Aussagefunktion darstellen.

Auch dieses Verfahren der mehrzeiligen Folgen (bzw. der Umwandlung des Erfüllungsbegriffs in einen $(n + 1)$-gliedrigen Relationsbegriff) versagt jedoch, wenn man zwar weiterhin annimmt, daß die Ordnungen der semantischen Kategorien eine gewisse endliche Zahl k nicht übersteigen, die Zahl der voneinander verschiedenen semantischen Kategorien dagegen unendlich groß ist[4] (denn es besteht keine Möglichkeit, in einer Sprache eine Relation zwischen n Folgen und den Aussagefunktionen zu formulieren, wenn die Zahl n unendlich wird). Dann ist das zweite Verfahren zur Anwendung zu bringen, welches TARSKI die „*Methode der semantischen Vereinheitlichung der Variablen*" nennt[5]. Im Fall der Sprache der zweigliedrigen Relationen werden den Individuen $x, y, \ldots$ zweigliedrige Relationen, $x^*, y^*, \ldots$ eineindeutig zugeordnet, wobei eine solche Relation x^* dann und nur dann zwischen zwei Individuen a und b gelten

[4] Diese Annahme ist natürlich mit der Voraussetzung einer endlichen Ordnungszahl verträglich. Bereits die verschiedenen n-gliedrigen Relationen (für $n = 2, 3, 4, \ldots$) zwischen Gegenständen derselben Kategorie gehören, obzwar derselben Ordnung, so doch unendlich vielen verschiedenen Kategorien an.

[5] Diese Methode ist natürlich ebenso im Falle einer endlichen Zahl verschiedener semantischer Kategorien anwendbar und kann dann auch dort an die Stelle der Methode der mehrzeiligen Folgen treten.

soll, wenn sowohl a wie b mit x identisch ist, d. h. also die Glieder dieser Relation erstens jeweils miteinander und zweitens auch mit jenem Element identisch sind, dem diese Relation auf Grund der Zuordnung entsprechen soll. Der bei der Definition des Erfüllungsbegriffs verwendete Begriff der unendlichen Folge braucht sich jetzt nur mehr auf einzeilige Folgen zu beziehen, da die Folge nur Glieder von ein und derselben semantischen Kategorie, nämlich zweigliedrige Relationen, aufweist. Die Interpretation der Aussagegrundfunktion muß jetzt allerdings entsprechend geändert werden, da wegen der Vereinheitlichung der Variablen diese Aussagegrundfunktion drei Variable von derselben semantischen Kategorie enthält statt wie früher eine Relations- und zwei Individuenvariable. So muß z. B. die Aussagefunktion „R_l (x_m, x_n)“, welche bisher die Bedeutung hatte „das Individuum x_m steht zum Individuum x_n in der Relation R_l“, nunmehr folgendermaßen interpretiert werden: „es gibt ein Individuum a und ein Individuum b, so daß zwischen a und b die Relation R_l besteht, und $x_m = a^*$ und $x_n = b^*$“. Da jetzt alle Variable zu einer einzigen Kategorie gehören, kann man so wie für die Sprache ***Kl*** den semantischen Begriff der Erfüllung als eine zweigliedrige Beziehung konstruieren, deren erstes Glied stets eine unendliche Folge von Relationen und deren zweites Glied stets eine Aussagefunktion darstellt. Eine unwesentliche technische Komplikation tritt dadurch auf, daß in einer Aussagefunktion Variable von verschiedener Ordnung dieselben Indizes aufweisen können, so daß es ohne eine eigene Festsetzung nicht klar ist, welche Glieder der Folge (nach Vornahme der Vereinheitlichung) den Variablen erster Ordnung und welche jenen zweiter Ordnung entsprechen sollen. Man kann dann z. B. die Festsetzung treffen, daß den Variablen erster Ordnung die Glieder der Folge mit ungeradem Index und den Variablen zweiter Ordnung die Glieder der Folge mit geradem Index entsprechen sollen. Wenn in der Metasprache der Theorie der zweigliedrigen Relationen die Individuenvariablen mit $\mathfrak{v}_i$, $\mathfrak{v}_j$, ... und die Relationsvariablen mit $\mathfrak{V}_i$, $\mathfrak{V}_j$, ... bezeichnet werden, so soll also einem $\mathfrak{v}_i$ ein Glied der Folge mit dem Index $2\,i - 1$ und einem $\mathfrak{V}_i$ ein Glied der Folge mit dem Index $2\,i$ entsprechen. Unter Verwendung des Begriffs einer unendlichen Folge F von Relationen, deren einzelne Glieder $F_1, F_2, \ldots$ sind, lautet die Erfüllungsbedingung für eine Aussagegrundfunktion $\mathfrak{V}_l$ $(\mathfrak{v}_m, \mathfrak{v}_n)$ also folgendermaßen: „Eine Folge F erfüllt die Aussagefunktion $\mathfrak{V}_l$ $(\mathfrak{v}_m, \mathfrak{v}_n)$ dann und nur dann, wenn es Individuen a und b gibt, so daß zwischen a und b die Relation F_{2l} besteht, wobei $a^* = F_{2m-1}$ und $b^* = F_{2n-1}$“. Der Sinn dieser Aussage besteht also darin, daß festgesetzt wird: Dann und nur dann, wenn es zwei Individuen a und b gibt, die in der Relation F_{2l} zueinander stehen und für die außerdem noch die Bedingung erfüllt ist, daß ihnen auf Grund der eineindeutigen Zuordnung zwischen Individuen und Relationen die zweigliedrigen Relationen F_{2m-1} und F_{2n-1} entsprechen, soll von der unendlichen Folge von Relationen F gelten, daß sie die Aussagefunktion $\mathfrak{V}_l$ $(\mathfrak{v}_m, \mathfrak{v}_n)$ erfüllt. Daß in der Definition der Erfüllung sowohl über Individuen wie über Relationen gesprochen wird, steht natürlich nicht im Widerspruch zur semantischen

Vereinheitlichung der Variablenkategorien, deren Funktion ja ausschließlich darin besteht, eine eineindeutige Zuordnung von Individuen und Relationen herzustellen, derart, daß die bei der Formulierung der Erfüllungsbedingung verwendete Folge F einerseits einzeilig sein kann, anderseits nicht inhomogen wird, sondern nur Ausdrücke ein und derselben Kategorie enthält.

Diese Methode also kann, wie TARSKI gezeigt hat, auch dort angewendet werden, wo die Zahl der verschiedenen semantischen Kategorien unendlich groß ist (die Ordnung hingegen endlich bleibt), so daß die Methode der mehrzeiligen Folgen versagt. Dabei ist es nicht erforderlich, daß die Vereinheitlichung die Zahl der verschiedenen semantischen Kategorien auf 1 reduziert, es genügt vielmehr eine Reduktion auf endlich viele verschiedene semantische Kategorien, da in diesem Falle dann die Methode der mehrzeiligen Folgen anwendbar wird. Bei der Definition des Wahrheitsbegriffs für jene Sprache, welche beliebige n-gliedrige Relationsvariable erster Ordnung enthält — deren Variable also zu unendlich vielen verschiedenen semantischen Kategorien gehören, da jeder n-gliedrige Relationsausdruck einer anderen Kategorie angehört als jeder m-gliedrige, sobald $n \neq m$ — kann man z. B. die Reduktion auf Variable von zwei verschiedenen semantischen Kategorien, etwa Individuen- und Klassenvariable, vornehmen. Dabei wird der auf PEIRCE zurückgehende Gedanke verwendet, daß man jede Relation als eine Klasse von Dingen interpretieren kann. Eine zweigliedrige Relation z. B. kann mit der Klasse all jener Paare identifiziert werden, zwischen denen diese Relation besteht und allgemein eine n-gliedrige Relation mit einer Klasse von n-gliedrigen Folgen, wobei jene und nur jene Folgen von Dingen $a_1; \ldots; a_n$ zu der betreffenden Klasse, die der vorgegebenen Relation entsprechen soll, gezählt werden, zwischen deren Elementen die n-gliedrige Relation besteht. Auf Grund einer solchen Umdeutung von beliebigen n-gliedrigen Relationen in Klassen würde eine Vereinheitlichung der Variablenkategorien noch immer nicht zustande kommen, wenn der Begriff der endlichen Folge so konstruiert worden wäre, daß stets eine n-gliedrige Folge einer anderen semantischen Kategorie zugehören würde als eine $n-1$-gliedrige Folge; denn dann würde auch eine Klasse von n-gliedrigen Folgen (also eine n-gliedrige Relation nach Vornahme ihrer klassentheoretischen Umdeutung) zu einer anderen semantischen Kategorie gehören als eine Klasse von $n-1$-gliedrigen Folgen (d. h. als eine $n-1$-gliedrige Relation in klassentheoretischer Deutung). Damit wären wir in bezug auf unser Ziel: die kategoriale Vereinheitlichung, aber nicht weitergekommen. Nun wurde jedoch an früherer Stelle der Begriff der endlichen Gegenstandsfolge allgemein als eine zweigliedrige Relation zwischen den Gegenständen und den natürlichen Zahlen konstruiert. Damit gehören alle Folgen zu derselben semantischen Kategorie und daher auch alle Klassen von solchen Folgen. Wir können also, da die Sprache nach Voraussetzung semantische Kategorien von nur endlich vielen Ordnungen enthält, für jede dieser Ordnungen in der oben geschilderten Weise eine Vereinheitlichung der Variablenkategorien vornehmen, so daß wir es nach Vornahme dieser Vereinheitlichung nur mehr mit Variablen von endlich vielen verschiedenen semantischen Kategorien zu tun haben. Darauf kann dann z. B. die Methode der mehrzeiligen Folgen angewendet werden, um einen Begriff des Erfülltseins einer Aussagefunktion zu definieren.

Abschließend zu diesem Spezialfall sei nur noch bemerkt, daß jene Kategorie, die zur Vereinheitlichung der übrigen gewählt wird, nicht von niedrigerer Ordnung sein darf als die Kategorie höchster Ordnung unter den ursprünglich vorliegenden Kategorien. Daher ist eine Herabsetzung der höchsten Ordnung der semantischen Kategorien auf diese Weise nicht möglich.

Wenn auch in dem zuletzt besprochenen Falle die verschiedenen semantischen Kategorien der Zahl nach als unendlich vorausgesetzt worden waren, so mußte doch für alle eine obere Schranke n (wo n eine natürliche Zahl ist) in bezug auf die Ordnung angenommen werden. Nimmt man hingegen an, daß auch die Ordnung nach oben hin nicht beschränkt ist, so daß also zu jeder vorgegebenen Variablen von bestimmter Ordnung eine andere von höherer Ordnung konstruiert werden kann, so versagen überhaupt alle bisherigen Wege der Definition des Begriffs der Erfüllung einer Aussagefunktion und damit auch des Begriffs der wahren Aussage. Sprachen dieser Art werden von Tarski sinngemäß als „Sprachen unendlicher Ordnung" bezeichnet. Die einfachste unter ihnen, nämlich die Sprache der allgemeinen Klassentheorie, ist zugleich die primitivste Sprache, in welcher sich der Gesamtgehalt der mathematischen Logik einschließlich eines logischen Aufbaues der Mathematik ausdrücken läßt. Der Grund für das Versagen der Definition des Begriffs des Erfülltseins und damit der Wahrheitsdefinition ist im Grunde ein recht einfacher. Da die Ausdrücke der Sprache zu unendlich vielen verschiedenen semantischen Kategorien gehören, kann, wie bereits im vorigen Falle, die Methode der mehrzeiligen Folgen nicht angewendet werden. Aber auch die Methode der semantischen Vereinheitlichung der Variablen wird unanwendbar, da die vereinheitlichende Kategorie stets von mindestens derselben Ordnung sein muß wie die Variable von höchster Ordnung der fraglichen Sprache. Kommen in der untersuchten Sprache dagegen Variable von beliebiger Ordnung vor, so ist die Wahl einer vereinheitlichenden Variablen daher nicht mehr möglich; denn von wie hoher Ordnung n diese auch sein möge, so kann man doch in der untersuchten Sprache stets Variable von höherer Ordnung angeben, die gemäß dem über die Ordnung der vereinheitlichenden Kategorie Gesagten nicht mehr von der letzteren umfaßt werden können. Dagegen ist es, wie aus dem Bisherigen hervorgeht, stets möglich, für einen Teil der betreffenden Sprache eine Wahrheitsdefinition aufzustellen, z. B. jenen Teil, der Variable von höchstens n-ter Ordnung für eine bestimmte vorgegebene endliche Zahl n enthält.

Man könnte vermuten, daß dieses Scheitern des Definitionsversuches eines allgemeinen Erfüllungsbegriffs für Aussagefunktionen und eines Wahrheitsbegriffs für Sätze in den Sprachen von unendlicher Ordnung kein unbedingtes ist, weil es doch an sich denkbar wäre, daß ein ganz anderer Weg zur Konstruktion eines Wahrheitsbegriffs führen würde, der ebenfalls der Konvention *A* genügt. Doch ist dies nicht der Fall. Vor der genaueren Begründung dieser Behauptung möge eine Bemerkung gemacht werden, welche die Ordnung der semantischen Kategorien der Metasprache betrifft und auf Grund deren es bereits von vornherein als unwahrscheinlich erscheinen muß, hier eine positive Lösung zu erwarten. Der Begriff der Erfüllung einer Aussagefunktion wurde bisher immer als Relationsbegriff konstruiert. Das eine Glied der Relation bildete eine ein- oder mehrzeilige bzw. eine Elemente der vereinheitlichenden Kategorie enthaltende unendliche Folge von Gegenständen, das andere Glied eine Aussagefunktion. Das Relationsprädikat „erfüllt" geht also durch Einsetzung aus dem Schema „x steht in der Relation R zu z" hervor, wo für x die betreffende unendliche Folge, für z die Aussagefunktion und für R der Begriff „erfüllt" eingesetzt wird. Wenden wir nun das Prinzip der Ordnung einer semantischen Kategorie auf diesen Fall an, so ergibt sich, daß die Variable „R" von höherer Ordnung sein muß als die Relationsglieder x und z. Da nun aber für x eine Folge eingesetzt wird, unter deren Gliedern auch Gegenstände vorkommen, welche dieselbe Ordnung besitzen wie die Variablen der Objektsprache von höchster Ordnung, so müssen jene Gegenstandsfolgen von höherer Ordnung sein als alle diese Variablen. Daher muß a fortiori die metasprachliche Variable „R" und damit auch der Begriff der Erfüllung einer Satzfunktion von höherer Ordnung sein als alle Variablen der Objektsprache. Dies macht jetzt eine genauere Präzisierung einer früheren Bemerkung möglich, nämlich jene, wonach eine Metasprache, welche die Definition aller semantischen Begriffe — insbesondere auch die der Erfüllung einer Aussagefunktion und die der Wahrheit von Sätzen — gestattet, immer wesentlich reicher sein muß als die untersuchte Objektsprache. Man kann jetzt sagen: *dieser wesentlich größere Reichtum besteht darin, daß die Metasprache stets Variable von höherer Ordnung enthalten muß als die Objektsprache*. Weisen daher die Ordnungen der Variablen der Objektsprache nach oben hin keine Beschränkung auf, wie dies bei den Sprachen von unendlicher Ordnung der Fall ist, so ist diese Voraussetzung für die Metasprache nicht mehr erfüllbar.

Einen direkten Nachweis der Unmöglichkeit einer formal korrekten wie inhaltlich zutreffenden Definition des Begriffs der wahren Aussage im Rahmen solcher Sprachen von unendlicher Ordnung hat TARSKI in der Weise erbracht, daß er ein Verfahren angab, wonach sich die eingangs erörterte Wahrheitsantinomie wieder konstruieren läßt, sofern man annimmt, daß innerhalb der zu einer Objektsprache von unendlicher Ordnung gehörenden Metasprache eine der Konvention *A* genügende Definition des Begriffs der wahren Aussage erfolgt sei. Der dabei zutage tretende Grundgedanke ist einfach und soll daher kurz skizziert werden, wieder unter Vernachlässigung gewisser technischer Einzelheiten.

Bei der Konstruktion der Wahrheitsantinomie für Sprachen von unendlicher Ordnung beschränken wir uns auf die Sprache der allgemeinen

Klassentheorie, symbolisch mit K_∞ bezeichnet, welche Klassenvariable von beliebig hoher Ordnung enthält. Das für diese einfachste bekannte Sprache von unendlicher Ordnung Gesagte gilt dann a fortiori für alle reicheren Sprachen von unendlicher Ordnung ebenfalls. Wir nehmen an, daß in der Metasprache von K_∞ eine Definition des Begriffs der wahren Aussage erfolgt sei. Es wird nun von der sogenannten Arithmetisierung der Metasprache[6] Gebrauch gemacht. Diese beruht auf dem Gedanken, daß, wie viele undefinierte Zeichen die Objektsprache auch enthalten mag und wie die Regeln zur Bildung von Ausdruckskomplexen aus diesen Zeichen auch immer beschaffen sein mögen, die Zahl der Ausdrücke von verschiedener Gestalt in der Objektsprache höchstens abzählbar unendlich sein kann. Es muß daher möglich sein, eine eineindeutige Abbildung $\mathfrak{A}$ der Ausdrücke der Objektsprache auf die natürlichen Zahlen herzustellen, d. h. also eine solche Zuordnung zwischen den beiden Bereichen, daß jedem Ausdruck von K_∞ eine und nur eine ganz bestimmte natürliche Zahl entspricht. Zum Zwecke der Durchführung dieser Zuordnung denke man sich die Ausdrücke von K_∞ in einer unendlichen Folge F angeordnet, wobei jedes Glied F_i der Folge einen Ausdruck der Objektsprache darstellt, der in dieser Folge nur einmal vorkommt. Durch diese Zuordnung werden alle metatheoretischen Aussagen über Ausdrücke und Ausdruckskomplexe von K_∞ zu Aussagen über Zahlen und Zahlbeziehungen; denn es wird ja durch diese Zuordnung auch jeder Klasse von Ausdrücken eine Klasse von Zahlen, jeder Relation zwischen Ausdrücken eine solche zwischen Zahlen, jeder Operation an Ausdrücken eine solche an Zahlen usw. zugeordnet. Man kann dies so ausdrücken, daß man sagt: Auf diese Weise findet man für die Metasprache ein Modell (= wahre Interpretation) im Rahmen der Lehre von den natürlichen Zahlen. Nun kann aber, wie sich beweisen läßt, diese ganze Lehre von den natürlichen Zahlen auch im Rahmen von K_∞ selbst dargestellt werden, was nichts anderes bedeutet, als daß sich auf Grund der erwähnten Zuordnung der gesamte Gehalt der Metatheorie in K_∞ vollständig „nachzeichnen" läßt.

Wenn wir eine bestimmte Aussage $\mathfrak{S}_i$ von K_∞ betrachten, so muß wegen der vorausgesetzten Definition eines inhaltlich adäquaten Wahrheitsbegriffs $\mathfrak{W}$ in der Metasprache jeder aus dem Schema A „X ist F dann und nur dann wenn p" entstehende Satz aus dieser Definition ableitbar sein, welcher in der Weise zustande kommt, daß für „X" das Symbol „$\mathfrak{S}_i$", für „F" das Prädikat „$\mathfrak{W}$" und für „p" eine Übersetzung von $\mathfrak{S}_i$ in die Metasprache eingesetzt wird. Insbesondere kann der Satz $\mathfrak{S}_i$ so konstruiert sein, daß seine Übersetzung in die Metasprache den Charakter einer Funktion hat, die sich ausschließlich mit Hilfe von Ausdrücken der Arithmetik bilden läßt. Nun kann man aber in der Metasprache auch den Ausdruck „$\mathfrak{S}_i$ ist nicht $\mathfrak{W}$" bilden, also die Negation der ersten Hälfte des zuletzt angeführten Satzes. Auf Grund der Arithmetisierung der Metasprache entspricht diesem Ausdruck wiederum eine arithmetisch formulierbare Funktion, etwa die Funktion Φ. Wenn man

[6] Diese Arithmetisierung hat erstmals Gödel in seiner Abhandlung über formal unentscheidbare Sätze der Principia Mathematica vorgenommen.

die Konstruktion von $\mathfrak{S}_l$ geschickt anstellt, so wird man im letzten Falle dieselbe Funktion erhalten wie jene, die bei der Einsetzung in das Schema A erhalten wurde, womit man zwei Aussagen gewonnen hat, die zueinander in Widerspruch stehen.

Es möge also $\mathfrak{G}$ eine in M erfolgte Definition der unendlichen Folge der Ausdrücke von K_∞ sein, $\mathfrak{G}_i$, $\mathfrak{G}_j$, ... die einzelnen Glieder davon. Die Individuen von K_∞ (bzw. die sie bezeichnenden Symbole) seien von der ersten Ordnung, die Klassen von Individuen von zweiter Ordnung und die Klassen von Klassen von Individuen daher von dritter Ordnung. Unter den letzteren kommen auch die natürlichen Zahlen vor, wie sie im Rahmen von K_∞ definiert werden. Als Klassenvariable dritter Ordnung möge das Symbol „n“ verwendet werden. Metasprachliche Namen der Variablen von K_∞ seien die Symbole „$\mathfrak{v}_j^k$“, wobei der obere Index zur Kennzeichnung der Ordnung, der untere dagegen nur zur Unterscheidung der verschiedenen Variablen dient. In der Aussagefunktion $\mathfrak{F}_l$ komme die Variable „n“ frei vor. Die Bindung dieser Variablen mittels vorangestellten Existenzzeichens werde metasprachlich beschrieben durch den Ausdruck „$(E\,\mathfrak{v}_1^3)\,\mathfrak{F}_l$“. Es ist nun möglich, innerhalb der Objektsprache K_∞ eine Funktion $\mathfrak{f}_k$ zu bilden, in der „n“ als einzige freie Variable vorkommt und welche bei inhaltlicher Deutung besagt, daß die Klasse n — n ist ja eine Klasse von Klassen von Individuen — aus jenen und nur jenen Individuenklassen besteht, die genau k Elemente enthalten, mit anderen Worten, daß die Klasse n mit der Zahl k identisch ist, wobei k eine bestimmte natürliche Zahl ist.

In der Metasprache wurde laut Annahme das Prädikat „$\mathfrak{W}$“ definiert, welches den Begriff „wahr in K_∞“ repräsentiert. Wir können „$\mathfrak{W}$“ statt als Prädikat als Namen für eine Klasse, nämlich der Klasse der wahren Aussagen von K_∞, auffassen. Ist die Wahrheitsdefinition in M adäquat, so gilt für jeden Satz $\mathfrak{S}_i$ von K_∞ daher $\mathfrak{S}_i \in \mathfrak{W}$ oder $\mathfrak{S}_i \,\overline{\in}\, \mathfrak{W}$, wobei die Symbole „$\in$“ und „$\overline{\in}$“ das Enthaltensein bzw. Nichtenthaltensein eines Elementes in einer Klasse bezeichnen sollen.

Wir betrachten nun den Ausdruck „$(E\,\mathfrak{v}_1^3)\,(\mathfrak{f}_n \,.\, \mathfrak{G}_n) \,\overline{\in}\, \mathfrak{W}$“[7]. Wenn wir „$n$“ dabei als freie Variable nehmen, so ist dieser Ausdruck eine Aussagefunktion innerhalb der Metasprache. Wegen der Möglichkeit einer Arithmetisierung von M kann man ihr daher eine solche Funktion ein-

[7] Der Punkt zwischen $\mathfrak{f}_n$ und $\mathfrak{G}_n$ drückt wieder die konjunktive Zusammenfassung aus. Der Ausdruck „$(E\,\mathfrak{v}_1^3)\,(\mathfrak{f}_n \,.\, \mathfrak{G}_n)$“ stellt keine Aussagefunktion dar, sondern eine Namensfunktion. Wenn wir darin den variablen Index „n“ durch den Namen einer natürlichen Zahl, etwa „7“, ersetzen, so entsteht der Ausdruck „$(E\,\mathfrak{v}_1^3)\,(\mathfrak{f}_7 \,.\, \mathfrak{G}_7)$“, welcher nun erst der Name eines bestimmten Existenzsatzes der Objektsprache ist. Da in „$(E\,\mathfrak{v}_1^3)\,(\mathfrak{f}_n \,.\, \mathfrak{G}_n) \,\overline{\in}\, \mathfrak{W}$“ vor dem „$\overline{\in}\, \mathfrak{W}$“ kein Name, sondern eine Namensfunktion steht, ist das Ganze keine Aussage, sondern eine Aussagefunktion der Metasprache. Eine metasprachliche Aussage hingegen wäre z. B. der Ausdruck „$(E\,\mathfrak{v}_1^3)\,(\mathfrak{f}_7 \,.\, \mathfrak{G}_7) \,\overline{\in}\, \mathfrak{W}$“. Man verwechsle nicht den variablen unteren Index von „$\mathfrak{f}_n$“ und „$\mathfrak{G}_n$“ mit der Variablen „n“, die in $\mathfrak{f}_n$ (also nicht in „$\mathfrak{f}_n$“) vorkommt. Die freie Variable „n“ von $\mathfrak{f}_n$ ist durch das $(E\,\mathfrak{v}^3{}_1)$ gebunden, dagegen ist der untere Index „n“ in „$\mathfrak{f}_n$“ sowie in der ganzen Aussagefunktion „$(E\,\mathfrak{v}_1^3)\,(\mathfrak{f}_n \,.\, \mathfrak{G}_n) \,\overline{\in}\, \mathfrak{W}$“ frei.

eindeutig zuordnen, die ausschließlich mit Begriffen der Arithmetik definiert ist, wobei diese zahlentheoretische Funktion dem obigen Ausdruck für beliebiges n äquivalent ist. Diese Funktion heiße Φ_n. Wegen der eineindeutigen Zuordnungsbeziehung zwischen Φ_n und dem obigen Ausdruck kann man daher den folgenden allgemeinen Satz aufstellen:

I. Für jedes beliebige n gilt $(E\,\mathfrak{v}_1^3)\,(\mathfrak{f}_n \,.\, \mathfrak{G}_n)\ \bar{\in}\ \mathfrak{W}$ dann und nur dann, wenn Φ_n.

Wir wissen nun, daß die Sprache K_∞ zur Begründung der Lehre von den natürlichen Zahlen ausreicht. Die Funktion Φ_n muß daher in K_∞ selbst vorkommen. Sie muß daher ein Element der Folge $\mathfrak{G}$ sein; denn diese Folge enthält ja alle Ausdrücke aus K_∞. Es möge Φ_n das k-te Glied der Folge $\mathfrak{G}$ sein, d. h. also $\mathfrak{G}_k$.

Da I. für beliebiges n gilt, kann man eine Spezialisierung für den Fall $n = k$ vornehmen und erhält so den Satz:

I'. $(E\,\mathfrak{v}_1^3)\,(\mathfrak{f}_k \,.\, \mathfrak{G}_k)\ \bar{\in}\ \mathfrak{W}$ dann und nur dann, wenn Φ_k.

Durch die Spezialisierung der Variablen n zu einer bestimmten Zahl k ist aber der Ausdruck $(E\,\mathfrak{v}_1^3)\,(\mathfrak{f}_k \,.\, \mathfrak{G}_k)$ zu einer Aussage von K_∞ geworden. Wir können daher das Schema A anwenden; denn wir haben ja angenommen, daß eine adäquate Definition von „wahr in K_∞" in M erfolgt sei. Wir müssen also von der Satzfunktion „$X \in F$ dann und nur dann, wenn p" ausgehen, für „X" einen Namen der fraglichen Aussage, für „F" das Klassensymbol „$\mathfrak{W}$" und für „p" eine Übersetzung des Satzes in die Metasprache einsetzen. Dieser Satz muß dann aus der Wahrheitsdefinition ableitbar sein. Als Namen für die betreffende Aussage können wir den Ausdruck „$(E\,\mathfrak{v}_1^3)\,(\mathfrak{f}_k \,.\, \mathfrak{G}_k)$" selbst einsetzen; denn er bezeichnet ja gerade den fraglichen Satz der Objektsprache K_∞. Um seine Übersetzungen in die Metasprache zu erhalten, muß man sich seine Bedeutung klar machen. Da f_k die Identität von n mit k aussagt, welches n durch das vorangestellte Existenzzeichen gebunden ist, und $\mathfrak{G}_k$ die Funktion Φ_n bezeichnet, so lautet die Übersetzung dieses Ausdruckes: „Es gibt ein n, welches mit k identisch ist und Φ_n", was dasselbe bedeutet wie „Φ_k". Die Ausfüllung des Schemas A ergibt somit den Satz:

II. $(E\,\mathfrak{v}_1^3)\,(\mathfrak{f}_k \,.\, \mathfrak{G}_k) \in \mathfrak{W}$ dann und nur dann, wenn Φ_k.

Satz I'. und II. stehen in Widerspruch zueinander. Damit ist gezeigt, daß eine Definition des Begriffs der wahren Aussage, die nicht zu Widersprüchen führt, im Rahmen von K_∞ unmöglich ist. Da K_∞ die einfachste bekannte Sprache von unendlicher Ordnung ist, gilt dies erst recht für alle übrigen Sprachen von unendlicher Ordnung.

Die Antinomie kommt also, intuitiv formuliert, so zustande: Wir bilden einen Ausdruck $\mathfrak{S}_i\ \bar{\in}\ \mathfrak{W}$. Auf Grund der arithmetischen Interpretation von M wird diesem Ausdruck eine Zahlfunktion Φ zugeordnet, so daß wir einen Satz aussprechen können, in welchem der Ausdruck „$\mathfrak{S}_i\ \bar{\in}\ \mathfrak{W}$" durch „dann und nur dann wenn" mit „Φ" verbunden ist. Der so gebildete Satz hat mit dem Schema A natürlich gar nichts zu tun. Da aber der vor „$\bar{\in}\ \mathfrak{W}$" stehende Ausdruck ein Satzname ist, muß wegen der vorausgesetzten Wahrheitsdefinition die Einsetzung in die Konvention A einen in der Metasprache beweisbaren Satz ergeben. Da die inhaltliche Bedeutung von $\mathfrak{S}_i$ gerade jene Funktion ist, entsteht derselbe Äquivalenzsatz wie im ersten Fall, nur mit „$\mathfrak{S}_i \in \mathfrak{W}$" statt „$\mathfrak{S}_i \bar{\in} \mathfrak{W}$" im ersten Teilsatz.

Diesem negativen Resultat stehen nur zwei positive Momente gegenüber:

1. Ist es auch unmöglich, für eine Sprache von unendlicher Ordnung eine allgemeine Definition des Begriffs der wahren Aussage zu liefern, so kann doch aus jeder solchen Sprache ein Teilsystem, in welchem die Variablen eine Begrenzung in bezug auf ihre Ordnung aufweisen, „herausgeschnitten" und für dieses Teilsystem eine allen formalen Anforderungen genügende Wahrheitsdefinition geliefert werden. Denn in einem derartigen Teilsystem sind wegen der Begrenzung der Ordnungen die früher erörterten Verfahren anwendbar.

2. Wenn auch das Wahrheitsprädikat für eine Sprache von unendlicher Ordnung nicht mittels einer Definition eingeführt werden kann, so schließt dies nicht die Möglichkeit einer Einführung des Wahrheitsbegriffs überhaupt aus. Man kann vielmehr, wie Tarski bemerkt hat, einen wenn auch nicht ganz befriedigenden Ersatz darin finden, daß man das Prädikat „wahr in S" als undefiniertes Grundprädikat zu den übrigen Prädikatausdrücken der Metasprache hinzunimmt und seine wesentlichen semantischen Eigenschaften axiomatisch charakterisiert. Diese axiomatische Umschreibung geschieht durch ein System von unendlich vielen Axiomen, welches aus all jenen Sätzen besteht, die aus der Einsetzung in die Konvention A entstehen. Sie können dann als „Axiome der Theorie der Wahrheit" zu den übrigen Axiomen der Metawissenschaft hinzugefügt werden. Tarski hat gezeigt[8], daß die Metawissenschaft, falls sie vor einer derartigen Einführung des Wahrheitsprädikates widerspruchsfrei war, auch nach Hinzufügung dieser unendlichen vielen „Wahrheitsaxiome" widerspruchsfrei bleibt. Der Grund, warum dieses Vorgehen nicht als ein befriedigender Ersatz für die Wahrheitsdefinition anzusehen ist, besteht darin, daß dieses Axiomensystem nicht so wie die Wahrheitsdefinition alle Eigenschaften des Wahrheitsprädikates liefert, z. B. nicht den Beweis des Satzes vom Widerspruch, wonach für jeden Satz von S gilt, daß entweder er oder seine Negation nicht wahr ist, gestattet.

Wir wollen uns nun zusammenfassend nochmals einen systematischen Überblick über die verschiedenen Möglichkeiten einer Wahrheitsdefinition für formalisierte Sprachen verschaffen. Dabei sollen alle Sprachen nach dem Prinzip der zunehmenden Komplikation einer Definition des Wahrheitsbegriffs oder, wie man umgekehrt auch sagen könnte: nach dem Prinzip abnehmender Trivialität dieser Definition, zu Gruppen zusammengefaßt werden.

I. Der einzige vollkommen triviale Fall ist derjenige, in dem die fraglichen Sprachen nur eine endliche Anzahl von Sätzen enthalten. Die Endlichkeit der Klasse aller Aussagen kann entweder dadurch zustande kommen, daß sämtliche Aussagen explizit angeführt werden oder dadurch, daß zwar der Begriff „Satz in S" rekursiv über einer endlichen Klasse

---

[8] [Metamathematics], S. 256ff.

von elementaren Aussagen oder Aussagefunktionen definiert, dabei jedoch gleichzeitig eine obere Schranke für die Anzahl der zulässigen logischen Operationen zur Bildung komplexerer Aussagen angegeben wird (so daß also z. B. die Prozesse der Zusammenfassung von Aussagen zu Konjunktionen, Disjunktionen, des Voranstellens des Allquantors vor Aussagefunktionen mit freien Variablen usw. nicht beliebig oft iteriert werden dürfen). In solchen *Sprachen mit endlicher Satzzahl* kann die Wahrheitsdefinition einfach in der Weise vorgenommen werden, daß für sämtliche Aussagen die Angabe der Wahrheitsbedingungen durch Einsetzung in die Konvention *A* erfolgt und die so gewonnenen Teildefinitionen disjunktiv zusammengefaßt werden. Enthält die Sprache *S* insgesamt *n* Sätze, so besteht die Definition von „wahr in *S*" in einem Satz von der Gestalt „x ist wahr in *S* dann und nur dann wenn p und ($x = \mathfrak{S}_1$ und $p = p_1$) oder ($x = \mathfrak{S}_2$ und $p = p_2$) oder ... oder ($x = \mathfrak{S}_n$ und $p = p_n$)", wobei $\mathfrak{S}_1, \mathfrak{S}_2, \ldots, \mathfrak{S}_n$ die *n* Aussagen von *S* und „p_1", „p_2", ..., „p_n" die Übersetzungen dieser *n* Aussagen in die Metasprache darstellen. Die Trivialität dieses einfachsten Falles einer Wahrheitsdefinition besteht darin, daß die sonst stets erforderliche Aufsplitterung in das als Adäquatheitskriterium für eine vorgeschlagene Definition dienende Schema A und die eigentliche Definition hier hinwegfällt; denn die Definition erfolgt durch unmittelbare Ausfüllung jenes Schemas. Dadurch ist auch die Adäquatheit der Wahrheitsdefinition hier unmittelbar gewährleistet. Der logische Charakter der Sätze des Sprachsystems ist für die Wahrheitsdefinition in diesem Falle ohne Relevanz. Es spielt also keine Rolle, ob die Sätze alle atomaren Charakter oder darüber hinaus molekularen oder sogar generellen Charakter haben. Ist die Anzahl *n* dieser Sätze groß und lassen sich die Sätze strukturell zu bestimmten Gruppen zusammenfassen (z. B. zu bestimmten Arten von Atomsätzen oder Molekularsätzen), so kann es sich als zweckmäßig erweisen, den Begriff „wahr in *S*" in kürzerer Weise auf rekursivem Wege nach einem der weiter unten angeführten Muster einzuführen. Damit wäre aber dann auch der triviale Fall verlassen und die Adäquatheit der so gewonnenen Wahrheitsdefinition wäre unter Heranziehung der Konvention *A* zu prüfen.

II. Der nächste, bereits etwas schwierigere Fall ist jener, in dem die fragliche Sprache unendlich viele Sätze, jedoch keine Variablen (und damit auch keine generellen Aussagen) enthält. Für solche *Sprachen von elementarer Struktur mit unendlicher Satzzahl* wird dasjenige, was sich für den Fall I nur unter Umständen als zweckmäßig erweist, zur Notwendigkeit, nämlich die Aufsplitterung in das Schema A und die eigentliche Wahrheitsdefinition. Die letztere kann hier nicht mehr durch Ausfüllung des Schemas A zustande kommen, da wir für diesen Zweck unendlich viele Teildefinitionen — nämlich die Wahrheitsbedingungen für sämtliche unendlich vielen Aussagen der Sprache — zu bilden und diese danach disjunktiv zusammenzufassen hätten. Wir können aber nicht unendlich viele Aussagen anschreiben. Der Charakter der Wahrheitsdefinition wird von der Beschaffenheit des Sprachsystems abhängen. Zwei Fälle sind hier zu unterscheiden.

A. Die unendliche Anzahl der Sätze kann dadurch zustande kommen, daß die Sprache ein unendliches Vokabular an deskriptiven Zeichen enthält, wodurch unendlich viele verschiedene Atomsätze gebildet werden können, ohne daß daraus komplexere Aussagen mittels logischer Operationen gebildet würden. Man könnte hier von *Atomsatzsprachen mit unendlicher Satzzahl* sprechen. Die Sprache kann unendlich viele Individuenkonstante (z. B. Bezeichnungen für die einzelnen natürlichen Zahlen) oder unendlich viele ein- und mehrstellige Prädikatausdrücke (die aber nur zu endlich vielen verschiedenen semantischen Kategorien gehören dürfen) oder beides enthalten. Die Atomsätze lassen sich zu endlich vielen Strukturtypen (z. B. einfache Prädikationen mit einem einstelligen Prädikatausdruck, einfache Prädikationen mit einem vierstelligen Prädikatausdruck usw.) zusammenfassen und für jeden dieser Typen ist die Wahrheitsbedingung explizit zu formulieren. Es ist übrigens leicht zu sehen, daß auch dieser Fall auf das unter I beschriebene Verfahren zurückführbar ist, sofern man gestattet, daß zur Ausfüllung in das Schema A für „x" nicht nur Namen individueller Sätze, sondern strukturelle Beschreibungen von Satzarten eingesetzt werden dürfen, die unendlich viele Einzelfälle unter sich befassen können. Die explizite Wahrheitsdefinition hätte dann etwa zu lauten „x ist wahr in S dann und nur dann wenn p und $\{(x$ hat die Gestalt $\mathfrak{pr}_i$ $(\mathfrak{in}_j)$ und p besagt, daß das durch $\mathfrak{in}_j$ bezeichnete Individuum die durch $\mathfrak{pr}_i$ bezeichnete Eigenschaft hat) oder $\ldots\}$", wobei durch die drei Punkte „. . ." angedeutet wird, daß eine endliche Disjunktion vorliegt, in welcher für jeden Strukturtypus von atomaren Aussagen die Wahrheitsbedingung explizit formuliert wurde.

B. Die unendliche Satzzahl kann dadurch entstehen, daß das Sprachsystem logische Zeichen enthält, die beliebig oft auf vorgegebene Aussagen angewendet werden können. Das System kann dann sogar ein endliches Vokabular an deskriptiven Zeichen und damit überhaupt ein endliches Vokabular enthalten (denn Variable sollen ja nach Voraussetzung in der Sprache nicht vorkommen). Man könnte solche Sprachen als *Molekularsatzsprachen mit unendlicher Satzzahl* bezeichnen. Die Wahrheitsdefinition muß gemäß der Wahrheitstabellenmethode auf rekursivem Wege erfolgen. Dieser Definition muß daher eine rekursive Definition von „Satz in S" vorangehen. Die Adäquatheit der Wahrheitsdefinition ist durch Heranziehung der Konvention A eigens zu überprüfen. Enthält die Sprache ein endliches Vokabular, dann ist auch die Anzahl der Atomsätze, aus denen mittels logischer Konstanten Aussagen von molekularer Struktur gebildet werden, endlich (diesen Typus hat z. B. das früher im Detail beschriebene System S_1). Ist das Vokabular unendlich, so entsteht die Unendlichkeit der Satzzahl auf doppelte Weise: durch die unendlich vielen Atomsätze, welche in der Sprache gebildet werden können, und durch die beliebig oftmalige Iteration der logischen Operationen. Die Zusammenfassung der Atomsätze zu Strukturtypen muß daher mit der Wahrheitstabellenmethode zur Einführung der logischen Konstanten verknüpft werden, um eine rekursive Definition von „wahr in S" zu erzielen. Infolge ihres rekursiven Charakters ist die Wahrheitsdefinition nicht mehr von der Trivialität des Falles I (und eventuell II A). Sie ist jedoch auch jetzt noch in dem anderen Sinne trivial, als sie direkt erfolgen kann, ohne daß zuvor ein anderer semantischer Begriff eingeführt werden müßte, auf den der Wahrheitsbegriff zurückzuführen wäre.

III. Eine neuerliche Komplikation in der Wahrheitsdefinition tritt auf, wenn wir uns generalisierten Sprachen zuwenden. Wir betrachten zunächst den einfachsten Fall einer *generalisierten Sprache mit endlichem Vokabular*. Dann ist insbesondere auch die Anzahl der in der Sprache vorkommenden Variablen endlich. Eine solche Sprache kann eine Molekularsatzsprache als Teilsprache enthalten. Dann kommen in ihr wiederum Atomsätze vor, aus denen mittels logischer Konstanten Sätze von molekularer Struktur gebildet werden können. Insofern ergibt sich keine neue Problematik. Gemäß der rekursiven Definition von „Satz in S" werden aber jetzt Sätze nicht nur aus Sätzen gebildet, sondern entstehen zum Teil aus Satz- oder Aussagefunktionen durch Bindung der freien Variablen mittels All- und Existenzquantoren. So weit dies der Fall ist, muß der rekursiven Definition von „Satz in S" eine rekursive Definition von „Satzfunktion in S" vorangestellt werden. Ebenso muß der rekursiven Definition von „wahr in S" eine rekursive Definition des Begriffs des Erfülltseins einer Satzfunktion (durch Gegenstände des Bereiches) vorangehen. Die Wahrheitsdefinition muß, so weit sie sich auf generelle Sätze bezieht, von diesem zuvor eingeführten Erfüllungsbegriff Gebrauch machen. Wir können auch hier mehrere Spezialfälle unterscheiden.

A. Der einfachste Fall liegt dann vor, wenn sämtliche elementaren Satzfunktionen zu derselben semantischen Kategorie gehören, also z. B. einstellige Prädikatausdrücke mit einer Individuenvariablen sind. Unter diesen Typus fällt das früher beschriebene System S_g (S. 67 f.). Die rekursive Definition der Begriffe der Satzfunktion in S und des Erfülltseins in S erfolgt ganz analog den rekursiven Definitionen der Begriffe „Satz in S" und „wahr in S" für Molekularsprachensysteme. Nach Vornahme dieser Definitionen kann die Wahrheitsbedingung für einen Satz von der Gestalt „$(x)\,Gx$"[9] in der Metasprache stets (unter Verwendung der ebenfalls vorangehenden Wertregeln) so formuliert werden: „Der Satz ‚$(x)\,Gx$' ist wahr in S genau dann, wenn alle Gegenstände des Wertbereiches von ‚x' die Aussagefunktion ‚Gx' erfüllen". In analoger Weise kann die Wahrheitsdefinition für Existenzsätze erfolgen (wobei natürlich einer der beiden Quantoren zuvor definitorisch auf den anderen zurückgeführt worden sein mag). Wie aus dieser Definition hervorgeht, stützt sich der Wahrheitsbegriff dabei auf den Erfüllungsbegriff.

B. Nicht wesentlich anders liegen die Dinge, wenn die elementaren Aussagefunktionen zwar zu endlich vielen verschiedenen semantischen Kategorien gehören, die Variablen jedoch alle von derselben Kategorie

[9] Das „G" steht nicht für eine Prädikatvariable, sondern für eine Prädikatkonstante. Die Einklammerung der Individuenvariablen hinter dem Prädikat lassen wir hier und im folgenden der Einfachheit halber fort.

sind. Dieser Fall ist z. B. dann gegeben, wenn in der Sprache ein- und zweistellige Prädikatausdrücke (oder ein- bis n-stellige Prädikatausdrücke bei festem endlichen n) mit Individuenvariablen vorkommen. Zum Unterschied gegenüber dem Fall A muß hier für jeden Strukturtypus von elementaren Aussagefunktionen die Erfüllungsbedingung explizit formuliert werden. Außerdem sind jetzt auch die Erfüllungsbedingungen für Aussagefunktionen zu formulieren, die mit einem All- oder Existenzquantor beginnen, sofern nämlich die Aussagefunktion mehrere Variable enthält (z. B. „$(y)\, Gxy$"). Alles weitere verläuft wie unter A.

C. Wegen der Endlichkeit des Vokabulars kann bereits an dieser Stelle sogar jener Fall in Betracht gezogen werden, daß die Sprache Variable enthält, die zu verschiedenen semantischen Kategorien gehören. In der Formulierung der Wertregeln erweist es sich hierbei als zweckmäßig, so viele Gegenstandsbereiche zugrunde zu legen, als das betreffende System verschiedene semantische Kategorien enthält. Nehmen wir an, daß das System eine Prädikatvariable „P" und eine Individuenvariable „x" enthalte. Zum Wertbereich von „P" gehören bestimmte Eigenschaften und zum Wertbereich von „x" bestimmte Individuen. Die Erfüllungsbedingung für „Px" kann dann etwa so formuliert werden: „Die Aussagefunktion ‚Px' (mit den beiden Variablen ‚P' und ‚x') wird durch ein geordnetes Paar von Gegenständen $B; a$, wobei der Gegenstand B aus dem ersten und der Gegenstand a aus dem zweiten Bereich stammt, genau dann erfüllt, wenn $B\,a$". Im übrigen treten auch für diesen Sprachtypus keine weiteren Komplikationen auf.

IV. Die unter III angeführten Sprachen waren alle dadurch charakterisiert, daß die semantische Definition von „wahr in S" nicht auf direktem rekursivem Wege erfolgen konnte, sondern einen Umweg über den Erfüllungsbegriff einzuschlagen hatte. Infolge der Endlichkeit des Vokabulars und damit der Endlichkeit der Anzahl von verschiedenen Variablen erwies sich hierbei die Verwendung eines eigenen technischen Kunstgriffes als nicht erforderlich. Dasselbe gilt sogar für den Fall, daß das Vokabular einer generalisierten Sprache zwar unendlich ist, jedoch nur eine Unendlichkeit von deskriptiven Ausdrücken, nicht hingegen von Variablen vorliegt. Eine neuerliche Schwierigkeit tritt auf, *wenn sämtliche Variablen* zwar noch immer *zu einer und derselben semantischen Kategorie gehören, ihre Anzahl jedoch unendlich groß ist.* Dann ist es nicht mehr ohne weiteres möglich, einen einheitlichen Begriff des Erfülltseins einer Aussagefunktion zu definieren. Wir müßten dazu nämlich diesen Begriff für alle unendlich vielen Fälle, in denen irgendwelche Variable aus der unendlichen Gesamtheit von Variablen in Aussagefunktionen vorkommen, eigens definieren und stoßen damit wieder auf die Schwierigkeit, daß wir nicht unendlich viele Definitionen anschreiben können. Die Behebung dieser Schwierigkeit erfolgt durch Verwendung des Begriffs einer unendlichen Gegenstandsfolge. An die Stelle solcher Wendungen wie „ein Gegenstand a erfüllt die Aussagefunktion ‚$G\,x$' (mit konstantem ‚G') genau dann wenn . . ." tritt jetzt die Wendung „eine unendliche Folge F von Gegenständen des Wertbereiches erfüllt die Aussagefunktion $\mathfrak{F}$ genau dann, wenn ...", wobei kraft Festsetzung jeweils nur jene Glieder der unendlichen Folge in Betracht gezogen werden, welche dieselben Indizes aufweisen, wie die in $\mathfrak{F}$ vorkommenden freien Variablen, die übrigen Glieder von $\mathfrak{F}$ hingegen unberücksichtigt bleiben[10]. Die Erfüllungsbedingung für Aussagefunktionen mit All- und Existenzquantoren kann dann in der früher angegebenen Weise ebenfalls definiert werden. Indem man schließlich Sätze als Grenzfälle von Satzfunktionen, nämlich solche, die keine freien Variablen mehr enthalten, auffaßt, läßt sich der Begriff des wahren Satzes durch die Bedingung definieren, daß der Satz von jeder unendlichen Gegenstandsfolge erfüllt wird. Man kann auch hier wieder eine Fallunterscheidung vornehmen.

A. Der erste Fall wäre jener, in dem es sich als zweckmäßig erweist, einen unendlichen Vorrat von Variablen zugrunde zu legen, obwohl die Anzahl der elementaren Aussagefunktionen endlich ist. Hierher gehört die früher geschilderte Sprache des Systems *Kl*. Dieses enthielt sogar nur eine einzige elementare Aussagefunktion (nämlich jene, welche die Einschlußrelation zwischen Klassen repräsentiert). Hierher würden auch die unter III A und III B angeführten Sprachen gehören, sobald diese Sprachen statt mit endlich mit unendlich vielen Individuenvariablen ausgestattet werden. Aber auch für die dort behandelten Fälle kann es sich als zweckmäßig erweisen, mit unendlichen Gegenstandsfolgen zu operieren, um der Definition des Erfülltseins einer Aussagefunktion eine einfachere und elegantere Fassung zu geben.

B. Die Verwendung einer unendlichen Menge von Variablen wird dann eine zwingende Notwendigkeit, wenn die elementaren Aussagefunktionen der Zahl nach unendlich sind und darüber hinaus zu unendlich vielen verschiedenen semantischen Kategorien gehören, obzwar alle Variablen ebenfalls wieder zu ein und derselben Kategorie zu rechnen sind. Der einfachste Fall einer solchen Sprache wäre der, daß es für jede natürliche Zahl n genau einen n-stelligen Prädikatausdruck gibt, wobei diese Prädikatausdrücke alle dieselbe Ordnung haben. Ohne die Verwendung des Begriffs einer unendlichen Gegenstandsfolge würde hier abermals die Schwierigkeit auftreten, daß wir unendlich viele Teildefinitionen „ein Gegenstand a erfüllt die Aussagefunktion ‚$G\,x$'", „das geordnete Paar von Gegenständen $a; b$ erfüllt die Aussagefunktion ‚$H\,x\,y$'", „das geordnete Tripel von Gegenständen $a; b; c$ erfüllt die Aussagefunktion ‚$R\,x\,y\,z$'" usw. aufzustellen hätten.

V. Wenn die Sprache einen Vorrat von *unendlich vielen Variablen* aufweist, die zu *endlich vielen verschiedenen Kategorien* gehören, so tritt eine neuerliche Schwierigkeit dadurch in Erscheinung, daß der Begriff des Erfülltseins einer Aussagefunktion nicht einmal ohne weiteres unter

[10] Falls die unter II angeführten Sprachen Prädikatausdrücke enthalten, die zu unendlich vielen verschiedenen semantischen Kategorien gehören, müßte ebenfalls mit unendlichen Gegenstandsfolgen operiert werden. Wir haben darauf verzichtet, die technische Durchführung der Wahrheitsdefinition für einen derartigen Fall zu geben, da Sprachen von solchem Reichtum an Ausdrucksmöglichkeiten, die keine Variablen enthalten, kaum benutzt werden.

Verwendung des Begriffs der unendlichen Gegenstandsfolge definiert werden kann, weil man hierfür inhomogene Folgen benützen müßte, d. h. Folgen, deren Glieder zu verschiedenen semantischen Kategorien gehören, was jedoch durch das Prinzip der semantischen Kategorien verboten wird. Die Behebung der Schwierigkeit erfolgt entweder dadurch, daß man den Begriff der Erfüllung einer Aussagefunktion als einen $n + 1$-gliedrigen Begriff konstruiert (wenn n die Zahl der verschiedenen semantischen Kategorien der Variablen ist) bzw. anstelle von einzeiligen mehrzeilige unendliche Gegenstandsfolgen verwendet, oder aber in der Weise, daß man die Variablenkategorien vereinheitlicht, wobei die vereinheitlichende Kategorie von mindestens derselben Ordnung sein muß wie die höchste Ordnung der ursprünglich vorliegenden Variablenkategorien.

VI. Wenn *die Variablen zu unendlich vielen verschiedenen semantischen Kategorien gehören, die jedoch eine bestimmte endliche Ordnung nicht überschreiten*, so versagt auch das erste unter V angeführte Verfahren, da man weder mit dem Begriff des Erfülltseins einer Aussagefunktion als einem unendlich-gliedrigen Relationsbegriff noch mit dem einer unendlich-zeiligen Gegenstandsfolge arbeiten kann. Den einzigen möglichen Ausweg aus der Schwierigkeit stellt hier die Methode der kategorialen Vereinheitlichung der Variablen dar. Die Prädikatenlogik bestimmter endlicher Stufe ist ein Beispiel für ein hierher gehöriges Sprachsystem.

Sowohl im Fall V wie im Fall VI besteht die einzige Schwierigkeit in der Konstruktion des Begriffs des Erfülltseins einer Aussagefunktion. Die Wahrheitsdefinition selbst bietet keine zusätzlichen Schwierigkeiten: Die wahren Sätze sind jene, die von jeder unendlichen Gegenstandsfolge erfüllt werden.

VII. Alle Sprachen, in denen die Variablen eine vorgegebene endliche Ordnung nicht überschreiten, sind Sprachen von endlicher Ordnung (mögen die Variablen auch wie im Falle VI zu unendlich vielen verschiedenen semantischen Kategorien gehören). Für *Sprachen von unendlicher Ordnung*, in denen also die Ordnung der Variablenkategorien nach oben hin nicht beschränkt ist, versagt jede Methode zur Konstruktion eines Begriffs des Erfülltseins einer Aussagefunktion. Da dieser Begriff ein (in der Regel zweigliedriger) Relationsbegriff ist, zu dessen Argumentwerten Gegenstände oder unendliche Gegenstandsfolgen einerseits und Aussagefunktionen der Objektsprache anderseits gehören, so muß dieser Begriff durch einen Ausdruck von höherer Ordnung dargestellt werden, als alle Ordnungen der in der Objektsprache vorkommenden Kategorien. Allgemein muß jede Metasprache, in der die Semantik einer Objektsprache einschließlich der Definition des Wahrheitsbegriffs formuliert werden kann, von höherer Ordnung sein, als die Objektsprache selbst. Ist die Objektsprache von unendlicher Ordnung, so ist diese Bedingung prinzipiell unerfüllbar. Der „wesentlich größere Reichtum“ der Metasprache, der eine Voraussetzung für die Konstruktion eines formal korrekten und inhaltlich zutreffenden Wahrheitsbegriffs bildet, gerät in Wegfall und auf Grund einer Arithmetisierung der Metatheorie können deren sämtliche Aussagen in der Objektsprache wiedergegeben werden. Daher ist auch die formale Nachkonstruktion der Antinomie des Lügners möglich, sofern in der Metasprache einer Objektsprache von unendlicher Ordnung eine der Konvention A genügende Definition des Begriffs der wahren Aussage erfolgt ist. Eine widerspruchsfreie Wahrheitsdefinition kann hier nur bei Beschränkung auf ein Teilsystem der Objektsprache, welches selbst endliche Ordnung besitzt, erfolgen. Für das Gesamtsystem kann der Wahrheitsbegriff nur als undefinierter Grundbegriff eingeführt werden, dessen Eigenschaften durch unendlich viele Axiome zu beschreiben sind. Doch ist diese axiomatische Einführung des Wahrheitsbegriffs kein vollständiger Ersatz für den Ausfall der Wahrheitsdefinition.

In allen genannten Fällen wird der Wahrheitsbegriff relativ auf das vorliegende Sprachsystem, also eigentlich immer nur der Begriff „wahr in S" definiert. Die Adäquatheit all dieser Definitionen, d. h. die Übereinstimmung des definierten Begriffs mit der Bedeutung des Prädikates „wahr" im alltäglichen Sprachgebrauch, wird dadurch gewährleistet, daß man eine Definition dann und nur dann als zutreffend anzusprechen hat, wenn aus ihr alle Sätze ableitbar sind, die aus entsprechenden Einsetzungen in die Leerstellen des Schemas der Konvention A entstehen.

Das Problem der Wahrheitsdefinition für formalisierte Sprachen ist also durch die folgenden Stadien gekennzeichnet: I. Direkte Einsetzung in das Schema A, II. direkte rekursive Definition von „wahrer Satz", III. direkte rekursive Definition des Erfülltseins einer Aussagefunktion und Zurückführung des Wahrheitsbegriffs auf diesen Begriff, IV. Definition des Begriffs des Erfülltseins mit Hilfe des Begriffs der unendlichen Gegenstandsfolge, V. Methode der mehrzeiligen unendlichen Gegenstandsfolgen, VI. Methode der kategorialen Vereinheitlichung von Variablen, VII. Unmöglichkeit einer den Bedingungen formaler Korrektheit und inhaltlicher Adäquatheit genügenden Wahrheitsdefinition.

Die gesamten vorangehenden Betrachtungen und insbesondere das negative Resultat hinsichtlich der Definierbarkeit des Wahrheitsbegriffs für Sprachen von unendlicher Ordnung gelten nur unter der Voraussetzung, daß Sprachen zugrunde gelegt werden, in welchen sämtliche Ausdrücke, insbesondere also auch die Variablen, einer und nur einer ganz bestimmten semantischen Kategorie zugerechnet werden. Diese Kategorien sind dabei analog den Typen der RUSSELLschen Theorie auf ewig voneinander „abgeriegelt". Sprachen dieser Art stehen trotz ihrer formalisierten Gestalt in einer bedeutsamen Analogie zu den natürlichen Sprachen; denn der Begriff der semantischen Kategorie ist fest mit unserer Auffassung von der Sinnhaftigkeit und Sinnlosigkeit sprachlicher Gebilde verwurzelt und man kann geradezu sagen, daß unsere intuitiven Vorstellungen von dem, was umgangssprachlich sinnvoll ist und was nicht, das Motiv dafür abgeben, einen präzisen Begriff der semantischen Kategorie zu formen und die Forderung aufzustellen, nur solche Sprachen als Wissenschaftssprachen zuzulassen, deren Ausdrücke eindeutig in solche Kategorien eingeteilt werden können. Das Kriterium, das angewendet wird, um festzustellen, ob zwei Ausdrücke $\mathfrak{A}$ und $\mathfrak{B}$ zu derselben semantischen Kategorie zu rechnen sind oder nicht, besteht darin, daß zu untersuchen ist, ob es erstens eine Aussagefunktion gibt, die den Ausdruck $\mathfrak{A}$ enthält, und ob zweitens keine Aussagefunktion, in welcher der Ausdruck $\mathfrak{A}$ vorkommt, dadurch aufhört, eine Aussagefunktion zu sein, daß dieser Ausdruck $\mathfrak{A}$ durch den Ausdruck $\mathfrak{B}$ ersetzt wird. In letzter Zeit sind im Rahmen logisch-mathematischer Untersuchungen Sprachen konstruiert worden, die in weit stärkerem Maße von der Umgangssprache abweichen, als die Sprachen der bisher geschilderten Art, nämlich solche Sprachen, für welche das Prinzip der semantischen Kategorien nicht mehr gilt. Wir können unter diesen Sprachen wieder zwei Gruppen unterscheiden.

Die Sprachen der ersten Gruppe stehen noch immer in einer gewissen Analogie zu den Sprachsystemen der bisher geschilderten Art. Die Variablen dieser Sprachen werden ebenfalls mit einem Ordnungsindex versehen, doch sind diese Ordnungen nicht mehr exklusiv, sondern kumulativ. Dies ist so zu verstehen, daß ein und dieselbe Variable gleichzeitig mehrere Ordnungen zugewiesen erhält. Der wichtigste Fall solcher Sprachsysteme dürfte jener sein, in dem den Variablen nur eine bestimmte Mindestordnung gegeben wird, so daß sie zugleich auch alle höheren Ordnungen erhalten. Die Individuenvariablen z. B. erhalten die Mindestordnung 0, Klassen von Individuen und Variable, welche solche Klassen repräsentieren, die Mindestordnung 1 usw. Da jede Variable von der Ordnung n auch von der Ordnung m ist, sofern $m > n$, so gehören jetzt alle Variablen zu unendlich vielen verschiedenen Ordnungen. Einer der wichtigsten Vorteile einer solchen Festsetzung bezüglich der Ordnung von Variablen besteht darin, daß jetzt kein Hindernis mehr besteht, diese Ordnungen ins Transfinite hinein fortzusetzen, und daher auch Variable von transfiniter Mindestordnung zuzulassen[11]. Es hat sich herausgestellt, daß Sprachen von dieser Art ausreichend sind, um den Gesamtgehalt der Mathematik darzustellen, ohne daß es sich als notwendig erweisen würde, für den Aufbau höherer Gebiete der Mathematik (z. B. der Analysis) auf solche höchst anfechtbare Axiome zurückzugreifen, wie das in den Principia Mathematica verwendete Reduzibilitätsaxiom[12]. Daß für Sprachen von solcher Struktur trotz der Verwendung eines Begriffs der Ordnung das Prinzip der semantischen Kategorien nicht mehr gilt, ist leicht einzusehen. Wenn wir z. B. eine Variable von der Mindest-

[11] Die Verwendung transfiniter Ordinalzahlen hat ihre Anrüchigkeit verloren, seit man erkannt hat, daß diese Zahlen sich durch finitäre Methoden charakterisieren lassen.

[12] Für eine kurze und klare Skizzierung eines Systems mit kumulativen Ordnungen vgl. QUINE [View], S. 123ff. HAO WANG hat in [Formalization] gezeigt, wie unter Verwendung eines Systems mit nach oben hin kumulativen Ordnungen und Fortsetzung dieser Ordnungen ins Transfinite ein konstruktionistischer Aufbau der Logik und Mathematik geliefert werden kann. Für eine eingehendere Diskussion jener Probleme, die mit der Konstruktion solcher Sprachen zusammenhängen, vgl. mein [Universalienproblem], 2. Teil.

ordnung 3 und eine andere von der Mindestordnung 5 betrachten, so wird es gewisse Aussagefunktionen geben, in denen sie füreinander eingesetzt werden können (z. B. Aussagefunktionen mit einem Prädikatausdruck von der Mindestordnung 7, dessen Argumentstellen durch Variable zu besetzen sind, deren Mindestordnung genau 6 beträgt), während es andere Aussagefunktionen gibt, für welche die wechselseitige Ersetzung dieser beiden Variablen unzulässig ist (z. B. Aussagefunktionen mit Variablen, deren Mindestordnung höchstens 4 beträgt).

Vom Standpunkt des Problems einer korrekten Definition des Wahrheitsbegriffs tritt jetzt ein bedeutsames Novum in Erscheinung: *Die Unterscheidung zwischen Sprachen von endlicher und solchen von unendlicher Ordnung wird gegenstandslos*, und damit gilt auch nicht mehr das Resultat, daß sich für Sprachen von unendlicher Ordnung keine Wahrheitsdefinition erbringen läßt. Die Unmöglichkeit einer Wahrheitsdefinition für Sprachen von unendlicher Ordnung beruhte ja auf der Tatsache, daß für eine solche Objektsprache keine wesentlich reichere Metasprache existiert, d. h. keine Metasprache mit Variablen von höherer Ordnung als die in der Objektsprache vorkommenden Variablen, während jetzt ohne weiteres zu jeder Sprache von beliebiger Ordnung eine solche von höherer Ordnung gebildet werden kann. Wenn wir einer Sprache S als Ordnung jene kleinste (endliche oder transfinite) Ordinalzahl α zuweisen, welche die Mindestordnungen von allen in ihr vorkommenden Variablen überschreitet, dann sind die Sprachen von den Ordnungen $\alpha + 1, \alpha + 2, \ldots$ „wesentlich reicher" als die Sprache S. Es kann somit jetzt für jede Sprache eine Wahrheitsdefinition gegeben werden, ohne daß ein Widerspruch entstünde[13]. Das eine wichtige Resultat der früheren Betrachtungen gilt jedoch unverändert weiter, daß nämlich die Definition von „wahr in S" nur in einer Sprache erfolgen kann, die im geschilderten Sinne reicher ist als S selbst: *„wahr in S" ist undefinierbar in S, es sei denn, daß S inkonsistent ist.* Für jede Sprache S, in der sich die elementare Zahlentheorie entwickeln läßt, kann nämlich genau nach dem früher angegebenen Schema die Antinomie des Lügners nachgebildet werden, sofern eine der Konvention A genügende Definition von „wahr in S" innerhalb von S vorgenommen wird.

Die zweite Gruppe von zu erwähnenden Sprachen entfernt sich noch weiter vom Prinzip der semantischen Kategorien. Hier ist es überhaupt nicht mehr möglich, die Variablen mit einem Ordnungsindex zu versehen, da diese Variablen alle zu einem einheitlichen Typus gehören. Wollte man den früheren Einteilungsgesichtspunkt für Sprachen zugrunde legen, so wären diese Sprachen zur Klasse IV zu rechnen. Man kann in diesem Falle von Sprachen vom Zermelo-Typ reden, da alle diese Sprach-

[13] In dem von Wang aufgebauten System läßt sich eine Wahrheitsdefinition für ein System von der Ordnung α allerdings erst in einem System von der Ordnung $\alpha + 2$ (und nicht bereits in einem solchen von der Ordnung $\alpha + 1$) formulieren und mit Hilfe dieser Definition die Widerspruchsfreiheit des Systems von der Ordnung α beweisen.

konstruktionen auf die von ZERMELO vorgenommene Axiomatisierung der Mengenlehre zurückgehen. Ähnliche Systeme wurden aufgebaut von FRAENKEL, v. NEUMANN, BERNAYS, GÖDEL und QUINE. Auf eine nähere Beschreibung dieser Sprachen müssen wir verzichten, da hierfür eine genauere Schilderung jener Vorsichtsmaßregeln erforderlich wäre, die innerhalb dieser Systeme getroffen werden müssen, um das Auftreten von Mengenantinomien zu vermeiden. Wenn der Begriff der Ordnung sich jetzt auch nicht mehr auf die Ausdrücke einer solchen Sprache anwenden läßt, so kann er — wie TARSKI hervorgehoben hat — doch noch immer auf die Objekte angewendet werden, von denen in einer solchen Sprache die Rede ist, sowie eventuell auf die Sprache als ganze. Die Individuen des Systems erhalten die niedrigste Ordnung und jeder Menge wird die kleinste Ordnungszahl zugewiesen, die größer ist als die den Elementen der Menge zuerteilten Ordnungszahlen. Die Ordnung einer solchen Sprache S ist die kleinste Ordnungszahl, welche größer ist als die Ordnungen aller Mengen von S. Auch hier gilt weiterhin, daß eine Definition von „wahr in S" für ein widerspruchsfreies System S nicht innerhalb von S vorgenommen werden kann, sondern nur in einer Metasprache, deren Ordnung größer ist als die von S[14].

Für sämtliche Sprachen, sowohl jene, in denen die Ausdrücke nach semantischen Kategorien unterschieden werden, wie jene, in denen das Prinzip der semantischen Kategorien außer Kraft gesetzt ist, gilt somit, daß der Wahrheitsbegriff nur in einer Metasprache definierbar ist, welche wesentlich reicher ist als die betrachtete Sprache selbst. In dieser Hinsicht unterscheidet sich der semantische Wahrheitsbegriff vom Begriff der Beweisbarkeit, welcher unter Zugrundelegung der Arithmetisierungsmethode von GÖDEL stets in der Sprache S, für die er definiert wurde, selbst ausdrückbar ist, sofern es möglich ist, in S die Arithmetik der natürlichen Zahlen zu entwickeln. Um in M von S „beweisbar in S" definieren zu können, braucht M nicht von höherer Ordnung zu sein als S, während die Metasprache M von S von höherer Ordnung sein muß als S, um in ihr „wahr in S" definieren zu können, ohne zu einer Paradoxie zu gelangen.

Zum Abschluß möge noch darauf hingewiesen werden, daß in den beiden zuletzt angeführten Gruppen von Sprachen die Vornahme einer Wahrheitsdefinition dadurch technisch stark vereinfacht wird, daß nach dem Wegfall des Prinzips der semantischen Kategorien auch mit *inhomogenen* unendlichen Folgen von Gegenständen operiert werden darf, deren Glieder verschiedene Ordnungen haben. Es braucht daher weder mit mehrzeiligen Folgen gearbeitet zu werden, noch erweist sich jetzt eine kategoriale Vereinheitlichung von Variablen als erforderlich.

---

[14] Für sein in [Logic] entwickeltes typenfreies System ML hat QUINE den Wahrheitsbegriff definiert in [Application]. Dort wird auch gezeigt, warum der Versuch, „wahr in ML" innerhalb von ML zu definieren, scheitert. Für eine Sprache mit der ZERMELOschen Axiomatik wurde die Wahrheitsdefinition formuliert von HAO WANG in [Truth Definitions].

VII. Grundbegriffe der L-Semantik

In den bisherigen Betrachtungen war von verschiedenen semantischen Begriffen, insbesondere dem Wahrheitsbegriff, die Rede. Es fragt sich nun, ob die Semantik auch Mittel liefert, um das Gebiet des „rein Logischen" gegenüber dem Nichtlogischen abzugrenzen und dementsprechend die Begriffe der logischen Wahrheit, logischen Falschheit, logischen Ableitbarkeit, logischen Unverträglichkeit usw. zu definieren. Hierbei tauchen sofort dieselben Schwierigkeiten auf, denen wir auch bei der Präzisierung der bisher verwendeten semantischen Begriffe begegneten, wenn sie auch dort nicht in dem Maße in Erscheinung traten als dies bei den „rein logischen" Begriffen der Fall ist: die fraglichen Begriffe, so wie sie als Bedeutungen bestimmter Ausdrücke der Umgangssprache vorliegen, sind nicht durch besondere Klarheit ausgezeichnet, sondern sind vielmehr wegen des schwankenden Sprachgebrauches hinsichtlich der betreffenden Ausdrücke ziemlich vage. In Redewendungen wie „dieser Satz ist aus rein logischen Gründen richtig" oder „dieser Satz folgt aus jenem aus rein logischen Gründen" kommt jeweils nicht nur eine einzige, scharfumrissene Intention zum Ausdruck. Daher wird jede Präzisierung dieser Begriffe einen gewissen konventionellen Charakter, eine gewisse Willkür notwendig in Kauf nehmen müssen.

Der erste derartige willkürliche Eingriff muß bereits bei der schon stets verwendeten Einteilung der Ausdrücke in logische und deskriptive einsetzen. Es ist kein allgemeines Verfahren bekannt, welches mittels logischer Überlegungen die Einteilung der sprachlichen Ausdrücke in die beiden Gruppen der logischen und deskriptiven gestatten würde. Meist wird der mehr oder weniger „dogmatische" Weg eingeschlagen, nach welchem einfach eine Tabelle der logischen Zeichen aufgestellt wird, in der z. B. das Zeichen der Negation, der Disjunktion, das Allzeichen, das Zeichen für logische Notwendigkeit u. a. auftreten, sowie eine Tabelle der deskriptiven Zeichen, die das formale Äquivalent der Namen und Prädikate der Umgangssprache darstellen. Wäre es möglich, mit Hilfe der bisher eingeführten semantischen Begriffe des wahren Satzes, der Bezeichnungsrelation, der Erfüllung von Aussagefunktionen usw. die Begriffe „deskriptiv" und „logisch" zu definieren, so könnte diese dogmatische Tabellenmethode durch Definitionen ersetzt werden. Doch ist ein solches Verfahren nicht bekannt. Für spezielle Systeme, welche die „syntaktischen Spiegelbilder" gewisser Begriffe des rein Logischen (z. B. des Begriffs der logischen Folgerung) enthalten, kann dieses Ideal bezüglich einzelner logischer Zeichen jedoch als bis zu einem gewissen Grade erreicht angesehen werden. Man kann nämlich für diese Systeme eine Reihe allgemeiner Theoreme über die logischen Eigenschaften der Zeichen der Negation, Disjunktion usw. ableiten[1], welche man dann als implizite Definitionen der fraglichen logischen Zeichen ansehen kann. Ein konkretes Beispiel möge angeführt werden. In der zum Aussagenkalkül gehörenden

[1] Die Zusammenstellung einer Reihe solcher Theoreme für den Aussagenkalkül findet sich bei CARNAP [Formalization], S. 27ff.

Metatheorie kann man das folgende allgemeine Theorem beweisen: die Negation eines Satzes $\mathfrak{S}_i$, also $\sim \mathfrak{S}_i$, ist der stärkste aller Sätze, für welchen gilt, daß jeder Satz, der sowohl aus $\mathfrak{S}_i$ wie aus $\sim \mathfrak{S}_i$ ableitbar ist, in dem betreffenden Kalkül bewiesen werden kann. Der Ausdruck „der stärkste aller Sätze“ bedeutet dabei folgendes: sollte ein anderer Satz $\mathfrak{S}_j$ in derselben Relation zu $\mathfrak{S}_i$ stehen, so daß jeder aus $\mathfrak{S}_i$ und $\mathfrak{S}_j$ ableitbare Satz ebenfalls beweisbar ist, so kann man zeigen, daß $\mathfrak{S}_j$ aus $\sim \mathfrak{S}_i$ ableitbar sein muß. Dieses Theorem könnte man als eine Charakterisierung einer wesentlichen formalen Eigenschaft der Negation ansehen und daher in ein System den Begriff der Negation eines Satzes $\mathfrak{S}$ durch die Vorschrift einführen: „Die Negation eines Satzes $\mathfrak{S}$ ist der stärkste aller Sätze, für den gilt ...“. Doch würde der Versuch einer allgemeinen expliziten Charakterisierung der logischen Zeichen auf diesem Wege bald auf große Schwierigkeiten stoßen. Einmal könnte eine solche Unterscheidung der einzelnen Zeichen nicht im Rahmen der allgemeinen Semantik, sondern nur innerhalb der speziellen, auf bestimmte Systeme bezogenen Semantik vorgenommen werden, da die Zeichen der Negation, Disjunktion usw. keineswegs in allen Systemen dieselben formalen Eigenschaften aufweisen. Ferner müßten diese Definitionen, sofern sie explizit sein sollten, oft von einer unübersichtlichen Kompliziertheit sein, da meistens erst eine ganze Fülle solcher formaler Eigenschaften zu ihrer eindeutigen Kennzeichnung ausreicht. Außerdem würden dadurch nur einzelne logische Zeichen charakterisiert werden, nicht hingegen der allgemeine Begriff „logisches Zeichen“ und damit indirekt der dazu komplementäre Begriff des deskriptiven Zeichens. Schließlich aber — und dies wäre der entscheidende Einwand — setzt dieses ganze Verfahren selbst bereits komplizierte logische Begriffe wie den der Ableitung oder den der logischen Folgerung voraus, deren konkrete Definition für ein bestimmtes System meist ohne vorherige Aussonderung der logischen Zeichen kaum möglich sein dürfte, so daß man zuletzt doch wieder zu der „dogmatischen“ Tabellenmethode zurückkehren müßte. Wir nehmen daher im folgenden stets an, daß diese Sonderung in logische und deskriptive Zeichen auf die eine oder andere Weise bereits vollzogen sei.

Die bisherigen semantischen Begriffe, insbesondere auch alle in Kap. V durch Definition in der allgemeinen Semantik eingeführten Begriffe, wollen wir als *semantische Grundbegriffe* bezeichnen. Wenn sich diese Begriffe auf Ausdrücke (bzw. Relationen zwischen Ausdrücken oder zwischen Ausdrücken und ihren Bedeutungen) der Objektsprache „aus rein logischen Gründen“ anwenden lassen, so wollen wir mit CARNAP von den korrespondierenden *L-Begriffen* sprechen. Man wird im Einklang mit dem Sprachgebrauch bleiben, wenn man von einer „rein logischen“ Anwendungsmöglichkeit dieser Begriffe immer dann spricht, wenn kein Erfahrungswissen, keine Tatsachenkenntnis, zur Entscheidung über diese Anwendung erforderlich sind. Da uns als Wissensgrundlage außer dem Erfahrungswissen ausschließlich die Kenntnis der semantischen Regeln zur Verfügung steht, ist dies gleichbedeutend mit der Feststellung, daß über diese Anwendbarkeit auf Grund der semantischen Regeln allein entschieden werden kann. Wenn z. B. das semantische Prädikat „wahr" auf Sätze einer Objektsprache S angewendet wird, so muß zumeist die Kenntnis einer Erfahrungstatsache vorausgesetzt werden, um die Zulässigkeit dieser Anwendung zu überprüfen. Nehmen wir z. B. aus dem früheren System S_1 den Satz „$P_1(a)$". Aus der Definition von „wahr in S_1" folgt für diesen Satz: „der Satz ‚$P_1(a)$' ist wahr in S_1 dann und nur dann, wenn Hans blauäugig ist". Die Wahrheitsdefinition liefert uns in diesem Falle wohl die Kenntnis der *Wahrheitsbedingung*, d. h. unter der Voraussetzung, daß wir alle deskriptiven Ausdrücke wie „Peter", „Hans", „blauäugig", ferner alle logischen Zeichen wie „... dann und nur dann wenn ..." im Rahmen der Metasprache verstehen, können wir innerhalb der Metasprache auf Grund der Definition von „wahr in S_1" genau angeben, unter welchen Bedingungen der fragliche Satz wahr ist. Dagegen liefern uns weder die Wahrheitsdefinition noch die übrigen semantischen Regeln eine Kenntnis des *Wahrheitswertes* dieses Satzes. Dazu muß vielmehr untersucht werden, ob die mit „Hans" bezeichnete Person wirklich die im obigen Satz behauptete Eigenschaft besitzt. Wenn wir dagegen irgend einen Satz von S_1 herausnehmen, der die Form $\mathfrak{S}_i \vee \sim \mathfrak{S}_i$ besitzt, so können wir auf Grund der semantischen Definitionen der beiden logischen Zeichen der Disjunktion und der Negation entscheiden, daß dieser Satz wahr sein muß. Hier liefern uns die semantischen Regeln also mehr denn eine bloße Formulierung der Wahrheitsbedingungen; wir gelangen zur Kenntnis des Wahrheitswertes. Analoges gilt für die übrigen semantischen Begriffe der Falschheit, Implikation, Äquivalenz usw. Kann man etwa auf Grund der semantischen Regeln allein entscheiden, daß zwischen einem $\mathfrak{T}_i$ und einem $\mathfrak{T}_j$ die Beziehung der Implikation besteht, so soll der Begriff der L-Implikation angewendet und daher gesagt werden: $\mathfrak{T}_i$ L-impliziert $\mathfrak{T}_j$. Diese Bedingung wäre z. B. für ein Molekularsystem wie etwa das System S_1 dann und nur dann erfüllt, wenn sich aus der Konstruktion der Wahrheitstabelle für $\mathfrak{T}_i$ und $\mathfrak{T}_j$ ergibt, daß dann, wenn $\mathfrak{T}_i$ wahr ist, $\mathfrak{T}_j$ ebenfalls stets wahr sein muß. Wenn z. B. $\mathfrak{T}_i$ der Satz von S_1 „$P_1(a)$", $\mathfrak{T}_j$ hingegen der Satz „$P_1(a) \vee P_2(b)$" ist, so gilt, daß $\mathfrak{T}_j$ von $\mathfrak{T}_i$ L-impliziert wird. Die Theorie, welche sich mit diesen L-Begriffen und ihren Beziehungen zueinander befaßt, wird *L-Semantik* genannt. Wie bei der Semantik der Grundbegriffe muß auch hier wieder zwischen *allgemeiner* und *spezieller L-Semantik* unterschieden werden. In der speziellen L-Semantik wird ein ganz bestimmtes System S analog dem bisher geschilderten Verfahren aufgebaut, nur daß zu den in den früheren Beispielen angeführten Regeln jetzt noch zusätzlich L-Regeln hinzutreten, durch welche die Begriffe „L-wahr in S", „L-Implikation in S" usw. definiert werden. Die allgemeine L-Semantik dagegen abstrahiert wieder vom konkret vorliegenden Sprachsystem und führt einen oder mehrere L-Begriffe als undefinierte Grundbegriffe ein, um einerseits zu zeigen, wie die weiteren L-Begriffe durch Definition auf diese zugrunde gelegten Begriffe zurückführbar sind, und um anderseits durch eine Reihe von Theoremen, die aus diesen Definitionen abgeleitet werden, die allgemeinen, d. h. für jedes beliebige System S gültigen Eigenschaften dieser L-Begriffe zu beschreiben.

Für den Aufbau der allgemeinen L-Semantik hat CARNAP zwei verschiedene Wege angegeben. Der erste Weg besteht darin, daß man neben den semantischen Grundbegriffen noch eine Reihe weiterer Begriffe, nämlich solche der L-Semantik, als undefinierte Begriffe einführt. Die Eigenschaften dieser Begriffe werden formal in der Weise beschrieben, daß durch eine Klasse von Postulaten Relationen zwischen den L-Begriffen einerseits und zwischen ihnen und den Grundbegriffen anderseits angegeben werden. Als Rechtfertigung für diese Postulate werden Überlegungen inhaltlicher Natur herangezogen, welche an die ursprüngliche Intention anknüpfen, die mit diesen Ausdrücken in der Regel verbunden wird. Aus diesen Postulaten lassen sich zahlreiche Theoreme ableiten, in denen weitere Eigenschaften dieser L-Begriffe zutage treten. Ferner können auch durch zusätzliche Definitionen neue L-Begriffe eingeführt werden, so daß aus diesen Definitionen unter Heranziehung der Postulate bzw. der aus den letzteren allein ableitbaren Theoreme weitere Theoreme gewonnen werden können. Das Verhältnis dieser durch Postulate eingeführten Begriffe wie der aus ihnen abgeleiteten Theoreme zu den speziellen semantischen Systemen ist wieder so zu verstehen: Sofern Grundbegriffe vorkommen (die ja ihrerseits alle letztlich mit Hilfe des Wahrheitsbegriffs definiert werden), wird vorausgesetzt, daß ihre Eigenschaften in dem betreffenden System S durch eigene Regeln exakt beschrieben wurden, wobei die Definition von „wahr in S“ das Schema der Konvention A erfüllen muß. Sofern dann in das System S noch jene L-Begriffe eingeführt werden, die in den Postulaten als undefinierte Begriffe vorkommen, muß dies wieder auf Grund zusätzlicher Regeln geschehen, durch welche diese Begriffe für das betreffende System S definiert werden. An die Stelle der Adäquatheitsforderung, welche für den Wahrheitsbegriff gilt, tritt jetzt die Forderung, daß die in der allgemeinen L-Semantik aufgestellten Postulate für sie gelten müssen. Alle weiteren L-Begriffe, die in der allgemeinen L-Semantik mittels Definition eingeführt wurden, können auch in der speziellen L-Semantik von S in dieser Weise eingeführt werden. Dadurch wird dann bewirkt, daß die Theoreme der allgemeinen L-Semantik für jedes dieser speziellen Systeme ebenfalls gelten.

CARNAP hat gezeigt[2], daß die folgenden 15 Postulate zur Grundlegung der allgemeinen L-Semantik ausreichen. In ihnen kommen neben den Begriffen „L-wahr“ und „L-falsch“ noch drei andere L-Begriffe vor[3]: „L-disjunkt“ („disjunkt aus rein logischen Gründen“), „L-implikat“ (= das semantische Explikat des Begriffs der logischen Folgerung) und „L-Äquivalenz“ (= wechselseitige L-Implikation).

In den ersten vier Postulaten wird ein Einschlußverhältnis zwischen den L-Begriffen und den semantischen Grundbegriffen ausgesprochen, d. h. es wird gefordert, daß, wenn der betreffende L-Begriff gilt, erst

---

[2] [Semantics], S. 64.

[3] Vgl. dazu die Definitionen der entsprechenden Grundbegriffe in Kap. V.

recht der semantische Grundbegriff gelten muß. Sie haben daher folgende Gestalt[4]:

P_1. Wenn ein $\mathfrak{T}_i$ L-wahr ist, so ist es wahr.

P_2. Wenn ein $\mathfrak{T}_i$ L-falsch ist, so ist es falsch.

P_3. Wenn $\mathfrak{T}_j$ von $\mathfrak{T}_i$ L-impliziert wird (symbolisch: $\mathfrak{T}_i \underset{L}{\rightarrow} \mathfrak{T}_j$), dann $\mathfrak{T}_i \rightarrow \mathfrak{T}_j$ (d. h. also: dann ist $\mathfrak{T}_j$ auch Implikat von $\mathfrak{T}_i$ im Sinne von Kap. V).

P_4. Wenn $\mathfrak{T}_i$ und $\mathfrak{T}_j$ L-disjunkt zueinander sind, so sind sie auch disjunkt zueinander.

Das nächste Postulat fordert die Transitivitätseigenschaft der L-Implikation. Dies entspricht dem üblichen Gebrauch des Begriffs der logischen Folgerung: wenn ein Satz oder eine Satzklasse aus einem (einer) anderen folgt, und aus ihm (ihr) wieder ein weiterer Satz bzw. eine weitere Satzklasse, so folgt der (die) letztere auch aus dem (der) ersteren:

P_5. Die L-Implikation ist transitiv, d. h. wenn $\mathfrak{T}_i \underset{L}{\rightarrow} \mathfrak{T}_j$ und $\mathfrak{T}_j \underset{L}{\rightarrow} \mathfrak{T}_k$, dann $\mathfrak{T}_i \underset{L}{\rightarrow} \mathfrak{T}_k$[5].

Das nächste Postulat fordert, daß die logische Wahrheit von einem Satz bzw. einer Satzklasse sich auf alle ihre L-Implikate überträgt. Auch dies steht wieder im Einklang mit dem üblichen Gebrauch des Folgerungsbegriffs: wenn aus einem logisch wahren Satz ein anderer gefolgert wird, so muß auch dieser wieder logisch wahr sein:

P_6. Wenn $\mathfrak{T}_i \underset{L}{\rightarrow} \mathfrak{T}_j$ und $\mathfrak{T}_i$ L-wahr ist, so ist auch $\mathfrak{T}_j$ L-wahr.

Umgekehrt zieht die logische Falschheit des aus einem Satz[6] gefolgerten Satzes die logische Falschheit des ersten nach sich:

P_7. Wenn $\mathfrak{T}_i \underset{L}{\rightarrow} \mathfrak{T}_j$ und $\mathfrak{T}_j$ ist L-falsch, so ist auch $\mathfrak{T}_i$ L-falsch.

Es empfiehlt sich (mehr aus technischen Gründen), den Begriff der logischen Folgerung so einzurichten, daß zu der Menge der Sätze, die aus einem Satz logisch folgen, auch dieser Satz selbst gehört. Dies wird durch das folgende Postulat garantiert:

P_8. Jeder Satz $\mathfrak{S}_i$ ist sein eigenes L-Implikat: $\mathfrak{S}_i \underset{L}{\rightarrow} \mathfrak{S}_i$.

Das nächste Postulat, wonach für das Bestehen der Relation der L-Äquivalenz wechselseitige L-Implikation gefordert wird, könnte direkt

---

[4] Die Symbole $\mathfrak{T}_i$, $\mathfrak{T}_j$ bezeichnen wieder Sätze *oder* Satzklassen, $\mathfrak{S}_i$, $\mathfrak{S}_j$ nur Sätze und $\mathfrak{K}_i$, $\mathfrak{K}_j$ nur Satzklassen. Für die $\mathfrak{T}$ verwenden wir das sächliche Geschlecht.

[5] Die hier vorkommenden Begriffe „Implikation" wie „L-Implikation" unterscheiden sich scharf von jenem Begriff, der in der Logistik oft ebenfalls als „Implikation" bezeichnet wird. Dieser Begriff gehört zur Objektsprache und dient zur Symbolisierung der Wenn-dann-Sätze. Der hier verwendete Begriff dagegen ist ein solcher der Metatheorie, der entsprechende Ausdruck ein Ausdruck der Metasprache, und dient dazu, eine bestimmte Relation zwischen Sätzen und Satzklassen der Objektsprachen zu bezeichnen.

[6] Statt „Satz" ist hier und im folgenden immer zu lesen „Satz oder Satzklasse". Nur wo in der symbolischen Formulierung kein $\mathfrak{T}$, sondern ein $\mathfrak{S}$ oder ein $\mathfrak{K}$ vorkommt, ist in der dazu gegebenen Erläuterung bloß „Satz" oder „Satzklasse" zu lesen.

als explizite Definition des Begriffs der logischen Äquivalenz verwendet werden:

P_9. Dann und nur dann, wenn $\mathfrak{T}_i \underset{L}{\rightarrow} \mathfrak{T}_j$ und $\mathfrak{T}_j \underset{L}{\rightarrow} \mathfrak{T}_i$, ist $\mathfrak{T}_i$ L-äquivalent mit $\mathfrak{T}_j$.

Im nächsten Postulat wird eine Eigenschaft der L-Disjunktheit beschrieben. Zwei Sätze sind disjunkt, wenn mindestens einer von beiden wahr ist, sie sind L-disjunkt, wenn die Wahrheit mindestens eines von beiden sich „aus rein logischen Gründen" ergibt. Diese Bedingung ist aber sicher erfüllt, wenn einer der beiden Sätze „aus rein logischen Gründen wahr" ist:

P_{10}. Wenn $\mathfrak{T}_i$ L-wahr ist, so ist $\mathfrak{T}_i$ zu einem beliebigen $\mathfrak{T}_j$ L-disjunkt.

Die nächsten drei Postulate beschreiben logische Verhältnisse zwischen Satzklassen und den in ihnen enthaltenen Sätzen. Im ersten von ihnen wird von der früher definitorisch festgelegten Tatsache Gebrauch gemacht, daß eine Satzklasse dann und nur dann wahr ist, wenn alle ihre Sätze wahr sind. Dies bedeutet nämlich: wenn eine Satzklasse wahr ist, so ist „mit logischer Notwendigkeit" ein beliebiger Satz dieser Satzklasse ebenfalls wahr oder mit anderen Worten, jeder Satz ist L-implikat jener Satzklasse, deren Element er ist:

P_{11}. Wenn $\mathfrak{S}_j \in \mathfrak{K}_i$, so $\mathfrak{K}_i \underset{L}{\rightarrow} \mathfrak{S}_j$.

Ebenso steht es mit dieser Festsetzung in Einklang, zu verlangen, daß eine Satzklasse dann logisch aus bestimmten Sätzen folgt, wenn jedes ihrer Elemente (= jeder in ihr vorkommende Satz) aus diesen folgt:

P_{12}. Wenn $\mathfrak{T}_i$ jedes Element von $\mathfrak{K}_j$ L-impliziert, dann $\mathfrak{T}_i \underset{L}{\rightarrow} \mathfrak{K}_j$.

Auf Grund der Wahrheitsdefinition für Satzklassen ergibt sich, daß eine Satzklasse wahr ist, wenn jeder ihrer Sätze wahr ist. Wenn diese Sätze aus bestimmten Gründen wahr sind, so ist die Satzklasse ebenfalls aus diesen Gründen wahr. Dies gilt auch, wenn diese Gründe rein logischer Natur sind. Falls also die zu einer Satzklasse gehörenden Sätze aus rein logischen Gründen wahr sind, so gilt dasselbe von der Satzklasse:

P_{13}. Wenn jedes Element einer Satzklasse $\mathfrak{K}_i$ L-wahr ist, so ist $\mathfrak{K}_i$ L-wahr.

Das nächste Postulat beschreibt eine Eigentümlichkeit der L-Implikation (logischen Folgerung): wenn ein $\mathfrak{T}_j$ von einem $\mathfrak{T}_i$ L-impliziert wird, so bedeutet dies, daß es logisch unmöglich ist, daß einerseits $\mathfrak{T}_i$ wahr und anderseits gleichzeitig $\mathfrak{T}_j$ falsch wäre. Diese Bedingung ist aber auf alle Fälle immer dann erfüllt, wenn $\mathfrak{T}_j$ L-wahr ist, gleichgültig welche semantische Beschaffenheit $\mathfrak{T}_i$ besitzt:

P_{14}. Wenn $\mathfrak{T}_j$ L-wahr ist, dann besteht für jedes beliebige $\mathfrak{T}_i$ die Relation: $\mathfrak{T}_i \underset{L}{\rightarrow} \mathfrak{T}_j$.

Die entsprechende Überlegung gilt für den Fall, daß $\mathfrak{T}_i$ aus logischen Gründen falsch ist. Denn dann ist wieder die Möglichkeit logisch ausgeschlossen, daß $\mathfrak{T}_i$ wahr und dennoch $\mathfrak{T}_j$ falsch wäre, und somit die Voraussetzung für das Vorliegen einer L-Implikation gegeben:

P_{15}. Wenn $\mathfrak{T}_i$ L-falsch ist, dann besteht für jedes beliebige $\mathfrak{T}_j$ die Relation: $\mathfrak{T}_i \underset{L}{\rightarrow} \mathfrak{T}_j$.

Die beiden letzten Postulate besagen also, daß ein logisch wahrer Satz aus jedem anderen folgt bzw. aus einem logisch falschen jeder andere gefolgert werden kann.

Mit Hilfe dieser Postulate läßt sich die gesamte allgemeine L-Semantik aufbauen. Alle in ihr auftretenden Theoreme basieren ausschließlich 1. auf den Definitionen der Semantik der Grundbegriffe, 2. diesen 15 Postulaten und 3. etwaigen noch eingeführten zusätzlichen Begriffsdefinitionen (wie z. B. für die Begriffe „logische Unverträglichkeit", „logische Abhängigkeit" usw.). Den konkreten Aufbau der L-Semantik nach diesem ersten Verfahren schildern wir nicht, sondern beschränken uns darauf, im folgenden eine Skizze des Aufbaues der L-Semantik nach dem zweiten Verfahren zu geben.

Dieses zweite Verfahren hat den Vorteil, daß es überhaupt keine Axiome oder Postulate, sondern ausschließlich Definitionen verwendet. Die hier angeführten 15 Postulate werden bei Einschlagung dieses zweiten Weges als Theoreme gewonnen. Damit wird auch alles andere ableitbar, was nach dem ersten Verfahren aus den Postulaten abgeleitet werden kann.

Vor Erörterung dieses zweiten Weges soll aber ein Beispiel aus der speziellen L-Semantik gegeben werden, das in der Konstruktion eines semantischen Systems besteht, in welches verschiedene L-Begriffe eingeführt werden, derart, daß ihre für dieses System gegebene Explikation mit den intuitiven Vorstellungen im Einklang steht, die wir von der Eigenart des „rein Logischen" haben. Wir können dabei direkt an das System S_1 von Kap. III anknüpfen. Wir behalten die dort gegebene Zeichentabelle sowie die aufgestellten Form-, Bezeichnungs- und Wahrheitsregeln bei. Zu diesen Regeln wird jetzt die Regelgruppe 5. der L-Regeln hinzugefügt. Dabei wird der Begriff der Wahrheitstabelle aus der Aussagenlogik benutzt. Das Verfahren der Konstruktion von Wahrheitstabellen kann verallgemeinert werden, indem man auch Klassen von Sätzen eine Wahrheitstabelle zuordnet und ferner einen Vergleich zwischen solchen verschiedenen Satzklassen zugeordneten Wahrheitstafeln anstellt. Dabei wird festgelegt, daß die zu einer Satzklasse $\mathfrak{K}_i$ gehörende Spalte der Wahrheitstabelle dann und nur dann an einer Stelle den Wert „wahr" erhalten soll, wenn an dieser Stelle in der Wahrheitstafel sämtliche Sätze von $\mathfrak{K}_i$ den Wert wahr haben. So enthält z. B. die

$\mathfrak{S}_i$	$\mathfrak{S}_j$	$\mathfrak{S}_i \vee \mathfrak{S}_j$	$\{\mathfrak{S}_j, \mathfrak{S}_i \vee \mathfrak{S}_j\}$
W	*W*	*W*	*W*
W	*F*	*W*	*F*
F	*W*	*W*	*W*
F	*F*	*F*	*F*

zur Satzklasse $\{\mathfrak{S}_j, \mathfrak{S}_i \vee \mathfrak{S}_j\}$ gehörende Spalte in der ersten und dritten Zeile den Wert wahr, in der zweiten und vierten den Wert falsch, da für die zweite Zeile der zweite Satz $\mathfrak{S}_i \vee \mathfrak{S}_j$ zwar wahr, der erste Satz $\mathfrak{S}_j$ jedoch falsch ist und für die zur vierten Zeile gehörende Wahrheitswerteverteilung sogar beide Sätze falsch sind. Die Festsetzung über den Wahrheitswert von $\mathfrak{K}_i$ ist nicht gleichzusetzen damit, daß $\mathfrak{K}_i$ dann und nur dann wahr ist, wenn die Atomsätze, welche in $\mathfrak{K}_i$ selbst oder in Elementen von $\mathfrak{K}_i$ vorkommen, wahr sind. Vielmehr ist der Wahrheitswert von $\mathfrak{K}_i$ derselbe wie derjenige eines Molekularsatzes, in welchem alle in $\mathfrak{K}_i$ als Elemente vorkommenden Sätze durch Konjunktion verbunden sind[7]. Der Vergleich zwischen Wahrheitstabellen, die zu zwei (oder mehreren) Klassen von Sätzen gehören, hat so zu erfolgen, daß für jene Atomsätze, die in allen verglichenen Satzklassen vorkommen, die gleichen Zeilen der beiden (oder mehreren) Wahrheitstabellen stets dieselben Einsetzungen „wahr“ oder „falsch“ enthalten. Betrachten wir z. B. die beiden Klassen $\{\sim \mathfrak{S}_i, \mathfrak{S}_i . \mathfrak{S}_j\}$ und $\{\mathfrak{S}_i \vee \mathfrak{S}_j, \mathfrak{S}_k\}$. Die Wahrheitstabelle der ersten Klasse enthält vier, die der zweiten acht Zeilen. Es werden hier jeweils jene Zeilen der beiden Tabellen verglichen, in denen die Einsetzungen von „wahr“ oder „falsch“ für $\mathfrak{S}_i$ und $\mathfrak{S}_j$ dieselben sind (weder $\mathfrak{S}_i$ noch $\mathfrak{S}_j$ kommt in einer der beiden Klassen selbst als Element vor).

Auf Grund dieser Erläuterungen können nun die L-Regeln für das System S_1 (S. 47) aufgestellt werden:

5. *L-Regeln.*

a) $\mathfrak{S}_i$ ist *L-wahr* in S_1[8] $=_{Df}$ die Hauptspalte der Wahrheitstabelle von $\mathfrak{S}_i$ enthält nur „*W*“, d. h. also, $\mathfrak{S}_i$ ist wahr kraft der Regeln 4. b) bis d) für jede Verteilung der Wahrheitswerte auf die Teilsätze von $\mathfrak{S}_i$.

b) $\mathfrak{S}_i$ ist *L-falsch* $=_{Df}$ $\sim \mathfrak{S}_i$ ist L-wahr (dies ist offenbar gleichbedeutend mit der Feststellung, daß $\mathfrak{S}_i$ in der Hauptspalte der zu ihm gehörigen Wahrheitstabelle nur „*F*“ aufweist).

c) $\mathfrak{K}_i$ ist *L-wahr* $=_{Df}$ die zu $\mathfrak{K}_i$ gehörende Spalte der Wahrheitstabelle enthält in jeder Zeile „*W*“.

d) $\mathfrak{K}_i$ ist *L-falsch* $=_{Df}$ die zu $\mathfrak{K}_i$ gehörende Spalte der Wahrheitstabelle enthält „*W*“ in keiner Zeile.

e) $\mathfrak{T}_i$ *L-impliziert* $\mathfrak{T}_j$ ($\mathfrak{T}_i \underset{L}{\rightarrow} \mathfrak{T}_j$)[9] $=_{Df}$ die zu $\mathfrak{T}_j$ gehörende Spalte der Wahrheitstabelle weist „*W*“ in jeder Zeile auf, in der die Wahrheitstabelle für $\mathfrak{T}_i$ „*W*“ ergibt. (So L-impliziert z. B. jede Klasse von der Gestalt $\{\mathfrak{S}_i . \mathfrak{S}_j, \mathfrak{S}_i \vee \mathfrak{S}_k, \mathfrak{S}_k \vee \sim \mathfrak{S}_k\}$ eine Satzklasse von der Gestalt $\{\sim(\sim \mathfrak{S}_i \vee \sim \mathfrak{S}_j), \mathfrak{S}_k \vee \mathfrak{S}_i\}$.)

[7] Wegen dieser Festsetzung über den Wahrheitswert von $\mathfrak{K}_i$ wird diese Klasse auch als „konjunktive Satzklasse“ bezeichnet, da ihr Wahrheitswert derselbe ist wie derjenige einer Konjunktion zwischen allen Elementen von $\mathfrak{K}_i$. Daneben kann noch die disjunktive Satzklasse eingeführt werden, die bereits dann wahr ist, wenn mindestens ein Element von ihr wahr ist. Diese Satzklasse spielt insbesondere bei der von CARNAP vorgenommenen vollen Formalisierung der Logik eine entscheidende Rolle.

[8] Der Zusatz „in S_1“ soll der Kürze halber im folgenden wieder weggelassen werden.

[9] Es ist zu beachten, daß hier über $\mathfrak{T}$ und nicht über $\mathfrak{S}$ oder $\mathfrak{K}$ gesprochen wird.

f) $\mathfrak{T}_i$ ist *L-äquivalent* mit $\mathfrak{T}_j =_{Df}$ die beiden Wahrheitstafeln von $\mathfrak{T}_i$ und $\mathfrak{T}_j$ enthalten „*W*" an denselben Stellen der Hauptspalte.

g) $\mathfrak{T}_i$ ist *L-unverträglich* mit $\mathfrak{T}_j =_{Df}$ die beiden zu $\mathfrak{T}_i$ und $\mathfrak{T}_j$ gehörenden Wahrheitstabellen enthalten in keiner Zeile der Hauptspalte gleichzeitig „*W*". (So sind z. B. zwei Klassen von der Gestalt $\{\mathfrak{S}_i . \mathfrak{S}_j, \mathfrak{S}_k\}$ und $\{\sim \mathfrak{S}_i \vee \sim \mathfrak{S}_j, \mathfrak{S}_k\}$ L-unverträglich miteinander, wie sofort zu verifizieren ist.)

h) $\mathfrak{T}_i$ ist *L-disjunkt* zu $\mathfrak{T}_j =_{Df}$ für jede Zeile der beiden Wahrheitstabellen gilt, daß mindestens eines der beiden „*W*" aufweist. (So sind z. B. die zwei Satzklassen $\{\mathfrak{S}_i, \mathfrak{S}_j \vee \sim \mathfrak{S}_j\}$ und $\{\sim \mathfrak{S}_i, \mathfrak{S}_j \vee \sim \mathfrak{S}_j\}$ L-disjunkt zueinander.)

Es ist leicht zu sehen, daß die für S_1 aufgestellten Regeln mit den allgemeinen Postulaten der L-Semantik in Einklang stehen.

Für den Begriff der L-Wahrheit kann man nun, entsprechend dem Vorgehen beim semantischen Grundbegriff der Wahrheit, eine analoge Konvention aufstellen, in welcher die Intention des „aus rein logischen Gründen Wahren" festgehalten wird und die es dann gestattet, ein für allemal als Maßstab dafür verwendet zu werden, ob der Begriff der L-Wahrheit, wie er in ein vorliegendes System S eingeführt wurde, wirklich als adäquat anzusehen ist. Als L-wahr soll ein Satz jedenfalls dann und nur dann bezeichnet werden, wenn kein Tatsachenwissen zur Überprüfung seiner Wahrheit erforderlich ist, wenn also die formalen Regeln des betreffenden semantischen Systems allein genügen, um seine Wahrheit festzustellen. Die semantischen Regeln, die für ein System S gelten, werden in der zu S gehörenden Metasprache M formuliert. Aus diesen Regeln also muß die Wahrheit eines Satzes $\mathfrak{S}_i$ von S folgen, damit $\mathfrak{S}_i$ als L-wahr bezeichnet werden kann. Das „folgen" ist dabei im Sinne von „logisch folgen" zu verstehen. Das semantische Explikat des Begriffs der logischen Folgerung aber ist der Begriff der L-Implikation. Daher kann man sagen: um einen Satz $\mathfrak{S}_i$ von S als L-wahr zu bezeichnen, muß der Satz der Metasprache M „$\mathfrak{S}_i$ ist wahr in S" ein L-Implikat der in M formulierten und für S geltenden semantischen Regeln sein. Diese semantischen Regeln stellen aber in ihrer Gesamtheit nichts anderes als eine Definition des Begriffs „wahr in S" dar. Von dem erwähnten Satz von M wird also gefordert, daß er das L-Implikat einer in M aufgestellten Definition ist. Ein Satz, der aus einer Definition logisch folgt, ist aber selbst gerade ein L-wahrer Satz. Man kann daher sagen: dann und nur dann, wenn der Satz von M „$\mathfrak{S}_i$ ist wahr in S" L-wahr in M ist, ist $\mathfrak{S}_i$ L-wahr in S. Diese Feststellung kann offenbar nicht als Definition von „L-wahr in S" angesehen werden; denn einerseits handelt es sich hier um einen Satz von MM, da in ihm ja über einen in M formulierten Satz gesprochen wird, während alle für S geltenden Definitionen in M selbst und nicht in MM zu bilden sind. Ferner aber kann auch hier, wie bei der Definition des Wahrheitsbegriffs, eine solche allgemeine, auf kein bestimmtes System Bezug nehmende Definition überhaupt nicht erfolgen, da im Rahmen der Semantik nicht der Begriff „wahr", sondern nur „wahr in S" definiert werden darf. Die zuletzt gewonnene Aussage kann daher zwar nicht als

Definition von „L-wahr in S“ dienen, wohl aber kann sie dazu benutzt werden, um eine allgemeine Konvention B aufzustellen, die das Analogon zur Konvention A für den Grundbegriff „wahr in S“ darstellt.

Diese (in MM formulierte) Konvention B lautet: „Ein in die Metasprache M eingeführtes Prädikat $\mathfrak{pr}_i$, welches sich auf das System S bezieht, ist ein adäquates Prädikat für ‚L-wahr in S‘ $=_{Df}$ wenn $\mathfrak{pr}_k$ ein adäquates Prädikat für ‚wahr in S‘ und $\mathfrak{J}_l$ ein Name oder eine sonstige Beschreibung eines Satzes $\mathfrak{S}_l$ von S in M ist, dann ist $\mathfrak{pr}_i(\mathfrak{J}_l)$ dann und nur dann in M wahr, wenn $\mathfrak{pr}_k(\mathfrak{J}_l)$ L-wahr in M ist“.

Wenn in die Metasprache M von S die beiden Prädikate „$\mathfrak{W}_l$“ und „$\mathfrak{W}$“ eingeführt werden, von denen das erste ein Prädikat für L-wahr und das zweite ein Prädikat für wahr in S sein soll, so wird durch die Konvention B also gefordert, daß der Satz der Metasprache „$\mathfrak{S}_i$ ist $\mathfrak{W}_l$ in S“, wobei $\mathfrak{S}_i$ irgendein beliebiger Satz von S ist, dann und nur dann wahr in M ist, wenn der Satz „$\mathfrak{S}_i$ ist $\mathfrak{W}$ in S“ L-wahr in M ist; dabei ist vorausgesetzt, daß für das Prädikat „$\mathfrak{W}$“ die Konvention A bereits erfüllt ist. Es ist sofort zu ersehen, daß der Begriff „L-wahr in S_1“ der Konvention B genügt und daher ein adäquater Begriff für „L-wahr in S_1“ ist.

Wir wollen wieder zur allgemeinen L-Semantik zurückkehren. Das zweite Verfahren für deren Aufbau beruht ganz auf dem Begriff des *logischen Spielraums*, welcher von WITTGENSTEIN[10] eingeführt wurde. Dieser Begriff läßt sich am besten im Anschluß an den Wahrheitsbegriff erläutern. Es wurde bereits früher festgestellt, daß man die Bedeutung eines Satzes mit dessen Wahrheitsbedingungen identifizieren kann: weiß man, unter welchen Bedingungen er wahr ist und unter welchen Bedingungen falsch, dann hat man ihn auch verstanden. Man kann nun aber ebenso von den verschiedenen Sachlagen ausgehen, die mit einem Satz verträglich sind. Ein bestimmter Satz beschreibt ja nicht das ganze Universum bis in seine Details, sondern greift nur eine Seite oder einige wenige Seiten davon heraus, läßt dagegen der Welt im übrigen jede beliebige Beschaffenheit. Wenn der Satz ausgesprochen wird „Wien ist eine Großstadt“, so läßt es der Satz offen, welche übrigen Beschaffenheiten Wien hat, also z. B. wie groß die Einwohnerzahl Wiens ist (falls nur die Merkmale des Begriffs „Großstadt“ erfüllt sind), wieviele Einwohner davon männlichen und wieviele weiblichen Geschlechtes sind, ob Wien eine Untergrundbahn besitzt usw. In all diesen anderen Hinsichten könnte die Beschaffenheit Wiens beliebig variiert werden, ohne daß der obige Satz seinen Wahrheitscharakter einbüßen würde, sofern nur der von ihm hervorgehobene Sachverhalt richtig beschrieben wird. Anderseits ist diese Variation nicht eine ganz beliebige. Der Satz ist nicht mit allen überhaupt „möglichen Welten“ verträglich. Es wäre ja denkbar, daß die Zahl der Einwohner Wiens eine solche wäre, daß diese Stadt der Definition des Begriffs „Großstadt“ nicht genügte. Dann wäre der Satz falsch. Eine solche „mögliche Welt“, in der dies der Fall wäre, wird von dem Satz daher ausgeschlossen. Die Gesamtheit der von

[10] [Tractatus]. Die dabei zugrunde liegende Idee geht übrigens auf LEIBNIZ zurück.

einem Satz zugelassenen Möglichkeiten wird als logischer Spielraum (*L-Spielraum*) des Satzes bezeichnet. Die einzelnen Möglichkeiten, d. h. die verschiedenen „Weltzustände", heißen logische Zustände oder *L-Zustände*. Die Verwendung des L-Präfixes rechtfertigt sich dadurch, daß es sich bei diesen Begriffen, wie die genauere Explikation zeigen wird, um L-Begriffe handelt.

Alles, was bisher über die Begriffe „L-Spielraum" und „L-Zustand" gesagt wurde, dient natürlich lediglich der vorbereitenden intuitiven Erläuterung dieser Begriffe. Es besteht die Aufgabe, sie in der Anwendung auf semantische Systeme zu präzisieren. Die „möglichen Welten" und „möglichen Weltzustände" sind dann auf ein bestimmtes semantisches System *S* zu beziehen. Ein L-Zustand bezüglich des Systems *S* ist eine vollständig bestimmte Sachlage, die mit den sprachlichen Mitteln von *S* ausdrückbar ist. Es wird also dafür verlangt, daß bezüglich aller Objekte, für welche *S* Bezeichnungen enthält, angegeben wird, ob und welche in *S* ausdrückbare Eigenschaften ihnen zukommen bzw. in *S* ausdrückbare Relationen zwischen ihnen gelten. Ein Satz (bzw. eine Satzklasse), der (die) einen solchen Zustand beschreibt, heißt *Zustandsbeschreibung*. Dies ist das semantische Analogon zum metaphysischen Begriff einer in jeder Hinsicht bestimmten möglichen Welt und der genauen Beschreibung einer solchen. Da in einer Zustandsbeschreibung bezüglich aller Objekte, Eigenschaften und Relationen, über die man in *S* überhaupt sprechen kann, eine genaue Festlegung erfolgt ist, läßt ein L-Zustand keine Frage offen. Denn jede im Rahmen von *S* formulierbare Frage darf lediglich die in *S* eingeführten Ausdrücke (logische wie deskriptive) verwenden und der dieser Frage entsprechende Satz kommt entweder in der Zustandsbeschreibung als Teilsatz vor (bzw. er ist ein L-Implikat dieser Zustandsbeschreibung) oder er wird davon ausgeschlossen, ist mit ihr „logisch unverträglich".

Ein erster Schritt zur Präzisierung der Begriffe des L-Spielraums und des L-Zustandes besteht darin, daß in Analogie zu den Konventionen *A* und *B* zwei weitere Festsetzungen erfolgen, welche diese beiden neuen Begriffe betreffen und die im Einklang mit den intuitiven Grundlagen dieser Begriffe verlangen, daß der Begriff des L-Spielraums zu dem der logischen Folgerung in einer bestimmten Beziehung stehen muß. Als symbolische Abkürzung des Begriffs „L-Spielraum von $\mathfrak{S}_i$" bzw. „L-Spielraum von $\mathfrak{T}_i$" verwenden wir „*LS* ($\mathfrak{S}_i$)" bzw. „*LS* ($\mathfrak{T}_i$)" und als Abkürzung für „L-Zustand" den Ausdruck „*LZ*".

Nehmen wir an, $\mathfrak{T}_j$ folge aus rein logischen Gründen aus $\mathfrak{T}_i$, also $\mathfrak{T}_i \underset{L}{\rightarrow} \mathfrak{T}_j$. $\mathfrak{T}_i$ wie $\mathfrak{T}_j$ lassen, da es sich um Sätze oder Satzklassen handelt, bestimmte Möglichkeiten im obigen Sinne zu; sie haben beide bestimmte L-Spielräume. Angenommen nun, es sei *LS* ($\mathfrak{T}_i$) nicht zur Gänze in *LS* ($\mathfrak{T}_j$) enthalten. Dann gibt es also mindestens einen L-Zustand, der in *LS* ($\mathfrak{T}_i$), jedoch nicht in *LS* ($\mathfrak{T}_j$), vorkommt, oder mit anderen Worten: mindestens eine mögliche Sachlage ist mit $\mathfrak{T}_i$ verträglich, gehört zu den von ihm offengelassenen Möglichkeiten, während sie mit $\mathfrak{T}_j$ nicht verträglich, von diesem also „verboten" wird. Im Falle der Verwirklichung dieser Sachlage wäre daher der Satz (bzw. die Satzklasse) $\mathfrak{T}_i$ wahr, $\mathfrak{T}_j$ hingegen falsch. Dies darf aber nicht der Fall sein, da laut Voraussetzung $\mathfrak{T}_i \underset{L}{\rightarrow} \mathfrak{T}_j$, was ja bedeutet, daß die Wahrheit von $\mathfrak{T}_i$ diejenige von $\mathfrak{T}_j$ nach sich ziehen muß. Also ist die obige Annahme ausgeschlossen und es muß der erste L-Spielraum ganz im zweiten enthalten sein. Dies führt zur

Konvention C: wenn $\mathfrak{T}_i \underset{L}{\rightarrow} \mathfrak{T}_j$, dann $LS(\mathfrak{T}_i) \subset LS(\mathfrak{T}_j)$[11].

Ebenso gilt aber auch die Umkehrung. Angenommen, wir wissen allein unter Benützung der semantischen Regeln, daß $LS(\mathfrak{T}_i) \subset LS(\mathfrak{T}_j)$. Dann bedeutet dies, daß wir bereits auf Grund der semantischen Regeln wissen, daß die von $\mathfrak{T}_i$ zugelassenen Möglichkeiten auch von $\mathfrak{T}_j$ zugelassen sind[12]. Ist nun $\mathfrak{T}_i$ wahr, dann muß einer jener „möglichen Weltzustände" verwirklicht worden sein, der mit $\mathfrak{T}_i$ in Einklang steht, d. h. zu dessen logischem Spielraum gehört. Da laut Annahme alle diese Möglichkeiten aber in jenen enthalten sind, die $\mathfrak{T}_j$ zuläßt, so muß im Falle der Wahrheit von $\mathfrak{T}_i$ auch $\mathfrak{T}_j$ wahr sein, weil die Verwirklichung jeder mit $\mathfrak{T}_i$ verträglichen Möglichkeit auch $\mathfrak{T}_j$ wahr macht. Dies bedeutet aber nichts anderes, als daß die semantischen Regeln auf Grund der vorausgesetzten Kenntnis über das Enthaltensein des L-Spielraums von $\mathfrak{T}_i$ in jenem von $\mathfrak{T}_j$ es allein gestatten, von der Wahrheit von $\mathfrak{T}_i$ auf die Wahrheit von $\mathfrak{T}_j$ zu schließen. Dies besagt wiederum, daß $\mathfrak{T}_j$ logische Folgerung (L-Implikat) von $\mathfrak{T}_i$ ist. Dies führt zur

Konvention D: Wenn $LS(\mathfrak{T}_i) \subset LS(\mathfrak{T}_j)$, dann $\mathfrak{T}_i \underset{L}{\rightarrow} \mathfrak{T}_j$.

Wenn die L-Semantik auf den oben angeführten 15 Postulaten aufgebaut wird, so muß bei Einführung der Begriffe des L-Zustandes und L-Spielraumes darauf geachtet werden, daß diese beiden Konventionen *C* und *D* erfüllt sind, d. h. sie müssen dann als Theoreme aus diesen Postulaten sowie den Definitionen der Begriffe des L-Zustandes und L-Spielraumes ableitbar sein. Was die Einführung dieser Begriffe in spezielle semantische Systeme betrifft, so treten im Falle von Molekularsprachen keine besonderen Schwierigkeiten auf, da hier jeder L-Zustand durch eine sogenannte Atomsatzauswahl beschrieben wird, d. h. durch eine Satzklasse, welche für jeden möglichen Atomsatz des Systems entweder diesen selbst oder seine Negation, niemals aber beide gleichzeitig, enthält. Von da aus ist es dann einfach, den Begriff des L-Spielraumes eines $\mathfrak{T}_i$ so zu definieren, daß diese Definition mit den beiden Konventionen *C* und *D* in Einklang steht. Größere Schwierigkeiten bereitet die Einführung des Begriffs des logischen Spielraums in Systeme, die Variable enthalten.

[11] Das Symbol „$\subset$" bezeichnet wieder eine Relation zwischen Klassen und besagt, daß die erste Klasse in der zweiten eingeschlossen ist.

[12] Dabei wird vorausgesetzt, daß das semantische System *S* so eingerichtet ist, daß die L-Spielräume und L-Zustände für alle in *S* vorkommenden Sätze und Satzklassen bestimmt werden können. Dies setzt natürlich weiter voraus, daß zu den bisherigen Regeln zusätzliche Regeln eingeführt werden, durch die „L-Spielraum von $\mathfrak{T}_i$ in *S*" bzw. „L-Zustand in *S*" definiert wird. An Hand eines speziellen Systems wird dieses Verfahren später erläutert werden.

Man muß sich in diesem Falle mit der Hervorhebung gewisser formaler Eigenschaften dieses Begriffs begnügen (z. B. daß eine Zustandsbeschreibung kein L-falscher Satz sein darf, daß sie, da ein L-Zustand keine Frage offenlassen darf, logisch vollständig sein muß, d. h. jedes $\mathfrak{T}_j$ desselben Systems mit der Zustandsbeschreibung entweder logisch unverträglich oder eine logische Folgerung von ihr sein muß usw.). Auch in diesem Falle wird man die betreffenden Definitionen erst dann als adäquate Explikate dieser Begriffe ansehen, wenn die in den Definitionen verwendeten formalen Bestimmungen reich genug sind, um die obigen Konventionen als Theoreme abzuleiten[13].

Wird dagegen die gesamte L-Semantik selbst auf dem Begriff des L-Spielraums aufgebaut, so kann die Erfüllung der beiden Konventionen in trivialer Weise dadurch garantiert werden, daß man sie einfach als Definitionen des Begriffs der L-Implikation verwendet. In diesem Falle werden also die Begriffe „L-Zustand" und „L-Spielraum" als undefinierte Grundbegriffe der allgemeinen L-Semantik verwendet. Als dritter Grundbegriff muß der des „wirklichen Zustandes", symbolisch „WZ", hinzutreten. Es ist dies derjenige L-Zustand, der durch die wahre Zustandsbeschreibung wiedergegeben wird, also jener in einem System S beschreibbare L-Zustand, der tatsächlich verwirklicht ist.

Betrachten wir zwecks einer näheren Erläuterung wieder das System S_1. Ein möglicher L-Zustand dieses Systems wird z. B. durch eine Satzklasse von folgender Gestalt wiedergegeben: $\{P_1(a), \sim P_2(a), \sim P_1(b), P_2(b)\}$ $(\mathfrak{K}_i)$[14]. Da jeder der vier Sätze „$P_1(a)$", „$P_2(a)$", „$P_1(b)$", „$P_2(b)$" entweder selbst oder negiert als Bestandteil einer Zustandsbeschreibung vorkommen kann, gibt es $2^4 = 16$ verschiedene mögliche L-Zustände im System S_1. Sie bilden zusammen den logischen *Allspielraum*, die Klasse „aller möglichen Welten", die durch S_1 beschreibbar sind. Er soll mit „V_{LZ}" bezeichnet werden. Der komplementäre Begriff ist der *leere Spielraum*, symbolisch „Λ_{LS}", die Nullklasse der L-Zustände, die also keinen einzigen L-Zustand als Element enthält. Wenn wir irgendeinen Satz $\mathfrak{S}_i$ von S hernehmen, z. B. den Satz „$P_1(a) . \sim P_2(a)$", so ist sein L-Spielraum $LS(\mathfrak{S}_i)$ die Gesamtheit aller jener Klassen aus V_{LZ} (welches im vorliegenden Falle also 16 Elemente, nämlich 16 L-Zustände, enthält), in denen die zwei Sätze „$P_1(a)$" und „$\sim P_2(a)$" vorkommen. Die obige Klasse $\mathfrak{K}_i$ z. B. ist ebenfalls Bestandteil von $LS(\mathfrak{S}_i)$, d. h. $\mathfrak{K}_i \subset LS(\mathfrak{S}_i)$. Die bisherigen Begriffe sind ausnahmslos L-Begriffe; denn die einzelnen L-Zustände sowie der zu einem $\mathfrak{S}_i$ oder $\mathfrak{T}_i$ gehörige L-Spielraum können stets auf Grund der Kenntnis der semantischen Regeln allein ermittelt werden. Anders verhält es sich mit dem wirklichen Zustand. Hier steht es analog wie mit dem Begriff „wahrer Satz" bzw. „wahre Satzklasse": Ob ein nicht L-wahrer Satz wahr ist

[13] Für dieses etwas schwierigere Gebiet der L-Semantik vgl. CARNAP [Semantics], S. 107ff.

[14] Statt dieser Satzklasse könnte man auch die entsprechende Konjunktion zwischen den Atomsätzen bzw. ihren Negationen verwenden, also im vorliegenden Falle: „$P_1(a) . \sim P_2(a) . \sim P_1(b) . P_2(b)$".

oder nicht, kann nicht auf Grund der Kenntnis der semantischen Regeln allein festgestellt werden. Dazu ist vielmehr zusätzliches Erfahrungswissen erforderlich. Da nun der wirkliche Zustand nichts anderes als der wahre L-Zustand ist, so kann die Frage, ob ein bestimmter, durch einen Satz oder eine Satzklasse eines Systems *S* beschriebener L-Zustand der „wahre" oder „wirkliche" ist, nur auf Grund von Erfahrungen beantwortet werden. Daher ist der durch das Symbol „*WZ*" dargestellte Begriff auch kein L-Begriff. Die obige Satzklasse $\mathfrak{K}_i$ z. B. würde dann den Zustand *WZ* beschreiben, wenn eine Überprüfung der vier in ihr vorkommenden Sätze deren Wahrheit ergäbe.

Daß diese drei Begriffe innerhalb der allgemeinen L-Semantik als undefinierte Begriffe verwendet werden, ist natürlich wiederum nicht so zu verstehen, als werde auf eine Explikation dieser Begriffe überhaupt verzichtet. Vielmehr wird vorausgesetzt, daß in jedem speziellen semantischen System diese Begriffe durch geeignete Regeln eine scharfe Bestimmung erfahren haben. Da solche Definitionen aber stets nur die Begriffe „L-Zustand in *S*", „L-Spielraum in *S*" usw. bestimmen, in denen wieder die Relativität auf ein ganz bestimmtes System zum Ausdruck kommt, muß im Rahmen der allgemeinen L-Semantik, deren Begriffe und Theoreme für sämtliche semantischen Systeme gelten sollen, auf eine solche Definition verzichtet werden. Der weitere Aufbau der allgemeinen L-Semantik ist dann wiederum so zu verstehen: wenn die Begriffe, welche in ihr als undefinierte Grundbegriffe verwendet werden, in ein spezielles semantisches System *S* durch geeignete Regeln eingeführt worden sind, so können dann alle weiteren L-Begriffe in derselben Weise definiert werden wie dies in der allgemeinen L-Semantik geschah und sämtliche aus den Definitionen gewonnenen Theoreme gelten dann auch für das spezielle System *S*.

Es wird sich sofort herausstellen, daß die Fundierung der L-Semantik auf die drei erwähnten Begriffe noch einen anderen Vorteil hat: es kann nämlich nicht nur die L-Semantik, sondern überhaupt die gesamte Semantik auf ihnen aufgebaut werden. Für die Semantik der Grundbegriffe war ja der Begriff „wahr" der einzige undefinierte Begriff, auf den alle übrigen zurückgeführt wurden. Dieser Begriff „wahr" läßt sich nun jedoch mit Hilfe des Begriffs *WZ* definieren.

Es soll jetzt eine Skizze der auf den Begriffen *LS*, *LZ* und *WZ* aufgebauten L-Semantik gegeben werden. Die weiteren in den Rahmen der L-Semantik hineingehörenden Begriffe sollen ebenfalls angegeben werden, ebenso einige wichtige Theoreme. Für den Zweck eines genaueren Studiums muß auf die Untersuchungen Carnaps verwiesen werden. Die Definitionen sollen durch ein „D", die Theoreme durch ein „T" bezeichnet werden.

Zunächst wird der Begriff des L-Spielraums auf Klassen ausgedehnt: Die von einer Klasse offengelassenen Möglichkeiten werden identifiziert mit der Gesamtheit jener Möglichkeiten, die von allen Sätzen der Klasse offengelassen werden. Durch diese Festsetzung ist der Einklang mit der früheren Definition erzielt, wonach eine Satzklasse nur dann als wahr anzusehen ist, wenn sämtliche in ihr vorkommenden Sätze wahr sind. Dies bedeutet nämlich, in den Ausdrücken der Spielraumtheorie formuliert, daß ein L-Zustand eine Satzklasse $\mathfrak{K}_i$ dann und nur dann wahr macht, wenn er jeden Satz von $\mathfrak{K}_i$ wahr macht, also zum L-Spielraum jedes Satzes von $\mathfrak{K}_i$ gehört.

D_1. $LS\,(\mathfrak{K}_j)$[15] $=_{Df}$ das Produkt[16] der Klassen $LS\,(\mathfrak{S}_k)$ für alle $\mathfrak{S}_k \in \mathfrak{K}_j$.

D_2. V_{LZ} (der Allspielraum) $=_{Df}$ die Klasse aller L-Zustände.

D_3. Λ_{LZ} (der leere Spielraum) $=_{Df}$ die Nullklasse der L-Zustände.

Die folgenden Definitionen führen die zwei Begriffe „L-wahr" und „L-falsch" ein. Ein Satz ist „aus rein logischen Gründen" wahr, wenn er „in jeder möglichen Welt" gilt, d. h. wenn er mit jedem L-Zustand verträglich ist. Sein L-Spielraum muß also der Allspielraum sein. Dies kann als Definition von „L-wahr" verwendet werden. Umgekehrt verhält es sich mit dem Begriff „L-falsch". Ein Satz ist „aus rein logischen Gründen falsch", wenn keine mögliche Welt gedacht werden kann, in welcher dieser Satz Geltung hätte; er ist also mit allen L-Zuständen unverträglich, sein Spielraum ist der leere Spielraum. Dies führt zu den nächsten beiden Definitionen:

D_4. $\mathfrak{T}_i$ ist *L-wahr* $=_{Df}$ $LS\,(\mathfrak{T}_i) = \mathsf{V}_{LZ}$.

D_5. $\mathfrak{T}_i$ ist *L-falsch* $=_{Df}$ $LS\,(\mathfrak{T}_i) = \Lambda_{LZ}$.

Als Explikat für den Begriff der L-Implikation nehmen wir einfach die obigen Konventionen *C* und *D*, indem wir sie zu einer Definition zusammenfassen:

D_6. $\mathfrak{T}_i$ *L-impliziert* $\mathfrak{T}_j$ ($\mathfrak{T}_i \underset{L}{\rightarrow} \mathfrak{T}_j$) $=_{Df}$ $LS\,(\mathfrak{T}_i) \subset LS\,(\mathfrak{T}_j)$.

Logische Äquivalenz ist wechselseitige L-Implikation. Da die letztere als Enthaltensein des L-Spielraumes des L-implizierenden Satzes in dem des L-implizierten definiert worden ist, muß L-Äquivalenz die Identität der beiden L-Spielräume bedeuten:

D_7. $\mathfrak{T}_i$ ist *L-äquivalent* mit $\mathfrak{T}_j$ $=_{Df}$ $LS\,(\mathfrak{T}_i) = LS\,(\mathfrak{T}_j)$.

Wenn zwei Sätze L-disjunkt sind, so muß einer wahr sein, beiden zusammen also darf keine Möglichkeit entwischen:

D_8. $\mathfrak{T}_i$ ist *L-disjunkt* zu $\mathfrak{T}_j$ $=_{Df}$ $LS\,(\mathfrak{T}_i) + LS\,(\mathfrak{T}_j)$[17] $= \mathsf{V}_{LZ}$.

Als einziger semantischer Grundbegriff, dessen Bezeichnung kein L-Präfix enthält, ist mittels der zugrunde gelegten Begriffe der Begriff „wahr" zu definieren. Für die anderen semantischen Grundbegriffe kann man die Definitionen von Kap. V verwenden. Ein Satz ist wahr, wenn die von ihm offengelassenen Möglichkeiten auch den wirklichen

[15] Der Zusatz „in *S*" soll wieder weggelassen werden.

[16] „Produkt" ist hier zu verstehen im Sinne des Klassendurchschnittes, d. h. der Gesamtheit jener Elemente, die allen Klassen gemeinsam sind. Im vorliegenden Falle sind diese Elemente L-Zustände.

[17] Das Zeichen „+" bedeutet hier die Klassensumme. Die Definition von „L-disjunkt in *S*" kann in derselben Weise auf beliebig viele Sätze bzw. Satzklassen ausgedehnt werden.

Zustand umfassen, dieser also ein Element des logischen Spielraumes des Satzes ist.

D_9. $\mathfrak{T}_i$ ist *wahr* $=_{Df}$ $WZ \in LS(\mathfrak{T}_i)$.

Für die Falschheit eines $\mathfrak{T}_i$ ergibt sich dann[18], daß der wirkliche Zustand der Komplementärklasse des L-Spielraumes von $\mathfrak{T}_i$ angehören muß, welche den Unterschied zwischen der Allklasse der L-Zustände und dem L-Spielraum von $\mathfrak{T}_i$ darstellt, also $WZ \in [V_{LZ} - LS(\mathfrak{T}_i)]$, für die gewöhnliche Implikation $\mathfrak{T}_i \rightarrow \mathfrak{T}_j$, daß $WZ \in \{[V_{LZ} - LS(\mathfrak{T}_i)] + LS(\mathfrak{T}_j)\}$, da die Implikation zwischen $\mathfrak{T}_i$ und $\mathfrak{T}_j$ dann besteht, wenn $\mathfrak{T}_i$ falsch oder $\mathfrak{T}_j$ wahr ist, der wirkliche Zustand also der Klasse angehört, die aus der Komplementärklasse von $LS(\mathfrak{T}_i)$ und aus $LS(\mathfrak{T}_j)$ besteht. Eine analoge Spielraumsbedingung kann für die Äquivalenz aufgestellt werden.

Es ist jetzt leicht zu sehen, daß alle früher aufgestellten 15 Postulate P_1 bis P_{15} aus diesen Definitionen ableitbar sind. Für P_1 und P_2 ergibt sich dies unmittelbar aus D_4, D_5 und D_9, da WZ sicher ein Element von V_{LZ} ist.

Beweis von P_3: Wie soeben festgestellt, gilt $\mathfrak{T}_i \rightarrow \mathfrak{T}_j$ dann und nur dann, wenn $WZ \in \{[V_{LZ} - LS(\mathfrak{T}_i)] + LS(\mathfrak{T}_j)\}$. $\mathfrak{T}_i \underset{L}{\rightarrow} \mathfrak{T}_j$ bedeutet nach D_6: $LS(\mathfrak{T}_i) \subset LS(\mathfrak{T}_j)$, weshalb die Klasse $\{[V_{LZ} - LS(\mathfrak{T}_i)] + LS(\mathfrak{T}_j)\}$ unter dieser Voraussetzung sicher die Allklasse V_{LZ} ist. Da aber auch $WZ \in V_{LZ}$ (in V_{LZ} sind ja *alle* L-Zustände enthalten), so zieht tatsächlich die L-Implikation von $\mathfrak{T}_j$ durch $\mathfrak{T}_i$ die Implikation von $\mathfrak{T}_j$ durch $\mathfrak{T}_i$ nach sich.

Beweis von P_4[19]: Wenn $\mathfrak{T}_i$ und $\mathfrak{T}_j$ disjunkt sind, so gilt $WZ \in \{LS(\mathfrak{T}_i) + LS(\mathfrak{T}_j)\}$ (da mindestens eines der beiden wahr sein muß). Diese Klasse ist im Falle der L-Disjunktheit aber laut Definition wieder die Allklasse und in dieser ist WZ sicher enthalten.

Beweis von P_5: Die Transitivität der L-Implikation ergibt sich aus D_6 auf Grund der Transitivität der Einschlußrelation von Klassen.

Beweis von P_6: Wenn $LS(\mathfrak{T}_i) \subset LS(\mathfrak{T}_j)$ und $LS(\mathfrak{T}_i)$ ist bereits die Allklasse der LZ (wegen der vorausgesetzten L-Wahrheit von $\mathfrak{T}_i$), so gilt erst recht $LS(\mathfrak{T}_j) = V_{LZ}$, d. h. $\mathfrak{T}_j$ ist L-wahr.

Beweis von P_7: Wenn wiederum $LS(\mathfrak{T}_i) \subset LS(\mathfrak{T}_j)$ und $LS(\mathfrak{T}_j)$ ist bereits die leere Klasse Λ_{LZ} (wegen der vorausgesetzten L-Falschheit von $\mathfrak{T}_j$), so ist erst recht $LS(\mathfrak{T}_i) = \Lambda_{LZ}$.

Beweis von P_8: $\mathfrak{S}_i \underset{L}{\rightarrow} \mathfrak{S}_i$ bedeutet $LS(\mathfrak{S}_i) \subset LS(\mathfrak{S}_i)$, welche Relation erfüllt ist, da eine Klasse sich selbst einschließt.

Beweis von P_9: $LS(\mathfrak{T}_i) = LS(\mathfrak{T}_j)$ ist dasselbe wie: $LS(\mathfrak{T}_i) \subset LS(\mathfrak{T}_j)$ und $LS(\mathfrak{T}_j) \subset LS(\mathfrak{T}_i)$.

---

[18] Bei Zugrundelegung der Definitionen von Kap. V: „falsch" = „nicht wahr" usw.

[19] Wo immer Grundbegriffe außer dem Wahrheitsbegriff hereinspielen, sind stets die Definitionen von Kap. V heranzuziehen.

Beweis von P_{10}: $\mathfrak{T}_i$ ist L-wahr bedeutet, daß $LS(\mathfrak{T}_i) = \mathsf{V}_{LZ}$. $\mathfrak{T}_i$ ist L-disjunkt zu $\mathfrak{T}_j$ bedeutet, daß $LS(\mathfrak{T}_i) + LS(\mathfrak{T}_j) = \mathsf{V}_{LZ}$. Diese letztere Relation ist aber sicher erfüllt, wenn bereits $LS(\mathfrak{T}_i) = \mathsf{V}_{LZ}$ ist.

Beweis von P_{11}: Da $LS(\mathfrak{K}_i)$ das Produkt der L-Spielräume sämtlicher in $\mathfrak{K}_i$ vorkommender Sätze ist, so ist für jedes $\mathfrak{S}_j \in \mathfrak{K}_i$ die Relation $LS(\mathfrak{K}_i) \subset LS(\mathfrak{S}_j)$ erfüllt. Dies aber bedeutet nach D_6 gerade: $\mathfrak{K}_i \underset{L}{\rightarrow} \mathfrak{S}_j$.

Beweis von P_{12}: Angenommen, $\mathfrak{T}_i$ L-impliziere jedes $\mathfrak{S}_j$ aus $\mathfrak{K}_l$; dann gilt nach D_6 für jedes $\mathfrak{S}_j$ aus $\mathfrak{K}_l$ die Relation $LS(\mathfrak{T}_i) \subset LS(\mathfrak{S}_j)$. Da $LS(\mathfrak{T}_i)$ im L-Spielraum jedes dieser $\mathfrak{S}_j$ als Teilklasse enthalten ist, so ist es daher auch in deren Durchschnitt, d. h. in $LS(\mathfrak{K}_l)$ enthalten. Es gilt also: $LS(\mathfrak{T}_i) \subset LS(\mathfrak{K}_l)$. Nach D_6 besagt dies wiederum: $\mathfrak{T}_i \underset{L}{\rightarrow} \mathfrak{K}_l$.

P_{13} ergibt sich einfach daraus, daß der Durchschnitt mehrerer L-Spielräume, die alle mit dem Allspielraum identisch sind, wieder der Allspielraum ist.

Auch die Postulate P_{14} und P_{15}, gegen die bisweilen Bedenken erhoben wurden, folgen jetzt aus den zugrunde gelegten Definitionen, worin man eine gewisse Rechtfertigung für sie erblicken darf.

Beweis von P_{14}: $\mathfrak{T}_j$ ist L-wahr bedeutet, daß $LS(\mathfrak{T}_j) = \mathsf{V}_{LZ}$. Der L-Spielraum jedes beliebigen $\mathfrak{T}_i$ ist daher sicher in $LS(\mathfrak{T}_j)$ enthalten; daher ist laut D_6 $\mathfrak{T}_j$ ein L-Implikat jedes beliebigen $\mathfrak{T}_i$.

Beweis von P_{15}: $\mathfrak{T}_i$ ist L-falsch bedeutet, daß $LS(\mathfrak{T}_i) = \mathsf{\Lambda}_{LZ}$. Die leere Klasse aber ist in jeder Klasse enthalten, daher ist laut D_6 jedes beliebige $\mathfrak{T}_j$ L-Implikat von $\mathfrak{T}_i$.

Damit ist gezeigt, daß die auf den Definitionen D_1 bis D_9 aufgebaute allgemeine Semantik, obwohl sie kein einziges Postulat benutzt, nicht schwächer ist als die auf den früheren Postulaten P_1 bis P_{15} aufgebaute L-Semantik. Bei den folgenden Theoremen genügt es daher, auf jene Postulate als Beweisgrundlagen zu verweisen. Die Theoreme sind dann stets auch aus den Definitionen D_1 bis D_9 ableitbar. In manchen Fällen wird es einfacher sein, statt auf die Postulate direkt auf diese Definitionen zurückzugehen.

T_1. Zwei L-äquivalente $\mathfrak{T}_i$ und $\mathfrak{T}_j$ sind äquivalent. Beweis: Nach Voraussetzung ist $LS(\mathfrak{T}_i) = LS(\mathfrak{T}_j)$. Daher kann nur gelten: entweder sowohl $WZ \in LS(\mathfrak{T}_i)$ als auch $WZ \in LS(\mathfrak{T}_j)$ oder sowohl $WZ \in [\mathsf{V}_{LZ} - LS(\mathfrak{T}_i)]$ als auch $WZ \in [\mathsf{V}_{LZ} - LS(\mathfrak{T}_j)]$, d. h. beide sind wahr oder beide falsch und dies ist gerade die Definition der Äquivalenz.

T_2. Die Relation der L-Äquivalenz hat folgende formale Eigenschaften:

a) Reflexivität, d. h. $\mathfrak{T}_i$ ist L-äquivalent mit $\mathfrak{T}_i$ (D_7 ist in trivialer Weise erfüllt);

b) Symmetrie, d. h. wenn $\mathfrak{T}_i$ L-äquivalent ist mit $\mathfrak{T}_j$, so auch $\mathfrak{T}_j$ mit $\mathfrak{T}_i$ (wieder nach D_7);

c) Transitivität (wieder nach D_7 wegen der Transitivität der Gleichheitsrelation).

Die L-Implikation hat dagegen nur die Eigenschaften a) und c).

T_3. Eine Satzklasse $\mathfrak{K}_i$ ist dann und nur dann L-wahr, wenn jeder $\mathfrak{S}_j \in \mathfrak{K}_i$ L-wahr ist (die eine Hälfte folgt aus P_{13}; die andere ergibt sich so:

$\mathfrak{K}_i$ sei L-wahr; dann ist der Durchschnitt aus den L-Spielräumen der Sätze von $\mathfrak{K}_i = \mathsf{V}_{LZ}$. Der Durchschnitt von Klassen ist in all diesen Klassen enthalten, d. h. $\mathsf{V}_{LZ} \subset LS\,(\mathfrak{S}_j)$ für alle $\mathfrak{S}_j \in \mathfrak{K}_i$. Dann aber gilt erst recht für alle diese $\mathfrak{S}_j$: $LS\,(\mathfrak{S}_j) \doteq \mathsf{V}_{LZ}$).

T_4. $\mathsf{\Lambda}$ ist L-wahr (dies folgt entweder unmittelbar aus P_{13}, weil die dort ausgesprochene Bedingung, daß alle Elemente der Klasse $\mathsf{\Lambda}$ L-wahr sein müssen, hier in trivialer Weise erfüllt ist[20]. Es folgt aber auch daraus, daß $LS\,(\mathsf{\Lambda}) = \mathsf{V}_{LZ}$; denn die Satzklasse, die keinen einzigen Satz enthält, läßt natürlich alle Möglichkeiten offen).

T_5. Wenn $\mathfrak{T}_i$ und $\mathfrak{T}_j$ L-äquivalent sind und $\mathfrak{T}_i$ L-wahr ist, so ist auch $\mathfrak{T}_j$ L-wahr (denn aus $LS\,(\mathfrak{T}_i) = LS\,(\mathfrak{T}_j)$ und $LS\,(\mathfrak{T}_i) = \mathsf{V}_{LZ}$ folgt: $LS\,(\mathfrak{T}_j) = \mathsf{V}_{LZ}$).

T_6. $\mathfrak{T}_i$ ist L-wahr dann und nur dann, wenn $\mathfrak{T}_i$ L-äquivalent ist mit $\mathsf{\Lambda}$ (wenn $\mathfrak{T}_i$ L-äquivalent ist mit $\mathsf{\Lambda}$, dann ist wegen T_4 die Bedingung von T_5 erfüllt und $\mathfrak{T}_i$ L-wahr. Die Umkehrung ergibt sich daraus, daß L-wahre Sätze immer L-äquivalent sind, da dann beide L-Spielräume gleich V_{LZ} werden, so daß D_7 anwendbar wird).

Eine analoge Umkehrung von T_4 für die Allsatzklasse gilt nicht: $LS\,(\mathsf{V})$ muß nicht gleich $\mathsf{\Lambda}_{LZ}$[21] sein; denn die in ihr enthaltenen Sätze können einen nicht-leeren Durchschnitt haben, was dann der Fall ist, wenn alle Sätze von S wahr oder sogar L-wahr sind. Dagegen kann folgendes Theorem ausgesprochen werden:

T_7. Wenn $\mathfrak{T}_i$ L-falsch ist, dann $\mathfrak{T}_i \underset{L}{\rightarrow} \mathsf{V}$ (dies folgt aus P_{15}, aber auch unmittelbar daraus, daß die leere Klasse in jeder Klasse enthalten ist).

Auf der Basis der bisherigen L-Begriffe können weitere eingeführt werden, die zur Klärung der logischen Relationen zwischen Sätzen und Satzklassen dienen. Ein Satz[22] ist ein „rein logischer" oder „logisch determinierter", wenn sein Wahrheitswert mit „rein logischen Mitteln" festgestellt werden kann, d. h. wenn er sich als „logisch wahr" oder „logisch falsch" erweist.

D_{10}. $\mathfrak{T}_i$ ist *L-determiniert* $=_{Df}$ $\mathfrak{T}_i$ ist L-wahr oder L-falsch.

Wenn man beachtet, daß wegen D_1 und D_5 eine Klasse $\mathfrak{K}_i$ L-falsch ist, wenn ein einziger Satz $\mathfrak{S}_j$ von $\mathfrak{K}_i$ L-falsch ist, während die L-Wahrheit sämtlicher $\mathfrak{S}_j \in \mathfrak{K}_i$ die L-Wahrheit von $\mathfrak{K}_i$ zur Folge hat, dann ergibt

[20] Ein Allsatz von Konditionalform ist wahr, wenn es das nicht gibt, worüber der Wenn-Satz spricht. Dies wird besonders deutlich bei der Umformung in negative Existenzaussagen. Der Satz „alle geflügelten Elefanten sind sterblich" besagt dasselbe wie „es gibt keinen geflügelten Elefanten, der nicht sterblich wäre" und dieser Satz ist wahr; denn die Falschheit dieses letzteren Satzes würde die Wahrheit von „es gibt einen geflügelten Elefanten, der nicht sterblich ist" zur Folge haben.

[21] Es möge der Unterschied der Symbole „V" und „$\mathsf{\Lambda}$" einerseits, „V_{LZ}" und „$\mathsf{\Lambda}_{LZ}$" anderseits beachtet werden. Die ersten beiden bezeichnen die Allklasse bzw. leere Klasse von *Sätzen* von S, die letzteren beiden die Allklasse bzw. leere Klasse von *L-Zuständen*.

[22] Wieder ist im folgenden darunter stets „Satz oder Satzklasse" zu verstehen.

sich, daß jedes $\mathfrak{T}_k$ eines Systems S L-determiniert ist, sofern jeder Satz von S L-determiniert ist.

Zwei Sätze werden als „logisch unverträglich" angesehen, wenn die Möglichkeiten, die der eine offen läßt, vom anderen ausgeschlossen werden, so daß also kein L-Zustand denkbar ist, der beide Sätze zu wahren Sätzen machen würde. Dies kann man so ausdrücken, daß zwei Sätze logisch unverträglich sind, wenn der Durchschnitt ihrer L-Spielräume leer ist.

D_{11}. $\mathfrak{T}_i$ ist *L-unverträglich* mit $\mathfrak{T}_j =_{Df} LS(\mathfrak{T}_i) \times LS(\mathfrak{T}_j) = \Lambda_{LZ}$.

Bei Vergleich dieser Definition mit D_6 von Kap. V und Berücksichtigung von D_9 ergibt sich, daß auch hier wieder der L-Begriff den Grundbegriff nach sich zieht, da die L-Unverträglichkeit zweier Sätze $\mathfrak{T}_i$ und $\mathfrak{T}_j$ die Möglichkeit ausschließt, daß sowohl $WZ \in LS(\mathfrak{T}_i)$ wie $WZ \in LS(\mathfrak{T}_j)$.

Unmittelbar aus diesen und den früheren Definitionen ergibt sich, daß ein L-falsches $\mathfrak{T}_i$ mit jedem $\mathfrak{T}_k$ L-unverträglich ist (T_8), daß ein mit einem L-wahren $\mathfrak{T}_j$ L-unverträgliches $\mathfrak{T}_i$ L-falsch sein muß (T_9), daß ein $\mathfrak{T}_k$ dann und nur dann L-falsch ist, wenn es mit Λ L-unverträglich ist (T_{10}). Das letztere ergibt sich so: Ein L-falsches $\mathfrak{T}_k$ ist mit jedem $\mathfrak{T}_i$, also auch mit Λ L-unverträglich; ist anderseits ein $\mathfrak{T}_k$ mit Λ L-unverträglich, so ist es mit einem L-wahren $\mathfrak{T}_j$ L-unverträglich, da Λ L-wahr ist; aus dem Theorem T_9 folgt dann, daß $\mathfrak{T}_k$ L-falsch sein muß. Eine ziemlich wichtige Relation drückt folgender Satz aus: Ist $\mathfrak{T}_i$ L-unverträglich mit $\mathfrak{T}_l$ und ist $\mathfrak{T}_l$ ein L-Implikat eines $\mathfrak{T}_j$, so sind auch $\mathfrak{T}_i$ und $\mathfrak{T}_j$ L-unverträglich miteinander (T_{11}). Beweis: Es ist $LS(\mathfrak{T}_j) \subset LS(\mathfrak{T}_l)$, anderseits laut Voraussetzung $LS(\mathfrak{T}_l) \times LS(\mathfrak{T}_i) = \Lambda_{LZ}$; daher muß erst recht $LS(\mathfrak{T}_j) \times LS(\mathfrak{T}_i) = \Lambda_{LZ}$ sein.

Zwei Sätze können als „logisch abhängig" voneinander bezeichnet werden, wenn entweder einer der beiden aus dem anderen „logisch folgt", also dessen L-Implikat ist, oder wenn sie sich umgekehrt gegenseitig „logisch ausschließen", also L-unverträglich miteinander sind. Dies führt zu D_{12}.

D_{12}. $\mathfrak{T}_i$ ist *L-abhängig* von $\mathfrak{T}_j =_{Df}$ $\mathfrak{T}_i$ ist L-Implikat von $\mathfrak{T}_j$ oder mit $\mathfrak{T}_j$ L-unverträglich.

T_{12}. Ein von einem L-wahren $\mathfrak{T}_l$ L-abhängiges $\mathfrak{T}_k$ ist L-determiniert. Beweis: Nach D_{12} ist entweder $\mathfrak{T}_l \underset{L}{\rightarrow} \mathfrak{T}_k$, dann ist $\mathfrak{T}_k$ L-wahr, oder $\mathfrak{T}_k$ ist mit $\mathfrak{T}_l$ L-unverträglich, dann ist nach T_9 $\mathfrak{T}_k$ L-falsch. $\mathfrak{T}_k$ ist also unter der genannten Bedingung entweder L-wahr oder L-falsch, d. h. nach D_{10} L-determiniert.

Das Gegenstück dazu ist das Theorem T_{13}, wonach von einem L-falschen $\mathfrak{T}_i$ jedes beliebige $\mathfrak{T}_j$ L-abhängig ist, da es von diesem L-impliziert wird (nach D_5 und D_6 oder nach P_{15}), aber zugleich auch mit ihm L-unverträglich ist (nach T_8).

T_{14}. Ein L-determiniertes $\mathfrak{T}_i$ ist von jedem $\mathfrak{T}_j$ L-abhängig. Denn wenn $\mathfrak{T}_i$ L-wahr ist, dann wird es nach P_{14} von jedem beliebigen $\mathfrak{T}_l$ L-impliziert, und wenn es L-falsch ist, dann ist es nach T_8 mit jedem $\mathfrak{T}_k$ L-unverträglich.

T_{15}. L-Determiniertheit fällt zusammen mit L-Abhängigkeit von Λ. Beweis: Ist ein $\mathfrak{T}_j$ L-wahr, so ist es wegen T_6 L-äquivalent mit Λ, also erst recht ein L-Implikat von $\wedge$, und umgekehrt ist ein L-Implikat der leeren Satzklasse immer L-wahr. Ist anderseits $\mathfrak{T}_j$ L-falsch, so ist es mit jedem $\mathfrak{T}_i$, also auch mit $\wedge$, L-unverträglich und ist umgekehrt $\mathfrak{T}_j$ mit $\wedge$ L-unverträglich, so muß es nach T_9 wegen der L-Wahrheit von $\wedge$ L-falsch sein.

Wenn man in einem System S ein $\mathfrak{T}_i$ ausfindig machen kann, von welchem jedes andere $\mathfrak{T}_j$ von S L-abhängig ist, so kann $\mathfrak{T}_i$ als „logisch vollständig" oder „L-vollständig" bezeichnet werden, da dann jeder andere Satz in einer rein logischen Abhängigkeitsbeziehung zu diesem $\mathfrak{T}_i$ steht. Dies ist so zu verstehen: weiß man den Wahrheitswert von $\mathfrak{T}_i$, so kann daraus die Wahrheit oder Falschheit jedes anderen Satzes von S logisch abgeleitet werden. Dies führt zu D_{13}.

D_{13}. $\mathfrak{T}_i$ ist *L-vollständig* $=_{Df}$ jeder Satz $\mathfrak{S}_k$ ist L-abhängig von $\mathfrak{T}_i$.

T_{16} enthält die Verallgemeinerung des Inhaltes von D_{13} auf beliebige $\mathfrak{T}_j$: Von einem L-vollständigen $\mathfrak{T}_i$ ist jedes $\mathfrak{T}_j$ L-abhängig und ist umgekehrt von einem $\mathfrak{T}_i$ jedes $\mathfrak{T}_j$ des Systems L-abhängig, so ist $\mathfrak{T}_i$ L-vollständig. Beweis: Da dies für Sätze bereits nach D_{13} gilt, muß es nur noch für Satzklassen gezeigt werden. Für den Fall der L-Implikation ergibt sich dies so: ein $\mathfrak{K}_j$ ist L-Implikat von $\mathfrak{T}_i$ dann und nur dann, wenn alle $\mathfrak{S}_k$ aus $\mathfrak{K}_j$ L-Implikate von $\mathfrak{T}_i$ sind; denn wenn einerseits alle diese $\mathfrak{S}_k$ L-Implikate von $\mathfrak{T}_i$ sind, dann gilt nach P_{12} auch $\mathfrak{T}_i \underset{L}{\rightarrow} \mathfrak{K}_j$ und wenn andererseits diese letztere Relation gilt, dann gilt wegen P_{11} und der in P_5 ausgesprochenen Transitivität der L-Implikation auch $\mathfrak{T}_i \underset{L}{\rightarrow} \mathfrak{S}_k$ für alle $\mathfrak{S}_k$ aus $\mathfrak{K}_j$. Für den Fall der L-Unverträglichkeit ergibt sich dies auf Grund von T_{11}: ist ein $\mathfrak{S}_l$ L-unverträglich mit $\mathfrak{T}_i$, dann ist auch jede Satzklasse $\mathfrak{K}_j$, deren Element $\mathfrak{S}_l$ ist, L-unverträglich mit $\mathfrak{T}_i$, weil dann wegen P_{11} die Relation $\mathfrak{K}_j \underset{L}{\rightarrow} \mathfrak{S}_l$ gilt und damit die Bedingungen für T_{11} erfüllt sind (den dortigen $\mathfrak{T}_i$, $\mathfrak{T}_l$, $\mathfrak{T}_j$ entsprechen hier: $\mathfrak{T}_i$, $\mathfrak{S}_l$, $\mathfrak{K}_j$). Der Inhalt dieses Theorems ist also der folgende: Wenn $\mathfrak{T}_i$ L-vollständig ist, also jeder Satz des Systems von $\mathfrak{T}_i$ L-impliziert wird oder mit ihm L-unverträglich ist, dann wird auch jede Satzklasse des Systems von $\mathfrak{T}_i$ L-impliziert oder ist mit ihm L-unverträglich, und zwar ist das erstere dann der Fall, wenn sie nur Sätze als Elemente enthält, die ohne Ausnahme L-Implikate von $\mathfrak{T}_i$ sind, das letztere hingegen dann, wenn mindestens ein in ihr vorkommender Satz mit $\mathfrak{T}_i$ L-unverträglich ist.

In trivialer Weise ergeben sich die Theoreme T_{17}: jedes L-falsche $\mathfrak{T}_i$ ist L-vollständig, T_{18}: die Allsatzklasse $\vee$ ist L-vollständig[23], und T_{19}:

---

[23] Der Beweis für T_{18} darf aber nicht etwa so erfolgen: die Allsatzklasse läßt keine Möglichkeit offen, ihr L-Spielraum ist der leere Spielraum $\wedge_{LZ}$; dieser ist in jedem anderen enthalten, daher ist jedes $\mathfrak{T}_j$ L-implikat von $\vee$ und $\vee$ daher L-vollständig. Daß jedes $\mathfrak{T}_j$ L-implikat von $\vee$ ist, ist zwar richtig, aber nicht wegen des gerade angegebenen Grundes, sondern wegen P_{11}, da alle Sätze des Systems in $\vee$ enthalten sind. Daß der L-Spielraum von $\vee$ nicht der leere Spielraum zu sein braucht, beruht auf der schon einmal gemachten Feststellung, daß in diesem Falle $\vee$ L-falsch wäre, was nicht der Fall sein muß, da das betreffende System nur wahre oder sogar nur L-wahre Sätze enthalten kann. Im letzteren Falle ist LS ($\vee$) sogar gleich $\vee_{LZ}$.

L-Vollständigkeit von Λ fällt zusammen mit der L-Determiniertheit jedes $\mathfrak{T}_i$ (wegen T_{15}).

Die bisherigen Ergebnisse zeigen bereits, daß der Begriff des „logisch wahren Satzes" im Rahmen der allgemeinen L-Semantik mit Hilfe des Begriffs der logischen Folgerung definiert werden kann; denn da jedes System die logisch wahre leere Satzklasse Λ enthält, deren L-Spielraum V_{LZ} ist, so kann der Ausdruck „$\mathfrak{T}_j$ ist L-wahr in S" als definitorische Abkürzung für „$\Lambda \underset{L}{\rightarrow} \mathfrak{T}_j$ in S" genommen werden. Eine analoge Definition des Begriffs „logisch falscher Satz" mit Hilfe des Begriffs der logischen Folgerung ist nicht möglich, da nicht jedes System eine logisch falsche Satzklasse enthält. Man könnte zunächst vielleicht geneigt sein, eine solche Definition in Anlehnung an Erwägungen vorzunehmen, die bei der Forderung nach Widerspruchsfreiheit von Axiomensystemen maßgebend sind. Wenn ein Axiomensystem widerspruchsvoll ist, dann läßt sich aus ihm jeder beliebige Satz ableiten. Ein solches System würde nach der jetzigen Terminologie eine L-falsche Satzklasse darstellen. Man könnte daher geneigt sein, die logische Falschheit eines $\mathfrak{T}_i$ dadurch zu definieren, daß jeder beliebige Satz (und damit V) aus $\mathfrak{T}_i$ logisch folgt (ein L-Implikat von $\mathfrak{T}_i$ ist). Carnap hat auf die Inadäquatheit einer solchen Begriffsbestimmung hingewiesen: enthält das System nur L-wahre Sätze, dann sind alle Sätze logische Folgerungen eines beliebigen unter ihnen und dennoch keiner von ihnen L-falsch. Wenn sich also auch die Eigenschaft, daß ein $\mathfrak{T}_i$ alle Sätze eines Systems S L-impliziert, nicht als Definiens für den Begriff „L-Falschheit von $\mathfrak{T}_i$" verwenden läßt, so ist es doch zweckmäßig, diese Eigenschaft als solche durch eine eigene Definition hervorzuheben. Als Name dafür kann der Ausdruck „logisch umfassend" verwendet werden.

D_{14}. $\mathfrak{T}_i$ ist *L-umfassend* $=_{Df}$ $\mathfrak{T}_i$ L-impliziert jeden Satz.

Aus dieser Definition und wegen P_{11} ergibt sich sofort, daß V L-umfassend ist (T_{20}); aus diesem Satz wiederum folgt unter Verwendung von T_7 und P_5 (oder auch aus P_{15} allein), daß ein L-falsches $\mathfrak{T}_i$ stets L-umfassend ist (T_{21}) (die Umkehrung gilt nicht allgemein, wie gerade festgestellt wurde).

Hinreichende und notwendige Bedingungen dafür, daß ein $\mathfrak{T}_i$ L-umfassend ist, können auf Grund des Bisherigen leicht aufgestellt werden. Dabei ist zu beachten, daß, falls $\mathfrak{T}_i \underset{L}{\rightarrow} \mathfrak{K}_j$, $\mathfrak{T}_i$ jedes Element von $\mathfrak{K}_j$ L-impliziert (was sofort aus D_6 und D_1 folgt, da $LS(\mathfrak{T}_i)$ sicher in den L-Spielräumen aller Sätze aus $\mathfrak{K}_j$ enthalten ist, wenn es sogar in deren Durchschnitt, d. h. in $LS(\mathfrak{K}_j)$, enthalten ist). Nimmt man P_{12} hinzu, so kann man sagen: $\mathfrak{T}_i \underset{L}{\rightarrow} \mathfrak{K}_j$ dann und nur dann, wenn $\mathfrak{T}_i$ jedes Element von $\mathfrak{K}_j$ L-impliziert. Wenn nun $\mathfrak{T}_i$ jeden Satz $\mathfrak{S}_k$ des Systems L-impliziert, so auf Grund der eben gemachten Feststellung auch jede Satzklasse $\mathfrak{K}_j$ des Systems und damit jedes $\mathfrak{T}_l$. In diesem Fall gilt aber auch weiter, daß $\mathfrak{T}_i \underset{L}{\rightarrow} V$, weil die Bedingung von P_{12} für den Fall $\mathfrak{K}_j = V$ erfüllt ist. Ist umgekehrt diese Bedingung $\mathfrak{T}_i \underset{L}{\rightarrow} V$ erfüllt, so folgt wegen der leicht erkennbaren

Relation $\mathsf{V} \underset{L}{\rightarrow}$ jedes $\mathfrak{T}_j$ (von S)[24] und der Transitivität der L-Implikation, daß dann auch $\mathfrak{T}_i \underset{L}{\rightarrow}$ jedes $\mathfrak{T}_j$. Man kann also als Theorem T_{22} die Behauptung aufstellen: die folgenden drei Bedingungen sind hinreichend und notwendig dafür, daß ein $\mathfrak{T}_i$ L-umfassend ist: 1. $\mathfrak{T}_i \underset{L}{\rightarrow} \mathsf{V}$, 2. $\mathfrak{T}_i \underset{L}{\rightarrow}$ jedes $\mathfrak{K}_j$, 3. $\mathfrak{T}_i \underset{L}{\rightarrow}$ jedes $\mathfrak{T}_j$. Die erste Bedingung hätte auch zu „$\mathfrak{T}_i$ ist L-äquivalent mit V" verschärft werden können. Aus 3. folgt noch auf Grund von D_{13} das Theorem T_{23}, daß ein L-umfassendes $\mathfrak{T}_i$ auch L-vollständig ist. Das nächste Theorem befaßt sich mit der Frage, wann die beiden Begriffe „L-falsch" und „L-umfassend" zusammenfallen:

T_{24}. Dann und nur dann, wenn das System S ein L-falsches $\mathfrak{T}_i$ enthält, fallen die Begriffe „L-falsch in S" und „L-umfassend in S" zusammen. Beweis: Angenommen, S enthalte ein L-falsches $\mathfrak{T}_i$. Dann wissen wir bereits, daß jedes L-falsche $\mathfrak{T}_j$ auch L-umfassend ist. Aber auch das Umgekehrte gilt; denn ein L-umfassendes $\mathfrak{T}_l$ L-impliziert $\mathfrak{T}_i$ und wegen P_7 ist dann auch $\mathfrak{T}_l$ L-falsch. Angenommen anderseits, „L-falsch in S" und „L-umfassend in S" fallen zusammen. Dann ist die Allsatzklasse L-falsch, da sie sicher L-umfassend ist. Also enthält S ein L-falsches $\mathfrak{T}_i$.

In dem Falle, daß keine L-falsche Satzklasse in S vorkommt, kann erst recht kein L-falscher Satz $\mathfrak{S}_j$ in S vorkommen (denn wegen P_{11} würde sich diese Eigenschaft sofort auf alle Klassen übertragen, in denen $\mathfrak{S}_j$ als Element vorkommt). Es ist dann auch V, als Spezialfall einer Satzklasse, nicht L-falsch. Anderseits ist V L-umfassend. Man kann daher das Theorem T_{25} aufstellen: Wenn keine L-falsche Satzklasse in S vorkommt, dann fallen die beiden Begriffe „L-falsch" und „L-umfassend" nicht zusammen.

Bezüglich T_{24} ist darauf zu achten, daß die Existenz eines L-falschen $\mathfrak{T}_i$ und nicht eines L-falschen Satzes verlangt wird. Das letztere ist nämlich keine notwendige Bedingung für das Zusammenfallen von „L-falsch" und „L-umfassend". Enthält das System S z. B. das Zeichen der Negation, so ist die Klasse $\{\mathfrak{S}_i, \sim \mathfrak{S}_i\}$ L-falsch, obwohl kein Satz von S L-falsch zu sein braucht. Nach T_{24} fallen dann trotzdem die Begriffe „L-umfassend" und „L-falsch" zusammen. Diese Tatsache zeigt, daß in den meisten Systemen der Begriff der logischen Falschheit mit der Eigenschaft, logisch umfassend zu sein, zusammenfällt, z. B. immer dann, wenn das System die Negation enthält.

Eine Klasse von Sätzen, welche alle Sätze enthält, die aus ihr logisch folgen, wird „logisch perfekt" genannt.

D_{15}. Die Klasse $\mathfrak{K}_i$ ist *L-perfekt* $=_{Df}$ jeder Satz $\mathfrak{S}_j$ ist Element der Klasse $\mathfrak{K}_i$ ($\mathfrak{S}_j \in \mathfrak{K}_i$), für den die Relation $\mathfrak{K}_i \underset{L}{\rightarrow} \mathfrak{S}_j$ gilt. Eine L-perfekte Klasse ist also dadurch ausgezeichnet, daß Deduktionen, die von ihr ausgehen, nicht aus ihr herausführen.

Die Ausweitung von Sätzen auf Satzklassen erfolgt im nächsten Theorem:

---

[24] Dieses „von S" ist natürlich auch in allen anderen Fällen hinzuzudenken.

T_{26}. Eine Klasse $\mathfrak{K}_i$ ist dann und nur dann L-perfekt, wenn für jede Klasse $\mathfrak{K}_j$ gilt: $\mathfrak{K}_j \subset \mathfrak{K}_i$ ($\mathfrak{K}_j$ ist Teilklasse von $\mathfrak{K}_i$), sofern $\mathfrak{K}_i \underset{L}{\rightarrow} \mathfrak{K}_j$. Beweis: $\mathfrak{K}_i$ sei L-perfekt. Sofern dann $\mathfrak{K}_i \underset{L}{\rightarrow} \mathfrak{K}_j$, so werden wegen P_{11} und der Transitivität der L-Implikation alle $\mathfrak{S}_k \in \mathfrak{K}_j$ von $\mathfrak{K}_i$ L-impliziert, sind also wegen der L-Perfektheit von $\mathfrak{K}_i$ Elemente von $\mathfrak{K}_i$. Also ist $\mathfrak{K}_j \subset \mathfrak{K}_i$. Ist umgekehrt jede Klasse $\mathfrak{K}_j$, welche L-Implikat von $\mathfrak{K}_i$ ist, eine Teilklasse von $\mathfrak{K}_i$, dann sind wegen P_{11} und der Transitivität der L-Implikation auch alle Sätze von $\mathfrak{K}_j$ sowohl L-Implikate von $\mathfrak{K}_i$ als auch Elemente von $\mathfrak{K}_i$. Wenn man nun die Klassen von der Art $\{\mathfrak{S}_j\}$ berücksichtigt, die nur aus einem Satz bestehen, so erhält man auf diese Weise bezüglich aller von $\mathfrak{K}_i$ L-implizierten Sätze das Ergebnis, daß sie Elemente von $\mathfrak{K}_i$ sind: $\mathfrak{K}_i$ ist also L-perfekt.

Da die L-Implikate von L-wahren Sätzen selbst wieder L-wahr sein müssen, ist die Klasse der logisch wahren Sätze L-perfekt (T_{27}). Aber auch die Klasse der wahren Sätze ist L-perfekt (T_{28}), da für einen wahren Satz gilt: $WZ \in LS\,(\mathfrak{S}_i)$ und daher wegen D_6 erst recht $WZ \in LS\,(\mathfrak{S}_j)$ gelten muß, wenn $\mathfrak{S}_i \underset{L}{\rightarrow} \mathfrak{S}_j$ (denn das letztere bedeutet ja $LS\,(\mathfrak{S}_i) \subset \subset LS\,(\mathfrak{S}_j)$). Auch die Allsatzklasse V ist natürlich in jedem Falle L-perfekt (T_{29}). Dagegen braucht die Klassensumme zweier L-perfekter Klassen nicht L-perfekt zu sein (es kann sein, daß aus jeder dieser Klassen, für sich genommen, nur Sätze gefolgert werden können, die in diesen Klassen jeweils vorkommen, daß man aber, wenn die Prämissen der Folgerung aus beiden Klassen genommen werden, zu Sätzen gelangt, die in der Vereinigungsmenge dieser zwei Klassen nicht vorkommen). Der Durchschnitt zweier L-perfekter Klassen $\mathfrak{K}_i$ und $\mathfrak{K}_j$ ist jedoch stets L-perfekt (T_{30}), denn die L-Implikate dieser Durchschnittsklasse gehören nach Voraussetzung sowohl $\mathfrak{K}_i$ wie $\mathfrak{K}_j$, also wiederum dem Durchschnitt an.

In logischer Hinsicht sind oftmals solche Systeme von Interesse, die überhaupt keine Tatsachensätze, sondern nur logische Sätze enthalten. Man kann sie L-determinierte Systeme nennen.

D_{16}. Ein System S ist *L-determiniert* $=_{Df}$ jeder Satz von S ist L-determiniert.

Wenn man bedenkt, daß die L-Determiniertheit jedes Satzes $\mathfrak{S}_i$ von S die L-Determiniertheit jedes $\mathfrak{T}_i$ von S nach sich zieht, da die Satzklassen, die nur L-wahre Sätze enthalten, selbst L-wahr sind, jene hingegen, die mindestens einen L-falschen Satz enthalten, L-falsch, so ist die L-Determiniertheit jedes $\mathfrak{T}_i$ in S eine hinreichende und notwendige Bedingung dafür, daß S ein L-determiniertes System darstellt. Nach T_{19} fällt aber dies wiederum mit der L-Vollständigkeit der leeren Satzklasse zusammen. Ist aber Λ L-vollständig, so ist überhaupt jedes $\mathfrak{T}_i$ in S L-vollständig. Dies sieht man so ein: Zunächst gilt für jedes beliebige $\mathfrak{T}_i$ der Satz: $\mathfrak{T}_i \underset{L}{\rightarrow} \Lambda$ (sowohl wegen P_{12} wie direkt auf Grund von D_6, da $LS\,(\Lambda) = \mathsf{V}_{LZ}$ ist). Ferner gilt: wenn $\mathfrak{T}_j \underset{L}{\rightarrow} \mathfrak{T}_k$ und $\mathfrak{T}_k$ ist L-vollständig, dann ist auch $\mathfrak{T}_j$ L-vollständig. L-Vollständigkeit von $\mathfrak{T}_k$ bedeutet ja, daß jedes $\mathfrak{T}_l$ von $\mathfrak{T}_k$ L-abhängig ist, also entweder von ihm L-impliziert wird oder mit ihm L-unverträglich ist. Im ersten Fall ist wegen der

Transitivität der L-Implikation $\mathfrak{T}_l$ auch L-Implikat von $\mathfrak{T}_j$, im zweiten Fall ist es wegen T_{11} auch mit $\mathfrak{T}_j$ L-unverträglich. Die Eigenschaft der L-Vollständigkeit überträgt sich also tatsächlich vom L-Implikat auf das L-Implikans. Wendet man dies auf den für jedes $\mathfrak{T}_i$ richtigen Satz $\mathfrak{T}_i \underset{L}{\rightarrow} \Lambda$ an, so zieht die L-Vollständigkeit von Λ diejenige jedes $\mathfrak{T}_i$ nach sich. Schließlich kann noch folgendes behauptet werden: wenn es im betrachteten System ein L-wahres und zugleich L-vollständiges $\mathfrak{T}_i$ gibt, dann ist überhaupt jedes $\mathfrak{T}_j$ des Systems L-determiniert. Wegen T_{16} bedeutet L-Vollständigkeit eines $\mathfrak{T}_i$ nicht nur L-Abhängigkeit jedes $\mathfrak{S}_j$, sondern darüber hinaus jedes $\mathfrak{T}_j$ von $\mathfrak{T}_i$. Ist $\mathfrak{T}_i$ L-wahr, dann ist $\mathfrak{T}_j$, sofern es L-Implikat von $\mathfrak{T}_i$ ist, ebenfalls L-wahr (nach P_6), sofern es mit $\mathfrak{T}_i$ L-unverträglich ist, hingegen L-falsch (nach T_9), so daß $\mathfrak{T}_j$ also auf alle Fälle L-determiniert ist. Da dies für jedes $\mathfrak{T}_j$ gilt, sofern es nur ein $\mathfrak{T}_i$ gibt, welches die beiden Bedingungen der L-Wahrheit und L-Vollständigkeit erfüllt, ist in diesem Falle das ganze System L-determiniert.

Man kann also das folgende Theorem T_{31} aufstellen: ein System S ist dann und nur dann L-determiniert, wenn die folgenden gleichwertigen Bedingungen erfüllt sind: 1. jeder Satz $\mathfrak{S}_i$ ist L-determiniert, 2. jedes $\mathfrak{T}_i$ ist L-determiniert, 3. Λ ist L-vollständig, 4. jedes $\mathfrak{T}_i$ ist L-vollständig, 5. es gibt ein $\mathfrak{T}_i$, welches sowohl L-wahr wie L-vollständig in S ist[25].

Zu einer Reihe von L-Begriffen gibt es einen umfassenderen semantischen Grundbegriff. Der L-Begriff ist jener Spezialfall, wo über das Zutreffen bzw. Nichtzutreffen des Grundbegriffs auf Sätze oder Satzklassen „rein logisch", d. h. unter alleiniger Zuhilfenahme der semantischen Regeln, entschieden werden kann. In den meisten Fällen ist dies jedoch nicht möglich. Naturwissenschaftliche Aussagen oder Sätze, in denen über historische Vorgänge gesprochen wird, lassen keine rein logische Entscheidung zu, sie sind weder L-wahr noch L-falsch. Ein solcher Satz kann als „synthetischer Satz" bezeichnet werden. Was hier für den Fall der Wahrheit und Falschheit gesagt wurde, kann in analoger Weise auf den Fall der Implikation, Äquivalenz, Unverträglichkeit, Disjunktheit ausgedehnt werden. Auch hier besteht einerseits die Möglichkeit, daß bereits die semantischen Regeln eine Entscheidung über Vorliegen oder Nichtvorliegen eines dieser Begriffe gestatten, in welchem Falle dann eben die Prädikate „L-Implikation", „L-Unverträglichkeit" usw. zu verwenden sind; oder aber eine solche „rein logische" Entscheidung ist nicht möglich. Um auch die Struktur dieser Begriffe, die aus dem Gebiet des rein Logischen herausfallen, näher aufzuhellen, empfiehlt es sich, für sie eigene Termini einzuführen. Das naheliegendste Vorgehen dabei ist wieder wie bei den L-Begriffen dies, den Ausdruck für den Grundbegriff beizubehalten, ihm jedoch ein Präfix hinzuzufügen, etwa das S-Präfix (erster Buchstabe des Prädikates „synthetisch"). Bei der Definition der S-Begriffe kann man dann davon ausgehen, daß sowohl die Grund- wie die L-Begriffe bereits eine Definition erfahren haben.

---

[25] Für die Ableitung weiterer Theoreme der allgemeinen L-Semantik vgl. Carnap [Semantics], S. 66ff. und S. 137ff.

Der S-Begriff ist dann definitorisch so einzuführen, daß der fragliche Grundbegriff bejaht, der L-Begriff hingegen verneint wird. Man kann daher folgende Definitionen aufstellen:

D_{17}. $\mathfrak{T}_i$ ist *synthetisch* oder *S-determiniert*[26] $=_{Df}$ $\mathfrak{T}_i$ ist nicht L-determiniert.

D_{18}. $\mathfrak{T}_i$ ist *S-wahr* $=_{Df}$ $\mathfrak{T}_i$ ist wahr, jedoch nicht L-wahr.

D_{19}. $\mathfrak{T}_i$ ist *S-falsch* $=_{Df}$ $\mathfrak{T}_i$ ist falsch, jedoch nicht L-falsch.

D_{20}. $\mathfrak{T}_i$ *S-impliziert* $\mathfrak{T}_j$ ($\mathfrak{T}_i \underset{S}{\rightarrow} \mathfrak{T}_j$) $=_{Df}$ $\mathfrak{T}_i$ impliziert $\mathfrak{T}_j$, aber es gilt nicht: $\mathfrak{T}_i \underset{L}{\rightarrow} \mathfrak{T}_j$.

D_{21}. $\mathfrak{T}_i$ ist *S-äquivalent* mit $\mathfrak{T}_j$ $=_{Df}$ $\mathfrak{T}_i$ ist äquivalent, aber nicht L-äquivalent mit $\mathfrak{T}_j$.

D_{22}. $\mathfrak{T}_i$ ist *S-disjunkt* zu $\mathfrak{T}_j$ $=_{Df}$ $\mathfrak{T}_i$ ist disjunkt, jedoch nicht L-disjunkt zu $\mathfrak{T}_j$.

D_{23}. $\mathfrak{T}_i$ ist *S-unverträglich* mit $\mathfrak{T}_j$ $=_{Df}$ $\mathfrak{T}_i$ ist unverträglich, aber nicht L-unverträglich mit $\mathfrak{T}_j$.

Den Zusammenhang der S-Begriffe mit den Grund- sowie L-Begriffen charakterisieren einige sehr leicht zu beweisende Theoreme: ein $\mathfrak{T}_i$ ist dann und nur dann S-wahr, wenn es synthetisch und wahr ist. Ein $\mathfrak{T}_i$ ist dann und nur dann S-falsch, wenn es synthetisch und falsch ist. Da eine Satzklasse $\mathfrak{K}_j$ dann und nur dann L-wahr ist, wenn alle zu ihr gehörenden Sätze L-wahr sind, ist $\mathfrak{K}_j$ S-wahr, wenn $\mathfrak{K}_j$ wahr ist und mindestens einen S-wahren Satz enthält. Anderseits ist eine Satzklasse bereits dann L-falsch, wenn ein einziger zu ihr gehörender Satz L-falsch ist. Daher ist $\mathfrak{K}_i$ dann und nur dann S-falsch, wenn kein $\mathfrak{S}_j$ aus $\mathfrak{K}_i$ L-falsch, aber mindestens einer falsch, also S-falsch ist (die übrigen Sätze dagegen können z. B. L-wahr sein). Da ein L-falscher Satz jeden anderen L-impliziert, ein L-wahrer Satz von jedem anderen L-impliziert wird, kann $\mathfrak{T}_i \underset{S}{\rightarrow} \mathfrak{T}_j$ (bei Berücksichtigung der Definition von $\mathfrak{T}_i \rightarrow \mathfrak{T}_j$ in Kap. V) dann und nur dann gelten, wenn weder $\mathfrak{T}_i$ L-falsch noch $\mathfrak{T}_j$ L-wahr, jedoch entweder $\mathfrak{T}_i$ falsch (also S-falsch) oder $\mathfrak{T}_j$ wahr (also S-wahr) ist (oder beides der Fall ist). Bei der Definition der S-Äquivalenz von $\mathfrak{T}_i$ mit $\mathfrak{T}_j$ ist zu beachten, daß sie nicht etwa mit „sowohl $\mathfrak{T}_i \underset{S}{\rightarrow} \mathfrak{T}_j$ als auch $\mathfrak{T}_j \underset{S}{\rightarrow} \mathfrak{T}_i$" zusammenfällt. Zwar ist bei Erfülltsein der letzteren Bedingung sicherlich S-Äquivalenz gegeben, aber die Bedingung von D_{21} ist auch dann erfüllt, wenn eines der beiden vom anderen L-impliziert wird und nur in der umgekehrten Richtung keine L-Implikation, sondern bloße S-Implikation gegeben ist, also etwa: $\mathfrak{T}_i \underset{L}{\rightarrow} \mathfrak{T}_j$ und $\mathfrak{T}_j \underset{S}{\rightarrow} \mathfrak{T}_i$. Zwei S-äquivalente $\mathfrak{T}_i$ und $\mathfrak{T}_j$ können niemals beide L-wahr oder L-falsch sein (denn dann wären sie auch L-äquivalent), dagegen müssen sie im Wahr-

---

[26] Die Bezeichnung „empirisch" oder „E-determiniert", die vielleicht ebenfalls naheliegend wäre, ist deshalb besser zu vermeiden, weil sie einen bestimmten philosophischen Standpunkt impliziert, der keineswegs eine Voraussetzung für den Aufbau der Semantik darstellt. Es ist dies die Auffassung, wonach alle sinnvollen Aussagen in die zwei Klassen der empirischen und der rein logischen Sätze zerfallen.

heitswert wahr oder falsch laut Definition der Äquivalenz (Kap. V) übereinstimmen. Eines der beiden kann dann sogar L-wahr oder L-falsch sein. Ist etwa $\mathfrak{T}_i$ L-wahr, $\mathfrak{T}_j$ S-wahr, so gilt $\mathfrak{T}_j \underset{L}{\rightarrow} \mathfrak{T}_i$ und $\mathfrak{T}_i \underset{S}{\rightarrow} \mathfrak{T}_j$, also S-Äquivalenz von $\mathfrak{T}_i$ und $\mathfrak{T}_j$; ist $\mathfrak{T}_i$ L-falsch und $\mathfrak{T}_j$ S-falsch, so gilt $\mathfrak{T}_i \underset{L}{\rightarrow} \mathfrak{T}_j$ und $\mathfrak{T}_j \underset{S}{\rightarrow} \mathfrak{T}_i$. In beiden Fällen besteht also S-Äquivalenz. Die S-Disjunktheit von $\mathfrak{T}_i$ zu $\mathfrak{T}_j$ bedingt die S-Wahrheit eines der beiden, da (wegen D_5 in Kap. V) eines der beiden wahr, aber wegen P_{10} keines L-wahr sein darf. Die S-Unverträglichkeit von $\mathfrak{T}_i$ und $\mathfrak{T}_j$ ist schließlich dann und nur dann gegeben, wenn eines der beiden falsch (nach D_6 in Kap. V), aber keines L-falsch ist (da sie sonst wegen T_8 L-unverträglich wären).

Wird die allgemeine Semantik, welche auf den Begriffen des L-Zustandes und L-Spielraumes aufbaut, auf ein spezielles System S angewendet, so ist es natürlich erforderlich, die Regeln für dieses System S so zu formulieren, daß die drei in der allgemeinen Semantik als Grundbegriffe vorausgesetzten Begriffe des L-Zustandes, L-Spielraumes und wirklichen Zustandes jetzt durch diese Regeln definiert werden. Dies bedingt eine Änderung im Verfahren des Aufbaues spezieller semantischer Systeme. Um dies kurz zu illustrieren, knüpfen wir wiederum an das System S_1 an. Da es sich hier um eine Molekularsprache handelt, ist die Konstruktion des Begriffs des L-Zustandes sehr einfach. Da wir in S_1 zwei Individuenkonstante und zwei Prädikate haben, kann der erste L-Zustand durch die Klasse der vier Sätze $\{P_1(a), P_1(b), P_2(a), P_2(b)\}$ oder auch durch eine Konjunktion zwischen diesen vier Atomsätzen wiedergegeben werden. Da jeder dieser Sätze wahr oder falsch sein kann, gibt es $2^4 = 16$ mögliche Wahrheitswerteverteilungen auf diese vier Sätze und damit 16 L-Zustände. Jeder L-Zustand ist dabei als eine solche Satzklasse zu konstruieren, in welcher die Sätze, welche bei der entsprechenden Wahrheitswerteverteilung den Wert „wahr" erhalten, unnegiert, jene, welche bei der entsprechenden Wahrheitswerteverteilung den Wert „falsch" erhalten, negiert vorkommen. Der Wahrheitswerteverteilung W, W, F, W z. B. entspricht als L-Zustand die Satzklasse $\{P_1(a), P_1(b), \sim P_2(a), P_2(b)\}$, welche für diese Wahrheitswerteverteilung unter die vier Atomsätze eine wahre Satzklasse darstellt. Die 16 verschiedenen L-Zustände werden also durch die 16 Satzklassen, gebildet aus den obigen vier Sätzen durch Vornahme oder Unterlassung der Negation für einen oder mehrere oder alle von diesen Sätzen, beschrieben. Diese 16 Satzklassen können als die verschiedenen möglichen „Zustandsbeschreibungen" von S_1 angesehen werden. Wir denken uns die Elemente dieser Satzklasse als Konjunktion angeschrieben. Für den obigen Fall wäre dies z. B. der Satz „$P_1(a) \,.\, P_1(b) \,.\, \sim P_2(a) \,.\, P_2(b)$" ($\mathfrak{S}_i$). Ein solcher Ausdruck heiße ein *ZB* („Zustandsbeschreibung"). Wenn wir einen beliebigen Molekularsatz $\mathfrak{S}_j$ von S_1 vorgegeben haben, so kann man ihn nach einem einfachen Theorem der symbolischen Logik in die sogenannte ausgezeichnete disjunktive Normalform[27] überführen. Jedes

[27] Vgl. dazu etwa HILBERT-BERNAYS [Grundlagen I], S. 57.

einzelne Glied dieser Disjunktion enthält aber alle Atomsätze von S_1 und zwar negiert oder unnegiert und durch Konjunktion verbunden. Daher ist jedes dieser Glieder der ausgezeichneten disjunktiven Normalform von $\mathfrak{S}_j$ ein *ZB*. Der Satz $\mathfrak{S}_j$ ist also inhaltlich gleichbedeutend mit der Aussage, daß einer jener L-Zustände gilt, die von den Disjunktionsgliedern seiner ausgezeichneten disjunktiven Normalform beschrieben werden. Die Gesamtheit dieser zu einer Satzklasse $\mathfrak{K}_l$ zusammengefaßten Glieder, deren jedes also nunmehr eine Konjunktion analog zum obigen Satz $\mathfrak{S}_i$ darstellt, läßt sich aus diesem Grunde als Beschreibung des Begriffs des L-Spielraumes von $\mathfrak{S}_j$ interpretieren. Der Begriff $LS\ (\mathfrak{S}_j)$[28] kann daher für einen beliebigen Satz $\mathfrak{S}_j$ allgemein so beschrieben werden: $LS\ (\mathfrak{S}_j)$ ist jenes $\mathfrak{K}_l$, für welches gilt: $\mathfrak{S}_i \in \mathfrak{K}_l$ dann und nur dann, wenn $\mathfrak{S}_i$ eine Komponente der ausgezeichneten disjunktiven Normalform von $\mathfrak{S}_j$ ist. Statt dessen könnte man auch, analog der früheren Definition von „wahr in S_1", rekursiv vorgehen und zunächst nur den Begriff $LS\ (\mathfrak{S}_i)$ für einen Atomsatz $\mathfrak{S}_i$ definieren als die Klasse aller jener *ZB* in S_1, in denen $\mathfrak{S}_i$ vorkommt. Die übrigen logischen Zeichen der Disjunktion, Konjunktion usw. würden dann durch Definition eingeführt werden und zwar in folgender Weise: D_2. $LS\ (\sim \mathfrak{S}_i) =_{Df} \mathsf{V}_{LZ} - LS\ (\mathfrak{S}_i)$ (die Allklasse der L-Zustände weniger jenen L-Zuständen, die zum logischen Spielraum von $\mathfrak{S}_i$ gehören, also der „Komplementärspielraum" von $\mathfrak{S}_i$). D_3. $LS\ (\mathfrak{S}_i \vee \mathfrak{S}_j) =_{Df} LS\ (\mathfrak{S}_i) + LS\ (\mathfrak{S}_j)$ (also $LS\ (\mathfrak{S}_i \vee \mathfrak{S}_j)$ ist gleich der Klasse der L-Zustände, die im L-Spielraum mindestens eines der beiden Sätze $\mathfrak{S}_i$ und $\mathfrak{S}_j$ vorkommen: dies entspricht der Interpretation des „oder", wonach ein Oder-Satz wahr ist, wenn mindestens ein Teilsatz wahr ist). D_4. $LS\ (\mathfrak{S}_i \,.\, \mathfrak{S}_j) =_{Df} LS\ (\mathfrak{S}_i) \times LS\ (\mathfrak{S}_j)$ (da eine Konjunktion dann und nur dann wahr ist, wenn beide Teilsätze wahr sind, können die von einer Konjunktion offengelassenen Möglichkeiten nur mit jenen identifiziert werden, welche von beiden Sätzen offengelassen werden). D_5. $LS\ (\mathfrak{S}_i \supset \mathfrak{S}_j) =_{Df} \{\mathsf{V}_{LZ} - LS\ (\mathfrak{S}_i)\} + LS\ (\mathfrak{S}_j)$. D_6. $LS\ (\mathfrak{S}_i \equiv \mathfrak{S}_j) =_{Df} [LS\ (\mathfrak{S}_i) \times LS\ (\mathfrak{S}_j)] + [\{\mathsf{V}_{LZ} - LS\ (\mathfrak{S}_i)\} \times \{\mathsf{V}_{LZ} - LS\ (\mathfrak{S}_j)\}]$. D_7. $LS\ (\mathfrak{K}_i) =_{Df}$ das Produkt der L-Spielräume $LS\ (\mathfrak{S}_j)$ für alle $\mathfrak{S}_j$ aus $\mathfrak{K}_i$.

Die Beschränkung auf linguistische Eigenschaften ist nicht mehr möglich, wenn der Begriff des wirklichen Zustandes eingeführt wird; denn ebensowenig wie man es einem Satz selbst ansehen kann, ob er wahr ist oder nicht, kann man es einer Satzklasse ansehen, ob sie den wirklichen Zustand beschreibt oder nicht. In beiden Fällen sind in der Regel empirische Feststellungen erforderlich. Es bestehen verschiedene Möglichkeiten, den Begriff „*WZ* in *S*" zu definieren. Eine dieser Möglichkeiten wäre etwa die folgende: Wir setzen voraus, daß die Begriffe *ZB* und *LS* in der eben geschilderten Weise oder in einer analogen Form in die Sprache eingeführt wurden, so daß also sowohl die Zustandsbeschreibungen wie die L-Spielräume sprachliche Gebilde darstellen. Man ver-

[28] Der Begriff des L-Spielraumes ist hier ebenso wie vorhin der Begriff des L-Zustandes als semantischer Begriff konstruiert worden. Beide bestehen aus Sätzen bzw. Satzklassen und nicht aus dem, worüber in Sätzen gesprochen wird.

allgemeinert nun den Begriff der Bezeichnungsrelation in der Weise, daß diese auch auf Sätze und Satzklassen ausgedehnt wird. Jeder Satz bezeichnet dann einen bestimmten Sachverhalt. Eine derartige Bezeichnungsrelation für Sätze muß sich auf jene für Prädikate und Individuenausdrücke stützen. So kann etwa in S_1 der Ausdruck „BezInd ($\mathfrak{in}_i$, x)" eingeführt werden, der den Begriff „das Individuensymbol $\mathfrak{in}_i$ bezeichnet den Gegenstand x" definiert[29], ferner „BezPräd ($\mathfrak{pr}_i$, E)", der den Begriff „$\mathfrak{pr}_i$ bezeichnet die Eigenschaft E" und schließlich „BezSatz ($\mathfrak{S}_i$, p)", der den Begriff „der Satz $\mathfrak{S}_i$ bezeichnet den Sachverhalt p" definiert. Der letztere Begriff wäre rekursiv einzuführen. Für einen Atomsatz von der Gestalt $\mathfrak{pr}_i(\mathfrak{in}_j)$ würde die Definition so zu lauten haben: BezSatz ($\mathfrak{S}_i$, p) $=_{Df}$ $\mathfrak{S}_i$ hat die Gestalt $\mathfrak{pr}_i(\mathfrak{in}_j)$ und es gibt ein E und ein x, so daß BezPräd($\mathfrak{pr}_i$,E) und BezInd($\mathfrak{in}_j$,x) und p ist der Sachverhalt, daß x die Eigenschaft E hat. Die Definitionen für die übrigen Molekularsätze würden sich auf diese letztlich stützen, ganz analog der früheren Definition von „wahr in S" für Molekularsprachen. Für den Fall der Negation sei die Definition noch angeführt. BezSatz ($\mathfrak{S}_i$, p) $=_{Df}$ $\mathfrak{S}_i$ hat die Gestalt $\sim \mathfrak{S}_j$; es gibt ein q, so daß gilt: BezSatz ($\mathfrak{S}_j$, q) und p = nicht q. Für eine (konjunktive) Satzklasse hätte die Definition, wenn man unter Kn ($\mathfrak{K}_i$) die Konjunktion der Sätze aus $\mathfrak{K}_i$ versteht, so zu lauten: BezKlasse ($\mathfrak{K}_i$, p) $=_{Df}$ BezSatz (Kn ($\mathfrak{K}_i$), p). Daraus läßt sich nun der entsprechende generelle Begriff bilden, der sowohl auf Sätze wie Satzklassen anwendbar ist: Bez ($\mathfrak{T}_i$, p) $=_{Df}$ $\mathfrak{T}_i$ hat entweder die Gestalt $\mathfrak{S}_j$ und BezSatz ($\mathfrak{S}_j$, p) oder $\mathfrak{T}_i$ hat die Gestalt $\mathfrak{K}_l$ und BezKlasse ($\mathfrak{K}_l$, p). Wir sondern ferner bestimmte Satzklassen aus, die wir „Atomsatzauswahlen" nennen und so definieren: $\mathfrak{K}_i$ ist eine Atomsatzauswahl (As ($\mathfrak{K}_i$)) $=_{Df}$ $\mathfrak{K}_i$ enthält für jeden Atomsatz $\mathfrak{S}_j$ (von S_1) entweder $\mathfrak{S}_j$ oder $\sim \mathfrak{S}_j$. Jetzt führen wir den Begriff der wahren Zustandsbeschreibung, d. h. der den wirklichen Zustand repräsentierenden Zustandsbeschreibung, ein, wobei wir für die Einführung dieses Begriffs aber nicht die vorherige Definition des Prädikates „wahr" voraussetzen: $\mathfrak{T}_i$ ist die *wahre Zustandsbeschreibung* ZBW $=_{Df}$ ZB ($\mathfrak{T}_i$), Bez ($\mathfrak{T}_i$, p) und p.

Sämtliche L-Begriffe können unter Verwendung der bereits als definiert vorausgesetzten Begriffe ZB und LS eingeführt werden. Mit Hilfe des weiteren Begriffs ZBW bietet nun auch die Einführung des Wahrheitsbegriffs keine Schwierigkeiten mehr: $\mathfrak{T}_i$ ist *wahr* in S_1 $=_{Df}$ es gibt ein $\mathfrak{T}_j$, so daß $\mathfrak{T}_j$ ZBW ist und $\mathfrak{T}_j \in LS$ ($\mathfrak{T}_i$). Daraus wird ersichtlich, daß auf diese Weise sämtliche semantischen Begriffe eingeführt werden können.

Ferner könnte man auf dieser Grundlage die drei Begriffe des L-Zustandes, L-Spielraumes und des wirklichen Zustandes auch als absolute Begriffe einführen, so daß sich diese Begriffe also nicht mehr auf Sprachliches beziehen. Zur Unterscheidung von den entsprechenden semantischen Begriffen, die durch die Symbole „ZB", „LS" und „ZBW"

[29] In S_1 würde diese Definition die folgende Gestalt haben: BezInd ($\mathfrak{in}_i$, x) $=_{Df}$; es ist eine der folgenden zwei Bedingungen erfüllt: 1. $\mathfrak{in}_i$ = „a" und x ist Hans, 2. $\mathfrak{in}_i$ = „b" und x ist Peter. Analog hätte die Definition für „BezPräd ($\mathfrak{pr}_i$, E)" zu lauten.

bezeichnet wurden, verwenden wir zur Bezeichnung der absoluten Begriffe die vollen deutschen Ausdrücke. q ist ein *L-Zustand* $=_{Df}$ es gibt ein $\mathfrak{K}_i$, so daß AS ($\mathfrak{K}_i$) und Bez ($\mathfrak{K}_i$, q). Der *L-Spielraum* von $\mathfrak{T}_i =_{Df}$ die Klasse jener L-Zustände x, so daß es ein $\mathfrak{T}_j$ gibt, Bez ($\mathfrak{T}_j$, x) und $\mathfrak{T}_j \underset{L}{\rightarrow} \mathfrak{T}_i$. q ist der *wirkliche Zustand* $=_{Df}$ es gibt ein $\mathfrak{T}_j$, $\mathfrak{T}_j$ ist ZBW und Bez ($\mathfrak{T}_j$, q).

Innerhalb komplizierterer Sprachsysteme, vor allem also in generalisierten Sprachen, dürften sich einem analogen Vorgehen erhebliche Schwierigkeiten in den Weg stellen. Es wird sich hier in der Regel der Begriff „wahr in S“ mit Hilfe der früher für generalisierte Sprachen angegebenen Definitionsmöglichkeiten leichter einführen lassen als der Begriff des wirklichen Zustandes, so daß es sich empfehlen dürfte, nicht den ersteren durch den letzteren, sondern umgekehrt den letzteren durch den ersteren zu definieren. Was die beiden Begriffe des L-Zustandes und des L-Spielraumes betrifft, so wird man auch hier die anderen L-Begriffe „L-wahr“, „L-Implikat“ besser voranstellen und die beiden genannten auf dieser Grundlage definieren. Auch dann bestehen noch Schwierigkeiten im Einzelfall, weil die bei der Konstruktion des Begriffs des L-Zustandes oben verwendete Verteilung der in S vorkommenden Prädikate auf die Individuen bei einem unendlichen Individuenbereich nicht mehr schematisch in Analogie zur Wahrheitstabellenmethode aufgestellt werden kann und der Begriff des L-Spielraumes sich nicht auf dem Wege über die disjunktive Normalform, die für generalisierte Sprachen keine Gültigkeit hat, definieren läßt. Man muß sich dann, wie bereits früher erwähnt, damit behelfen, gewisse formale Eigenschaften, welche den Begriffen des L-Zustandes und L-Spielraumes in allen Fällen zukommen, hervorzuheben und als Definitionsgrundlage zu wählen, so z. B. daß eine Zustandsbeschreibung ein nicht L-falscher und L-vollständiger Satz ist usw.[30].

Die L-Semantik hat die Aufgabe, die Begriffe, welche das „rein Logische“ betreffen, zu klären, in ihren Beziehungen zueinander zu analysieren und gegen die synthetischen Begriffe abzugrenzen. Alle Prädikate der L-Semantik bezogen sich aber auf Sätze. Es besteht die Möglichkeit, die L-Semantik zu verallgemeinern und verschiedene ihrer grundlegenden Begriffe auch auf andere sprachliche Ausdrücke anzuwenden. Eine derartige Verallgemeinerung spielt insbesondere eine entscheidende Rolle bei der Klärung des noch nicht vollkommen präzisierten Begriffs der Bedeutung eines sprachlichen Ausdruckes.

[30] Vgl. Carnap [Semantics], S. 107. Auf das dort diskutierte Problem, inwieweit für eine Theorie des logischen Spielraumes eine extensionale Metasprache verwendet werden kann oder ob eine nichtextensionale Metasprache herangezogen werden muß, konnte hier nicht eingegangen werden. Die Untersuchungen Carnaps enthalten interessante Ergebnisse, vor allem dies, daß einige formale Beschaffenheiten zur Definition der Begriffe „L-Zustand“ und „L-Spielraum“ genügen, um die Adäquatheitsforderungen C und D für die L-Implikation zu erfüllen.

VIII. Verallgemeinerung der L-Semantik und Verschärfung des semantischen Bedeutungsbegriffs Carnaps Methode der Extension und Intension

1. Die Bezeichnungsrelation und ihre Nachteile

Die zu erörternde Ausweitung der L-Semantik, vor allem die Anwendung des Begriffs der L-Determiniertheit auf andere Arten von sprachlichen Ausdrücken als Sätze, hat die wichtige Aufgabe, eine Reihe von Nachteilen zu überwinden, welche in der „Bezeichnungsrelation" oder „Namensrelation", die bisher stillschweigend vorausgesetzt wurde, stecken. Wir schließen uns in der Schilderung der Nachteile, welche bei der Annahme dieser Relation zutage treten, sowie in der Angabe des Weges zu ihrer Überwindung den Untersuchungen CARNAPS an, die in seinem Werk „Meaning and Necessity" zu finden sind.

Nach der üblichen Auffassung stellen sprachliche Ausdrücke etwas dar, wodurch etwas anderes bezeichnet oder benannt wird[1]. Diese Relation kann ausgedrückt werden durch die Wendung „der Ausdruck x ist ein Name für den Gegenstand y" oder „x bezeichnet y". Das Benannte kann dabei ein konkretes individuelles Objekt, aber auch ein abstrakter Gegenstand wie z. B. eine Eigenschaft oder eine Klasse sein. Allgemein soll das, was bezeichnet wird, wie bisher „Designatum" genannt werden. Wie weit diese Namens- oder Bezeichnungsrelation auf sprachliche Ausdrücke anwendbar ist, darüber gehen die Meinungen der Logiker auseinander. Bezüglich sprachlicher Ausdrücke vom Charakter von Eigennamen wie „Cäsar" wird sie von fast allen akzeptiert, bezüglich allgemeiner Ausdrücke wie „rot", „Mensch" nicht mehr von allen; einige sehen keinen Grund, warum nicht auch Sätze als Namen, die einen Sachverhalt bezeichnen, aufgefaßt werden sollten (vgl. dazu die Definition von „*ZBW* in *S*" am Schlusse des letzten Kapitels). Alle diese Unterschiede betreffen jedoch lediglich den Anwendungsbereich der Bezeichnungsrelation. Wir können von ihnen absehen, da im folgenden Schwierigkeiten erörtert werden sollen, die dieser Methode[2] anhaften, gleichgültig, wie groß der Kreis jener sprachlichen Objekte ist, auf den sie angewendet wird. Der Begriff „Methode der Bezeichnungsrelation" ist zunächst noch zu präzisieren. Es soll gesagt werden, daß diese Methode Anwendung findet, wenn die folgenden Prinzipien, genannt „Prinzipien der Bezeichnungsrelation", ausdrücklich oder auch stillschweigend vorausgesetzt werden:

a) *Prinzip der Eindeutigkeit.* Jeder sprachliche Ausdruck, der als Name Verwendung findet, also als etwas, wodurch ein (konkreter oder

[1] Logische Konstante wie „und", „oder" sowie Quantoren sind dabei natürlich ausgenommen. Sie können auf keinen Fall als Namen von etwas aufgefaßt werden.

[2] Daß hier von einer „Methode" gesprochen wird, hat seinen Grund darin, daß, wie noch zu zeigen sein wird, die Interpretation sprachlicher Ausdrücke als Namen von etwas nicht die einzige Möglichkeit für eine semantische Bedeutungsanalyse darstellt, sondern diese durch eine andere Methode ersetzt werden kann, die ihr gegenüber Vorzüge aufweist.

abstrakter) Gegenstand bezeichnet wird, ist Name genau *eines* Gegenstandes. Dieses erste Prinzip ist nach den Vertretern der Methode der Bezeichnungsrelation nicht von jeder Sprache als erfüllt anzusehen, sie hat jedoch als ideale Forderung gegenüber jeder aufzubauenden exakten Sprache Geltung. Das Prinzip verlangt nichts anderes, als daß Mehrdeutigkeiten von sprachlichen Ausdrücken zu vermeiden sind. Man könnte das Prinzip daher auch durch die folgende Forderung wiedergeben: ein sprachlicher Ausdruck, der etwas bezeichnet, soll, was das von ihm bezeichnete Designatum auch immer sein mag, nicht mehrdeutig, sondern eindeutig sein.

b) *Gegenstandsprinzip.* Jeder Satz, in welchem Namen vorkommen, handelt von den Designata dieser Namen. Der Satz „Gold ist ein Metall" handelt vom Designatum Gold des sprachlichen Ausdruckes „Gold", der Satz „alle Menschen sind sterblich" handelt vom Designatum des Prädikates „Mensch".

c) *Prinzip der Austauschbarkeit.* Wenn zwei Ausdrücke genau denselben Gegenstand bezeichnen, so kann der eine für den anderen in einem wahren Satz eingesetzt werden, ohne daß sich dadurch der Wahrheitswert des Satzes ändern würde. Die beiden Ausdrücke können also innerhalb des Satzes ausgetauscht werden[3].

So einleuchtend und geradezu trivial diese Prinzipien zu sein scheinen, so führt ihre Annahme dennoch zu außerordentlichen Schwierigkeiten im Aufbau einer Sprache. Die erste derartige Schwierigkeit besteht darin, daß sie zu einer Mehrdeutigkeit führen. Nehmen wir an, daß ein Teil der englischen Sprache als Objektsprache untersucht und eine auf sie bezügliche Bedeutungsanalyse vorgenommen wird. Man stößt dabei unter anderem auf den Satz „Socrates is mortal" ($\mathfrak{S}_1$). Die von den Logikern, welche die Bedeutungsanalyse vornehmen, verwendete Metasprache sei die deutsche Sprache. Sie alle mögen zustimmen, daß dieser Satz $\mathfrak{S}_1$ in „Sokrates ist sterblich" übersetzt werden muß. Da wir bezüglich der Metasprache voraussetzen, daß die in ihr vorkommenden Termini unzweideutig verstanden werden, so ist diese Einhelligkeit in der Übersetzung ein Symptom dafür, daß der Satz $\mathfrak{S}_1$ von allen in derselben Weise verstanden (= in derselben Weise interpretiert oder gedeutet) wird. Es werde ferner angenommen, daß auch bezüglich des durch „Sokrates" bezeichneten Gegenstandes keine Meinungsverschiedenheit besteht. Trotzdem kann es bezüglich des Prädikates „sterblich" zu folgendem Gegensatz kommen. Man kann nämlich den Satz $\mathfrak{S}_1$ folgendermaßen deuten (Interpretation A): $\mathfrak{S}_1$ besagt, daß Sokrates zur Klasse der sterblichen Gegenstände (Wesen) gehört (wir wollen abkürzend sagen: ... zur Klasse Sterblich gehört).

[3] Das Prädikat „austauschbar" wäre genauer so zu definieren: Wenn der Ausdruck $\mathfrak{A}_i$ im Satz $\mathfrak{S}_i$ vorkommt und der Satz $\mathfrak{S}_i'$ sich von $\mathfrak{S}_i$ nur dadurch unterscheidet, daß an die Stelle des Ausdruckes $\mathfrak{A}_i$ der Ausdruck $\mathfrak{A}_i'$ tritt, so soll der Ausdruck $\mathfrak{A}_i$ als in bezug auf den Satz $\mathfrak{S}_i$ durch $\mathfrak{A}_i'$ austauschbar genannt werden, wenn $\mathfrak{S}_i$ und $\mathfrak{S}_i'$ äquivalent sind, also der Satz $\mathfrak{S}_i \equiv \mathfrak{S}_i'$ wahr ist. $\mathfrak{A}_i$ soll schlechthin mit $\mathfrak{A}_i'$ im System S austauschbar genannt werden, wenn $\mathfrak{A}_i$ in bezug auf jedes Vorkommen in irgend einem Satz $\mathfrak{S}_i$ von S mit $\mathfrak{A}_i'$ austauschbar ist.

$\mathfrak{S}_1$ spricht also über den Gegenstand Sokrates und über die Klasse Sterblich. Wegen des zweiten Prinzips ist daher „mortal" ein Name für die Klasse Sterblich. Wegen des ersten Prinzips kann dieser Ausdruck nicht zugleich ein Name für etwa anderes sein, d. h. nicht zugleich etwas anderes bezeichnen, vor allem auch nicht die Eigenschaft, sterblich zu sein (abkürzend: die Eigenschaft Sterblich). Der Satz $\mathfrak{S}_1$ kann aber auch so gedeutet werden (Interpretation *B*): $\mathfrak{S}_1$ besagt, daß Sokrates die Eigenschaft Sterblich besitzt. Es wird also in ihm über das Ding Sokrates und die Eigenschaft Sterblich gesprochen; „mortal" ist daher ein Name für die Eigenschaft Sterblich. Wegen des Eindeutigkeitsprinzips kann dieser Ausdruck nicht noch etwas anderes bezeichnen, insbesondere nicht die Klasse Sterblich.

Der Gegensatz zwischen Interpretation *A* und *B* wäre nicht so zu beheben, daß man etwa sagt: die beiden Sätze „Sokrates gehört zur Klasse Sterblich" und „Sokrates hat die Eigenschaft Sterblich" sind nur zwei verschiedene Formulierungen ein und desselben Satzes, denn die Wahrheitsbedingungen beider Sätze sind dieselben. Daß hinsichtlich der Wahrheitsbedingungen beider Sätze kein Gegensatz besteht, wurde ja von vornherein vorausgesetzt. Es handelt sich hier aber gar nicht um die Interpretation des ganzen Satzes, sondern um die Frage: was ist das Designatum des sprachlichen Ausdruckes „mortal" im Satze $\mathfrak{S}_1$, der doch anscheinend in eindeutiger Weise verstanden wurde? Und hinsichtlich dieser Frage entsteht ein unschlichtbarer Streit zwischen Interpretation *A* und Interpretation *B*. Die Unschlichtbarkeit folgt daraus, daß einerseits die Eigenschaft Sterblich nicht dasselbe ist wie die Klasse Sterblich[4], anderseits das Wort „mortal" gemäß Prinzip a) nur ein einziges Designatum besitzen kann.

Wie CARNAP zeigt, wird diese Schwierigkeit keineswegs dadurch behoben, daß man die Umgangssprache durch eine mittels exakter Regeln aufgebaute Symbolsprache ersetzt. Sofern auch für diese die Prinzipien der Bezeichnungsrelation anerkannt werden, bleibt die Schwierigkeit bestehen. Es möge in der betreffenden Sprache *L* der Ausdruck „die Klasse aller Gegenstände *x*, so daß $\ldots x \ldots$" wie üblich durch „$\hat{x}(\ldots x \ldots)$" symbolisiert sein, wobei der Teilausdruck „$\ldots x \ldots$" die näheren Bedingungen formuliert, die für die Klasse gelten sollen. „Mx"[5] bedeute „x ist menschlich", „Sx" bedeute „x ist sterblich". Dann kann in *L* der Ausdruck gebildet werden: „$\hat{x}(Mx) \subset \hat{x}(Sx)$".

[4] Eine Eigenschaft kann mit einer Klasse deswegen nicht identifiziert werden, weil die Identitätsbedingungen für beide voneinander abweichen. Ein und dieselbe Klasse von Gegenständen *K* kann durch zwei ganz verschiedene Eigenschaften F_1 und F_2 definiert werden, von denen sich erst auf Grund der Erfahrung herausstellt, daß sie sich auf dieselben Gegenstände beziehen. Die beiden zugehörigen Klassen sind dann identisch, die Eigenschaften nicht; die beiden Sätze „der Gegenstand *a* hat die Eigenschaft F_1" und „der Gegenstand *a* hat die Eigenschaft F_2" sind äquivalent, aber nicht L-äquivalent, sondern bloß S-äquivalent.

[5] „Mx" verwenden wir als Abkürzung für „$M(x)$". Dieselbe Abkürzung behalten wir auch im folgenden bei.

Auf Grund der Regeln der meisten symbolischen Systeme kann ein derartiger Satz umgeformt werden in „(x) $(Mx \supset Sx)$“, also: „für alle x gilt, wenn x ein Mensch ist, so ist x sterblich“. Bezüglich dieser Übersetzung soll Einhelligkeit zwischen den Logikern bestehen. Dann kann sich wieder der Streit bei der Frage entfachen, was das Designatum von „$\hat{x}$ (Mx)“ sei. Nach Interpretation A wäre dies die Klasse Menschlich und der Satz würde so wiederzugeben sein: „die Klasse Menschlich ist eine Unterklasse der Klasse Sterblich“. Daneben ist aber wieder eine zweite Interpretation möglich. Dabei soll gesagt werden „eine Eigenschaft P impliziert material eine Eigenschaft Q“, wenn der Satz „(x) $(Px \supset Qx)$“ wahr, aber nicht L-wahr ist. Dann würde im vorliegenden Falle gemäß Interpretation B zu sagen sein: der Satz besagt „die Eigenschaft Menschlich impliziert material die Eigenschaft Sterblich“, so daß also der Ausdruck „$\hat{x}$ (Mx)“ nicht die Klasse Menschlich, sondern die Eigenschaft Menschlich als Designatum besitzt. Auch die verschiedenen Identitätsbedingungen für Klassen und Eigenschaften würden zu keiner Lösung führen. Es möge „Fx“ besagen „x ist ungefiedert“ und „Zx“ „x ist ein Zweifüßler“. Dann würde der Satz „$\hat{x}$ $(Mx) = \hat{x}$ $(Fx \,.\, Zx)$“ ($\mathfrak{S}_2$) gemäß der erwähnten Umformungsmöglichkeit in „(x) $(Mx \equiv$ $\equiv (Fx \,.\, Zx)$“ umformuliert werden können. Dieser Satz ist (empirisch) wahr, da für alle Gegenstände x gilt, daß x dann und nur dann ein Mensch ist, wenn x ein ungefiederter Zweifüßler ist. Nach Interpretation A würde dann der Satz besagen „die Klasse Menschlich ist dieselbe wie die Klasse Ungefiederter Zweifüßler“. Weiter könnte von einem Vertreter der Interpretation A behauptet werden, daß die Interpretation B hier nicht anwendbar sei, da die Eigenschaft Menschlich nicht mit der Eigenschaft, ein ungefiederter Zweifüßler zu sein, identisch sei. Dem könnte folgendes entgegengehalten werden: Man kann zwei Eigenschaften als äquivalent[6] bezeichnen, wenn sie sich auf dieselbe Klasse von Gegenständen beziehen, genauer: wenn „P“ und „Q“ die beiden diese Eigenschaften bezeichnenden einstelligen Prädikate sind, so muß der Satz „(x) $(Px \equiv Qx)$“ wahr sein, damit von einer Äquivalenz der durch diese Prädikate bezeichneten Eigenschaften gesprochen werden kann. Dann kann der Satz $\mathfrak{S}_2$ im Sinne der Interpretation B so gedeutet werden, daß er besagt: die Eigenschaft Menschlich ist äquivalent mit der Eigenschaft Ungefiederter Zweifüßler. Die Interpretation mittels des Eigenschafts- statt des Klassenbegriffs ist also auch für den Satz $\mathfrak{S}_2$ möglich, wenn nur gleichzeitig das Zeichen „$=$“ nicht als Zeichen der Identität, sondern bloß der Äquivalenz von Eigenschaften interpretiert wird.

Mehrdeutigkeiten treten bezüglich formaler Systeme (Kalküle) immer in dem Sinne auf, daß die implizit definierten Begriffe verschiedener inhaltlicher Interpretationen fähig sind oder, wie man auch sagt, daß es verschiedene Modelle solcher Systeme gibt. Im vorliegenden Falle

[6] Diese Ausdehnung der Begriffe „Äquivalenz“ und „L-Äquivalenz“ von Sätzen auf andere Arten von sprachlichen Ausdrücken und deren Designata wird bei der Behandlung der Methode der Extension und Intension noch systematischer erörtert werden.

liegt keine Mehrdeutigkeit in diesem Sinne vor. Der erwähnte Gegensatz besteht vielmehr gerade unter der Voraussetzung, daß bezüglich der Deutung des vorliegenden Sprachsystems Einhelligkeit besteht[7]. Unter „gleicher Deutung eines Sprachsystems" wird dabei nichts anderes verstanden, als daß bezüglich der Wahrheitsbedingungen der in der Objektsprache vorkommenden Sätze und damit bezüglich des Gehaltes dieser Sätze keine Meinungsverschiedenheiten bestehen[8] und dennoch der geschilderte Gegensatz auftritt.

Neben dieser Mehrdeutigkeit, zu der es bei Zugrundelegung der Bezeichnungsrelation kommt, tritt in formalisierten Sprachen noch ein anderer Nachteil mehr technischer Natur auf, nämlich eine außerordentliche Vervielfachung jener sprachlichen Ausdrücke, welche den Charakter von Namen haben. Dies ergibt sich aus der meist stillschweigend angenommenen Umkehrung des zweiten Prinzips der Bezeichnungsrelation: Wenn man in einem Satz über einen Gegenstand (eine Gegenstandsart) sprechen will, so muß der Satz einen Namen dieses Gegenstandes enthalten. Wegen des ersten Prinzips kann man daher über zwei verschiedene Gegenstände oder Gegenstandsarten nur in der Weise sprechen, daß zwei verschiedene Arten von Ausdrücken verwendet werden. So werden z. B. in symbolischen Sprachen zwei verschiedene Arten von Ausdrücken verwendet, von denen die einen Eigenschaften, die anderen Klassen bezeichnen. Die Eigenschaftsnamen treten als Satzfunktionen auf, z. B. „Mx" als Name der Eigenschaft Menschlich. Die Klassennamen werden durch eigene Klassenoperatoren gekennzeichnet, so daß z. B. die Klasse Menschlich durch den Ausdruck „$\hat{x}\,(Mx)$" („die Klasse aller x, für welche gilt: x ist ein Mensch") bezeichnet wird. Behält man für die Symbole „Fx" und „Zx" die obige Bedeutung bei, so würde der Satz „$\hat{x}\,(Mx) = \hat{x}\,(Fx\,.\,Zx)$" besagen, daß die Klasse der Menschen identisch ist mit der Klasse der ungefiederten Zweifüßler, der Satz „$Mx = (Fx\,.\,Zx)$" hingegen, daß die Eigenschaft Menschlich identisch ist mit der Eigenschaft, ein ungefiederter Zweifüßler zu sein. Da das Zeichen „$=$" auch im zweiten Falle als Identitätszeichen gedeutet wurde, ist der erste Satz wahr, der zweite hingegen falsch, sofern nicht in der vorliegenden Sprache die Eigenschaft Mx zufälligerweise durch „Ungefiederter Zweifüßler" definiert worden ist. Wenn man sowohl Satzfunktionen wie Klassenausdrücke als Prädikatausdrücke bezeichnet, so führt die Methode

---

[7] Wenn, wie dies im letzten Beispiel geschah, das Zeichen „$=$" einmal als Zeichen der Identität von Klassen und einmal als Zeichen der Äquivalenz von Eigenschaften genommen wird, so bedeutet dies keinen Unterschied in der Deutung, sondern nur einen solchen in der Verwendung semantischer Ausdrücke; denn Klassenidentität ist dasselbe wie Äquivalenz von Eigenschaften.

[8] Als Symptom dafür kann stets dies dienen, daß die verschiedenen Logiker, die sich mit der Analyse derselben Objektsprache befassen, die Sätze dieser Sprache in übereinstimmender Weise in Sätze der Metasprache übersetzen. Daß in bezug auf die Metasprache selbst keine Mehrdeutigkeiten und dadurch bedingte Mißverständnisse bestehen, wird in der Semantik stets vorausgesetzt.

der Bezeichnungsrelation dazu, daß zwei verschiedene Prädikatausdrücke desselben Typus verwendet werden müssen. Für die entsprechenden Variablen gilt dann dasselbe: um über Klassen im allgemeinen zu sprechen, benötigt man Klassenvariable, um über Eigenschaften im allgemeinen zu sprechen, Eigenschaftsvariable[9]. Für die höheren Stufen ergibt sich daraus eine ungeheure Vervielfachung der sprachlichen Ausdrücke. Auf der zweiten Stufe z. B. benötigt man bereits vier Arten von Ausdrücken: a) Namen, welche Klassen von Klassen bezeichnen, b) Namen, welche Eigenschaften von Klassen bezeichnen, c) Namen, welche Klassen von Eigenschaften bezeichnen und d) Namen, welche Eigenschaften von Eigenschaften bezeichnen. Allgemein gilt: für die n-te Stufe sind 2^n verschiedenartige Prädikatausdrücke erforderlich. Das von CARNAP entwickelte, noch zu schildernde Verfahren hat demgegenüber den Vorteil, daß eine derartige Komplikation der Sprache sich als überflüssig erweist. Man braucht dann weder auf der ersten Stufe zwischen Satzfunktionen und Klassensymbolen zu unterscheiden noch auf den höheren Stufen eine analoge Unterscheidung vorzunehmen.

Die bisherigen Schwierigkeiten könnten noch keinen Anlaß zu prinzipiellen Bedenken gegen die Methode der Bezeichnungsrelation geben. Was den ersten Punkt betrifft, die Nichteindeutigkeit bestimmter sprachlicher Ausdrücke in bezug auf ihre Designate, so könnte man sich auf den Standpunkt stellen, daß bei der Interpretation von semantischen Systemen das Hauptinteresse in der Deutung der Sätze bestehe und es daher genüge, wenn die Sätze der Objektsprache in dem Sinne eindeutig interpretiert werden können, daß sich für ein und denselben Satz dieselben Wahrheitsbedingungen ergeben. Ob bezüglich der einzelnen Prädikatausdrücke, die in einem solchen Satz vorkommen, eine Meinungsverschiedenheit hinsichtlich ihrer Designata besteht, sei, obzwar nicht erfreulich, so doch nicht sehr wesentlich. Was die zweite Schwierigkeit betrifft, so könnte man die Verwendung derartig vieler Arten von Prädikatausdrücken der verschiedenen Stufen als ein unvermeidliches Faktum hinnehmen. Das entscheidende Bedenken gegen die Methode der Bezeichnungsrelation liegt aber darin, daß diese, insbesondere wegen des dritten Prinzips, zu einem Widerspruch führt. CARNAP nennt diesen Widerspruch *Antinomie der Namensrelation*[10]. Sie kann am besten mittels eines Modalsatzes gebildet werden. Der dabei verwendete Ausdruck „notwendig" soll soviel wie „logisch notwendig" besagen. Für diesen Ausdruck gilt die semantische Regel, daß ein Satz, der mit den Worten „es ist notwendig, daß ..." beginnt, dann und nur dann wahr ist, wenn der Daß-Satz „..." L-wahr

---

[9] In den Principia Mathematica von RUSSELL-WHITEHEAD z. B. werden als Klassenvariable die Symbole „α", „β" usw. und als Variable für Eigenschaften (variable Satzfunktionen) die Symbole „Φ", „Ψ" usw. verwendet.

[10] Gewisse Andeutungen für das Vorliegen einer solchen Antinomie finden sich bereits bei FREGE. Für den Fall von Individuenausdrücken wurde sie dann ausdrücklich zwar nicht als Antinomie, jedoch als eine Art von Paradoxie, von RUSSELL formuliert. Eine Formulierung als Antinomie in bezug auf Individuenausdrücke hat erstmals QUINE gegeben.

ist. Die Antinomie soll in bezug auf zwei Arten von sprachlichen Ausdrücken formuliert werden: in bezug auf Prädikate und in bezug auf Individuenausdrücke.

Für das erste gibt CARNAP folgendes Beispiel: Der Satz „es ist notwendig, daß die Klasse der ungefiederten Zweifüßler eine Unterklasse der Zweifüßler ist" ist wahr, da ja der Daß-Satz eine L-wahre Konstatierung macht. Nun haben die beiden Ausdrücke „die Klasse der ungefiederten Zweifüßler" und „die Klasse Menschlich" dasselbe Designatum. Nach dem Prinzip der Austauschbarkeit kann daher in dem obigen wahren Satz der erste Ausdruckskomplex durch den zweiten ersetzt werden, ohne daß sich nach jenem Prinzip der Wahrheitswert des Satzes ändern dürfte. Es muß also auch der folgende Satz wahr sein: „Es ist notwendig, daß die Klasse Menschlich eine Unterklasse der Klasse der Zweifüßler ist" ($\mathfrak{S}_1$). Aber der Satz „die Klasse Menschlich ist eine Unterklasse der Klasse der Zweifüßler" ist nicht L-wahr, sondern ein bloß empirisch wahrer Satz, er spricht also keine logische Notwendigkeit aus. Aus dieser Tatsache und der semantischen Regel für den Ausdruck „notwendig" folgt: „Es ist nicht notwendig, daß die Klasse Menschlich eine Unterklasse der Klasse der Zweifüßler ist" ($\mathfrak{S}_2$)[11]. $\mathfrak{S}_1$ und $\mathfrak{S}_2$ widersprechen einander, obwohl sie beide aus der Gebrauchsregel für das Zeichen der logischen Notwendigkeit und dem Prinzip der Austauschbarkeit abgeleitet wurden[12].

Für den zweiten Fall nehmen wir ein Beispiel von QUINE. Die natürlichen Zahlen sollen dabei zum Individuenbereich der betreffenden Sprache gehören. Dann gilt der Satz: „9 ist notwendig größer als 7" ($\mathfrak{S}_3$). Dieser Satz ist wahr, weil er gleichbedeutend ist mit „es ist notwendig, daß 9 größer ist als 7", wobei der Daß-Satz L-wahr ist. Es gilt ferner der Identitätssatz „die Zahl der Planeten = 9". Das dritte Prinzip der Bezeichnungsrelation kann nun auch so formuliert werden, daß, sofern ein Identitätssatz zwischen zwei Ausdrücken $\mathfrak{A}_i$ und $\mathfrak{A}_j$, also der Satz $\mathfrak{A}_i = \mathfrak{A}_j$, wahr ist, die beiden Ausdrücke austauschbar sind[13]. Man kann daher in $\mathfrak{S}_3$ „9" durch „die Zahl der Planeten" ersetzen und erhält: „Die Zahl der Planeten ist notwendig größer als 7", was gemäß dem dritten Prinzip der Bezeichnungsrelation wieder ein wahrer Satz sein müßte. Da aber auch dieser Satz ebenso wie der Daß-Satz von $\mathfrak{S}_2$ nur über eine empirisch und nicht logisch gesicherte Tatsache spricht, so folgt auf Grund der für den Notwendigkeitsbegriff geltenden Regel: „Es ist nicht notwendig,

[11] Ein Satz, „es ist notwendig, daß ..." ist immer falsch, wenn der Daßsatz falsch oder S-wahr ist. Es ist daher in diesen beiden Fällen der Satz „es nicht notwendig, daß ..." wahr.

[12] In einer Logik der Modalitäten würde das Zeichen für logische Notwendigkeit als eigenes logisches Zeichen, etwa „N", einzuführen sein, so daß also z. B. ein Ausdruck von der Gestalt „$N(Px)$" besagen würde: „Es ist notwendig, daß x die Eigenschaft P hat".

[13] Dabei ist vorausgesetzt, daß das Identitätszeichen ein solches Symbol ist, für welches gilt, daß ein mittels dieses Zeichens gebildeter Satz dann und nur dann wahr ist, wenn der Ausdruck links von diesem Zeichen dasselbe bezeichnet wie der Ausdruck auf der rechten Seite.

daß die Zahl der Planeten größer ist als 7" ($\mathfrak{S}_4$). $\mathfrak{S}_3$ und $\mathfrak{S}_4$ stehen wieder in Widerspruch miteinander.

Die geschilderte Antinomie ist bei Zugrundelegung der Methode der Bezeichnungsrelation nicht unlösbar. Verschiedene Lösungsmöglichkeiten wurden tatsächlich angegeben. Ein Verfahren stammt von Frege. Dieser unterscheidet zwischen Sinn und Bedeutung jener sprachlichen Ausdrücke, die man als Namen auffassen kann. Unter Bedeutung versteht er jenen Gegenstand, der durch einen Namen bezeichnet wird. Die Art und Weise, wie uns durch einen sprachlichen Ausdruck die Bedeutung gegeben wird, ist dessen Sinn. Als Beispiel führt Frege die beiden Ausdrücke „Abendstern" und „Morgenstern" an, welche dieselbe Bedeutung haben, da sie sich auf denselben Gegenstand beziehen, aber verschiedenen Sinn. Diese letzte Behauptung ist durch folgenden Umstand gerechtfertigt: es kann ein vollkommenes Sprachverständnis seitens einer Person und eine vollständige Definition dieser beiden Ausdrücke in einer Sprache vorliegen, ohne daß diese Person weiß, daß es sich um ein und denselben Gegenstand handelt. Bei den Sätzen ist nach Frege als Sinn das durch sie ausgedrückte Urteil, als Bedeutung hingegen deren Wahrheitswert anzusehen. Diese von der üblichen Bestimmung völlig abweichende Interpretation des Begriffs „Bedeutung eines Satzes" läßt sich, wie Carnap gezeigt hat[14], nur so verständlich machen, daß Frege von zwei stillschweigenden Voraussetzungen ausging: 1. Wenn zwei Ausdrücke $\mathfrak{A}_1$ und $\mathfrak{A}_2$ dieselbe Bedeutung haben, dann haben auch zwei Ausdrücke ... $\mathfrak{A}_1$ ... und ... $\mathfrak{A}_2$ ..., welche gleich gebaut sind, mit Ausnahme davon, daß im einen $\mathfrak{A}_1$ und im anderen $\mathfrak{A}_2$ als Teilausdruck vorkommt, dieselbe Bedeutung; 2. analog haben, wenn $\mathfrak{A}_1$ und $\mathfrak{A}_2$ denselben Sinn besitzen, auch ... $\mathfrak{A}_1$ ... und ... $\mathfrak{A}_2$ ... unter im übrigen gleichen Voraussetzungen wie in 1. denselben Sinn. Jetzt tritt die Frage auf: Was ist die Bedeutung eines Satzes? Das Urteil kann es nach diesen Voraussetzungen nicht mehr sein; denn die beiden Sätze „am Abendstern gibt es Lebewesen" und „am Morgenstern gibt es Lebewesen" enthalten die bedeutungsgleichen Ausdrücke „Abendstern" und „Morgenstern", müssen also nach dem ersten Prinzip selbst bedeutungsgleich sein, während sie offenbar zwei verschiedene Urteile ausdrücken. Die Urteile stellen daher nur den Sinn, nicht die Bedeutung von Sätzen dar. Da die beiden angeführten Sätze aber sicher denselben Wahrheitswert besitzen, kann dieser als die Satzbedeutung angesehen werden. Das erste Prinzip von Frege kann daher, auf Sätze angewendet, auch so ausgedrückt werden: bedeutungsgleiche Ausdrücke können in Sätzen ausgetauscht werden, ohne den Wahrheitswert des Satzes zu verändern, und das zweite Prinzip: sinngleiche Ausdrücke können, ohne das durch den Satz ausgedrückte Urteil zu verändern, innerhalb eines Satzes ausgetauscht werden. Das entscheidende Moment bei den Überlegungen Freges ist nun dies, daß die beiden Begriffe Sinn und Bedeutung von sprachlichen Ausdrücken für die letzteren nicht ein für allemal festliegen,

---

[14] [Meaning], S. 121.

sondern vom Kontext abhängen. In sogenannten „obliquen Kontexten" — heute würde man sagen: „nichtextensionalen Kontexten"[15] — wird der ursprüngliche Sinn zur Bedeutung. Die oblique Bedeutung eines Namens ist daher sein ursprünglicher Sinn, die oblique Bedeutung eines Satzes das durch ihn ausgedrückte Urteil. Zu solchen obliquen Kontexten gehören z. B. Glaubenssätze: „Hans glaubt, daß alle Menschen sterblich sind", sowie Modalsätze: „es ist notwendig, daß 7 größer ist als 5". Als Hauptgrund dafür, warum nicht die ursprüngliche Satzbedeutung auch innerhalb des obliquen Textes als Bedeutung aufscheinen kann, führt Frege an, daß es z. B. für die Wahrheit des erwähnten Glaubenssatzes irrelevant ist, ob der Teilsatz „alle Menschen sind sterblich" wahr ist oder nicht. Würde man aber diesen Wahrheitswert als Bedeutung des Satzes auffassen, dann müßte sich mit seiner Änderung auch die Bedeutung des gesamten Glaubenssatzes, d. h. also dessen Wahrheitswert, ändern, was aber gerade nicht der Fall ist.

Mittels dieser Unterscheidung und der für nichtextensionale Kontexte geltenden Regel der Änderung des Begriffs „Bedeutung" läßt sich die oben aufgestellte Antinomie tatsächlich beseitigen. Denn deren Auftreten ist an nichtextensionale Kontexte geknüpft. Frege würde z. B. sagen, daß die beiden Prädikate „Mensch" und „ungefiederter Zweifüßler" wohl dieselbe Bedeutung, aber verschiedenen Sinn haben. Im obliquen Kontext „es ist notwendig, daß alle ungefiederten Zweifüßler Zweifüßler sind" wird der ursprüngliche Sinn von „ungefiederter Zweifüßler" zur Bedeutung und dieser ist vom Sinn, d. h. der obliquen Bedeutung von „Mensch" innerhalb desselben Zusammenhanges, verschieden. Wegen der fehlenden Bedeutungsgleichheit können daher die beiden Ausdrücke im vorliegenden Kontext nicht füreinander eingesetzt werden, so daß die Antinomie nicht konstruierbar ist. Der Nachteil der Fregeschen Methode ist, abgesehen davon, daß die übrigen der Bezeichnungsrelation anhaftenden Schwierigkeiten durch sie nicht behoben werden, der, daß sie zu einer außerordentlichen Vergrößerung der Zahl der Ausdrücke einer Sprache führen muß. Dies kann man so einsehen: Nehmen wir an, ein Satz „Pa", durch welchen dem Gegenstand a die Eigenschaft P zugesprochen wird, komme zunächst in einem gewöhnlichen (extensionalen) Kontext vor. Dieser Satz hat dann eine Bedeutung, nämlich seinen Wahrheitswert, und einen Sinn, nämlich das durch ihn ausgedrückte Urteil. Wenn über dieses Urteil gesprochen werden soll, dann muß ein Name für dieses Urteil eingeführt werden. Die Bedeutung dieses Namens ist dann das Urteil, sie kann daher nicht mit der Bedeutung von „Pa" übereinstimmen. Dieser neue Name muß aber auch wieder einen Sinn haben, der von seiner Bedeutung verschieden ist. Will man über diesen Sinn

[15] Die Ausdrücke „extensional" und „nichtextensional" werden an späterer Stelle noch näher erläutert. Hier sei nur soviel gesagt: Ein Satz wird nichtextensional in bezug auf einen Teilsatz genannt, wenn sein Wahrheitswert nicht stets gleichbleibt, sofern der Teilsatz durch einen mit ihm äquivalenten ersetzt wird. Bleibt dagegen der ursprüngliche Wahrheitswert des Gesamtsatzes dabei erhalten, so heißt dieser Satz bezüglich jenes Teilsatzes extensional.

sprechen, so muß man einen neuen Ausdruck einführen, der diesen Sinn als Bedeutung hat und daher selbst wieder einen davon abweichenden Sinn besitzt usw. in infinitum. Dieser Nachteil haftet auch anderen Verfahren an wie z. B. einem von A. CHURCH[16] entwickelten, welches prinzipiell an das Vorgehen FREGES anknüpft, wenn es auch einige andere Mängel des FREGEschen Verfahrens beseitigt. Andere Lösungen, wie z. B. eine von QUINE vorgeschlagene, führen zu einer Beeinträchtigung der Ausdrucksmöglichkeiten von Sprachen. Dasselbe gilt von dem radikalen Verfahren, welches nichtextensionale Kontexte einfach verbietet. Viele Logiker vertreten zwar die sogenannte Extensionalitätsthese, d. h. die Behauptung, daß jede nichtextensionale Sprache in eine an Gehalt nicht ärmere extensionale übersetzt werden kann; doch ist die Richtigkeit dieser Behauptung bis heute nicht bewiesen worden. Andere Versuche, wie z. B. derjenige RUSSELLS, gehen dahin, eine Reihe von Ausdrücken aus der Bedeutungsanalyse dadurch auszuschließen, daß ihnen gar keine selbständige Bedeutung zugeschrieben wird. Bei RUSSELL werden Eigennamen als Abkürzungen von Beschreibungen, d. h. Ausdrücken von der Gestalt des „derjenige, welcher . . .“ (z. B. „der Verfasser von Wallenstein“) gedeutet. Diese Beschreibungen wiederum werden ebenso wie die Klassenausdrücke mittels Gebrauchsdefinitionen eingeführt, welche es ermöglichen, Sätze, in denen diese Ausdrücke vorkommen, in solche zu übersetzen, in denen sie nicht mehr vorkommen. Da also Klassenausdrücke und Individuenbezeichnungen gar keine selbständige Bedeutung haben, ist auch das dritte Prinzip der Bezeichnungsrelation (Prinzip der Austauschbarkeit) nicht anwendbar — es setzt ja voraus, daß die ausgetauschten Ausdrücke selbständige Bedeutungen besitzen — und daher kann die Antinomie nicht konstruiert werden. Der Nachteil dieses Verfahrens besteht in einer künstlichen Einengung der semantischen Bedeutungsanalyse. Denn wenn auch die zuletzt angeführten sprachlichen Ausdrücke ein geringeres Maß an selbständiger Bedeutung besitzen als Sätze, so kann doch die Vermeidung der Antinomie der Namensrelation kaum als zureichender Grund dafür angesehen werden, zu leugnen, daß solche Ausdrücke eigene Bedeutungen besitzen, so daß sie von der Bedeutungsanalyse ausgeschlossen werden müssen.

Man kann daher zusammenfassend folgendes feststellen: Entweder bleibt die geschilderte Antinomie auf der Grundlage der Methode der Bezeichnungsrelation bestehen. Jeder derartige Weg ist dann von vornherein abzulehnen, da es ja gerade eine der Hauptaufgaben beim Aufbau logischer Systeme ist, dafür zu sorgen, daß keine Widersprüche auftreten. Oder aber es wird unter Beibehaltung der Methode der Bezeichnungsrelation ein zusätzliches Verfahren entwickelt, welches aus dieser Schwierigkeit herausführt. Dann ergeben sich Nachteile in einer der drei folgenden Richtungen: eine erhebliche Komplikation der Sprache oder eine außerordentliche Verarmung der Sprache in bezug auf ihre Ausdrucksmöglichkeiten (bzw. Verbot der Errichtung ganz bestimmter, z. B. nicht-

[16] [Review of QUINE].

extensionaler, Systeme) oder eine starke Einschränkung der semantischen Bedeutungsanalyse. Das nun zu erörternde, von CARNAP entwickelte Verfahren vermeidet ebenfalls die Antinomie und außerdem alle anderen früher angeführten Schwierigkeiten, die der Methode der Bezeichnungsrelation anhaften, ohne daß es dabei zu einer dieser nachteiligen Folgen käme.

2. Carnaps Unterscheidung von Extension und Intension

Die folgenden Erörterungen müßten sich eigentlich auf eine ganz bestimmte Objektsprache S, deren Regeln explizit formuliert werden, beziehen. Da die Ergebnisse jedoch auf alle an Ausdrucksmitteln hinlänglich reichen Systeme anwendbar sind, soll nur vorausgesetzt werden, daß die Sprache S die üblichen logischen Konstanten, ferner Individuenvariable, All- und Existenzquantoren sowie Individuenbeschreibungen, unendlich viele Individuenkonstante und endlich viele Prädikatausdrücke enthält. Wenn dann noch die Begriffe der Zustandsbeschreibung und des L-Spielraumes von Sätzen (= Klasse der Zustandsbeschreibungen, in denen der Satz gilt) in der früher geschilderten Weise in die Sprache eingeführt werden, dann kann die Definition von „L-wahr in S“ wieder so erfolgen, daß ein Satz dann und nur dann als L-wahr bezeichnet wird, wenn er in jeder Zustandsbeschreibung gilt. Ebenso sind die anderen L-Begriffe so wie früher zu definieren. Wir wollen voraussetzen, daß diese Definitionen alle erfolgt seien.

Eine erste Eigenart des zu entwickelnden Verfahrens besteht darin, daß die drei wichtigsten Arten von sprachlichen Ausdrücken, denen üblicherweise zumindest ein gewisses Maß an selbständiger Bedeutung zugeschrieben wird, nämlich Sätze, Prädikatoren[17] und Individuenausdrücke[18], einheitlich behandelt werden. Sie werden zusammenfassend *Designatoren* genannt. Zunächst werden die Begriffe der Äquivalenz und L-Äquivalenz, die bisher stets nur auf Sätze Anwendung fanden, auf alle Arten von Designatoren ausgedehnt. Für zwei Prädikatausdrücke $\mathfrak{F}_1$ und $\mathfrak{F}_2$ vom Grade n soll der Äquivalenzausdruck $\mathfrak{F}_1 \equiv \mathfrak{F}_2$ dasselbe besagen wie der Satz $(x_1) \ldots (x_n) [\mathfrak{F}_1 (x_1, \ldots, x_n) \equiv \mathfrak{F}_2 (x_1, \ldots, x_n)]$. Für zwei Individuenausdrücke $\mathfrak{L}_1$ und $\mathfrak{L}_2$ soll der Ausdruck $\mathfrak{L}_1 \equiv \mathfrak{L}_2$ nur eine andere Schreibweise für den üblichen Identitätssatz darstellen, d. h. wenn $\mathfrak{L}_1$ das Individuum a und $\mathfrak{L}_2$ das Individuum b bezeichnet, so soll der Satz besagen: „das Individuum a ist identisch mit dem Individuum b“. Zwei Designatoren $\mathfrak{D}_1$ und $\mathfrak{D}_2$ heißen dann äquivalent, L-äquivalent oder S-äquivalent, je nachdem der Satz $\mathfrak{D}_1 \equiv \mathfrak{D}_2$ wahr, L-wahr oder S-wahr ist. Es gilt im Normalfall, daß zwei Sätze, die sich lediglich durch das Vorkommen äquivalenter Designatoren voneinander unterscheiden, selbst miteinander äquivalent sind. Ebenso

---

[17] Unter diesem Terminus werden jetzt die üblichen Prädikatausdrücke sowie die Klassenausdrücke zusammengefaßt.

[18] Darunter werden alle Arten von Individuenbezeichnungen: Eigennamen wie Beschreibungen, verstanden.

sind gewöhnlich zwei Sätze L-äquivalent, die sich nur durch das Vorkommen von L-äquivalenten Designatoren in ihnen unterscheiden.

Ein einfaches Beispiel möge das Bisherige erläutern: In S komme das Prädikat „Mensch", symbolisch dargestellt durch die Satzfunktion „Mx", vor. Dieses Prädikat sei durch eine Definition eingeführt worden, in welcher das Definiens lautet: „vernünftiges Lebewesen", symbolisch „VTx". Das Prädikat „ungefiederter Zweifüßler" werde wiederum durch „$Fx . Zx$" oder abgekürzt durch „$(F . Z)x$" dargestellt. Der Satz „alle Menschen sind ungefiederte Zweifüßler und umgekehrt" drückt eine biologische Tatsachenwahrheit aus. Der Satz „alle Menschen sind vernünftige Lebewesen und umgekehrt" folgt dagegen aus der Definition von „Mensch" in S und ist daher ein L-wahrer Satz. Also der Satz „$(x)\ [Mx \equiv VTx]$" ist L-wahr, der Satz „$(x)\ [Mx \equiv (F . Z)x]$" hingegen ist S-wahr. Statt dessen kann, da nach der obigen Festsetzung das Zeichen „$\equiv$" auch zwischen Prädikatoren stehen darf, auch gesagt werden: „$M \equiv VT$" ist L-wahr, „$M \equiv (F . Z)$" dagegen S-wahr. Also sind die beiden Prädikatoren „M" und „VT" L-äquivalent, „M" und „$F . Z$" hingegen nur S-äquivalent.

Auf Grund des Unterschiedes zwischen Äquivalenz und L-Äquivalenz, der auf alle Arten von Designatoren erweitert wurde, können jetzt zwei neue Begriffe: „Extension" und „Intension" von Designatoren eingeführt werden. Dabei soll vorläufig nicht die Frage beantwortet werden, *was* eine solche Extension oder Intension ist; vielmehr wird zunächst nur definiert, was es heißt, wenn gesagt wird „zwei Designatoren haben dieselbe Extension" bzw. „... dieselbe Intension". *Zwei Designatoren sollen dieselbe Extension haben, wenn sie äquivalent sind, dagegen dieselbe Intension, wenn sie L-äquivalent sind.*

Am unmittelbarsten läßt sich die Bedeutung dieser Unterscheidung bei Prädikatoren klarmachen. Hier läßt sich auch sofort sagen, was als Extension und was als Intension zu nehmen ist. Wenn in der vorliegenden Sprache S die Konstante „s" Sokrates bezeichnet, so besagt der Satz „Ms", in die Metasprache übersetzt: „Sokrates ist ein Mensch". Der Prädikatausdruck „M" kann dabei in zweifacher Weise verstanden werden. Man kann mittels dieses Ausdruckes einmal über die Eigenschaft, ein Mensch zu sein, und zum anderen über die Klasse der menschlichen Wesen sprechen. In abkürzender Weise soll im ersten Sinn wieder von der Eigenschaft Menschlich und im zweiten von der Klasse Menschlich gesprochen werden[19]. „Ms" kann daher einerseits besagen „Sokrates hat die Eigenschaft Menschlich", anderseits aber auch „Sokrates gehört zur Klasse Menschlich". Der Unterschied zwischen diesen beiden Sätzen liegt in den verschiedenen Identitätsbedingungen von Klassen und Eigenschaften. Zwei Klassen sind identisch, wenn sie dieselben Gegenstände als Elemente enthalten, gleichgültig, ob die Erkenntnis, daß dies der Fall ist, auf rein logischem Wege oder erst auf Grund von Erfahrungen gewonnen worden ist. Bei Eigenschaften ist die Frage, wann zwei solche

[19] Daß „Menschlich" hier groß geschrieben wird, hat, wie schon an früherer Stelle, den Grund, daß diese Redeweise in der Umgangssprache nicht üblich ist.

als identisch anzusehen sind, nicht ebenso selbstverständlich zu beantworten, doch dürfte es am natürlichsten sein, zwei Eigenschaften nur dann als identisch zu betrachten, wenn auf Grund rein logischer Erwägungen, also ohne Erfahrungswissen, gezeigt werden kann, daß alles, was die eine Eigenschaft besitzt, auch die andere aufweist und umgekehrt[20]. Mit Hilfe der eben eingeführten Ausdrücke formuliert, bedeutet dies: wenn zwei Prädikatoren „P" und „Q" gegeben sind, so liegt Identität der durch diese dargestellten Klassen vor, wenn der Satz „$P \equiv Q$" wahr, Identität der beiden Eigenschaften hingegen, wenn dieser Satz L-wahr ist. Da oben festgelegt worden ist, daß im ersten Falle von Extensionsgleichheit, im zweiten Falle von Intensionsgleichheit gesprochen werden soll, so wird durch dieses Ergebnis nahegelegt, die Klassen als Extensionen und die Eigenschaften als Intensionen von Prädikatausdrücken zu wählen.

Im Hinblick auf Sätze ist es am natürlichsten, als Extension den Wahrheitswert zu nehmen, da als Extension etwas gewählt werden muß, das äquivalente Sätze gemeinsam haben und dies ist bezüglich des Wahrheitswertes sicherlich der Fall. Zwischen diesem für Sätze geltenden Begriff der Extension und dem Begriff der Extension von Prädikatausdrücken scheint zunächst kein Zusammenhang zu bestehen: Klassen sind offenbar etwas ganz anderes als Wahrheitswerte. Es zeigt sich jedoch, daß die für Sätze vorgenommene Wahl in Einklang steht mit jener, die für Prädikatoren erfolgte; denn man kann Sätze, da sie keine freien Individuenvariablen mehr enthalten, als Prädikatoren vom Grade Null auffassen. Zwei Prädikatoren $\mathfrak{F}_1$ und $\mathfrak{F}_2$ vom Grade n für $n \geqq 1$ haben dieselbe Extension, wenn $\mathfrak{F}_1 \equiv \mathfrak{F}_2$ — was ja nur eine Abkürzung für $(x_1) \ldots (x_n) [\mathfrak{F}_1 (x_1 \ldots x_n) \equiv \mathfrak{F}_2 (x_1 \ldots x_n)]$ ist — wahr ist. Läßt man dies auch für den Fall $n = 0$ zu und nimmt die erwähnte Interpretation von Sätzen als 0-stelligen Prädikatoren vor, so haben zwei Sätze $\mathfrak{S}_1$ und $\mathfrak{S}_2$ dieselbe Extension, wenn $\mathfrak{S}_1 \equiv \mathfrak{S}_2$ wahr ist, also beide denselben Wahrheitswert besitzen.

Ebenso wie für Prädikatausdrücke ist die Frage nach den Intensionen von Sätzen nicht ohne weiteres entscheidbar. Auf alle Fälle kann man im Einklang mit der üblichen Auffassung sagen, daß durch Sätze Propositionen ausgedrückt werden. Dies genügt natürlich nicht, um die Frage nach den Intensionen von Sätzen zu entscheiden. Wenn man aber die naheliegende Festsetzung trifft, daß zwei logisch äquivalente Sätze dieselbe Proposition ausdrücken, so ist es das natürlichste Vorgehen, die Propositionen als Intensionen von Sätzen zu nehmen, da diese Wahl im Einklang mit der Festsetzung steht, daß Intensionsgleichheit bei L-Wahrheit des Äquivalenzsatzes — was ja dasselbe besagt wie L-Äquivalenz — besteht[21].

---

[20] Danach ist also z. B. die Klasse Menschlich dieselbe wie die Klasse Ungefiederter Zweifüßler, die Eigenschaft Menschlich hingegen nicht dieselbe wie die Eigenschaft Ungefiederter Zweifüßler, jedoch dieselbe wie die Eigenschaft Vernünftiges Lebewesen.

[21] Die Intensionen — und zwar nicht nur diejenigen, welche bereits bisher gewählt wurden, sondern auch jene, die noch für Individuenausdrücke fest-

Auch bei Individuenausdrücken ist die Frage, was als deren Extension gewählt werden soll, leicht zu entscheiden[22]. Zwei Individuenausdrücke sind ja wegen der obigen erweiterten Äquivalenzdefinition dann und nur dann äquivalent, wenn sie sich auf dasselbe Individuum beziehen. Äquivalente Designatoren aber haben dieselbe Extension. Es ist daher am naheliegendsten, als Extension eines Individuenausdruckes das Individuum zu nehmen, auf welches sich jener bezieht. Als Intension eines Individuenausdruckes, den dieser also mit allen ihm L-äquivalenten Individuenausdrücken gemeinsam hat, bietet sich kein analoger, bereits in Verwendung befindlicher Begriff an. CARNAP wählt als Intension eines Individuenausdruckes etwas, das er den „Individualbegriff" nennt (wobei wieder „Begriff" im objektiven Sinne genommen ist).

Wegen des Umstandes, daß sowohl den Individuensymbolen wie den Prädikatoren je eine Extension und eine Intension zugeordnet wird, kann jeder prädikative Satz der Objektsprache in vierfacher Weise in die Metasprache übersetzt werden. Der Satz „*Ms*" z. B. kann übersetzt werden in „das Individuum Sokrates ist Element der Klasse Menschlich" (wobei zweimal die Extension genommen wird) oder in „der Individualbegriff Sokrates ist subsumierbar unter die Eigenschaft Menschlich" (zweimal Intension) oder in „der Individualbegriff Sokrates gehört zur

gesetzt werden müssen — sind nicht in einem psychologischen, subjektiven Sinn als etwas, das im menschlichen Bewußtsein vorkommt, sondern in einem objektiven Sinn zu verstehen. Beim Begriff „Eigenschaft" ist dies ziemlich klar. Es gilt aber auch von den Intensionen der Sätze, d. h. den Propositionen. Die durch das Wort „weiß" ausgedrückte Eigenschaft ist etwas, das einem Ding zukommen oder nicht zukommen kann. Analog drückt die durch den Satz „alle Menschen sind sterblich" wiedergegebene Proposition etwas aus, das, vage gesprochen, mit allen Menschen der Fall ist. Da die Ausdrücke „Sachverhalt" oder „Tatsache" zwar keine scharf umrissene Bedeutung haben, aber doch sicherlich nicht etwas Psychologisches bedeuten, könnte man die Propositionen im objektiven Sinn mit Sachverhalten identifizieren. Allerdings treten hier einige Schwierigkeiten auf, die aber nicht unbehebbar sein dürften, wie z. B. die, daß auch sinnvolle, aber falsche Sätze Propositionen ausdrücken, denen jedoch kein wirklicher Sachverhalt entspricht. Überhaupt muß zugegeben werden, daß hier noch eine Reihe offener Probleme steckt. Vgl. zur Erörterung einiger dieser Fragen CARNAP [Meaning], S. 27ff. Für unsere Zwecke genügt es, daß „Proposition" nicht als subjektiv-psychologischer, sondern als objektiver und damit logischer Begriff zu nehmen ist.

[22] Eine genauere Erörterung der Individuenausdrücke müßte auch die sogenannten Beschreibungen näher behandeln (wenn z. B. „*V*" die symbolische Abkürzung von „Verfasser", „*W*" von „Wallenstein" ist, so besagt der Ausdruck „(ιx) (VxW)" dasselbe wie „dasjenige x, für welches gilt: x ist der Verfasser von Wallenstein"). Wir können auf diese vom Gesichtspunkt des hier behandelten Hauptproblems nicht so wesentliche Spezialfrage nicht näher eingehen. Die folgende Bemerkung möge genügen: Wenn für eine solche Beschreibung die Bedingung erfüllt ist, daß sie auf ein und nur ein Ding zutrifft, dann kann sie genau so wie ein Eigenname behandelt werden; trifft diese Bedingung nicht zu, gibt es also kein oder mehrere Dinge dieser Art, so kann man verschiedene Wege wählen. Einige erklären dann einen solchen Ausdruck für sinnlos; es ist jedoch zweckmäßiger, ihn auch in diesen Fällen als sinnvollen Ausdruck zuzulassen und ein beliebiges, von vornherein gewähltes Ding als sein Deskriptum (= dasjenige, worauf sich die Beschreibung bezieht) zu wählen.

Klasse Menschlich" (Intension für den Individuenausdruck, Extension für den Prädikatausdruck) oder schließlich in „das Individuum Sokrates hat die Eigenschaft Menschlich". Die zweite und dritte Formulierung ist deshalb sprachlich etwas ungewöhnlich, weil das, was hier Individualbegriff genannt wird, in der Umgangssprache überhaupt keine Bezeichnung findet.

Die Unterscheidung zwischen Extensionen und Intensionen muß natürlich auch auf alle jene Variablen angewendet werden, deren Wertausdrücken diese beiden zugeordnet sind. Wenn etwa das Prädikat „*M*" in einem Satz vorkommt, was durch „... *M* ..." angedeutet werden kann, so ist aus diesem Satz ein Existenzsatz mit einer Prädikatvariablen ableitbar: „(*EP*) (... *P* ...)", der übersetzbar ist in „es gibt eine Eigenschaft *P*, so daß ... *P* ..." oder „es gibt eine Klasse *P*, so daß ... *P* ...". Den Variablen müssen daher Wertextensionen und -intensionen zugeordnet werden, welche zusammenfallen mit den Extensionen und Intensionen der Wertausdrücke, die für die betreffenden Variablen einsetzbar sind. Für den Fall von Prädikatvariablen sind die Wertextensionen Klassen, die Wertintensionen Eigenschaften, für den Fall von Satzvariablen sind die Wertextensionen Wahrheitswerte, die Wertintensionen Propositionen usw.

3. Extensionale und nichtextensionale Kontexte

Bevor auf die Frage eingegangen wird, wie die neue Methode zur Lösung jener Schwierigkeiten verhilft, mit denen die Methode der Bezeichnungsrelation nicht in befriedigender Weise fertig wird, muß die früher nur angedeutete Unterscheidung zwischen extensionalen und nichtextensionalen Kontexten noch etwas genauer bestimmt werden, da sie bei der Lösung der Antinomie der Bezeichnungsrelation Verwendung findet.

D_1. Ein Designator $\mathfrak{F}_1$ heißt in bezug auf ein bestimmtes Vorkommen innerhalb des Ausdruckes $\mathfrak{A}_i$ 1. vertauschbar, 2. L-vertauschbar mit $\mathfrak{F}_2$, wenn $\mathfrak{A}_i$ 1. äquivalent, 2. L-äquivalent mit jenem Ausdruck $\mathfrak{A}_i'$ ist, der durch Ersetzung von $\mathfrak{F}_1$ durch $\mathfrak{F}_2$ (in bezug auf jenes Vorkommen in $\mathfrak{A}_i$) entsteht.

Von Vertauschbarkeit bzw. L-Vertauschbarkeit von $\mathfrak{F}_1$ mit $\mathfrak{F}_2$ schlechthin im System *S* wird dann gesprochen, wenn die angeführten Bedingungen für jedes beliebige Vorkommen von $\mathfrak{F}_1$ und $\mathfrak{F}_2$ innerhalb irgendeines Ausdruckes von *S* erfüllt sind.

Wenn die Extension eines Designators $\mathfrak{A}_i$ gleichbleibt, sofern der in ihm vorkommende Teilausdruck $\mathfrak{F}_1$, der selbst ein Designator sein soll, durch einen extensionsgleichen $\mathfrak{F}_2$ ersetzt wird, dann heißt $\mathfrak{A}_i$ extensional in bezug auf dieses Vorkommen von $\mathfrak{F}_1$. Unter Heranziehung von D_1 kann man dies so ausdrücken:

D_2. a) $\mathfrak{A}_i$ ist extensional in bezug auf ein bestimmtes Vorkommen von $\mathfrak{F}_1$ in $\mathfrak{A}_i =_{Df}$ $\mathfrak{A}_i$ und $\mathfrak{F}_1$ sind beide Designatoren und $\mathfrak{F}_1$ ist in bezug auf dieses Vorkommen innerhalb $\mathfrak{A}_i$ mit einem äquivalenten Designator $\mathfrak{F}_2$ vertauschbar;

b) wenn $\mathfrak{A}_i$ extensional ist in bezug auf jedes Vorkommen eines Teilausdruckes, welcher den Charakter eines Designators hat, so heißt der Ausdruck $\mathfrak{A}_i$ selbst extensional;

c) das System S heißt extensional, wenn jeder Satz von S extensional ist.

Sind die in D_2 genannten Bedingungen nicht erfüllt, so wird von Nichtextensionalität gesprochen. Unter Intensionalität soll demgegenüber ein Spezialfall der Nichtextensionalität verstanden werden. Dieser Fall wird durch eine solche Änderung von D_2 a) gewonnen, daß dort an Stelle von „vertauschbar" und „äquivalent" die beiden Ausdrücke „L-vertauschbar" und „L-äquivalent" gesetzt werden und im übrigen $\mathfrak{A}_i$ als nichtextensional vorausgesetzt wird, also:

D_3. a) $\mathfrak{A}_i$ ist intensional in bezug auf ein bestimmtes Vorkommen von $\mathfrak{F}_1$ in $\mathfrak{A}_i =_{Df} \mathfrak{A}_i$ ist nicht extensional in bezug auf dieses Vorkommen von $\mathfrak{F}_1$, jedoch ist $\mathfrak{F}_1$ an dieser Stelle innerhalb $\mathfrak{A}_i$ L-vertauschbar mit jedem Ausdruck, der mit ihm L-äquivalent ist;

b) $\mathfrak{A}_i$ ist intensional $=_{Df}$ $\mathfrak{A}_i$ ist in bezug auf jeden Designator, der als Teilausdruck in $\mathfrak{A}_i$ vorkommt, extensional oder intensional und in bezug auf mindestens einen intensional;

c) ein semantisches System S heißt intensional, wenn jeder Satz von S extensional oder intensional[23] und mindestens einer intensional ist.

Beispiele von extensionalen Kontexten sind alle mittels der üblichen logischen Zeichen gebildeten Molekularsätze. Ein Teilsatz kann hier stets durch einen äquivalenten ersetzt werden und der Gesamtsatz ist wieder mit dem ursprünglichen Gesamtsatz äquivalent. Als Beispiel eines intensionalen Kontextes kann ein Notwendigkeitssatz genommen werden. „N" sei das Zeichen für logische Notwendigkeit, „N (. . .)" die symbolische Darstellung von „es ist notwendig, daß . . .". Die semantische Regel für „N" lautet: „N (. . .)" ist wahr (und zwar L-wahr) dann und nur dann, wenn „. . ." L-wahr ist, in allen anderen Fällen ist „N (. . .)" falsch. Es sei nun „A" die Abkürzung für den Satz „Wien ist eine Stadt". Dieser Satz ist wahr, aber nicht L-wahr, sondern bloß S-wahr. „$A \vee \sim A$" ist dagegen ein L-wahrer Satz. Die Sätze „A" und „$A \vee \sim A$" sind äquivalent[24], aber nicht L-äquivalent; denn da die Übereinstimmung im Wahrheitswert der beiden Sätze nicht rein logisch ermittelt werden kann (die Wahrheit von „A" ergibt sich bloß empirisch) ist der Fall der L-Äquivalenz nicht gegeben. Der Satz „N ($A \vee \sim A$)" ist gemäß der für „N" geltenden semantischen Regel wahr (und zwar L-wahr). „N (A)" („es ist (logisch) notwendig, daß Wien eine Stadt ist") hingegen ist gemäß derselben Regel falsch (und zwar L-falsch). „N (A)" und „N ($A \vee \sim A$)" sind daher nicht äquivalent, obwohl sie dadurch auseinander hervorgehen, daß zwei äquivalente Sätze füreinander eingesetzt werden. „A" ist also

[23] Die Redeweise „extensional oder intensional" drückt nicht etwa eine Trivialität aus, die für jeden Ausdruck zutreffen muß; denn wir werden sogleich sehen, daß es Kontexte gibt, für die beides nicht gilt.

[24] Die Äquivalenz folgt daraus, daß beide denselben Wahrheitswert wahr haben, was für das Vorliegen der Äquivalenzrelation genügt.

innerhalb des Ausdruckes „N (A)" nicht mit dem äquivalenten Ausdruck „$A \vee \sim A$" vertauschbar, die Bedingungen von D_1 a) treffen daher nicht zu: der fragliche Satz ist in bezug auf den Teilsatz „A" nicht extensional. Wenn wir dagegen innerhalb des Satzes „N ($A \vee \sim A$)" für „$A \vee \sim A$" einen L-äquivalenten Satz einsetzen, so muß dieser wieder L-wahr sein. Der neue L-wahre Teilsatz werde mit „T" abgekürzt. Gemäß der Regel für das Symbol „N" ist dann auch der Satz „N (T)" wiederum wahr und zwar L-wahr. Dies bedeutet, daß „N ($A \vee \sim A$)" mit jedem anderen Satz L-äquivalent ist, der aus ihm dadurch entsteht, daß „$A \vee \sim A$" durch einen L-äquivalenten ersetzt wird. „N ($A \vee \sim A$)" ist also in bezug auf den Teilsatz „$A \vee \sim A$" L-vertauschbar, der Satz „N ($A \vee \sim A$)" also intensional in bezug auf den in ihm enthaltenen Teilsatz „$A \vee \sim A$".

Es ergeben sich daher die beiden Theoreme: Wenn ein Satz $\mathfrak{S}_i$ in S in bezug auf ein Vorkommen des Designators $\mathfrak{F}_1$ extensional ist, so ist $\mathfrak{F}_1$ mit jedem äquivalenten Ausdruck an dieser Stelle von $\mathfrak{S}_i$ vertauschbar und wenn ein Satz $\mathfrak{S}_j$ extensional oder intensional in bezug auf ein Vorkommen[25] des Teilausdruckes (Designators) $\mathfrak{F}_2$ in ihm ist, so ist $\mathfrak{F}_2$ an dieser Stelle von $\mathfrak{S}_j$ L-vertauschbar mit jedem L-äquivalenten Ausdruck. Dabei wurde die selbstverständliche Tatsache verwendet, daß im extensionalen Falle nicht nur die Vertauschbarkeit von äquivalenten, sondern auch die L-Vertauschbarkeit von L-äquivalenten Ausdrücken gilt. Im intensionalen Fall gilt nur das zweite, das erste dagegen nicht. In extensionalen Sprachsystemen können also äquivalente sowie L-äquivalente Ausdrücke füreinander eingesetzt werden, ohne daß im ersten Falle die Äquivalenz, im zweiten Falle die L-Äquivalenz des Gesamtausdruckes darunter leiden würde. In intensionalen Sprachen dagegen ist die Vertauschbarkeit äquivalenter Ausdrücke nur soweit möglich, als sie in extensionalen Kontexten vorkommen, die L-Vertauschbarkeit L-äquivalenter Ausdrücke dagegen besteht auch hier ohne Ausnahme.

Gegenüber den bisherigen Fällen gibt es Beispiele, in denen nicht nur keine Extensionalität, sondern nicht einmal Intensionalität besteht[26]. Wir wollen hier von Nichtintensionalität sprechen[27]. Das klassische Beispiel dafür sind die sogenannten Glaubenssätze. „A" sei jetzt irgendein Satz der Objektsprache, „B" ein mit ihm äquivalenter Satz. Wir bilden die beiden Sätze 1. „Hans glaubt, daß A" ($\mathfrak{S}_1$) und 2. „Hans glaubt, daß B" ($\mathfrak{S}_2$). Offenbar müssen diese beiden Sätze trotz der Äquivalenz von „A" und

[25] Vom Vorkommen eines Teilausdruckes innerhalb eines Gesamtausdruckes muß deshalb stets gesprochen werden, weil ein Ausdruck in bezug auf ein und denselben Teilausdruck an einer Stelle extensional, an einer anderen nichtextensional sein kann. Der Satz z. B. „($A \vee \sim A$) . N ($A \vee \sim A$)" ist in bezug auf das erste Vorkommen von „$A \vee \sim A$" extensional, in bezug auf das zweite hingegen nicht extensional und zwar intensional.

[26] Der jetzt zu besprechende Fall wurde vor der Untersuchung Carnaps von den Logikern vom intensionalen Fall der Modalsätze nicht klar unterschieden.

[27] Dieser Ausdruck ist zunächst zweideutig, da er auch soviel wie „Extensionalität" besagen kann. Um diese Mehrdeutigkeit zu vermeiden, soll festgesetzt werden, daß der extensionale Fall nie negativ umschrieben werden

„B“ nicht äquivalent sein; denn es kann sein, daß das erste zutrifft, Hans also wirklich das glaubt, was der Satz „A“ besagt, dagegen dasjenige nicht glaubt, was der Satz „B“ besagt. Die Situation wird aber auch dann nicht anders, wenn wir „A“ und „B“ als L-äquivalente Sätze nehmen. „A“ möge etwa die Abkürzung des Satzes sein „alle Menschen sind sterblich“ und „B“ die Abkürzung des Satzes „alle vernünftigen Lebewesen sind sterblich“. Wenn der Prädikatausdruck „Mensch“ durch „vernünftiges Lebewesen“ definiert wird, so sind diese beiden Sätze L-äquivalent. Dennoch kann es wiederum der Fall sein, daß Hans das glaubt, was der Satz „A“ besagt, nämlich, daß alle Menschen sterblich sind, während er das, was der Satz „B“ besagt, nicht glaubt (er könnte z. B. vielleicht der Meinung sein, daß der Vogel Phönix ein vernünftiges Lebewesen ist, welches unsterblich ist). Die beiden Glaubenssätze $\mathfrak{S}_1$ und $\mathfrak{S}_2$ müssen also selbst im Falle der L-Äquivalenz von „A“ und „B“ nicht äquivalent und erst recht nicht L-äquivalent sein. Dies aber bedeutet nichts anderes, als daß wir es hier mit einem weder extensionalen, noch intensionalen, also nach der obigen terminologischen Festsetzung mit einem nichtintensionalen Kontext zu tun haben. Für einen solchen gilt überhaupt kein Vertauschbarkeitsprinzip in bezug auf jenes Vorkommen eines Teilausdruckes, im Hinblick auf welches die Nichtextensionalität gegeben ist[28].

4. Lösung der Schwierigkeiten durch die neue Methode der Bedeutungsanalyse

Daß die Methode von Carnap wirklich etwas Neues darstellt, kann nur an Hand der Erfolge dieser Methode bei der Lösung der früher erwähnten Schwierigkeiten ersichtlich gemacht werden. Zuvor seien die Unterschiede gegenüber der Methode der Bezeichnungsrelation hervorgehoben. Was bei dieser Methode als Designatum auftritt, ist demjenigen ähnlich, was hier „Extension“ genannt wird. Daher gilt bezüglich

---

darf. Der Zusammenhang zwischen den verschiedenen Begriffen wird dann durch das folgende einfache Schema verdeutlicht:

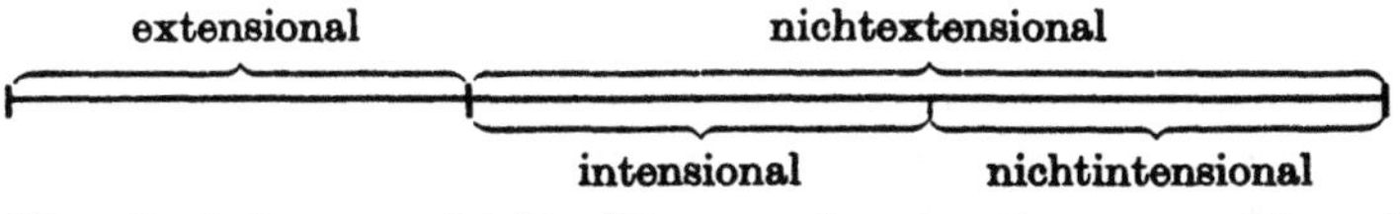

[28] Um die keineswegs leichte Frage zu beantworten, worauf in solchen Glaubenssätzen sich der Glaube eigentlich bezieht (auf bestimmte Sätze oder Propositionen oder etwas Drittes) und ferner, um auch hier zu etwas Ähnlichem wie einem Austauschprinzip zu gelangen, hat Carnap den Begriff des intensionalen Isomorphismus eingeführt. Zwei Glaubenssätze „Hans glaubt, daß A“ und „Hans glaubt, daß B“ sind dann L-äquivalent, wenn „A“ und „B“ nicht bloß L-äquivalent, sondern intensional isomorph, d. h. unexakt gesprochen, aus denselben intensionalen Bestandteilen zusammengesetzt sind. Da wir den Begriff des intensionalen Isomorphismus für das Folgende nicht benötigen, gehen wir darauf nicht näher ein; vgl. Carnap [Meaning], S. 56ff. Vgl. zu diesem Punkt auch die Abhandlung von A. Church, „On Carnap's Analysis of Statements of Assertion and Belief“, sowie die Erwiderung von Carnap, „On Belief Sentences. A Reply to Church“.

dieses Begriffs die Analogie zum ersten Prinzip der Bezeichnungsrelation, dem Eindeutigkeitsprinzip: jeder Designator hat eine und nur eine Extension. Er hat aber daneben auch eine und nur eine Intension. Daher muß das zweite Prinzip jetzt modifiziert werden. Wenn ein Ausdruck $\mathfrak{A}_i$ gegeben ist, so kann er einmal so interpretiert werden, daß er über seine Extension, aber auch so, daß er über seine Intension spricht. Entscheidend ist der Unterschied in bezug auf das dritte Prinzip: während dieses verlangt, daß Ausdrücke, die über dasselbe sprechen, stets in einem beliebigen Kontext untereinander ausgetauscht werden können, gilt jetzt, daß Ausdrücke, welche dieselbe Extension besitzen (also äquivalent miteinander sind), nur in extensionalen Kontexten füreinander eingesetzt werden dürfen, während intensionsgleiche auch in intensionalen Kontexten ausgetauscht werden können, ohne die Intension des Gesamtausdruckes zu verändern.

Als erste Schwierigkeit wurde früher die Mehrdeutigkeit angeführt, die bei Zugrundelegung der Bezeichnungsrelation entsteht. Es wurde dies am Beispiel der Prädikatausdrücke erläutert, doch hätte ebensogut eine der beiden anderen Arten von Designatoren herangezogen werden können. Diese Nichteindeutigkeit wird nunmehr durch die eben erwähnte Modifikation des zweiten Prinzips behoben. Da jedem sprachlichen Ausdruck sowohl eine Extension wie eine Intension zukommt, braucht ein Satz nicht nur so interpretiert zu werden, als müsse er über ein einziges, durch einen in ihm vorkommenden Namen bezeichnetes Designatum sprechen, sondern er kann sowohl als Satz über die Extension wie als solcher über die Intension der in ihm vorkommenden Prädikatoren und Individuenausdrücke aufgefaßt werden. Der Gegensatz zwischen der Interpretation *A* und der Interpretation *B* entsprang ja daraus, daß das Prädikat der Objektsprache „mortal" einmal als Name der Klasse Sterblich, dann wieder als Name der Eigenschaft Sterblich aufgefaßt wurde, wodurch sich zwei verschiedene Übersetzungen ein und desselben Satzes ergaben, während nach Prinzip 1. jeder Name nur Name eines einzigen Gegenstandes sein kann. Jetzt hingegen wird dieses Prädikat als etwas aufgefaßt, das als Extension die Klasse Sterblich und als Intension die Eigenschaft Sterblich besitzt, so daß beide Interpretationen *A* und *B* widerspruchslos nebeneinander bestehen können.

Auch die Verdoppelung der Namen, die als Nachteil der Methode der Bezeichnungsrelation angeführt ist, fällt jetzt hinweg. Dort war der Ausdruck „$\hat{x}\,(Mx)$" als Klassenname für die Klasse Menschlich, die Satzfunktion „Mx" als Eigenschaftsname für die Eigenschaft Menschlich verwendet worden. Jetzt dagegen ergibt sich: so wie allen deskriptiven Ausdrücken werden auch den beiden angeführten je eine Extension und eine Intension zugeordnet. An die Stelle des Satzes „‚Mx' ist ein Name der Eigenschaft Menschlich" tritt jetzt die Aussage „die Intension von ‚Mx' ist die Eigenschaft Menschlich". Dem wird die Aussage bezüglich der Extension von „Mx" hinzugefügt: „die Extension von ‚Mx' ist die Klasse Menschlich". Analog ergibt sich für „$\hat{x}\,(Mx)$": „die Extension dieses Ausdruckes ist die Klasse Menschlich und die Intension ist die

Eigenschaft Menschlich". Beide Ausdrücke haben also dieselbe Extension und dieselbe Intension, ihre symbolische Unterscheidung ist daher überflüssig. Man könnte dagegen den Einwand vorbringen, daß diese Nichtunterscheidung den Gegensatz zwischen den beiden bereits früher angeführten Sätzen 1. „$\hat{x}\,(Mx) = \hat{x}\,(Fx\,.\,Zx)$" und 2. „$Mx = Fx\,.\,Zx$" verwischt; denn nur der erste Satz ist wahr, der zweite hingegen falsch, sofern „=" beide Male als Identitätszeichen genommen wird. Nach der neuen Methode muß statt dieses Zeichens „=" in beiden Sätzen ein verschiedenes genommen werden. Im ersten Satz nämlich wird eine Äquivalenz ausgesagt; denn es soll durch ihn ja ausgedrückt werden, daß die beiden Designatoren „Mx" und „$Fx\,.\,Zx$" dieselbe Extension haben, also äquivalent sind[29]. Die beiden Intensionen der zwei Designatoren — welche im vorliegenden Falle Eigenschaften sind, da es sich um einstellige Prädikatoren handelt — sind also äquivalent miteinander. Im Satz 2. dagegen soll die Identität zweier Eigenschaften, also die L-Äquivalenz zweier Intensionen, behauptet werden. Das Zeichen „=" ist daher im zweiten Fall ein Zeichen nicht mehr für Äquivalenz, sondern für L-Äquivalenz. Wenn daher ein Ausdruck auf einer der beiden Seiten durch einen äquivalenten, aber nicht L-äquivalenten ersetzt wird, so bleibt der Wahrheitswert des Satzes nicht erhalten; mit anderen Worten, das Zeichen „=" ist im zweiten Fall kein extensionales logisches Zeichen mehr und kann daher im Rahmen einer extensionalen Sprache nicht auftreten. Es entspricht jedoch genau dem intensionalen Zeichen der Modalitätslogik „≡", welches so definiert wird, daß ein Satz „. . . . ≡ — — — —" mit den beiden Teilsätzen „. . . ." und „— — — —" dasselbe besagt wie „N (. . . . ≡ — — — —)" („es ist (logisch) notwendig, daß . . . . dann und nur dann wenn — — — —").

In der Symbolik Carnaps wird daher statt „$\hat{x}\,Mx$" und „Mx" ein einziger Prädikator, der Abstraktionsausdruck „$(\lambda\,x)\,(Mx)$", eingeführt[30]. Der Unterschied der beiden Sätze 1. und 2. wird dann nicht durch die Verwendung verschiedener Prädikatoren, sondern verschiedener logischer Zeichen ausgedrückt. Die Übersetzung von Satz 1. in die neue Symbolik lautet: „$(\lambda\,x)\,(Mx) \equiv (\lambda\,x)\,(Fx\,.\,Zx)$", und diejenige von Satz 2. „$(\lambda\,x)\,(Mx) ≡ (\lambda\,x)\,(Fx\,.\,Zx)$". Der erste Satz ist wiederum wahr; denn die beiden Prädikatoren sind extensionsgleich (äquivalent), der zweite Satz dagegen ist falsch, da die Prädikatoren nicht L-äquivalent sind.

Ebensowenig wie die Prädikatausdrücke nach der neuen Methode verdoppelt werden müssen, ist eine solche Verdoppelung bezüglich der Variablen erforderlich. Denn jeder Wertausdruck einer Klassenvariablen, z. B. „$\hat{x}\,Mx$", hat nicht nur eine Extension, sondern auch eine Intension, wie auch umgekehrt jeder Wertausdruck einer Eigenschaftsvariablen,

[29] Man kann folgende einfache Redeweise einführen: Wenn zwei Designatoren äquivalent sind, dann sollen ihre Extensionen als identisch und ihre Intensionen als äquivalent bezeichnet werden. Wenn zwei Designatoren L-äquivalent sind, dann sollen auch ihre Intensionen als L-äquivalent oder identisch bezeichnet werden.

[30] Dieses λ-Symbol stammt von A. Church.

z. B. „*Mx*“, nicht nur eine Intension, sondern auch eine Extension besitzt. Es genügt also, einheitliche Variable einzuführen, denen im früheren Sinne Wertextensionen und Wertintensionen zugeordnet werden. Die z. B. in den Principia Mathematica auftretende Unterscheidung zwischen Klassenvariablen und variablen Satzfunktionen ist also nicht mehr erforderlich.

Es ist klar, daß die geschilderte Vereinfachung nicht nur auf der ersten, sondern auch auf den höheren Stufen besteht, und zwar da erst recht. Denn wir sahen ja, daß auf der n-ten Stufe nach der Methode der Bezeichnungsrelation 2^n verschiedene Prädikatausdrücke erforderlich sind. Diese Zahl wird jetzt für alle Stufen von 2^n auf 1 reduziert. Dies gilt insbesondere auch für die Zahlausdrücke, welche als Prädikatoren der zweiten Stufe von bestimmter Art eingeführt werden. Die Vielfachheit ihrer Darstellungsmöglichkeit als Klassen von Klassen (Russell), als Klassen von Eigenschaften (Frege) usw. verschwindet jetzt. Dagegen erhält jeder Zahlausdruck eine Zahlintension und eine Zahlextension zugeordnet[31].

Auch die letzte und größte Schwierigkeit, die Antinomie der Bezeichnungsrelation, gerät nun in Wegfall; denn in dieser Antinomie wird der Begriff des (eindeutigen) Designatums verwendet, welcher jetzt nicht mehr vorkommt. Allerdings ist der Begriff der Extension dem Begriff des Designatums ähnlich und tatsächlich würde die geschilderte Antinomie wieder auftreten, sobald an die Stelle des dritten Prinzips der Bezeichnungsrelation die Regel gesetzt würde, wonach extensionsgleiche Ausdrücke in beliebigen Kontexten füreinander eingesetzt werden können; denn das Prädikat „Mensch“ ist extensionsgleich dem Prädikat „Ungefiederter Zweifüßler“ und bei Ersetzung des letzteren durch das erstere in dem Satz „es ist notwendig, daß alle ungefiederten Zweifüßler Zweifüßler sind“ würde aus einem wahren Satz ein falscher entstehen. Diese Konsequenz wird aber jetzt dadurch vermieden, daß die Prinzipien der Vertauschbarkeit von Ausdrücken nunmehr anders lauten: Nur in extensionalen Kontexten sind extensionsgleiche Ausdrücke füreinander einsetzbar (ohne dabei die Extension des Gesamtausdruckes zu verändern), in intensionalen Kontexten wie dem eben angeführten Modalsatz können lediglich intensionsgleiche Ausdrücke ausgetauscht werden (ohne die Intension des Gesamtausdruckes zu verändern). Im vorliegenden Falle ist die letztere Bedingung nicht erfüllt; denn „Mensch“ und „Ungefiederter Zweifüßler“ sind keine L-äquivalenten Prädikate und daher nicht intensionsgleich. Falls zu diesem Vorgehen gesagt würde, daß eine analoge Änderung ja auch auf der Grundlage des Prinzips der Bezeichnungsrelation, nämlich durch Modifikation des dritten Prinzips, vorgenommen werden könnte, so wäre zu erwidern, daß diese Methode ja durch jene drei Prinzipien charakterisiert ist oder daß der Begriff „Name, der etwas bezeichnet“ geradezu als durch jene drei Prinzipien implizit definiert angesehen werden kann, so daß die Preisgabe eines oder mehrerer dieser

[31] Vgl. [Meaning], S. 115.

Prinzipien gleichbedeutend wäre mit einer Preisgabe der Methode der Bezeichnungsrelation.

Der Weg, welchen CARNAP einschlägt, ist insofern der Methode FREGES verwandt, als FREGES Begriff der Bedeutung dem der Extension, sein Begriff des Sinnes dem der Intension ähnlich ist. Ein entscheidender Unterschied aber besteht darin, daß nach dem Verfahren CARNAPS sprachlichen Ausdrücken ein für allemal eine bestimmte Extension und eine bestimmte Intension zugeordnet wird, während für FREGE die Begriffe „Sinn“ und „Bedeutung“ je nach dem Kontext variieren. In nichtextensionalen Kontexten wird für FREGE der ursprüngliche Sinn zur Bedeutung, und da solche nichtextensionale Kontexte beliebig ineinandergeschachtelt werden können, entsteht eine Vervielfachung der durch sprachliche Ausdrücke bezeichneten Gegenstandsarten. Wir müßten dann von der ersten ursprünglichen Bedeutung die erste indirekte, von dieser die zweite indirekte usw. unterscheiden. Folgendes Beispiel möge dies illustrieren: „N (. . .)“ bedeute wieder „es ist notwendig, daß . . .“, „$\Diamond$ (. . .)“ sei die symbolische Darstellung des Modalsatzes „es ist möglich, daß . . .“, „H_g (. . .)“ bedeute „Hans glaubt, daß . . .“. Alle mittels „N“, „$\Diamond$“ oder „H_g“ gebildeten Sätze sind nichtextensional. „Ms“ ($\mathfrak{S}_1$) bedeute wieder „Sokrates ist ein Mensch“. Man kann daraus den Satz „$\sim N$ (Ms)“ („es ist nicht notwendig, daß Sokrates ein Mensch ist“) ($\mathfrak{S}_2$), hieraus wiederum den Satz „H_g ($\sim N$ (Ms))“ („Hans glaubt, daß es nicht notwendig sei, daß Sokrates ein Mensch ist“) ($\mathfrak{S}_3$) und daraus schließlich etwa den Satz „$\Diamond$ [H_g ($\sim N$ (Ms))]“ („es ist möglich, daß Hans glaubt, es sei nicht notwendig, daß Sokrates ein Mensch ist“) ($\mathfrak{S}_4$) bilden. Die ursprüngliche Bedeutung von „Ms“ ist nach FREGE der Wahrheitswert wahr, der ursprüngliche Sinn das durch den Satz ausgedrückte Urteil; die Bedeutung desselben Ausdruckes im nichtextensionalen Satz $\mathfrak{S}_2$ ist das Urteil, daß Sokrates ein Mensch ist. Der Sinn dieses Ausdruckes muß innerhalb von $\mathfrak{S}_2$ etwas davon Verschiedenes sein, wofür in der Umgangssprache keine eigene Bezeichnung besteht und dieser Sinn wird zur Bedeutung in $\mathfrak{S}_3$, in welchem „Ms“ wieder einen neuen Sinn haben muß, der zur Bedeutung in $\mathfrak{S}_4$ wird usw. Die Sache liegt manchmal noch ungünstiger, da es Fälle gibt, in denen ein und derselbe Ausdruck innerhalb eines Satzes verschiedene Bedeutungen erhalten muß. FREGE bringt das Beispiel eines Satzes, der mit den Worten beginnt[32]: „Bebel wähnt, daß . . .“ (der Satz selbst ist für das Folgende unwesentlich und möge daher durch „X“ abgekürzt werden). Der Ausdruck „wähnen“ wird dabei im Sinne von „irrtümlich glauben“ gebraucht. Der Satz besagt dann also dasselbe wie „Bebel glaubt, daß X, und nicht X“. Die Bedeutung von „X“ ist in seinem ersten Vorkommen das durch „X“ ausgedrückte Urteil, da es sich hier um einen nichtextensionalen Kontext handelt, im zweiten Falle hingegen ist es der Wahrheitswert wahr, da ein Negationssatz in bezug auf den negierten Teilsatz und ebenso ein Und-Satz in bezug auf seine beiden Teilsätze extensional ist.

[32] [Bedeutung], S. 47.

Derartige Komplikationen und unbefriedigende Konsequenzen ergeben sich nach der Methode CARNAPS nicht. Es kann natürlich auch jetzt innerhalb eines und desselben Satzes ein Teilsatz „p“ einmal in einem extensionalen und einmal in einem intensionalen Kontext auftreten, z. B. im Satz „$\sim N(p) \cdot p$“ („es ist nicht notwendig, daß p und p“) ($\mathfrak{S}_i$), wo das erste Vorkommen von „p“ nichtextensional, das zweite hingegen extensional ist. Daraus folgt aber nun nicht mehr wie bei FREGE, daß „p“ an beiden Stellen verschiedene Bedeutung hat, sondern nur, daß der Gesamtsatz $\mathfrak{S}_i$ äquivalent ist mit einem Satz $\mathfrak{S}_i'$, der durch Vertauschung des zweiten vorkommenden „p“ mit einem mit „p“ äquivalenten Satz entsteht, und ferner, daß $\mathfrak{S}_i$ L-äquivalent ist mit einem Satz $\mathfrak{S}_i''$, der mittels Ersetzung des ersten vorkommenden „p“ durch einen mit diesem Satz L-äquivalenten entsteht. Dagegen bleibt der Wahrheitswert von $\mathfrak{S}_i$ nicht mehr unverändert, wenn das erste vorkommende „p“ durch einen mit „p“ äquivalenten, aber nicht L-äquivalenten Satz ausgetauscht wird. Die Extension von „p“ ist jedoch in beiden Fällen der Wahrheitswert dieses Satzes, die Intension in beiden Fällen die durch „p“ ausgedrückte Proposition.

Die Methode der Extension und Intension bedingt gewisse Änderungen im Aufbau eines semantischen Systems. Vor allem müssen *an die Stelle der Bezeichnungsregeln jetzt Extensions- und Intensionsregeln treten, welche nicht mehr das einheitliche Designatum, sondern die Extension sowie die Intension des betreffenden Ausdruckes festlegen.* Als eine Folgerung daraus ergibt sich, daß die Wahrheitsbedingungen eines Satzes nicht mehr schlechthin mit dem, was der Satz besagt, identifiziert werden können; denn diese Wahrheitsbedingungen lassen sich auch auf der Grundlage unvollständiger und daher als unbefriedigend anzusehender semantischer Regeln angeben. Ein Prädikatausdruck muß nämlich primär immer mittels seiner Intension, nicht mittels seiner Extension eingeführt werden, wenn man eine vollständige semantische Kenntnis über ihn erhalten will; denn man kann wohl aus der Kenntnis der Intension auf die Extension schließen (da es zu einer Intension immer nur eine Extension gibt), aber man kann nicht umgekehrt aus der Kenntnis der Extension auf die Intension zurückschließen (da es zu einer Extension mehrere Intensionen geben kann). Nehmen wir dagegen an, in ein extensionales System werde der Prädikatausdruck „L“ ohne Angabe einer bestimmten Intension, sondern nur durch Angabe der ihm zugeordneten Extension eingeführt, etwa durch die Festsetzung: „L“ soll gleichzeitig ein Name für die Klasse der lebenden Wiederkäuer („LW“) wie für die Klasse der lebenden Zweihufer sein. Es möge als empirisch gesichert gelten, daß diese beiden Klassen tatsächlich identisch sind. Ein Widerspruch kann in dem betreffenden semantischen System auf Grund der Regel für diesen Prädikatausdruck daher nicht auftreten. Die Wahrheitsbedingungen aller Sätze, in denen „L“ als Prädikatausdruck vorkommt, lassen sich eindeutig ermitteln, und für jedes vorgegebene Objekt a kann auf empirischem Wege entschieden werden, ob der Satz „La“ wahr ist oder nicht. Dennoch fehlt etwas: die Kenntnis der Intension von „L“. Man weiß auf Grund der Regeln des Systems nicht, ob „*L*" die Intension Lebender Wiederkäuer oder Lebender Zweihufer hat oder etwas Drittes.

Man kann dieses Ergebnis so ausdrücken: Prädikatausdrücke sowie andere Designatoren dürfen in ein semantisches System nicht so eingeführt werden, daß man aus den aufgestellten Regeln nur ihre Extension, nicht aber ihre Intension erfährt. Es muß stets beides, Intension wie Extension, aus den Regeln erschließbar sein. Dabei ist allerdings die Festlegung der zugehörigen Intensionen ausreichend, weil sich die Extensionen daraus von selbst ergeben. Wird die Angabe der Intensionen unterlassen, so können Schwierigkeiten auftreten, sobald über das Vorliegen logischer Äquivalenzen entschieden werden soll. *Die beiden Redewendungen „einen Satz verstehen" und „wissen, unter welchen Bedingungen der Satz wahr ist", die ursprünglich innerhalb der Semantik als gleichbedeutend angesehen wurden, können jetzt nicht mehr als gleichberechtigt betrachtet werden.* Denn auf Grund der angenommenen Regel für „*L*" — um wieder das obige Beispiel zu nehmen — können wir für eine bestimmte Individuenkonstante, z. B. „*b*", genau die Wahrheitsbedingung des Satzes „*Lb*" angeben: der Satz ist wahr dann und nur dann, wenn das durch „*b*" bezeichnete Individuum zur Klasse der lebenden Wiederkäuer (oder zu der damit identischen Klasse der lebenden Zweihufer) gehört. Dennoch kann man mit Recht leugnen, daß ein volles Verständnis des Satzes „*Lb*" vorhanden sei; denn wäre dies der Fall, dann müßte auch entscheidbar sein, ob der Satz „$Lb \equiv LWb$" L-wahr ist oder nicht. Diese Entscheidung ist aber prinzipiell, eben wegen der Unkenntnis der Intension von „*L*", ausgeschlossen. Wenn aber prinzipiell nicht entschieden werden kann, ob ein bestimmter Satz mit einem anderen logisch äquivalent ist oder nicht, und diese Unfähigkeit zur Entscheidung nicht in einem Mangel des dabei verwendeten Beweisverfahrens oder seines Benützers ihre Ursache hat, sondern im Fehlen einer semantischen Regel, deren Einführung[33] diese Entscheidung sofort gestatten würde, so kann dies als Symptom dafür angesehen werden, daß unser Verständnis des betreffenden Satzes eine Lücke aufweist.

Um ein diesbezügliches Mißverständnis zu vermeiden, sei hier festgestellt, daß die von Carnap entwickelte Methode nicht beansprucht, ein „richtiges" oder „wahres" Verfahren gegenüber dem „falschen" Vorgehen innerhalb der Methode der Bezeichnungsrelation zu entwickeln. Es geht hier nicht um Wahrheit oder Falschheit, sondern darum, welche Methode sich als die passendste erweist, die also einerseits die angeführten Schwierigkeiten überwindet, anderseits aber auch möglichst wenig Nachteile anderer Art, wie z. B. die Komplikationen in der Methode Freges, im Gefolge hat. Hier scheint der von Carnap eingeschlagene Weg den anderen bisherigen Versuchen vorzuziehen zu sein. Es ist jedoch nicht ausgeschlossen, daß auch auf der Basis der Methode der Bezeichnungsrelation eine befriedigende Lösung erzielt werden könnte. Eine Teillösung bestünde z. B. in einem Nachweis der Richtigkeit der

[33] Im Falle des obigen Prädikatausdruckes „*L*" hätte die einzuführende Regel die Intension von „*L*" festzulegen.

Extensionalitätsthese; denn dann könnte man sich auf extensionale Sprachen beschränken, in denen die Antinomie der Bezeichnungsrelation nicht auftreten kann. Die übrigen Schwierigkeiten würden aber auch da noch bestehen bleiben, falls nicht weitere Maßnahmen zur Verbesserung des Sprachaufbaues ergriffen würden.

Ein ganz entscheidendes Bedenken könnte man auf Grund der bisherigen Betrachtungen noch immer dem Vorgehen CARNAPS entgegenhalten. Es wurde von einer Verdoppelung bzw. sogar Vervielfachung der Gegenstandsarten bei Zugrundelegung der bisherigen Methoden gesprochen. Eine Verdoppelung scheint aber auch gerade die neue Methode darzustellen, wird doch jedem Designator sowohl eine Extension wie eine Intension zugeordnet. Man kann hingegen zeigen, daß sich diese beiden Gegenstandsarten auf eine reduzieren lassen, so daß es nur eine Sprechweise darstellt, wenn von Extensionen *und* Intensionen die Rede ist. Um diese Reduktion durchführen zu können, muß jene Verallgemeinerung der L-Semantik vorgenommen werden, die am Anfang dieses Kapitels angekündigt wurde.

5. L-determinierte Designatoren

Die semantischen Regeln sind stets so beschaffen, daß sie uns ein Wissen um die Intensionen vermitteln. Bezüglich der Extensionen liegt die Sache nicht so einfach. Nehmen wir z. B. einen Satz, so wird dessen Intension, also die durch ihn ausgedrückte Proposition, allein mittels der semantischen Regeln erkannt. Seine Extension, nämlich der ihm zukommende Wahrheitswert, ist nur dann aus den semantischen Regeln allein erschließbar, wenn der Satz L-determiniert ist. Für einen L-indeterminierten Satz hingegen vermitteln uns die Regeln bloß die Kenntnis der Wahrheitsbedingungen, nicht aber des Wahrheitswertes. Diese kurze Erwägung zeigt, daß man von L-Determiniertheit eines Satzes immer dann sprechen kann, wenn die Extension des Satzes durch die semantischen Regeln allein bestimmt ist. Es liegt nun nahe, in analoger Weise den Begriff der L-Determiniertheit auf alle anderen Arten von Designatoren auszudehnen und zu sagen: *ein Designator soll dann und nur dann L-determiniert genannt werden, wenn auf Grund der semantischen Regeln allein seine Extension bestimmt werden kann.* Diese Aussage kann natürlich nicht als Definition aufgefaßt werden; denn einerseits ist sie dazu noch viel zu unbestimmt — auf eine in ihr liegende Unklarheit soll sogleich eingegangen werden — und anderseits kann ja, wie wir wissen, die Definition eines semantischen Prädikates immer nur in bezug auf ein ganz bestimmtes System erfolgen, während in der eben gegebenen Formulierung von der Eigenart der fraglichen Objektsprache ganz abgesehen wurde. Diese allgemeine Betrachtungsweise, welche von der speziellen Eigenart der verschiedenen Systeme abstrahiert, wird auch im folgenden beibehalten, jedoch soll in allgemeiner Weise gezeigt werden, wie man für ein bestimmtes vorliegendes System zu einer Definition gelangt.

Es handelt sich also darum, die Redeweise genauer zu bestimmen, wonach die Extensionen von Prädikat- und Individuenausdrücken „rein logisch" bestimmt sind. Im Fall von Sätzen heißt dieses „rein logisch bestimmt" oder „L-determiniert" immer „L-wahr oder L-falsch" und setzt daher die Definition dieser beiden Prädikate bereits voraus. Wir wissen, daß diese Definitionen stets so zu erfolgen haben, daß das dabei vorkommende „rein logisch" zusammenfällt mit „durch die semantischen Regeln allein bestimmbar". Es ist nun die Frage, welche Voraussetzung in der Definierbarkeit des Begriffs der L-Determiniertheit für die anderen Designatoren enthalten ist.

Die obige Fassung „durch die semantischen Regeln allein bestimmt" ist noch nicht klar genug. Wenn wir in eine Sprache S das Prädikat „M" eingeführt haben, so wird durch die semantischen Regeln festgelegt, daß es die Eigenschaft Menschlich bestimmt. Aber wird nicht dadurch auch zugleich festgelegt, daß dieses Prädikat die Klasse Menschlich bestimmt? Falls man darauf eine bejahende Antwort gibt, müßte man das Prädikat „M" ein L-determiniertes Prädikat nennen. Eine solche Verallgemeinerung der L-Semantik auf Prädikatoren wäre jedoch offenbar zwecklos, da dann in trivialer Weise sämtliche Prädikatoren, die auf Grund irgend welcher semantischer Regeln in S eingeführt wurden, L-determiniert wären.

Der Grund für diese Unklarheit in der Redewendung „Bestimmung der Extension eines Designators durch die semantischen Regeln allein" kann leicht aufgezeigt werden. Nehmen wir als Beispiel wieder den Satz „Ms", also „Sokrates ist ein Mensch". Auf die Frage, was die Extension dieses Satzes sei, kann einmal geantwortet werden „die Extension von ‚Ms' ist der Wahrheitswert wahr" (A_1), aber auch etwa „die Extension von ‚Ms' ist der Wahrheitswert, daß Sokrates ein Mensch ist" (A_2). Nur die erste Antwort A_1 wird als befriedigend anzusehen sein, weil nur sie den Wahrheitswert wirklich *gibt*, während dieser Wahrheitswert durch A_2 nur *beschrieben*, nicht gegeben wird, weshalb derjenige, der die Frage stellte und A_2 als Antwort erhält, auch sofort darauf mit der Frage reagieren wird: „ich möchte ja gerade wissen, was dieser Wahrheitswert *ist*". Es handelt sich also darum, daß die Extension eines Designators tatsächlich gegeben wird. In bezug auf Sätze von S kann man die Redewendung „der Wahrheitswert eines Satzes $\mathfrak{S}_i$ von S wird gegeben" sofort näher präzisieren. Es sei Φ ein wahrer Satz von M[34]. „Der Satz Φ von M *gibt* den Wahrheitswert (also die Extension) eines Satzes $\mathfrak{S}_i$ von S" soll heißen: „der Satz ‚$\mathfrak{S}_i$ ist wahr in S' oder ‚$\mathfrak{S}_i$ ist falsch in S' folgt aus dem Satz Φ in M, ohne daß hierzu ein Tatsachenwissen erforderlich wäre"[35]. Für das obige Beispiel ist diese Bedingung hinsichtlich A_1 tatsächlich

[34] Das Symbol „Φ" stellt also die in der Metametasprache MM vorgenommene Bezeichnung eines Satzes von M dar.

[35] Der letzte Teil des Satzes besagt dasselbe wie „... wird durch Φ in M L-impliziert". Sollte diese Bestimmung wirklich als formal korrekte Definition eingeführt werden, so müßten zuvor die L-Begriffe für M in MM definiert worden sein, d. h. nicht nur die Objektsprache S, sondern auch die Metasprache M müßte formalisiert werden.

erfüllt, da der Satz „‚*Ms*' ist wahr in *S*" nur eine andere Formulierung für A_1 ist, also sicherlich von A_1 L-impliziert wird. Wenden wir dieses Ergebnis nun auf die L-Determiniertheit an, so liegt diese im Fall von Sätzen nur dann vor, wenn die Extension durch die semantischen Regeln allein *gegeben* wird. Wir haben also für den Satz Φ in der letzten Bestimmung einfach die Klasse der semantischen Regeln einzusetzen und erhalten dann die Aussage: „Die Extension (= der Wahrheitswert) eines Satzes $\mathfrak{S}_i$ von *S* wird durch die semantischen Regeln allein gegeben" bzw. „der Satz $\mathfrak{S}_i$ von *S* ist L-determiniert" besagt dasselbe wie: „Der Satz ‚$\mathfrak{S}_i$ ist wahr in *S*' oder ‚$\mathfrak{S}_i$ ist falsch in *S*' ist L-Implikat der Klasse der semantischen Regeln von *S* in *M*." Jetzt sieht man auch, daß A_2 die Extension von „*Ms*" nicht gibt; denn weder der Satz „‚*Ms*' ist wahr in *S*" noch „‚*Ms*' ist falsch in *S*" kann aus A_2 gefolgert werden.

Diese Überlegung soll nun auf die beiden anderen Arten von Designatoren übertragen werden. Die einzige noch zu behebende Schwierigkeit ist hier die, auch für Individuenausdrücke und Prädikatoren die Redeweise „die Extension wird gegeben" (und nicht bloß beschrieben) zu präzisieren. Ist dies einmal geschehen, so kann das Prädikat „L-determiniert" analog dem Vorgehen bei Sätzen so verstanden werden, daß es dasselbe besagt wie „die Extension wird durch die semantischen Regeln allein gegeben".

Zunächst soll dies für Individuenausdrücke geschehen[36]. Die Satzfunktion „*VxW*" besage „*x* ist der Verfasser von Wallenstein". Es werde danach gefragt, welches Individuum die Extension der Beschreibung „$(\iota x)(VxW)$" („jenes *x*, welches der Verfasser von Wallenstein ist") darstelle. Die Antwort „dieses Individuum ist der Verfasser von Wallenstein" wäre offenbar ebenso unbefriedigend wie die obige Antwort A_2 auf die Frage nach der Extension des Satzes „*Ms*" dies war. Aber auch die Antwort „dieses Individuum ist der Verfasser von Kabale und Liebe" wäre, obzwar nicht mehr trivial, so doch unbefriedigend. Denn man wird sagen, daß auch in diesem Falle die Extension des fraglichen Ausdruckes nicht gegeben, sondern nur beschrieben werde. Am naheliegendsten wäre es daher, zu fordern, daß der Eigenname[37] des betreffenden Individuums in der Antwort angeführt werden muß, damit man sagen kann, diese Antwort gäbe die Extension und beschreibe sie nicht bloß. Die befriedigende Antwort auf die Frage „Was ist die Extension von ‚$(\iota x)(VxW)$'?" wäre danach „diese Extension ist das Individuum Friedrich Schiller". Eine derartige Festsetzung würde jedoch sofort deshalb auf praktische Schwierigkeiten stoßen, weil die Gegenstände des außermenschlichen Bereiches keine Eigennamen besitzen, deren Extension also gar nicht in einer solchen Form gegeben werden kann. CARNAP

[36] Die Reihenfolge ist nicht umkehrbar, da die Definition des Begriffs der L-Determiniertheit für Prädikatoren jene für Individuenausdrücke und Sätze bereits voraussetzt.

[37] Genauer müßte man verlangen, daß nur „echte Eigennamen" verwendet werden dürften, die nicht selbst wieder Abkürzungen von Individuenbeschreibungen sind.

bringt dazu folgendes Beispiel: Der Ausdruck „... *x* ...“ sei eine Abkürzung für „*x* ist ein Dolch und Brutus benützte *x*, um Cäsar damit zu töten“: Man kann nun fragen, was die Extension des Ausdruckes „($\imath$ *x*) (... *x* ...)“ sei. Die Antwort kann nicht durch Angabe eines Eigennamens erfolgen; denn jener Dolch besaß keinen solchen.

Den Ausweg aus dieser Schwierigkeit erblickt CARNAP in der Einführung einer Koordinatensprache. Diese ist dadurch gekennzeichnet, daß die Individuen, von denen in ihr die Rede ist, nicht durch Eigennamen, sondern durch Stellenbezeichnungen angeführt werden, was lediglich voraussetzt, daß unter den bezeichneten Gegenständen eine Ordnung eingeführt wird, analog wie dies etwa bei der Bezeichnung von Häusern durch Hausnummern statt durch Eigennamen („Haus zum roten Adler“) üblicherweise geschieht. In einer Koordinatensprache können wie in jeder Sprache die einzelnen individuellen Gegenstände in verschiedener Weise bezeichnet werden, doch wird vorausgesetzt, daß es in ihr Ausdrücke von besonderer Art, nämlich Individuenausdrücke von Standardform, gibt, welche zwei Bedingungen erfüllen: 1. muß jede Stelle durch einen, aber auch nur einen solchen bezeichnet werden[38], 2. muß, wenn zwei Ausdrücke dieser Art gegeben sind, daraus die Stellenbeziehung zwischen den beiden bezeichneten Stellen ersichtlich sein. Am einfachsten ist es, für die Bildung solcher Ausdrücke als undefinierte Zeichen die Null und das Strichsymbol zu nehmen, welches oben an die „0“ angefügt wird, so daß also die einzelnen Gegenstände durch „0“, „0′“, „0″“, ... („die erste“, „die zweite“, „die dritte Stelle“ usw.) bezeichnet werden. Jede Antwort auf die Frage nach der Extension eines Individuensymbols, welche in Ausdrücken dieser Standardform erfolgt, kann jetzt als befriedigend angesehen werden, sie *gibt* die Extension. Wenn etwa die Satzfunktionen „rot (*x*)“, „groß (*x*)“ und „hart (*x*)“ bzw. besagen „*x* ist rot“, „*x* ist groß“ und „*x* ist hart“, so wird die Antwort auf die Frage nach der Extension von „($\imath$ *x*) (rot (*x*) . groß (*x*))“ nicht als befriedigend empfunden werden, wenn sie lautet „die Extension ist dieselbe wie die von ‚($\imath$ *x*) (hart (*x*))‘“ (d. h. also, die Frage „welche Stelle ist sowohl rot als auch groß?“ wird beantwortet durch den Satz „dieselbe Stelle, welche hart ist“). Dagegen gibt die Antwort „es ist die Stelle 0″“ eine vollständige Auskunft. Es wäre aber eine zu enge Fassung des Begriffs „L-determinierter Individuenausdruck“, wenn dieses Prädikat auf Ausdrücke der Standardform beschränkt bliebe. Auch die folgende Antwort auf die obige Frage ist ja sicher als hinreichend anzusehen: „Die fragliche Extension ist dieselbe wie die von ‚($\imath$ *x*) ($x = 0' + 0'$)‘“. Denn daraus läßt sich auf Grund rein mathematischen Wissens entnehmen, daß es sich um die zweite Stelle handeln muß. Diese Antwort ist also deswegen ebenfalls befriedigend, weil die in ihr verwendete Beschreibung mit dem die definitive Antwort auf die Frage erteilenden Ausdruck in Standardform „0″“ L-äquivalent ist, so daß man ohne zusätzliches Erfahrungswissen aus ihm den Ausdruck, der in der

[38] Für kompliziertere Sprachsysteme ist die Voraussetzung in dieser scharfen Fassung nicht mehr ganz erfüllbar (vgl. unten).

Standardform geschrieben ist, gewinnen kann. Dagegen war das „(ι x) (hart (x))" mit dem Ausdruck „0''" nur S-äquivalent, also ein Erfahrungswissen erforderlich, um vom ersteren zum letzteren zu gelangen.

Bei Zugrundelegung einer Koordinatensprache bietet sich also folgende Fassung des Begriffs „L-determinierter Individuenausdruck" als die natürlichste an. Es wird zunächst festgelegt, daß von einem Satz Φ von M dann gesagt werden soll, er gäbe die Extension einer Individuenbezeichnung von S, wenn ohne weiteres Wissen, unter alleiniger Heranziehung der durch Φ vermittelten Kenntnis, die Stelle ausfindig gemacht werden kann, auf die sich jene Individuenbezeichnung bezieht. Wird dieser Satz Φ durch die semantischen Regeln ersetzt, so ist also kein Erfahrungswissen erforderlich, um jene Stelle zu ermitteln. Dies ist aber, wie gerade gezeigt wurde, bei den Ausdrücken von Standardform und den mit ihnen L-äquivalenten der Fall. Durch sie wird die Extension eines Individuenausdruckes auf der Grundlage der semantischen Regeln allein gegeben; die Bedingung, welche verwirklicht sein muß, um einen Individuenausdruck L-determiniert zu nennen, ist somit bei ihnen erfüllt. Man kann daher definieren: *Ein Individuenausdruck ist L-determiniert, wenn er L-äquivalent ist mit einem Ausdruck in Standardform* (wegen der Reflexivität der L-Äquivalenz sind die Ausdrücke der Standardform darin natürlich selbst mit inbegriffen).

Drei ergänzende Bemerkungen mögen zu dieser Definition gemacht werden: 1. Wenn es sich um einen überabzählbaren Individuenbereich handelt (wie etwa im Falle einer physikalischen Sprache, für welche als Individuen die Raum-Zeitpunkte gewählt werden), so tauchen insofern technische Schwierigkeiten auf, als nicht jedes Individuum (= jeder Raum-Zeitpunkt) bezeichnet werden kann, da in jeder möglichen Sprache stets nur abzählbar unendlich viele Symbole vorkommen können. Die erste der beiden obigen Bedingungen für Ausdrücke von Standardform ist daher hier nicht mehr erfüllbar. Ein zweiter, in einem solchen System auftretender Unterschied wäre der, daß auch nicht durch ein feststehendes Verfahren entschieden werden könnte, ob zwei Ausdrücke der Standardform dieselbe Stelle bezeichnen oder nicht. Man müßte sich damit begnügen, daß eine Entscheidungsmöglichkeit darüber besteht, ob die beiden Stellen für eine beliebig kleine vorgegebene Zahl ε um mehr oder weniger als ε voneinander abweichen. Die Frage, ob sie im zweiten Falle identisch sind, muß eventuell offen bleiben.

2. Die Sprache S war als Koordinatensprache vorausgesetzt worden. Statt dessen würde es genügen, als Objektsprache eine der üblichen Namenssprachen (mit Eigennamen für die einzelnen Individuen) zugrunde zu legen und nur der Metasprache den Charakter einer Koordinatensprache zu geben. Die Extensionsregeln für die Eigennamen von S (= die früheren Bezeichnungsregeln) würden dann die Extension dieser Ausdrücke geben, etwa in der Form: „die Extension von ‚a' in S (= die durch das Individuensymbol ‚a' in S bezeichnete Stelle) ist 0'" usw.

3. Wenn das Bestehen der L-Äquivalenz mit einem Individuenausdruck in Standardform als hinreichend dafür angesehen wurde, daß

ein Ausdruck L-determinierter Individuenausdruck ist, so ist doch zu beachten, daß es oft kein mechanisches Verfahren gibt, um eine Entscheidung über diese L-Äquivalenz herbeizuführen. Unter Umständen kann dann wegen der Ungelöstheit eines mathematischen Problems die Erlangung einer Kenntnis der Extension eines Individuenausdruckes unterbleiben. Dies ist z. B. der Fall, wenn auf die Frage „was ist die Extension von ‚($\imath$ x) (Rx)'?" geantwortet wird „jene Stelle x, so daß x die kleinste Zahl > 2 ist, zu der es drei natürliche Zahlen n_1, n_2, n_3 gibt, so daß die Relation $n_1^x + n_2^x = n_3^x$ erfüllt ist".

Es muß schließlich der Begriff der L-Determiniertheit noch auf Prädikatoren ausgedehnt werden. Auch hier besteht das Problem darin, die Redeweise zu präzisieren „die Extension wird gegeben". Es sei „K" ein Prädikat von S mit der Klasse K als Extension. Wenn nach der Extension von „K" gefragt wird, so bedeutet dies, daß nach den Elementen gefragt wird, die zu K gehören. Wenn eine derartige Antwort etwa in der folgenden Form erfolgt „zu K gehört der älteste Sohn des Herrn X, die jüngste Tochter des Herrn Y usw.", so wird dies wieder als unbefriedigend anzusehen sein, da sie die zu K gehörigen Glieder nicht *gibt*, sondern sie nur beschreibt. Als befriedigend wäre dagegen z. B. eine Mitgliedschaftsliste anzusprechen. Wenn wir uns dabei wieder auf die Koordinatensprache S beziehen, so müßte diese Liste durch Ausdrücke in Standardform oder mit ihnen L-äquivalente Ausdrücke gebildet werden. Man könnte daher geneigt sein, zu sagen: Die Extension eines Prädikatausdruckes von S (also die durch ihn bezeichnete Klasse) wird gegeben und nicht bloß beschrieben durch einen Satz Φ von M, sofern Φ mit Hilfe von L-determinierten Individuenausdrücken alle Glieder von K anführt. Diese Bestimmung wäre jedoch deswegen zu eng, weil dann die Extension von Prädikatausdrücken, deren zugehörige Klasse unendlich ist, niemals gegeben werden könnte. Es genügt vielmehr, zu fordern, daß jener Satz, welcher die Extension des fraglichen Prädikatausdruckes geben soll, alle wahren Sätze L-impliziert, deren jeder besagt, daß ein bestimmtes Individuum Element dieser Klasse ist, wobei jedes Individuum durch einen L-determinierten Individuenausdruck gegeben wird, und ebenso die Negationen all jener falschen Sätze L-impliziert, die derartiges behaupten. Nehmen wir also etwa das durch „0''" bezeichnete Individuum, so wird durch einen Satz Φ von M die Extension von „K" gegeben, wenn aus Φ der wahre Satz „‚K (0'')' ist wahr" oder „‚K (0'')' ist falsch" logisch folgt und analog die Wahrheit oder Falschheit all jener Sätze, die aus „K (0'')" durch Ersetzung von „0''" durch irgend welche andere L-determinierte Individuensymbole, insbesondere also durch Ausdrücke der Standardform „0", „0'", . . ., entstehen. Auf diese Weise können wir sukzessive für jedes Individuum feststellen, ob es zu K gehört oder nicht: wenn aus dem Satz Φ folgt, daß der Satz „K (a)" wahr ist, so wissen wir auf Grund des Satzes Φ, daß das durch „a" bezeichnete Individuum Element von K ist, also zur Extension von „K" gehört, wenn dagegen aus Φ die Falschheit von „K (a)" folgt, so wissen wir ebenso, daß dieses Individuum nicht zur Extension von „K" gehört.

Wenn an Stelle von Φ wieder die in M formulierten semantischen Regeln von S genommen werden, so ergibt sich, daß alle Vollsätze der geschilderten Art, die in der Objektsprache gebildet werden, L-determiniert sind; denn ihre Wahrheit oder Falschheit folgt jetzt allein unter Zugrundelegung der semantischen Regeln von S, die ja nunmehr an die Stelle des obigen Satzes Φ treten. Man kann daher definieren: *ein Prädikator ist dann und nur dann L-determiniert, wenn jeder Vollsatz, der aus dem Prädikator und ausschließlich L-determinierten Individuensymbolen gebildet wird, L-determiniert ist*[39]. Wenn „a_1“, „a_2“, . . . „a_n“ Individuenausdrücke in Standardform oder mit solchen L-äquivalent sind, so ist der Abstraktionsausdruck „(λx) $(x \equiv a_1 \vee x \equiv a_2 \vee \ldots \vee x \equiv a_n)$“[40] ein L-determinierter Prädikator. Denn für irgendeinen Individuenausdruck in Standardform, z. B. „$0''''$“ (und ebenso für einen mit diesem L-äquivalenten), kann auf rein logischem Wege entschieden werden, ob das durch diesen Ausdruck bezeichnete Individuum zur Extension des Prädikators gehört oder nicht (mag es auch für diese Entscheidung kein mechanisch anwendbares Verfahren geben). Dies ist nämlich dann und nur dann der Fall, wenn der Satz „$0'''' \equiv a_1 \vee 0'''' \equiv a_2 \vee \ldots \vee 0'''' \equiv a_n$“ L-wahr ist und dies ist wiederum dann und nur dann der Fall, wenn „$0''''$“ mit einem der Ausdrücke „a_1“, . . ., „a_n“ L-äquivalent ist.

Die Verallgemeinerung eines der wichtigsten Begriffe der L-Semantik, des Begriffs der L-Determiniertheit, nämlich seine Ausdehnung vom ursprünglichen Gebiet der Sätze auf Designatoren überhaupt, ist damit vollzogen[41].

6. Vereinfachung der Objektsprache

Die neu eingeführten Begriffe ermöglichen es nun, zu zeigen, daß für die Designatoren einer beliebig zugrunde gelegten Objektsprache nicht die zwei verschiedenen Gegenstandsarten der Extensionen und Intensionen vorausgesetzt werden müssen, sondern daß es nur zwei verschiedene Redeweisen sind, wenn von Extensionen und von Intensionen gesprochen wird. Daß dies tatsächlich der Fall ist, kann erst dann als

[39] Dies ist so zu verstehen: An den Argumentstellen des Prädikators ist für jede Individuenvariable irgendein Individuenausdruck in Standardform oder ein mit einem solchen L-äquivalenter zu setzen. Dieser so entstehende Satz muß L-wahr oder L-falsch sein, damit die Bedingung der L-Determiniertheit des Prädikatausdruckes erfüllt ist. Man weiß dann „aus rein logischen Gründen“, ob das betreffende Individuum Element der zum Prädikator gehörigen (= seine Extension bildenden) Klasse ist oder nicht.

[40] Eine Übersetzung von „(λx) $(\ldots x \ldots)$“ in die Umgangssprache ist jetzt kaum möglich; denn dieser Ausdruck hat eine Eigenschaft als Intension und eine Klasse als Extension. Die Übersetzung „die Klasse aller x, so daß . . . x . . .“ wäre also ebenso einseitig wie „jene Eigenschaft aller Individuen x, so daß . . . x . . .“.

[41] Diese Verallgemeinerung hätte auch auf andere Weise erfolgen können. Carnap hat dafür folgenden Weg angedeutet: Den Ausgangspunkt bildet die Unterscheidung von logischen und deskriptiven Zeichen. Ein Designator wird L-determiniert genannt, wenn er nur logische Zeichen enthält oder mit einem solchen L-äquivalent ist, der nur aus logischen Zeichen besteht. Vgl. dazu Carnap [Meaning], S. 87ff.

bewiesen gelten, wenn es gelungen ist, den einen dieser beiden Begriffe durch den anderen auszudrücken.

Dabei sei zuvor daran erinnert, daß im Falle der Äquivalenz von Designatoren von Identität ihrer Extensionen und Äquivalenz ihrer Intensionen, im Falle ihrer L-Äquivalenz dagegen auch von L-Äquivalenz oder Identität ihrer Intensionen gesprochen werden soll.

Für das folgende benötigen wir die beiden Hilfssätze H_1 und H_2.

H_1. *Zwei äquivalente L-determinierte Designatoren sind L-äquivalent.* Beweis: Zwei äquivalente Designatoren haben dieselbe Extension (laut Definition der Extensionsgleichheit). Da die Designatoren L-determiniert sind, so werden ihre Extensionen durch die semantischen Regeln allein gegeben. Diese genügen also auch, um die Gleichheit der Extensionen festzustellen, oder anders ausgedrückt: die semantischen Regeln genügen, um die Äquivalenz der beiden Designatoren festzustellen. Feststellbarkeit der Äquivalenz auf Grund der semantischen Regeln allein ist aber dasselbe wie L-Äquivalenz.

H_2. *Ein mit einem L-determinierten Designator* $\mathfrak{D}_1$ *L-äquivalenter Designator* $\mathfrak{D}_2$ *ist selbst L-determiniert.* Beweis: Da das Vorliegen von L-Äquivalenz die Feststellbarkeit der Extensionsgleichheit mittels der semantischen Regeln allein bedeutet, so ist laut Voraussetzung einmal die Extension von $\mathfrak{D}_1$ durch die semantischen Regeln allein gegeben und ferner die Gleichheit der Extension von $\mathfrak{D}_1$ mit jener von $\mathfrak{D}_2$ ebenfalls durch diese Regeln allein bestimmt. Also ist die Extension von $\mathfrak{D}_2$ ebenfalls durch die semantischen Regeln gegeben, also $\mathfrak{D}_2$ selbst L-determiniert.

Zwei äquivalente L-determinierte Designatoren haben dieselbe Intension. Man kann daher in diesem Falle von der *einen* L-determinierten Intension sprechen. Dies ist eine solche, durch welche auch die zugehörige Extension gegeben wird (denn man kann auf Grund der semantischen Regeln allein von den L-determinierten Designatoren, deren Intension sie ist, ohne weiteres Wissen auf die zugehörige Extension zurückschließen). In der Regel liegt bei Extensionsgleichheit nicht Intensionsgleichheit, sondern Verschiedenheit der Intensionen vor[42]. Dagegen gibt es zu einer Extension nicht mehrere, sondern nur eine einzige L-determinierte Intension. Denn zwei extensionsgleiche L-determinierte Designatoren sind äquivalent, nach H_1 daher auch L-äquivalent, also intensionsgleich. Im Falle von Prädikatoren kann es allerdings vorkommen, daß es nicht zu allen Extensionen eine L-determinierte Intension, d. h. also die Intension eines L-determinierten Designators, gibt. Wenn die Sprache z. B. abzählbar unendlich viele Individuenkonstante enthält, so können in ihr überabzählbar unendlich viele Klassen von Individuen gebildet werden; nicht für jede davon kann es aber eine sprachliche Bezeichnung und daher auch nicht für jede eine L-determinierte Intension geben. Wir wollen dagegen annehmen, daß die vorliegenden

[42] Beispiele, 1. für Sätze: „3 ist größer als 2" und „Cäsar wurde ermordet", 2. für Prädikate: „Mensch" und „Ungefiederter Zweifüßler", 3. für Individuenausdrücke: „der Sieger von Jena" und „der Besiegte von Waterloo" (vgl. dazu die früheren Definitionen der Begriffe „Extension" und „Intension").

Sprachen so geartet sind, daß sie zu jeder Extension auch eine L-determinierte Intension enthalten. Daß sie dann auch *nur* eine enthalten können, folgt, wie eben gezeigt, aus dem Bisherigen als Theorem.

Da äquivalente L-determinierte Intensionen miteinander identisch sind, kann jeder Extension (und damit natürlich auch jeder Intension) eine und nur eine L-determinierte Intension zugeordnet werden. Man kann also *eine eineindeutige Relation zwischen Extensionen und Intensionen herstellen.* Dies kann man wiederum dazu benützen, um z. B. den Begriff der Extension eines Designators in folgender Weise zu definieren:

Die Extension eines Designators $\mathfrak{D}_i$ ist die eine L-determinierte Intension, welche mit der Intension von $\mathfrak{D}_i$ äquivalent ist. Der Ausdruck „Extension" ist daher in bezug auf eine Objektsprache nicht als Grundausdruck erforderlich, sondern kann durch Definition eingeführt werden, wobei im Definiens die drei Begriffe „Intension", „L-determiniert" (in der im vorigen Abschnitt behandelten Verallgemeinerung) und „Äquivalenz von Intensionen" auftreten.

Die eineindeutige Zuordenbarkeit von Extensionen und L-determinierten Intensionen allein würde noch nicht genügen, um das eine mit dem anderen zu identifizieren. Da die Extensionen der formalen Bestimmung genügen, daß sie äquivalenten Designatoren zukommen, so muß auch von den jetzt an die Stelle der Extensionen tretenden Intensionen dasselbe gelten: die L-determinierten Intensionen äquivalenter Designatoren müssen identisch sein. Tatsächlich ist diese Bedingung erfüllt. Denn wenn etwa $\mathfrak{D}_1$ und $\mathfrak{D}_2$ zwei beliebige äquivalente Designatoren sind, so sind beide mit je einem L-determinierten Designator $\mathfrak{D}_1'$ und $\mathfrak{D}_2'$ äquivalent, deren Intensionen per definitionem mit den Extensionen von $\mathfrak{D}_1$ und $\mathfrak{D}_2$ zusammenfallen. Wegen der Transitivität der Äquivalenzrelation sind auch $\mathfrak{D}_1'$ und $\mathfrak{D}_2'$ äquivalent. Wegen H_1 sind sie, da beide L-determiniert sind, überdies L-äquivalent, haben also dieselbe Intension.

Wenn man von Intensionen für sich, unabhängig von den Designatoren, deren Intensionen sie sind, sprechen will, so kann man den Begriff „Extension einer gegebenen Intension" einführen und diesen Begriff als „jene L-determinierte Intension" definieren, „die der vorgegebenen Intension äquivalent ist".

Wendet man diese Resultate jetzt auf die einzelnen Designatoren an, so zeigen sich wohl merkwürdige Ergebnisse, doch beruht diese Merkwürdigkeit nicht in einem Mangel des Verfahrens, sondern nur darauf, daß es ungewohnt ist. In bezug auf Sätze gibt es zwei Extensionen, den Wahrheitswert wahr und den Wahrheitswert falsch. Genauer gesprochen gibt es zwei „Etwasse", deren eines als Extension den wahren, und deren anderes als Extension den falschen Sätzen zukommt. Was man als diese Etwasse wählen will, ist zunächst noch offen. Auf Grund der gewonnenen Ergebnisse zeigt es sich, daß diese beiden nicht als platonische Ideen genommen werden müssen, an denen alle wahren und alle falschen Sätze „teilhaben", sondern daß sie als zwei Gegenstände genommen werden können, die in eineindeutiger Weise den wahren und falschen Sätzen zugeordnet werden können. Diese beiden Gegenstände sind die zwei L-determinierten Intensionen von Sätzen, nämlich die logisch wahre und die logisch falsche Proposition. Daß es nur eine L-wahre und nur eine L-falsche Proposition, genauer: nur eine Proposition, welche die Intension L-wahrer, und nur eine, welche die Intension L-falscher Sätze darstellt, gibt, beruht darauf, daß einerseits die Gliederung der L-determinierten Sätze in die L-wahren und L-falschen eine vollständige Disjunktion darstellt und anderseits alle L-wahren untereinander und alle L-falschen untereinander L-äquivalent sind. L-Äquivalenz von Sätzen bedeutet aber dasselbe wie deren Intensionsgleichheit. Alle wahren Sätze sind mit irgendeinem beliebigen L-wahren Satz äquivalent, wenn auch nicht L-äquivalent. Gemäß der obigen Definition des Begriffs der Extension eines Designators — der bei dieser Definition verwendete Begriff der Äquivalenz von Intensionen war ja mit der Äquivalenz der entsprechenden Designatoren gleichgesetzt worden — erhalten somit die wahren Sätze als Extension diese Intension eines L-wahren Satzes zugeordnet, also die L-wahre Proposition. Daß man einen beliebigen L-wahren Satz herausgreifen kann, beruht wiederum darauf, daß alle L-wahren Sätze dieselbe Intension besitzen. Die analogen Betrachtungen ergeben sich für die falschen Sätze. Sie erhalten als Extension die Intension eines beliebigen L-falschen Satzes zugeordnet. Es soll damit nicht gesagt werden, daß das Ergebnis, wonach als Extensionen von Sätzen die Intensionen von L-determinierten Sätzen verwendet werden, zwingend sei. Man könnte auf verschiedenste Art und Weise den Begriff der Extension von Sätzen definieren. Der Sinn des erhaltenen Resultates ist vielmehr bloß der: Wenn man einerseits die Methode der Extensionen und Intensionen wählt, um jenen Nachteilen zu entgehen, die in der Methode der Bezeichnungsrelation stecken, und wenn man anderseits eine Verdoppelung der Gegenstandsarten ausschalten will, also etwa die Extensionen in der obigen Weise mittels des Begriffs der Intensionen definiert, so ergibt sich die eben geschilderte Konsequenz. Den Sätzen der Objektsprache werden als Extensionen nicht mehr Wahrheitswerte, sondern die erwähnten L-determinierten Intensionen zugeordnet.

Im Fall von Individuenausdrücken mutet das Ergebnis weniger merkwürdig an, da der Ausdruck „Individualbegriff" im Gegensatz zu „Individuum" üblicherweise gar nicht verwendet wird. Auf die Frage „was ist die Extension von ‚$(\iota\, x)$ (rot (x) . groß (x))‘ ?" lautet die Antwort jetzt nicht „es ist die dritte Stelle", sondern: „es ist der Individualbegriff Die Dritte Stelle". Auch hier hat diese andere Formulierung, die im vorliegenden Falle scheinbar in einer bloßen Änderung der sprachlichen Ausdrucksweise besteht, die Bedeutung, daß der Begriff „Individuum" als undefinierter Begriff jetzt ebensowenig vorkommt wie im ersten Falle der Begriff des Wahrheitswertes oder im dritten Falle der Begriff der Klasse. Zwischen den Ausdrücken „0′′", „das Individuum 0′′" und „der Individualbegriff 0′′" braucht kein Unterschied gemacht zu werden.

In bezug auf Prädikatoren ergibt sich, daß die Klassen mit den L-determinierten Eigenschaften zu identifizieren sind, die den Eigenschaften der Prädikatoren äquivalent sind. Da die Individuen den Charakter von Stellen haben, so handelt es sich bei diesen L-determinierten Eigenschaften um Stelleneigenschaften. Die Klasse bestehend aus den zwei Dingen 0 und 0′ z. B. wird jetzt ersetzt durch die Intension des L-determinierten Prädikators „$(\lambda\, x)\,(x \equiv 0 \vee x \equiv 0')$“. Diese Intension ist die Eigenschaft, entweder die Stelle 0 oder die Stelle 0′ zu sein. Wenn sich also erweisen sollte, daß die Extension eines bestimmten Prädikates, etwa des Prädikates „grün“ in S, gerade die Klasse dieser beiden Dinge (Stellen) ist, so müßte die Antwort auf die Frage „Was ist die Extension von ‚grün‘ in S?“ lauten „Diese Extension ist die Eigenschaft, die Stelle 0 oder die Stelle 0′ zu sein“. Ein derartiges Ergebnis kann natürlich nicht durch rein logische Überlegungen, sondern nur durch empirische Untersuchungen zutage gefördert werden. Daher sind die beiden Ausdrücke „grün“ und „die Eigenschaft, die Stelle 0 oder die Stelle 0′ zu sein“ nicht in dem Sinne gleichbedeutend[43], daß sie dieselbe Intension haben; ihre Intensionen sind vielmehr durchaus verschieden, dagegen wird die Intension des zweiten, L-determinierten Prädikates als *Extension* (!) dem ersten Prädikat zugeordnet. Die Extension eines Prädikates, welches keinem Dinge zukommt, müßte mit der Intension jenes L-determinierten Prädikators identifiziert werden, der für alle Vollsätze mit L-determinierten Individuenausdrücken L-falsch wird. Ein solcher Prädikator wäre z. B. der Ausdruck „$(\lambda\, x)\,(\sim (x \equiv x)$“ (die Extension eines leeren Prädikates wäre danach also nicht mehr die leere Klasse, sondern die Eigenschaft, nicht mit sich selbst identisch zu sein). Die Extension eines Prädikates, das auf alle Individuen des Individuenbereiches von S zutrifft, wäre dagegen mit der Intension von „$(\lambda\, x)\,(x \equiv x)$“ zu identifizieren (d. h. an die Stelle der Allklasse tritt die Eigenschaft der Identität mit sich selbst). Hier im Falle der Prädikatausdrücke erscheint die Identifizierung von Extensionen mit L-determinierten Intensionen am wenigsten seltsam, da die Intensionen derartiger λ-Ausdrücke tatsächlich unmittelbar jene Individuen „geben“, auf die sich der Prädikatausdruck bezieht (und die im Grenzfalle auch alle oder gar keine sein können).

7. Vereinfachung der Metasprache

Bisher ist folgendes gezeigt worden: In der zugrunde liegenden Objektsprache treten drei Arten von Designatoren auf. Jedem Designator wurde ursprünglich je eine Extension und eine Intension zugeordnet. Im letzten Abschnitt zeigte sich, daß diese doppelte Zuordnung keine Verdoppelung der Gegenstandsarten, sondern nur eine Sprechweise darstellt: die Extensionen wurden auf Intensionen von bestimmter Art zurückgeführt. Diese Reduktion gilt aber vorläufig nur für die in der Objektsprache vorkommenden Designatoren, also deren Sätze, Prädikate und Individuenausdrücke. In der als Metasprache verwendeten Umgangssprache selbst dagegen war immer wieder von Wahrheitswerten, Individuen, Klassen, also Extensionen bestimmter Art, und ebenso von den entsprechenden Inten-

[43] Wenn man den Ausdruck „Bedeutung“ innerhalb der Methode der Extensionen und Intensionen für Prädikatausdrücke verwenden will, so ist es zweckmäßiger, ihn für die Intensionen zu verwenden.

sionen die Rede. Wie CARNAP gezeigt hat, kann auch die Struktur der Metasprache durch ein ähnliches Reduktionsverfahren wie jenes, welches auf die Objektsprache angewendet wurde, vereinfacht werden. Sofern in *M* der Begriff der L-determinierten Intension eingeführt wurde, kann man auch hier den Begriff der Extension durch diesen Begriff definieren. Ebenso sind noch andere Wege gangbar, um die Intensionen auf die Extensionen oder die letzteren auf die ersteren zurückzuführen[44]. Es besteht jedoch noch eine ganz andere Möglichkeit: die Vermeidung sowohl der üblichen Ausdrücke für Intensionen wie für Extensionen. Eine auf diese Weise zustande kommende Metasprache nennt CARNAP *neutrale Metasprache*. Ihre Beschaffenheit soll kurz skizziert werden.

Dabei müssen die beiden Teile der Metasprache gesondert betrachtet werden, nämlich 1. der nichtsemantische Teil, in welchem nicht über die Ausdrücke der Objektsprache, sondern über dieselben Gegenstände wie in jener (und eventuell noch über weitere) gesprochen wird, in den also sämtliche Sätze der Objektsprache übersetzt werden können, und 2. der semantische Teil von *M*, in welchem von den Ausdrücken der Objektsprache *S*, ihren Extensionen und Intensionen die Rede ist, in dem insbesondere auch die Regeln von *S* formuliert werden.

Bezüglich des ersten Teiles kann ein analoges Verfahren angewendet werden wie in bezug auf die Objektsprache. Allerdings ergeben sich hier, da wir es nicht mehr mit einer Symbolsprache, sondern mit der Umgangssprache zu tun haben, sprachlich ungewöhnliche Wortbildungen. Für alle Arten von Designatoren werden die Begriffe „Extension“ sowie „Intension“, also damit auch die Begriffe „Klasse“, „Eigenschaft“, „Individuum“, „Individualbegriff“, „Wahrheitswert“, „Proposition“ vermieden. Statt von der Klasse Menschlich oder der Eigenschaft Menschlich wird einfach von Menschlich (nicht von „Menschlich“!) gesprochen, statt vom Individuum Sokrates und vom Individualbegriff Sokrates einfach von Sokrates und statt vom Wahrheitswert des Satzes „Sokrates ist menschlich“ oder der durch diesen Satz ausgedrückten Proposition einfach davon, daß Sokrates menschlich ist. Wiederum könnten dabei Schwierigkeiten bezüglich der verschiedenen Identitätsbedingungen von Eigenschaften und Klassen auftreten[45]. Man kann sich deshalb nicht einfach darauf beschränken, Ausdrücke wie „die Klasse Menschlich“ durch „Menschlich“ usw. zu ersetzen. Denn die beiden wahren Sätze von *M* „die Klasse Menschlich ist dieselbe wie die Klasse Ungefiederter Zweifüßler“ ($\mathfrak{S}_1$) und „die Eigenschaft Menschlich ist nicht dieselbe wie die Eigenschaft Ungefiederter Zweifüßler“ ($\mathfrak{S}_2$) würden dann z. B. in

[44] Bezüglich einer Diskussion dieser verschiedenen Wege, ihrer Voraussetzungen und ihrer Konsequenzen vgl. CARNAP [Meaning], S. 146ff.

[45] Wenn im Text immer wieder von Eigenschaften, Klassen usw. die Rede ist, so steht dies nicht in Widerspruch damit, daß eine neutrale Metasprache eingeführt werden soll. Diese Sprache *M* ist ja im vorliegenden Abschnitt selbst Objekt der Betrachtung, so daß der obige Text zu *MM* gehört. In *MM* wird hier über *M* gesprochen und ein Verfahren zur Neutralisierung von *M* gesucht. Sobald dieses gefunden ist, kann man zu der jetzt neutral gewordenen Sprache *M* zurückkehren und in dieser die Regeln von *S* formulieren.

zwei einander widersprechende Sätze übersetzt werden „Menschlich ist dasselbe wie Ungefiederter Zweifüßler" und „Menschlich ist nicht dasselbe wie Ungefiederter Zweifüßler". Hier verhilft der nichtsemantische Gebrauch der Ausdrücke „äquivalent" und „L-äquivalent" zu einer Beseitigung der Schwierigkeit[46]. Da in $\mathfrak{S}_1$ Identität der Extensionen der beiden Prädikatoren, d. h. Äquivalenz der Intensionen behauptet, in $\mathfrak{S}_2$ dagegen Identität (oder L-Äquivalenz) der Intensionen geleugnet wird, kann man diese beiden Begriffe ebenso wie auf die früheren Intensionen auch auf die neutralen Gegenstände der neuen Metasprache anwenden. Die Sätze $\mathfrak{S}_1$ und $\mathfrak{S}_2$ wären dann unter Vermeidung des Eigenschafts- und Klassenbegriffs zu übersetzen in „Menschlich ist äquivalent mit Ungefiederter Zweifüßler" ($\mathfrak{S}_1'$) und „Menschlich ist nicht L-äquivalent mit Ungefiederter Zweifüßler" ($\mathfrak{S}_2'$). Selbstverständlich dürfen die beiden Ausdrücke „Menschlich" und „Ungefiederter Zweifüßler" in $\mathfrak{S}_1'$ und $\mathfrak{S}_2'$ nicht etwa unter Anführungszeichen gesetzt werden; denn die beiden Sätze sollen ja nicht Sätze des semantischen Teiles von *M* sein. Ein Satz wie „‚Menschlich' ist äquivalent mit ‚Ungefiederter Zweifüßler'" wäre dagegen ein Satz aus dem semantischen Teil von *MM*, der über zwei in *M* vorkommende Prädikate spräche. Was hier geleistet werden soll, ist dagegen eine Umformung der beiden metasprachlichen Sätze $\mathfrak{S}_1$ und $\mathfrak{S}_2$ in eine neutrale Fassung. Eine analoge neutrale Übersetzung ist im Falle von Sätzen und von Individuenausdrücken vorzunehmen. „Das Individuum Sieger von Jena ist identisch mit dem Individuum Besiegter von Waterloo" und „Der Individualbegriff Sieger von Jena ist nicht identisch mit dem Individualbegriff Besiegter von Waterloo" wären zu übersetzen in „der Sieger von Jena ist äquivalent mit dem Besiegten von Waterloo" und „der Sieger von Jena ist nicht L-äquivalent mit dem Besiegten von Waterloo". Die beiden Sätze „der Wahrheitswert von ‚$2 + 2 = 4$' ist derselbe wie der von ‚alle Menschen sind sterblich'" (oder „die Extension von ... ist dieselbe wie die Extension von ---") und „die durch ‚$2 + 2 = 4$' ausgedrückte Proposition ist nicht dieselbe wie die durch ‚alle Menschen sind sterblich' ausgedrückte Proposition (oder „die Intension von ... ist nicht dieselbe wie die Intension von ---") könnten etwa so übersetzt werden: „daß $2 + 2 = 4$, ist äquivalent damit, daß alle Menschen sterblich sind" und „daß $2 + 2 = 4$, ist nicht L-äquivalent damit, daß alle Menschen sterblich sind".

Sofern All- und Existenzsätze in bezug auf Klassen, Eigenschaften, Individuen usw. in *M* gebildet werden sollen, so kann auch in dieser Hinsicht eine Neutralisierung durch Einführung von neutralen Variablen vorgenommen werden. Falls z. B. die Variable „*g*" als Prädikatorvariable eingeführt wurde, so können die beiden Sätze, die mit den Worten „jede Klasse ..." bzw. „jede Eigenschaft ..." beginnen, in den neutralen Satz „für jedes *g* ..." übersetzt werden. Analoges gilt für die beiden anderen Arten von Designatoren.

---

[46] Unter diesem nichtsemantischen Gebrauch ist jener zu verstehen, gemäß welchem die Begriffe der Äquivalenz und L-Äquivalenz nicht nur auf Designatoren, sondern auch auf deren Intensionen angewendet werden.

Wenn eine neutrale Metasprache konstruiert wurde, so ist dies nicht so zu verstehen, als ob jetzt die Ausdrücke „Klasse", „Eigenschaft", „Wahrheitswert" usw. gar nicht mehr verwendet werden *dürfen*. Sie können vielmehr nach wie vor in *M* auftreten, nur sind sie, sofern der neutrale Charakter von *M* aufrechterhalten bleiben soll, dann nicht als undefinierte Grundbegriffe, sondern als durch Gebrauchsdefinitionen eingeführte Begriffe zu verwenden, wobei im Definiens ausschließlich neutrale Ausdrücke vorkommen müssen. Daß eine derartige Wiedereinführung dieser Begriffe in die neutrale Metasprache möglich ist, beruht darauf, daß die letztere an Ausdrucksmöglichkeiten nicht ärmer ist als jene Sprache *M*, in der diese Begriffe von vornherein vorkommen. Für extensionale Kontexte z. B. könnte die Gebrauchsdefinition in bezug auf die Begriffe „Klasse" und „Eigenschaft" so erfolgen, daß für die beiden Ausdrücke „... die Klasse *g* ..." und „... die Eigenschaft *g* ..." als Definiens der Ausdruck „... *g* ..." gewählt würde. Innerhalb von nichtextensionalen Kontexten müßte man vorsichtiger verfahren und den ersten Satz z. B. übersetzen in „für jedes *f*, sofern *f* äquivalent ist mit *g*, dann ... *f* ...", den zweiten hingegen in „für jedes *f*, sofern *f* L-äquivalent ist mit *g*, dann ... *f* ...". Ebenso könnten Sätze über Klassen- oder Eigenschaftsidentität per definitionem zurückgeführt werden auf Äquivalenz- bzw. L-Äquivalenzsätze (für „die Klasse *f* ist dieselbe wie die Klasse *g*" wäre das Definiens „*f* ist äquivalent mit *g*" usw.). Wiederum gelten dieselben Erwägungen auch für die anderen Designatoren.

Es ist noch zu zeigen, daß auch der semantische Teil von *M* neutralisierbar ist. In diesem Teil werden Sätze von folgender Gestalt formuliert: „die Extension von ‚*M*' ist die Klasse Menschlich", „die Intension von ‚*M*' ist die Eigenschaft Menschlich", „die Extension von ‚*Ms*' ist der Wahrheitswert, daß Sokrates menschlich ist", „die Intension von ‚*Ms*' ist die Proposition, daß Sokrates menschlich ist" usw. Hierbei treten wiederum die Ausdrücke „Extension", „Intension", „Eigenschaft", „Klasse" usw. auf, die alle in einer neutralen Metasprache zum Verschwinden gebracht werden sollen. Natürlich darf man nicht die betreffenden Ausdrücke einfach streichen[47], sondern muß ein neues Verfahren ausfindig machen. CARNAP schlägt vor, den Unterschied zwischen Extensionen und Intensionen der nicht neutralen Metasprache jetzt durch den Unterschied zweier semantischer Relationen auszudrücken, die z. B. im ersten obigen Falle zwischen dem Prädikat „*M*" und Menschlich bestehen, wobei dieser letztere Ausdruck nunmehr neutral ist, d. h. weder einen Klassen- noch einen Eigenschaftsnamen darstellt. Die erste der beiden zu konstruierenden Relationen wird einfach durch den Ausdruck „*bezeichnet*" wiedergegeben. Die zweite ist zu dieser ähnlich bezogen wie die L-Begriffe zu den semantischen Grundbegriffen; daher empfiehlt sich der Ausdruck „*L-bezeichnet*". An die Stelle des ersten obigen Satzes tritt in der neutralen Metasprache der Satz: „‚*M*' bezeichnet Menschlich"

[47] Streichung der Ausdrücke „Klasse" und „Eigenschaft" z. B. würde bereits in den ersten beiden Formulierungen den Widerspruch ergeben, daß Menschlich sowohl die Extension wie die Intension von „*M*" wäre.

($\mathfrak{S}_1$). Diese Relation ist dabei so konstruiert zu denken, daß sie extensional ist in bezug auf beide Ausdrücke. Es kann daher „Menschlich“ ersetzt werden durch „Ungefiederter Zweifüßler“, aber ebenso „*M*“ durch „*F* . *Z*“, so daß man z. B. aus $\mathfrak{S}_1$ die beiden Sätze erhält: „‚*F* . *Z*‘ bezeichnet Menschlich“ ($\mathfrak{S}_2$) und „‚*M*‘ bezeichnet Ungefiederter Zweifüßler“ ($\mathfrak{S}_3$). Es soll also von dieser Relation ganz allgemein gelten, daß „*M*“ jedes *f* bezeichnet, das mit Menschlich äquivalent ist.

Die zweite Relation „L-bezeichnet“ soll dagegen so konstruiert werden, daß der Satz „der Ausdruck $\mathfrak{A}_i$ von *S* L-bezeichnet *g*“ dann und nur dann wahr ist, wenn mittels der semantischen Regeln allein gezeigt werden kann, daß der Satz „$\mathfrak{A}_i$ bezeichnet *g* in *S*“ wahr ist[48]. Da der Satz $\mathfrak{S}_1$ selbst als semantische Regel zu betrachten ist, liegt in diesem Falle sicher L-Bezeichnung vor. Wir haben also: „‚*M*‘ L-bezeichnet Menschlich“ ($\mathfrak{S}_4$). Dagegen gilt diese Relation für die Sätze $\mathfrak{S}_2$ und $\mathfrak{S}_3$ nicht; denn um von $\mathfrak{S}_1$ zu diesen Sätzen zu gelangen, ist außer der Kenntnis der semantischen Regeln ein biologisches Tatsachenwissen erforderlich: ‚*M*‘ L-bezeichnet nicht Ungefiederter Zweifüßler. Dagegen kann für „Menschlich“ ein L-äquivalenter Ausdruck eingesetzt werden, da in diesem Falle zur Feststellung der Äquivalenz kein Tatsachenwissen benötigt wird. Es gilt also: „‚*M*‘ L-bezeichnet Vernünftiges Lebewesen“, und allgemein wird durch „*M*“ jeder Gegenstand L-bezeichnet, der mit Menschlich L-äquivalent ist.

Damit zeigt sich, daß $\mathfrak{S}_1$ als Übersetzung des Satzes „die Extension von ‚*M*‘ ist die Klasse Menschlich“ und $\mathfrak{S}_4$ als Übersetzung des Satzes „die Intension von ‚*M*‘ ist die Eigenschaft Menschlich“ aus einer nichtneutralen in eine neutrale Metasprache angesehen werden kann. Dieselben beiden Relationen der Bezeichnung und der L-Bezeichnung lassen sich auch auf die beiden anderen Designatoren anwenden. So ergäbe sich z. B. „‚*n*‘ bezeichnet Napoleon“ und „‚*n*‘ bezeichnet den Besiegten von Waterloo“, hingegen zwar wieder „‚*n*‘ L-bezeichnet Napoleon“, dagegen „‚*n*‘ L-bezeichnet nicht den Besiegten von Waterloo“. Auf Sätze angewendet, würden sich folgende Formulierungen ergeben: „‚*Ms*‘ bezeichnet Daß Sokrates Menschlich ist“ und „‚*Ms*‘ bezeichnet Daß Sokrates ein Ungefiederter Zweifüßler ist“, ebenso „‚*Ms*‘ L-bezeichnet Daß Sokrates Menschlich ist“, dagegen „‚*Ms*‘ L-bezeichnet nicht, daß Sokrates ein Ungefiederter Zweifüßler ist“, hingegen wohl „‚*Ms*‘ L-bezeichnet, daß Sokrates ein vernünftiges Lebewesen ist“.

Die Verwendung der beiden Ausdrücke „bezeichnet“ und „L-bezeichnet“ stellt nicht etwa einen Rückfall in die früher als mangelhaft aufgezeigte Methode der Bezeichnungsrelation dar. Nach jener Methode konnte z. B. gerade nicht ein und dasselbe Prädikat „*M*“ sowohl zur Bezeichnung einer Klasse wie einer Eigenschaft dienen. Was nach der neuen Methode durch die Unterscheidung von „bezeichnet“ und „L-bezeichnet“ bewirkt wird, mußte daher dort durch die Einführung zweier gesonderter Arten von Designatoren geleistet werden, die jeweils nur ein ganz bestimmtes Designatum besaßen.

[48] Die Relation der L-Bezeichnung ist daher intensional.

Damit ist im Prinzip gezeigt worden, daß die Methode der Extension und Intension nicht nur keine zusätzliche Komplikation der Objekt- und Metasprache nach sich zieht, sondern sogar als Mittel für eine außerordentliche Vereinfachung der beiden Sprachen verwendet werden kann. Ein konkreter Aufbau mathematisch-logischer Systeme nach dieser Methode ist bisher noch nicht erfolgt[49]. Der Hauptgrund dafür dürfte darin zu erblicken sein, daß für derartige Systeme in der Regel von Intensionsunterschieden abstrahiert und der rein extensionale Gesichtspunkt hervorgekehrt wird.

Zusammenfassung: Die fast stets ausdrücklich oder stillschweigend bei semantischen Bedeutungsanalysen vorausgesetzte Methode der Bezeichnungsrelation, welche jedem deskriptiven Ausdruck einen und nur einen von ihm bezeichneten Gegenstand, sein Designatum, zuordnet, erwies sich in mehrfacher Hinsicht als nachteilig. Die von CARNAP entwickelte Methode der Extension und Intension hingegen, der gemäß nicht mehr jedem Ausdruck nur ein einziges Designatum, sondern sowohl eine Extension wie eine Intension zugeordnet wird, überwindet die bei der ersten Methode auftretenden Schwierigkeiten. Eine Vervielfachung von Gegenstandsarten tritt bei diesem neuen Weg nur scheinbar, nicht dagegen in Wirklichkeit, auf, da sich sowohl in der Objekt- wie in der Metasprache die Verwendung besonderer Ausdrücke für Extensionen wie für Intensionen vermeiden läßt. Innerhalb der Objektsprache wird diese Vermeidung dadurch möglich, daß mittels einer Verallgemeinerung des L-semantischen Begriffs der L-Determination auf alle Arten von Designatoren die Extensionen auf Intensionen zurückgeführt, nämlich mit den ihnen äquivalenten L-determinierten Intensionen identifiziert werden können. Innerhalb der Metasprache geschah die Vermeidung durch Einführung neutraler Begriffe. Der ursprüngliche Unterschied zwischen Extensionen und Intensionen konnte im nichtsemantischen Teil der Metasprache mit Hilfe der beiden Begriffe der Äquivalenz und L-Äquivalenz ausgedrückt werden, im semantischen Teil hingegen mittels der beiden Begriffe der Bezeichnung und L-Bezeichnung.

8. Kritische Bemerkungen

Betrachtet man die Schwierigkeiten einer semantischen Bedeutungsanalyse, deren CARNAPS Methode Herr zu werden versucht, unter Abstraktion von den positiven Lösungsvorschlägen CARNAPS, so könnte man

---

[49] Die neue Methode erweist sich insbesondere bei der Behandlung des Modalitätenproblems als fruchtbar. Da dieses Problem jedoch außerhalb der hier berührten Fragenkreise liegt, wurde auf seine Behandlung verzichtet. Wir verweisen auf das letzte Kapitel von CARNAP [Meaning], S. 173ff. Von den mittels der neuen Methode gewonnenen Ergebnissen aus erweisen sich mehrere frühere Fassungen jetzt als mehrdeutig. Es wurde z. B. an früherer Stelle gesagt, daß ein Individuenausdruck ein Individuum (also eine Extension) „bezeichne", von einem Prädikatausdruck wiederum, daß er eine Eigenschaft (also eine Intension) „bezeichne". Diese Unklarheit ist Ausdruck dessen, daß in derartigen Formulierungen die Methode der Bezeichnungs- oder Namensrelation implizit enthalten ist.

geneigt sein zu sagen, daß sie eine Zweideutigkeit im Ausdruck „Semantik“ aufdecken. Wenn gesagt wird, daß die Semantik im Gegensatz zur Syntax die Bedeutung sprachlicher Ausdrücke oder dasjenige, worauf sich diese Ausdrücke beziehen, mitberücksichtige, so spielen diese beiden Redewendungen zur Charakterisierung der Semantik auf zwei verschiedene Dinge an. „Ausdrucksbedeutung“ stimmt weitgehend mit dem überein, was hier „Intension“ genannt wurde, die Bezugsobjekte sind dagegen, zumindest im Falle von Individuen- und Prädikatausdrücken, gerade die Extensionen. Nur die ersteren scheinen mit Recht den Bestandteil einer linguistischen Analyse, für welche der Ausdruck „Semantik“ am Platze wäre, bilden zu können, die letzteren fallen, so könnte gesagt werden, aus dem Bereiche der Sprache heraus. Die Aussage, daß der Ausdruck „Einhorn“ bedeutungsverschieden ist vom Ausdruck „Seeschlange“, ist eine semantische Feststellung, die Behauptung, daß die Klasse der Einhörner identisch sei mit der Klasse der Seeschlangen, da es von beiden Objekten keine gibt, hingegen ist eine empirische Hypothese, die mit Sprachanalyse nichts zu tun hat. Wenn man daher die Relation zwischen sprachlichen Ausdrücken und Extensionen betrachtet, so scheint im Gegensatz zur eigentlichen Bedeutungstheorie eine kontingente empirische Komponente Eingang in die Untersuchung zu finden, welche einen vor ganz neue Fragen stellt.

In der Tat ist von QUINE hervorgehoben worden[50], daß sich hinter dem Ausdruck „Semantik“ zwei ganz verschiedene Dinge verbergen, nämlich die „theory of meaning“ (Bedeutungslehre) und die „theory of reference“ (was man etwa mit „Theorie der Gegenstandsbeziehung“ übersetzen könnte). Zur ersteren gehören Begriffe wie „Synonymität“, „Wortbedeutung“, „Analytizität“ („L-Wahrheit“), „logisches Enthaltensein“ (= Analytizität von Konditionalen), zur letzteren hingegen Ausdrücke wie „Bezeichnung“, „Benennung“, „Wahrheit“ usw. Nur für die erste Gruppe wäre die Bezeichnung „Semantik“ angemessen, was allerdings die paradoxe Folgerung nach sich ziehen würde, daß der von TARSKI verwendete Ausdruck „Semantik“ für seine Untersuchungen gerade *nicht* anzuwenden ist, da die mit dem Wahrheitsbegriff als solchem zusammenhängenden Fragen (im Gegensatz zu den mit dem Begriff der Analytizität verwobenen Problemen) zur theory of reference zu zählen wären. Dem Versuch CARNAPS, die Extensionen von Ausdrücken auf Intensionen bzw. beide auf neutrale Gegenstände zu reduzieren, kommt von diesem Gesichtspunkt aus nicht nur die Bedeutung der Elimination einer scheinbaren Mehrheit von Wesenheiten zu, sondern sie stellt erst eine sozusagen nachträgliche Rechtfertigung dafür dar, den Namen „Semantik“ als einheitlichen Terminus für Untersuchungen von Intensionen wie Extensionen zu benutzen. Sollten sich stichhaltige Argumente gegen diesen Reduktionsversuch vorbringen lassen, dann wäre eine einheitliche Charakterisierung dieses Gebietes kaum mehr zu rechtfertigen und an die Stelle der Zweiteilung in Syntax und Semantik hätte die Dreiteilung zu treten:

[50] [View], S. 130.

Syntax, Bedeutungslehre (Semantik im engeren Sinne) und theory of reference. Dabei ist es von vornherein nicht von der Hand zu weisen, daß sich gegen eines dieser Gebiete neuerliche Angriffe richten könnten. So geht z. B. die Tendenz QUINES dahin, die Semantik im engeren Sinne zu eliminieren, da er deren Grundbegriffe „Analytizität" und „Synonymität" verwirft, so daß nur mehr die beiden Disziplinen Syntax und theory of reference übrigblieben. Die Diskussion um das Problem der Analytizität und alle damit zusammenhängenden Fragen wird im letzten Abschnitt von Kap. XII genauer geschildert; ihres Umfanges wegen hätte sie, an dieser Stelle wiedergegeben, die Darstellung selbst gestört. Nur soviel sei hier gesagt: Die Angriffe QUINES richten sich vor allem gegen den Grundbegriff der L-Semantik, den Begriff der Analytizität, als dessen Explikat bei CARNAP der Begriff der L-Wahrheit auftritt. Es ist klar, daß die Argumente QUINES damit indirekt natürlich auch gegen jene Verallgemeinerung der L-Semantik gerichtet sind, die in CARNAPS Theorie der L-determinierten Designatoren ihren Niederschlag findet. Es wäre daher falsch, jene Diskussion allein von der engen Perspektive des Begriffs der Analytizität aus zu betrachten; es ist vielmehr die gesamte L-Semantik, die dort auf dem Spiele steht und damit indirekt auch die von CARNAP vorgeschlagene Methode der Extension und Intension.

Aber auch von einer schwächeren Position als dem radikalen Standpunkt QUINES, wonach isolierte Bedeutungsanalyse von Ausdrücken, basierend auf der Idee einer möglichen Trennung von Tatsachen- und Bedeutungsanalyse, ausgeschlossen ist, könnte CARNAPS Vorgehen angefochten werden, nämlich vom Standpunkt einer nominalistischen Ontologie aus. Diese ist dadurch charakterisiert, daß als einzige Variable Individuenvariable zugelassen werden, während nicht nur die logischen Zeichen, sondern auch alle Prädikatausdrücke nur im Kontext Bedeutung erlangen. Der Unterschied zwischen nominalistischer und platonistischer Ontologie findet nicht darin seinen Ausdruck, daß im Rahmen der letzteren Prädikatausdrücke Verwendung finden, die innerhalb der ersteren verboten sind, sondern daß im einen Falle auch abstrakte Objekte zum Wertbereich der Variablen gezählt werden, während dies im anderen Falle unzulässig ist. Der Satz „Reichtum wird begehrt" hat auch im Rahmen eines nominalistischen Systems Berechtigung, wenn er bloß als Abkürzung für eine andere Aussage angesehen wird, in der keine scheinbaren Namen für abstrakte Gegenstände wie „Reichtum" mehr vorkommen. Während aber der Platonist aus der angeführten Aussage den Schluß ziehen kann „(Ex) (x wird begehrt)", ist dies auf nominalistischer Basis nicht mehr statthaft; denn durch einen derartigen Schluß würden ausdrücklich abstrakte Objekte in den Wertbereich der Variablen mit einbezogen werden. Es ist klar, daß auf dem Boden des Nominalismus die CARNAPsche Methode in der dargestellten Form nicht angewendet werden könnte; denn die Prädikatausdrücke z. B. dürfen hier eben nicht als Designatoren, mit selbständiger Bedeutung versehene Symbole, aufgefaßt werden, sondern bloß als ungesättigte Zeichen, die eine Bedeutung nur im Kontext erhalten. Bisher waren den Bemühungen um einen nominalistischen Aufbau der Wissenschaft enge Grenzen gesetzt, nicht einmal Logik und Mathematik konnten im Rahmen eines nominalistischen, von platonistischen Voraussetzungen freien Systems entwickelt werden. Ein solches würde ja bedingen, daß keine Klassen-, Relations-, Zahlvariablen u. dgl. Verwendung finden. Immerhin hat N. GOODMAN in seinem Werk „The Structure of Appearance" die Grundlagen für ein nominalistisches philosophisches System gelegt. Ebenso ist es bekannt, daß die logische Syntax auf rein nominalistischer Basis entwickelt werden kann[51].

CARNAP lehnt allerdings den Begriff der Ontologie ab. Um seine Position in dieser Frage zu kennzeichnen, gehen wir am besten von einer Einwendung aus, die G. RYLE gegen CARNAPS Methode der Bedeutungsanalyse vorgebracht hat[52]. Der Kern dieser Einwendung besteht in folgendem: Gewiß sind nicht nur Ausdrücke einer Sprache bedeutungsvoll, welche sich auf konkrete physische Objekte oder Ereignisse beziehen, sondern z. B. auch Eigenschaftswörter wie „grün", Zahlwörter wie „sieben" usw. „Bedeutungsvoll sein" ist jedoch nicht dasselbe wie „eine Bedeutung haben" in dem Sinne, daß dem Ausdruck die Bedeutung als eine durch ihn bezeichnete Wesenheit entspricht. Gerade diese im Grunde naive Voraussetzung wird jedoch nach RYLE in der Semantik bei der Angabe von Bezeichnungsregeln, Intensions- und Extensionsregeln gemacht. Im ersten Fall (Bezeichnungsregeln) z. B. wird angenommen, daß den Ausdrücken von jeglichem Typus, also auch Wörtern wie „grün" und „sieben", eine spezielle reale Wesenheit entspricht, zu der das betreffende Wort in der Relation der Bezeichnung steht. RYLE nennt diese Annahme das „Fido"-Fido-Prinzip, weil es nach seiner Meinung auf der folgenden naiven Analogie beruht: genau so wie es einen mir wohlbekannten Gegenstand gibt, nämlich meinen Hund Fido, der durch den Namen „Fido" bezeichnet wird, so muß es danach für jeden bedeutungsvollen Ausdruck eine spezielle Wesenheit geben, zu der dieser Ausdruck in der Relation der Bezeichnung oder Benennung steht, eben jener Relation, die durch das Verhältnis „Fido"-Fido illustriert wird. Diese fehlerhafte Analogie führt die Semantik zu einer Hypostasierung, nämlich der Behandlung von Ausdrücken als Namen, die gar keine Namen sind: „Fido" ist ein Name, „grün" und „sieben" hingegen sind keine Namen und bezeichnen daher auch nichts.

CARNAPS Stellungnahme dazu[53], in welcher zugleich eine Antwort auf die Frage gegeben wird „was bedeutet die Annahme abstrakter Wesenheiten ?" ist die folgende: Man muß zwei ganz verschiedene Arten von Fragen unterscheiden, die mit den Worten beginnen „gibt es . . . ?". Zur einen Gruppe von Fragen gehören solche von der Art „gibt es weiße Raben ?", „gibt es Seeschlangen ?", „gibt es Berge, die höher sind als 9000 Meter ?". Zur anderen Gruppe gehören Fragen wie „gibt es Eigenschaften ?", „gibt es Klassen ?", „gibt es Zahlen ?", „gibt es Propositionen ?". Die Scheidelinie zwischen beiden wird durch das gezogen, was CARNAP das Rahmenwerk (framework) eines Systems nennt. Wenn

[51] Vgl. dazu N. GOODMAN und V. O. QUINE [Steps].
[52] G. RYLE [Meaning].
[53] R. CARNAP [Ontology].

immer jemand über irgendeine neue Art von Gegenständen sprechen will, so muß er ein System einführen, welches es gestattet, in einer neuen Weise zu sprechen, wobei diese Sprechweise deshalb neu ist, weil sie neuen Regeln unterliegt. Zwei Arten von Existenzfragen sind dann zu unterscheiden: Fragen der Existenz bestimmter Wesenheiten innerhalb des Rahmenwerks, von Carnap „interne Fragen" genannt, und Fragen der Existenz des Rahmenwerks selbst, von Carnap als „externe Fragen" bezeichnet. Das einfachste Rahmenwerk, das zum Teil bereits in der Alltagssprache zum Ausdruck kommt, ist das raum-zeitliche System der Dinge. Hat man diese Dingsprache einmal angenommen, so lassen sich Fragen stellen wie „sind Seeschlangen wirkliche Objekte oder bloße Phantasiegebilde?", „gibt es in meiner Bibliothek ein Buch mit einem roten Einband?", „hat Cäsar wirklich gelebt?". Fragen von dieser Art sind innerhalb des Systems der Dinge interne Fragen und die Antworten darauf stützen sich auf empirische Untersuchungen. Streng davon zu sondern ist die Frage nach der Realität der physischen Dingwelt selbst. Diese Frage wird nicht mehr von Einzelwissenschaftlern aufgeworfen; denn sie ist eine spezifisch philosophische. Nach Carnap ist diese Frage nur solange sinnvoll, als sie nicht als eine theoretische, sondern eine praktische Frage aufgefaßt wird, nämlich die Frage, für welche Sprachform wir uns entscheiden sollen. „Die Dingwelt annehmen" heißt nicht, an die Realität von etwas *glauben*, sondern eine *Entscheidung* bezüglich einer Sprachform fällen. Dasselbe gilt für das Rahmenwerk eines jeden anderen Systems. Wer z. B. das Rahmenwerk der Dingeigenschaften annimmt, läßt dadurch Aussagen von der Gestalt „rot ist eine Farbe", „diese beiden Gegenstände haben eine gemeinsame Farbe" usw. als sinnvoll zu. Die philosophische Aussage über die Realität dieser Eigenschaften (Realität der Universalien) ist hingegen ohne kognitiven Gehalt; als externe Aussage kann sie vielmehr nur solange für sinnvoll angesehen werden, als sie der Tatsache Ausdruck verleihen soll, daß man die Sprache der Dingqualitäten akzeptieren wolle oder nicht akzeptieren wolle. Dasselbe gilt für das Rahmenwerk der ganzen Zahlen, rationalen Zahlen usw.

Von da aus ergibt sich sofort Carnaps Entgegnung zum „Fido"-Fido-Einwand. Wenn das Rahmenwerk von *S* überhaupt eine Konstante „. . ." im System *S* zuläßt, dann muß, wenn *S* den Ausdruck „bezeichnet" enthält, „‚. . .' bezeichnet . . ." als analytisch angesehen werden. Wenn also z. B. in der Sprache jene Ausdrücke vorkommen, die dem Rahmenwerk der natürlichen Zahlen entsprechen, dann ist der Satz „‚sieben' bezeichnet eine Zahl" eine analytische Aussage, ebenso wie „‚sieben' bezeichnet sieben". Ryles Einwand basierte auf der Voraussetzung, daß die abstrakten Wesenheiten, die den Designatoren zugeordnet werden, eine theoretische Annahme darstellten — z. B. nennt er das „Fido"-Fido-Prinzip „eine groteske Theorie" —, während Carnap darin jedoch nur eine praktische Entscheidung zur Annahme einer bestimmten Sprachform erblickt. Eine These von der Realität abstrakter Gegenstände ist nach Carnap eine metaphysische Scheinaussage, das Argument von Ryle kann daher nur gegen jene zur Anwendung gelangen, die solche Scheinthesen verfechten.

Die CARNAPsche Unterscheidung zwischen externen und internen Fragen hat jedoch wiederum Anlaß zur Kritik gegeben, und zwar von Seiten QUINES[54]. Die CARNAPsche Zweiteilung der Fragen von der Art „gibt es das und das ?“ verwendet als Unterscheidungskriterium dies, ob die befragten Gegenstände einen bestimmten Typus von gebundenen Variablen vollkommen erschöpfen oder nicht. QUINE nennt Fragen von der ersten Art „Kategoriefragen“ und solche von der letzteren Art „Teilklassenfragen“. Die CARNAPsche Unterscheidung ergibt sich daraus in folgender Weise: die externen Fragen sind die Kategoriefragen, sofern sie aufgeworfen werden, bevor noch ein bestimmtes Sprachsystem konstruiert wurde; nach CARNAP handelt es sich hierbei, wie wir gesehen haben, um ein Problem der Zweckmäßigkeit, eine bestimmte Sprache zu konstruieren. Die internen Fragen umfassen dagegen sowohl die Teilklassenfragen wie die Kategoriefragen, sofern diese im Rahmen einer bereits akzeptierten Sprache erörtert werden und dadurch eine in trivialer Weise analytische oder kontradiktorische Antwort erhalten. Zu welcher Klasse gehört die Frage „gibt es Zahlen ?“ ? Die Antwort muß lauten: Sie ist dann und nur dann eine Kategoriefrage, wenn sie in bezug auf solche Sprachsysteme gestellt wird, welche Variable enthalten, die sich ausschließlich auf Zahlen beziehen. Wenn die Sprache hingegen Variable enthält, zu deren Wertbereich sowohl Zahlen wie andere Klassen gehören, so wird diese Frage zu einer Teilklassenfrage. Wenn in der Sprache ein einheitlicher Variablentypus verwendet wird, zu dessen Bereich sowohl konkrete Objekte wie z. B. physische Dinge als auch Klassen gehören, so wird die Frage „gibt es physische Objekte ?“ zu einer Teilklassenfrage und steht dann auf derselben Seite der Zweiteilung wie die Frage „gibt es weiße Raben ?“. CARNAPS Zweiteilung basiert somit auf einer Denkweise, die auf der Vorstellung der Typentrennung beruht. Denn danach sind die einzelnen Variablenarten streng voneinander gesondert. Die Typentheorie ist jedoch nicht die einzige Möglichkeit, ein widerspruchsfreies logisch-mathematisches System zu errichten. QUINE selbst steht der ZERMELO-v. NEUMANNschen Mengenlehre näher, und im Rahmen eines solchen Systems ist die von CARNAP vorgeschlagene Zweiteilung nicht mehr aufrechtzuerhalten; alle Fragen, die mit den Worten beginnen „gibt es . . . ?“ sind hier Teilklassenfragen, selbst eine solche wie die, ob es abstrakte Gegenstände oder physische Objekte gäbe. Da derartige Fragen in der Regel als ontologische Fragen bezeichnet werden, müssen ontologische Probleme nach QUINE im Rahmen eines typenfreien Systems, welches nach ihm aus verschiedenen Gründen der Typentheorie vorzuziehen ist, als gleichberechtigt neben naturwissenschaftlichen Fragestellungen angesehen werden. CARNAPS Position, wonach ontologische Fragen eine Angelegenheit der linguistischen Konvention sind, läßt sich allerdings in anderer Weise formulieren, ohne daß dabei der Unterschied zwischen externen und internen Fragen vorausgesetzt wird. Gegeben eine bestimmte Sprachform, so werden alle Aussagen wie „es gibt Klassen“,

---

54 QUINE [Carnaps Views].

„es gibt Zahlen", „es gibt physische Dinge" usw. zu analytischen oder kontradiktorischen Sätzen. Da dasjenige, was logisch determiniert ist, jedoch auf der Wahl der Sprachform beruht, so sind auf diese Weise wiederum die ontologischen Fragen auf linguistische reduziert. Man benötigt also, um die ontologischen Fragen als eigene theoretische Problemstellungen zu eliminieren, nichts anderes als die Unterscheidung „analytisch-synthetisch". Damit führt jedoch die ganze Diskussion wiederum auf einem Umweg auf das Problem der Analytizität zurück, dessen allgemeine Erörterung wir auf später aufschieben. Eines können wir jedoch bereits hier feststellen: Wenn sich CARNAPS Position im Problem „analytisch-synthetisch" gegen die Angriffe QUINES aufrechterhalten läßt, dann kann auch kein prinzipielles Bedenken gegen CARNAPS Verallgemeinerung der L-Semantik mehr erhoben werden, vor allem auch nicht in der Form des Vorwurfs, daß diese Verallgemeinerung auf bedenklichen ontologischen Hypothesen beruhe.

Dagegen kann von einem Theoretiker, der sich hauptsächlich mit der Konstruktion und Diskussion von logisch-mathematischen Systemen beschäftigt, folgendes hervorgehoben werden: CARNAP versteht unter der Extensionalitätsthese den Standpunkt, wonach sich jedes nichtextensionale System in ein extensionales übersetzen lasse, eine These also, für welche bis heute noch kein Beweis erbracht werden konnte. Für logisch-mathematische Untersuchungen kann man jedoch den Extensionalitätsstandpunkt in dem engeren Sinne verstehen, daß von allen Unterschieden, die nicht zugleich Unterschiede der Extension sind, abstrahiert werden darf, ohne daß dadurch für den Systemaufbau ein Nachteil erwachsen würde. In verschiedenen Werken der mathematischen Logik wird daher betont, daß Unterschiede zwischen Eigenschaften im Rahmen des Systems nur soweit Beachtung finden, als sie in Unterschieden zwischen den entsprechenden Klassen ein Gegenstück besitzen. Der mathematische Logiker will damit nicht behaupten, daß z. B. kein Unterschied bestehe zwischen der Eigenschaft, Nieren zu besitzen, und der Eigenschaft, ein Herz zu haben, sondern nur, daß von solchen Unterschieden wie dem eben genannten *für den Zweck seiner Untersuchung* abstrahiert werden kann, falls die beiden durch diese Eigenschaften bestimmten Klassen miteinander identisch sind. Man könnte daher sagen, daß die gesamte Problematik von CARNAPS subtilen Untersuchungen für logisch-mathematische Betrachtungen im engeren Sinne ausgeschaltet werden kann (abgeschwächte Form der Extensionalitätsthese). Dadurch wird der Wert von CARNAPS Untersuchungen natürlich in keiner Weise beeinträchtigt; denn diese erheben ja Anspruch auf eine viel allgemeinere Anwendbarkeit. Eines der Anwendungsgebiete, auf welches CARNAP selbst besonders Gewicht legt und das noch immer zum Bereich des Logischen (in einem gewissen erweiterten Sinne) gehört, ist die Modalitätenlogik[55].

---

[55] Beiläufig sei erwähnt, daß QUINE auch nicht an eine Modalitätenlogik glaubt; vgl. dazu [Grades] und [Reference].

IX. Logische Syntax[1]

Die Untersuchungen in der Semantik sind dadurch gekennzeichnet, daß keine Beschränkung auf die Analyse der sprachlichen Ausdrücke als solcher und ihrer Relationen zueinander erfolgt, sondern dasjenige mitberücksichtigt wird, *worüber* in den Sätzen der Objektsprache gesprochen wird. Ob nun die Methode der Bezeichnungsrelation oder die Methode der Extensionen und Intensionen gewählt wird, immer wird hier der Bereich jener Gegenstände mit in Betracht gezogen, auf den sich die Ausdrücke der Objektsprache beziehen. Alle spezifisch semantischen Prädikate wie „bezeichnet", „L-bezeichnet", „erfüllt", „wahr" usw. bringen direkt oder indirekt (letzteres z. B. im Fall des Prädikates „wahr") die Beziehungen zwischen sprachlichen Ausdrücken und ihren Bedeutungen zur Geltung.

Man kann nun aber noch einen Schritt weitergehen und nicht nur wie in der Semantik vom Sprecher, der die Ausdrücke der Objektsprache verwendet, abstrahieren, sondern darüber hinaus auch von dem, worauf sich die sprachlichen Ausdrücke beziehen, absehen. Damit wird die Betrachtung eine rein formale, an die Stelle semantischer Analyse tritt die syntaktische. Die Tatsache, daß die Logik als Syntax betrieben werden kann, beruht vor allem auf zwei Umständen. Erstens einmal läßt sich der grundlegende Begriff der Theorie der Deduktion, nämlich der Begriff der *logischen Ableitung*, rein syntaktisch fassen, im Gegensatz etwa zum Wahrheitsbegriff. Während im allgemeinen eine Betrachtung der formalen Ausdrucksgestalt eines Satzes nicht zu einem Wissen darüber verhilft, ob der Satz wahr ist oder nicht, sondern für diese Kenntnis darüber hinaus ein Wissen über das, worauf sich der Satz bezieht, vorliegen muß, ist dies im Falle der logischen Ableitung nicht erforderlich. In einem exakt aufgebauten Sprachsystem kann für zwei vorgelegte Ausdruckskomplexe, ohne auf deren Bedeutung irgendwie einzugehen, entschieden werden, ob der eine aus dem anderen (oder eventuell aus mehreren anderen vorgelegten Ausdrücken) unmittelbar ableitbar ist oder nicht, vorausgesetzt, daß dieser Begriff „unmittelbar ableitbar" in dem betreffenden System eine eindeutige Bestimmung erfahren hat. Die formalen Gestalten der Sätze bzw. Satzklassen ermöglichen also eine Entscheidung über Vorliegen oder Nichtvorliegen einer unmittelbaren Ableitungsbeziehung. Jede längere logische Ableitung aber besteht aus einer Kette von unmittelbaren Ableitungen. Daher ist jede beliebig lange Ableitung syntaktisch charakterisierbar. Der zweite

[1] Die Behandlung der Logischen Syntax soll weniger eingehend sein als diejenige der Semantik, insbesondere wird hier auf eine Ableitung von Theoremen verzichtet. Für diese Beschränkung waren zwei Gründe maßgebend; erstens werden die beiden wichtigsten syntaktischen Begriffe der Ableitung und des Beweises beim Aufbau logistischer Systeme stets genauer expliziert, und zweitens ist die logische Syntax von CARNAP in seinem deutschsprachigen Werk „Logische Syntax der Sprache" ausführlich behandelt worden (wobei allerdings zu berücksichtigen ist, daß CARNAP heute verschiedene dortige Darstellungen nicht mehr aufrechterhält).

Umstand ist dann der, daß mit Hilfe dieses rein syntaktisch gefaßten Ableitungsbegriffs die übrigen logischen Begriffe definiert werden können wie z. B. die Begriffe „beweisbar", „widerlegbar", „unverträglich" usw. So wie der Begriff der logischen Ableitung als syntaktische Spiegelung des semantischen Begriffs der L-Implikation aufgefaßt werden kann, so stellen auch diese weiteren syntaktischen Begriffe zum Teil syntaktische Spiegelbilder von entsprechenden Begriffen der L-Semantik dar. Da es sich einerseits in solchen Fällen empfiehlt, die betreffenden Begriffe gleich zu benennen wie die entsprechenden Begriffe der L-Semantik, anderseits aber die vollkommen gleiche Benennung zu einer Verwechslung führen könnte, soll diese durch Voranstellen eines neuen Präfixes verhindert werden. Wir verwenden den Buchstaben „K", weil es sich um Kalkülbegriffe handelt und sprechen also von „K-Unverträglichkeit", „K-Determiniertheit" usw.

Im Gegensatz zur empirischen Syntax bilden auch für die logische Syntax nicht historisch vorgegebene, sondern künstlich aufgebaute Systeme das Objekt der Betrachtung. Der Ausdruck „syntaktisches System" soll mit „Kalkül" synonym verwendet werden. Die jeweilige Objektsprache wird mit „*K*" bezeichnet. Analog dem Vorgehen in der Semantik muß auch hier wieder zwischen *allgemeiner* und *spezieller Syntax* unterschieden werden. Erstere führt Begriffe ein und konstruiert Aussagen, die für alle Arten von Kalkülen gelten oder doch für größere Klassen von solchen, letztere dagegen konstruiert bestimmte syntaktische Systeme und untersucht diese auf deren spezifische Eigentümlichkeiten hin.

Die ersten beiden Schritte bei der Schaffung eines Kalküls gehen vollkommen parallel mit jenen bei der Konstruktion eines semantischen Systems. Zunächst muß eine *Tabelle der Zeichen* gegeben werden, die in *K* vorkommen. In einem zweiten Schritt sind wieder die *Formregeln* zu formulieren, durch die der Begriff „Satz in *K*" eine hinreichend scharfe Definition erfährt. Auf Grund dieser Regeln muß für jeden Ausdruckskomplex, der mit Hilfe von Zeichen aus *K* gebildet wurde, entschieden werden können, ob er ein Satz ist oder nicht[2]. Analog dem Vorgehen in der Semantik kann auch hier die Definition von „Satz in *K*" rekursiv sein. Erst bei der dritten Art von Regeln beginnt der eigentliche Unterschied gegenüber der Semantik. Analogien zu den dortigen Bezeichnungsregeln (bzw. Extensions- und Intensionsregeln), Erfüllungsregeln, Wahrheitsregeln usw. treten hier nicht auf. Das Prädikat „wahr" (und

[2] Dabei empfiehlt es sich stets, definite Formregeln anzugeben, d. h. solche, die eine rein mechanische Entscheidung darüber gestatten, ob ein vorgelegter Ausdruck ein zulässiger Satz von *K* ist oder nicht. Verschiedene Logiker haben auch indefinite Formregeln verwendet. Solche liegen z. B. immer dann vor, wenn die Frage nach dem Satzcharakter eines Ausdruckes von der Beweisbarkeit eines anderen oder mehrerer anderer Sätze abhängig gemacht wird; denn es gibt meist kein mechanisches Verfahren zur Erbringung von Beweisen. Eine solche indefinite Formregel ist z. B. die Einführung des Symbols „derjenige, welcher" bei HILBERT-BERNAYS [Grundlagen I], S. 383f., da ein Ausdruck, der dieses Symbol enthält, erst dann als zulässige Formel anerkannt wird, wenn vorher die sogenannten Unitätsformeln abgeleitet wurden.

damit alle definitorisch mit Hilfe dieses Prädikates eingeführten Begriffe) kommt hier überhaupt nicht vor. An deren Stelle treten *Deduktionsregeln*, auch *Umformungsregeln* genannt, durch welche das Verfahren von Beweisführungen und logischen Ableitungen beschrieben wird. Man kann daher auch sagen, daß durch diese Regeln die Begriffe „*beweisbar* in K“ bzw. „*ableitbar* in K“ definiert werden. Die Aufstellung derartiger Regeln erfolgt in der Weise, daß zunächst eine Reihe von Sätzen, die auf Grund der Formregeln Sätze von K sind, als Grundsätze oder Axiome vorangestellt und außerdem Schlußregeln angegeben werden, denen gemäß sich aus den Axiomen Sätze (Theoreme) ableiten lassen. Die Angabe solcher Regeln kann stets in der Weise erfolgen, daß die Bedingungen formuliert werden, unter denen ein Satz $\mathfrak{S}_j$ als aus einer Satzklasse $\mathfrak{K}_i$ unmittelbar ableitbar angesehen werden darf. Diese Bedingungen müssen dabei so geartet sein, daß jegliches Eingehen auf das, worüber der Satz $\mathfrak{S}_j$ sowie die zu $\mathfrak{K}_i$ gehörenden Sätze sprechen, überflüssig ist, also die Frage, ob eine unmittelbare Ableitbarkeitsbeziehung vorliege oder nicht, eindeutig nur auf Grund der äußeren formalen Zeichengestalt entschieden werden kann. Ein Beispiel wäre etwa das bekannte Schlußschema der Logik (modus ponens), wonach aus „. . . .“ und „wenn . . . . dann — — — —“ (unter „. . . .“ und „— — — —“ sind irgendwelche beliebige Sätze zu verstehen) auf „— — — —“ geschlossen werden darf. In formal exakter Formulierung müßte das erwähnte Schlußschema so lauten: „Ein Satz $\mathfrak{S}_j$ ist unmittelbar ableitbar aus einer Satzklasse $\mathfrak{K}_i$, wenn $\mathfrak{K}_i$ zwei Sätze enthält und die Gestalt hat: $\{\mathfrak{S}_f, \sim \mathfrak{S}_f \vee \mathfrak{S}_j\}$“. Wie man sieht, wird hier tatsächlich der Begriff „unmittelbar ableitbar“ rein formal eingeführt.

Der Unterschied zwischen einem Beweis und einer Ableitung besteht darin, daß im ersten Falle ausschließlich von den Axiomen ausgegangen wird, während im zweiten Falle auch weitere Sätze, die nicht als Grundsätze ausgezeichnet wurden, den Ausgangspunkt der Ableitungen bilden können. Um sie von den Axiomen zu unterscheiden, kann man sie Prämissen der Ableitung nennen. Für die Aufstellung eines Beweis- wie eines Ableitungsschemas sind stets zwei Arten von Sätzen erforderlich: Sätze, *aus* denen abgeleitet wird (eben die Axiome oder die Prämissen) und Sätze, in denen die Regeln angegeben werden, *nach* denen sich die Ableitung vollziehen muß. Dieser Dualismus von Axiomen (bzw. Prämissen) einerseits, Ableitungs- oder Deduktionsregeln anderseits ist bis zu einem gewissen Grade behebbar: oftmals läßt sich nämlich zeigen, daß eine bestimmte Schlußregel gestrichen und dafür ein Axiom eingeführt werden kann und umgekehrt[3].

[3] Als Beispiel dafür kann etwa das Prinzip der vollständigen Induktion dienen. Der Individuenbereich ist der Bereich der natürlichen Zahlen, das Strichsymbol diene zur Kennzeichnung der Nachfolgerschaftsbeziehung. Als Axiom formuliert hat dieses Prinzip dann die folgende Gestalt: „$\{F(0) \,.\, (x)\,[F(x) \supset F(x')]\} \supset F(y)$“. Es kann aber auch in der Form eines Schlußschemas angeführt werden und lautet dann etwa: „die Formel ‚$F(y)$‘ ist unmittelbar ableitbar aus der Klasse der beiden Formeln ‚$\{F(0), F(x) \supset \supset F(x')\}$‘“. Für einen Nachweis der Gleichwertigkeit dieser beiden Formulierungen vgl. HILBERT-BERNAYS [Grundlagen I], S. 266ff.

Doch scheint es zunächst so, als ob dieser wechselseitigen Vertauschbarkeit von Axiomen und Deduktionsregeln eine prinzipiell unübersteigbare Grenze gesetzt wäre; denn ohne eine einzige Schlußregel kann man offenbar nicht auskommen, da für ein System von noch so vielen Axiomen angegeben werden muß, wie aus diesen Axiomen Theoreme abgeleitet werden sollen, und eine solche Angabe ist ohne Formulierung von Schlußregeln nicht möglich. Kann man aber auch die Deduktionsregeln niemals vollständig durch Axiome ersetzen, so zeigt sich doch, daß der umgekehrte Weg gangbar ist: an die Stelle sämtlicher Axiome können Deduktionsregeln treten, so daß für einen Beweis keine Axiome, sondern nur Ableitungsregeln vorausgesetzt werden müssen. Dieses Vorgehen empfiehlt sich deshalb, weil dadurch eine einheitliche formale Charakterisierung des Begriffs des Beweises wie der Ableitung möglich ist. Ein Beweis ist dann eine Ableitung aus der leeren Satzklasse oder der Nullsatzklasse. Darin liegt nichts Geheimnisvolles, sondern nur eine Änderung in der sprachlichen Formulierung, wie sogleich ersichtlich werden wird.

Falls Grundsätze verwendet werden, können diese in endlicher Anzahl in der Objektsprache formuliert oder in unendlicher Anzahl in der Metasprache angeführt werden. Ableitungsregeln hingegen sind immer nur in der Metasprache formulierbar; denn eine derartige Regel muß stets die Form haben: „Ein Satz von der und der Gestalt ist aus einer Satzklasse von der und der Gestalt unmittelbar ableitbar". In einer solchen Regel wird also auf alle Fälle *über* Sätze und Satzklassen der Objektsprache gesprochen. Die Axiome dagegen werden meist in endlicher Zahl in der Objektsprache angeführt. Statt dessen kann man aber auch in der Metasprache sogenannte *Grundsatzschemata* angeben, in denen gesagt wird, daß alle Sätze von bestimmter Gestalt als Axiome in der Objektsprache zu gelten haben. Die Zahl der Axiome ist dann nicht endlich. Ein Beispiel möge dies verdeutlichen. Das erste Axiom des Aussagenkalküls in der Hilbert-Ackermannschen Form lautet, in der Objektsprache formuliert: „$p \vee p \supset p$". Außer dem bekannten Schlußschema benötigt man hier noch eine Einsetzungsregel, welche besagt, daß es gestattet ist, für die in den Axiomen und abgeleiteten Theoremen auftretenden Satzvariablen beliebige Molekularsätze einzusetzen. Eine derartige Einsetzungsregel kann man sich dadurch ersparen, daß man in einem Satz der Metasprache sagt: „Ein Axiom im Aussagenkalkül ist jeder Satz von der Gestalt 1. $\mathfrak{S}_i \vee \mathfrak{S}_i \supset \mathfrak{S}_i$, 2. . . .". Da wegen der Formregeln unendlich viele Ausdrücke als Sätze $\mathfrak{S}_i$ angesehen werden können, wird bereits durch 1. eine unendliche Zahl von Sätzen als Axiome ausgezeichnet. Es wäre aber übrigens ein Irrtum, wollte man glauben, daß beim ersten Verfahren metasprachliche Bezeichnungen nicht erforderlich sind, so daß also hier die Axiome gänzlich in der Objektsprache und nur die Ableitungsregeln in der Metasprache formuliert würden. Die metasprachliche Wendung „folgende Sätze sind Axiome . . ." oder irgend eine andere in der Metasprache erfolgende Auszeichnung von Sätzen der Objektsprache als Axiome ist unvermeidlich[4].

Kalküle stehen nicht beziehungslos neben semantischen Systemen. Ein und dieselbe Sprache kann als Kalkül wie als semantisches System aufgebaut werden. „Dieselbe" Sprache besagt hier: Es liegen zwei Systeme *S* und *K* vor, in welchen dieselben Zeichen vorkommen und auf Grund derselben Formregeln gleiche Ausdrücke als Sätze ausgezeichnet sind, aber im einen Falle tragen die weiteren Regeln semantischen Charakter, im anderen Falle sind sie syntaktischer Natur. Je nach der Beschaffenheit dieser Regeln kann dann jeder Satz, der bei der einen Deutung eine gewisse semantische Eigenschaft erhält, bei der anderen eine bestimmte syntaktische erhalten. So z. B. können sich die L-wahren Sätze von *S*, bei geeigneter Konstruktion des Kalküls auch die S-wahren Sätze von *S*, in beweisbare Sätze von *K* verwandeln. Da die semantischen Systeme immer auch das, worüber die Ausdrücke sprechen, mitberücksichtigen, kann man sie als inhaltliche Interpretationen jener Kalküle ansehen, welche dieselben Sätze enthalten. In der bisherigen Wissenschaftslogik war dieses Verhältnis bekannt als Beziehung zwischen formalen Axiomensystemen und Modellen dieser Systeme. Allerdings sind die axiomatischen Systeme, die man dabei im Auge hat, in der Regel keine echten Kalküle, sondern nur Semikalküle: ein Teil der Ausdrücke wird in der (inhaltlich zu verstehenden) Umgangssprache formuliert, ist also nicht formalisiert, und nur die implizit durch die Axiome definierten Begriffe sind formalisiert. So ist z. B. ein modernes Axiomensystem der Geometrie ein Kalkül bezüglich der Begriffe „Punkt", „Gerade", „Ebene", weil diese Ausdrücke nur irgendwelche Variable darstellen, von denen die Geltung der Axiome gefordert wird, dagegen liegt bezüglich der Ausdrücke „es gibt ..." oder des Zahlwortes „zwei" (z. B. im Satz: „Auf einer Geraden liegen mindestens zwei Punkte") kein Kalkül vor: diese Ausdrücke müssen beim Lesen der Axiome inhaltlich verstanden werden. Ein Modell wird für ein solches System dann in der Weise angegeben, daß man den axiomatisierten Begriffen inhaltliche Deutungen gibt, also etwa für „Punkt" setzt: „Punkt mit Ausnahme eines Punktes", für „Gerade": „Kreis durch den Ausnahmepunkt" und für „Ebene": „Kugelfläche durch den Ausnahmepunkt"[5]. „Einer Variablen eine bestimmte Gegenstandsart zuordnen" aber heißt nichts anderes, als „für einen nur kalkülmäßig gefaßten Ausdruck einen Ausdruck

---

[4] Im einzelnen wird die Metasprache beim Aufbau von Kalkülen in folgenden Fällen benötigt: 1. zur Formulierung von Ableitungsregeln, 2. zur Kennzeichnung bestimmter Sätze als Axiome, 3. im Falle der Ableitung aus synthetischen Prämissen, die nicht als Axiome zugrunde gelegt wurden, zur Angabe jener Sätze, welche als Prämissen zu gelten haben, 4. um über Satzklassen zu sprechen, was sowohl bei Beweisen wie bei Ableitungen unumgänglich ist, obwohl es durch die Art der Formulierung bisweilen scheinbar vermieden ist: „aus diesen und diesen Sätzen ableitbar" heißt so viel wie „aus der *Klasse* dieser und dieser Sätze ableitbar".

[5] Dasjenige, worauf hier andeutungsweise angespielt wird, ist die Interpretation der euklidischen Geometrie als sogenanntes Kugelgebüsch.

eines semantischen Systems, für den auf Grund der Regeln jenes Systems auch die Bedeutungen bekannt sind, einsetzen". Die Zuordnung von Modellen zu Axiomensystemen ist also als semantische Interpretation von Kalkülen (oder Semikalkülen) anzusprechen. Von da aus wird auch der Prozeß der Formalisierung verständlich. Praktisch besteht er meist darin, daß entweder intuitiv als evident angesehene Grundsätze oder auch als erfahrungsmäßig hinlänglich gesicherte Behauptungen zu formalen Grundsätzen erhoben und die logischen Folgerungen aus ihnen (im Sinne der L-Implikation) durch geeignete Fassung der Ableitungsregeln in beweisbare Sätze verwandelt werden. Sobald die Formalisierung genügend weit vorangetrieben worden ist, kann auf eine Kenntnis der ursprünglichen inhaltlichen Bedeutungen der Ausdrücke gänzlich verzichtet werden und die Ableitungen und Beweise sind rein formal durchführbar.

Wegen der praktischen Notwendigkeit, syntaktische Systeme als Formalisierung von semantischen Systemen aufzufassen, empfiehlt es sich, die Kalkülbegriffe und -regeln so umzugestalten, daß sie bestimmten semantischen Begriffen eindeutig zugeordnet sind. Da z. B. in der Regel die Kalküle so konstruiert werden, daß L-wahre Sätze beweisbar werden, empfiehlt sich die Einführung des Terminus „K-wahr" an Stelle von „beweisbar". Im folgenden soll der Übergang von der üblichen Formulierung der Kalkülbegriffe zu dieser der Semantik angepaßten Fassung in drei Schritten vorgenommen werden, wobei wir uns im wesentlichen an die Darstellung CARNAPS halten[6].

In der *allgemeinen Syntax* werden Begriffe mittels Definition eingeführt und daraus Theoreme abgeleitet, die für jeden beliebigen Kalkül, sofern er nur die in den Definitionen enthaltenen Bedingungen erfüllt, gelten. Während in der allgemeinen Semantik als undefinierter Grundbegriff der Begriff „wahr" genommen wird, ist hier der zugrunde gelegte, nicht weiter definierte Begriff der Begriff der unmittelbaren Ableitbarkeit. Für die Stellung dieses Begriffs im Verhältnis der allgemeinen zur speziellen Syntax gilt in folgender Hinsicht dasselbe wie für den Begriff „wahr" im Verhältnis der allgemeinen zur speziellen Semantik: Daß der Begriff in der allgemeinen Syntax nicht definiert wird, beruht darauf, daß nur „unmittelbar ableitbar in K", wobei K ein ganz bestimmter Kalkül mit genau angegebenen Regeln ist, definiert werden kann, in der allgemeinen Syntax dagegen von den besonderen Beschaffenheiten der speziellen Kalküle gerade abstrahiert wird. Die hier vorgenommenen Definitionen und aus ihnen abgeleiteten Theoreme sind daher so zu verstehen, daß sie auf jeden speziellen Kalkül anwendbar sind, für welchen der Begriff der unmittelbaren Ableitbarkeit definiert worden ist. Diese Definition von „unmittelbar ableitbar in K" geschieht durch die jeweiligen Ableitungsregeln von K. Auch in der Hinsicht besteht kein Unterschied zwischen allgemeiner Semantik und allgemeiner Syntax, daß in beiden keine Axiome, sondern nur Definitionen zur Ableitung von Theo-

[6] CARNAP [Semantics], S. 159ff.

remen benutzt werden. Erst bezüglich der konkreten Objektsprachen tritt ein derartiger Unterschied zutage. Während auch die speziellen semantischen Systeme ausschließlich auf Grund von Regeln aufgebaut werden, die den Charakter von Definitionen haben, sind die Kalküle axiomatisch aufgebaut. Man könnte zwar die axiomatische Methode auch in die Semantik hineintragen, doch empfiehlt sich dies deshalb nicht, weil dann zwei Arten von Begriffen nicht reinlich voneinander gesondert würden. Die spezifisch semantischen Begriffe sind ja eben dadurch gekennzeichnet, daß sie Relationen zwischen sprachlichen Ausdrücken und dem, worüber diese Ausdrücke sprechen, beschreiben; die Ableitung von Theoremen aus Axiomen hingegen bedarf keiner derartigen Begriffe. Hier genügt die formale Betrachtungsweise und damit die Verwendung rein syntaktischer Begriffe.

Zu den bisherigen Feststellungen muß noch eine Einschränkung gemacht werden. Es wurde gesagt, daß der syntaktische Grundbegriff der Begriff „unmittelbar ableitbar in K“ ist. Dies gilt zwar für die meisten Kalküle, sofern diese als einzige Deduktionsregeln Ableitungsregeln enthalten. Die letzteren können aber auch durch *Widerlegungsregeln* ergänzt werden. In diesem Falle muß in der allgemeinen Syntax als weiterer Grundbegriff der Begriff „unmittelbar widerlegbar“ verwendet werden. Er wird in jenen Systemen, die ihn enthalten, durch eigene Widerlegungsregeln definiert. Dabei läßt sich der Begriff der Widerlegbarkeit eines Satzes mittels des Begriffs der Widerlegbarkeit einer Satzklasse definieren, jedoch nicht umgekehrt. Daher ist „unmittelbar widerlegbare Satzklasse“ in der allgemeinen Syntax als Grundbegriff zu nehmen. Die Grundbegriffe der Syntax sind dann also: „Satz“ (bzw. „Satzklasse“), „unmittelbar ableitbar“ und „unmittelbar widerlegbar“. Beim üblichen Verfahren wird auch noch der Begriff des Axioms verwendet (Verfahren 1). Er ist jedoch vermeidbar (Verfahren 2 und 3).

Carnap hat früher, insbesondere in seinem Werke „Logische Syntax der Sprache“, einen besonderen Nachdruck auf den Unterschied zwischen definiten Umformungsbestimmungen oder Ableitungsregeln und indefiniten Umformungsbestimmungen oder Folgeregeln gelegt. Die ersteren sind die üblicherweise verwendeten; sie sind dadurch gekennzeichnet, daß in der Formulierung, welche besagt, daß ein Satz $\mathfrak{S}_i$ von der und der Form aus einer Satzklasse $\mathfrak{K}_j$ von der und der Form unmittelbar ableitbar ist, nur eine endliche Satzklasse als Prämissenklasse zugelassen wird. Der Begriff „unmittelbar ableitbar“ ist daher hier definit, nur der Begriff der Ableitung selbst ist allerdings indefinit, da es kein mechanisches Ableitungs- bzw. Beweisverfahren gibt. Beschränkt man sich auf solche definite Umformungsregeln, so treten innerhalb bestimmter reicherer Kalküle Sätze auf, die zwar rein logisch (nicht deskriptiv), jedoch formal unentscheidbar, d. h. weder beweisbar noch widerlegbar sind, wie Gödel gezeigt hat. Um dennoch zu einer vollständigen Disjunktion zu gelangen, hat Carnap die indefiniten Umformungsregeln eingeführt, in denen auch unendliche Satzklassen als Prämissenklassen vorkommen dürfen. Während sich mit Hilfe der definiten Regeln die rein logischen Sätze nicht vollständig in die beweisbaren und widerlegbaren einteilen lassen, können diese Sätze jetzt vollständig in die analytischen und kontradiktorischen aufgespalten werden. Diese beiden letzteren Begriffe sind natürlich nicht mit den semantischen Begriffen „L-wahr“ und „L-falsch“ zu identifizieren, da es sich bei ihnen um reine Kalkülbegriffe und nicht um semantische Prädikate handelt. Erst die inhaltliche (und zwar L-wahre) semantische Deutung führt dann dazu, daß sich die analytischen Sätze als solche herausstellen, die „aus rein logischen Gründen" wahr sind, die kontradiktorischen Sätze hingegen als „aus rein logischen Gründen" falsche. Bei Verwendung indefiniter Umformungsregeln ist nicht erst der Begriff „Folge" (= die Analogie zum definiten Begriff der Ableitung), sondern bereits der Begriff „unmittelbare Folge" (= die Analogie zum Begriff der unmittelbaren Ableitbarkeit) indefinit. Den Ableitungen als endlichen Reihen von endlichen Satzklassen treten dann die Folgereihen als endliche Reihen von möglicherweise unendlichen Satzklassen zur Seite. Heute jedoch vertritt CARNAP die Auffassung, daß diese Unterscheidung nicht mehr so wesentlich ist, da auch die indefiniten Umformungsregeln als (jetzt allerdings transfinite) Ableitungen und Beweise formuliert werden können. Doch sind die Untersuchungen zu diesem Punkte noch nicht abgeschlossen[7]. Die im folgenden vorgenommenen Bestimmungen, in welchen nur der Ableitungsbegriff im Vordergrund steht, setzen jedoch voraus, daß die zuletzt erwähnte Fassung der Umformungsregeln (als Ableitungen und Beweise) immer möglich ist.

1. Verfahren. Jede Ableitung aus einer Satzklasse sowie jeden Beweis aus den zugrunde gelegten Axiomen können wir uns als eine Reihe von Sätzen bzw. Satzklassen vorstellen, wobei am Beginn die Axiome (bzw. Prämissen) stehen, sodann die aus den Axiomen unmittelbar ableitbaren Sätze folgen, sodann jene, die aus den in der Reihe vorangehenden Sätzen abgeleitet werden können usw., bis schließlich der bewiesene oder abgeleitete Satz an letzter Stelle auftritt. Demgemäß kann man definieren:

D_1. X ist ein *Beweis* in $K =_{Df}$ X ist eine Folge $\mathfrak{F}$ von Sätzen in K, wobei jeder Satz $\mathfrak{S}_i$ von $\mathfrak{F}$ entweder ein Axiom in K oder unmittelbar ableitbar ist aus einer Klasse $\mathfrak{K}_j$ von Sätzen, die $\mathfrak{S}_i$ in der Folge $\mathfrak{F}$ vorangehen.

D_2. $\mathfrak{S}_j$ ist *beweisbar* in $K =_{Df}$ $\mathfrak{S}_j$ ist letzter Satz eines Beweises in K. Es möge beachtet werden, daß der Begriff des Beweises hier so gefaßt wurde, daß auch die Axiome zu beweisbaren Sätzen werden, da auch für sie die Bedingungen von D_1 erfüllt sind. Diese Formulierung erweist sich als vorteilhafter gegenüber jener, welche die Axiome von den beweisbaren Sätzen ausschließt.

D_3. Y ist eine *Ableitung* mit der Prämissenklasse $\mathfrak{K}_i$ in $K =_{Df}$ Y ist eine Folge $\mathfrak{F}$ von Sätzen in K, wobei jeder Satz $\mathfrak{S}_i$ von $\mathfrak{F}$ entweder ein Axiom oder ein Element von $\mathfrak{K}_i$ oder unmittelbar ableitbar aus einer Klasse $\mathfrak{K}_j$ von Sätzen ist, die ihm in der Folge $\mathfrak{F}$ vorangehen.

D_4. $\mathfrak{S}_j$ ist *ableitbar* in $K =_{Df}$ $\mathfrak{S}_j$ ist der letzte Satz einer Ableitung in K.

Die übrigen Begriffe führen wir hier nicht an, da sie in genau derselben Weise zu definieren sind wie im Verfahren 2.

2. Verfahren. Um den Begriff der Ableitung definieren zu können, muß man den Begriff der Satzklasse verwenden (vgl. dazu die Formu-

---

[7] Vgl. CARNAP [Logische Syntax], S. 26, 36, 88, 124, und [Semantics], S. 161. Neuerdings ist die Bedeutung solcher indefiniter Regeln für die Metamathematik erkannt worden. LORENZEN gelang es, unter Verwendung einer unendlichen Induktionsregel einen finitären Widerspruchsfreiheitsbeweis für die verzweigte Typentheorie zu liefern, in welcher sich ein Großteil der Analysis darstellen läßt. Vgl. dazu LORENZEN [Verbände] oder SCHÜTTE [Untersuchungen].

lierungen in D_1 und D_3). Als speziellen Fall einer Satzklasse können wir wiederum die leere Satzklasse betrachten. Sie sei auch hier mit Λ bezeichnet. Setzen wir oben in D_3 für $\mathfrak{K}_i$ die Klasse Λ ein, so steht im Definiens dasselbe wie im Definiens von D_1, nur daß noch die Wendung „oder ein Element von Λ“ vorkommt, welche jedoch gestrichen werden kann, da Λ kein Element enthält. Die beiden Begriffe „Beweis in K“ und „Ableitung aus Λ in K“ fallen also zusammen, ebenso „beweisbar“ und „ableitbar aus Λ“. Der Begriff des Axioms wurde dabei noch nicht eliminiert; denn „Ableitung aus Λ“ besagt ja nicht, daß überhaupt keine Sätze am Beginn der Ableitung stehen, sondern nur, daß außer den Axiomen keine weiteren Prämissen verwendet wurden. Aus der obigen Feststellung, daß nach D_1 auch jedes Axiom beweisbar ist und dem jetzigen Ergebnis, daß „beweisbar in K“ und „ableitbar aus Λ in K“ zusammmenfallen, ergibt sich jedoch, daß jedes Axiom ableitbar aus Λ ist. Diese Feststellung, welche sich für das Verfahren 1 als Theorem ergibt, kann im Verfahren 2 zur Eliminierung des Begriffs „Axiom“ als eines zu den Begriffen „ableitbar“ usw. hinzutretenden Grundbegriffs benützt werden. Der Begriff „Axiom in K“ wird einfach durch „unmittelbar ableitbar aus Λ in K“ ersetzt.

D_1'. X ist eine Ableitung mit der Prämissenklasse $\mathfrak{K}_i$[8] $=_{Df}$ X ist eine Folge $\mathfrak{F}$ von Sätzen, wobei jeder Satz $\mathfrak{S}_i$ von $\mathfrak{F}$ entweder ein Element von $\mathfrak{K}_i$ oder unmittelbar ableitbar ist aus einer Klasse $\mathfrak{K}_j$ von Sätzen, die $\mathfrak{S}_i$ in $\mathfrak{F}$ vorangehen.

D_2'. Y ist ein Beweis $=_{Df}$ Y ist eine Ableitung mit der Prämissenklasse Λ.

D_3'. $\mathfrak{S}_j$ ist ableitbar aus $\mathfrak{K}_i$ $=_{Df}$ $\mathfrak{S}_j$ ist der letzte Satz einer Ableitung mit der Prämissenklasse $\mathfrak{K}_i$.

Es empfiehlt sich ferner, zu definieren, was es heißt, wenn gesagt wird, daß eine Satzklasse aus einer Prämissenklasse ableitbar ist.

D_4'. Die Satzklasse $\mathfrak{K}_j$ ist aus $\mathfrak{K}_i$ ableitbar $=_{Df}$ jeder Satz von $\mathfrak{K}_j$ ist aus $\mathfrak{K}_i$ ableitbar.

Schließlich ist noch jener Fall zu berücksichtigen, in welchem nur ein einziger Satz als Prämisse verwendet wird.

D_5'. $\mathfrak{T}_i$ ist ableitbar aus $\mathfrak{S}_j$ $=_{Df}$ $\mathfrak{T}_i$ ist ableitbar aus $\{\mathfrak{S}_j\}$.

D_6'. $\mathfrak{T}_i$ ist beweisbar $=_{Df}$ $\mathfrak{T}_i$ ist ableitbar aus Λ.

In dieser letzten Definition konnte in allgemeiner Weise sogleich ein $\mathfrak{T}_i$ im Definiendum verwendet werden, da im Definiens der Begriff „ableitbar“ verwendet wird und dieser nach D_3' für Sätze, nach D_4' für Satzklassen, also allgemein für beliebige $\mathfrak{T}$, definiert worden ist.

Wenn wir annehmen, daß auch noch Widerlegungsregeln in K vorkommen, so ist durch sie der Begriff „unmittelbar widerlegbar in K“ definiert. Jedes $\mathfrak{S}_j$ und jedes $\mathfrak{K}_i$, aus welchem das als direkt widerlegbar festgelegte $\mathfrak{T}_k$ ableitbar ist, ist dann widerlegbar (das umgekehrte gilt natürlich nicht; denn aus einem direkt widerlegbaren $\mathfrak{T}_k$ ist ja meist[9]

---

[8] Den Zusatz „in K“ lassen wir der Einfachheit halber wieder fort.

[9] Damit ist gemeint: Die Regeln von K sind meist so eingerichtet, daß diese Bemerkung zutrifft.

jedes beliebige $\mathfrak{T}_j$, also auch z. B. ein beweisbarer Satz, ableitbar). Wir können keine Definition von „unmittelbar widerlegbar" geben, da die hier angeführten Definitionen im Rahmen der allgemeinen Syntax erfolgen, in der dieser Begriff Grundbegriff ist.

D_7'. $\mathfrak{T}_i$ ist widerlegbar $=_{Df}$ es gibt ein unmittelbar widerlegbares $\mathfrak{T}_j$, das aus $\mathfrak{T}_i$ ableitbar ist.

D_8'. $\mathfrak{T}_i$ ist entscheidbar $=_{Df}$ $\mathfrak{T}_i$ ist beweisbar oder widerlegbar.

D_9'. $\mathfrak{T}_i$ ist unentscheidbar $=_{Df}$ $\mathfrak{T}_i$ ist nicht entscheidbar.

Es ist klar, daß bei der Zugrundelegung des Verfahrens 2 zur Konstruktion eines speziellen Kalküls die in diesem auftretenden Axiome in die Definition von „unmittelbar ableitbar in *K*" mit aufgenommen werden müssen, so daß, wenn z. B. A_1 und A_2 Axiome sind, in der Formulierung der Ableitungsregeln für *K* der Satz (oder ein mit ihm äquivalenter) vorkommen muß: „A_1 und A_2 sind unmittelbar ableitbar aus Λ". Das unten gegebene Beispiel wird dies noch verdeutlichen.

Auch im Verfahren 2 kann der Begriff des Axioms verwendet werden, nur ist er jetzt nicht mehr Grundbegriff wie im Verfahren 1, sondern wird durch Definition eingeführt:

D_{10}'. $\mathfrak{S}_j$ ist ein Axiom $=_{Df}$ $\mathfrak{S}_j$ ist unmittelbar ableitbar aus Λ.

Auf Grund dieser Definition können aus den für *K* formulierten Ableitungsregeln die Axiome sofort ausgesondert werden: Dann und nur dann, wenn in einer Ableitungsregel die leere Klasse als Prämissenklasse auftritt, liegt ein Axiom vor.

Im zweiten Verfahren wird also die Zahl der Grundbegriffe verringert: Der Begriff des Axioms wird überflüssig und im Gegensatz zum Verfahren 1 müssen die beiden Begriffe „Ableitung" und „Beweis" nicht gesondert definiert werden, vielmehr genügt hier die Definition des Begriffs der Ableitung (D_1') und der Begriff des Beweises wird als Spezialfall einer Ableitung definiert (D_2'). Der früher erwähnte Dualismus von Axiomen und Ableitungsregeln verschwindet also hier in der Weise, daß die Klasse der ersteren von der der letzteren „aufgesogen" wird.

Falls in *K* eine Widerlegungsregel vorkommt, so muß eine als unmittelbar widerlegbar ausgesonderte Satzklasse angeführt werden (nicht nur ein unmittelbar widerlegbarer Satz!). Im Gegensatz zu den Ableitungs- und Beweisregeln genügt es jedoch, eine Klasse von ganz speziellen Sätzen anzugeben. Dies wird ebenfalls aus dem unten gegebenen Beispiel klar werden.

Die bisherige Terminologie ist noch nicht geeignet, Kalküle und semantische Systeme zueinander in Beziehung zu setzen. Dies soll im nächsten Schritt geschehen.

3. Verfahren. Beim Aufbau eines Kalküls wird man praktisch von der Vorstellung geleitet, daß die L-wahren Sätze beweisbar, die L-falschen widerlegbar werden sollen. Dieser Umstand legt es nahe, eine zur L-Semantik analoge Terminologie zu verwenden, nur mit K- statt mit L-Präfix. Statt „beweisbar" und „widerlegbar" werden daher jetzt die Termini „K-wahr" und „K-falsch" verwendet. Das Explikat für den Begriff der logischen Folgerung war im Rahmen der Semantik der Begriff der L-Implikation. Dessen syntaktisches Spiegelbild ist der Begriff der Ableitung. Es liegt daher nahe, jetzt für diesen Begriff den Ausdruck „K-Implikation" zu verwenden (mit einer sofort anzugebenden Einschränkung). Die beiden Grundbegriffe neben den Begriffen „Satz" und „Satzklasse" sind dann also: „unmittelbares K-Implikat" und „unmittelbar K-falsch". Wenn die durch die neue Terminologie notwendig werdende Umformulierung im Verfahren 2 vorgenommen wird, so lauten die einzelnen Definitionen:

D_1''. X ist eine *Ableitung* mit der Prämissenklasse $\mathfrak{K}_i =_{Df} X$ ist eine Folge $\mathfrak{F}$ von Sätzen, wobei jeder Satz $\mathfrak{S}_j$ von $\mathfrak{F}$ entweder Element von $\mathfrak{K}_i$ oder ein unmittelbares K-Implikat einer Satzklasse $\mathfrak{K}_j$ ist, die nur Elemente enthält, welche $\mathfrak{S}_j$ in $\mathfrak{F}$ vorangehen.

D_2'' bis D_4'' sind die Definitionen von „$\mathfrak{S}_j$ ist ableitbar aus $\mathfrak{K}_i$", „$\mathfrak{K}_j$ ist ableitbar aus $\mathfrak{K}_i$" und „$\mathfrak{T}_i$ ist ableitbar aus $\mathfrak{S}_j$" und diese fallen mit den Definitionen D_3' bis D_5' des Verfahrens 2 zusammen (denn in ihnen wird nur der Ableitungsbegriff verwendet, der in D_1'' mittels des neuen Begriffs der unmittelbaren K-Implikation eingeführt wurde).

Man könnte vielleicht meinen, daß in D_1'' statt „Ableitung" der Ausdruck „K-Implikation" hätte verwendet werden sollen. Dieser Begriff soll jetzt tatsächlich eingeführt werden. Es ist jedoch nicht zweckmäßig, ihn mit dem Ableitungsbegriff zusammenfallen zu lassen. Wenn man nämlich eine semantische Interpretation S eines Kalküls K vornimmt, und zwar eine sogenannte wahre Interpretation (zur genaueren Definition vgl. das folgende Kapitel), dann soll der syntaktische Begriff „K-Implikat in K" in den semantischen Begriff „Implikat in S" übergehen. Nach D_8 von Kap. V ergibt sich nun, daß ein $\mathfrak{T}_j$ nicht nur dann ein Implikat von $\mathfrak{T}_i$ ist, wenn es aus $\mathfrak{T}_i$ abgeleitet werden kann, sondern auch dann, wenn $\mathfrak{T}_i$ falsch ist (denn dann ist der Satz „$\mathfrak{T}_i$ impliziert $\mathfrak{T}_j$" wahr). Da aber anderseits für eine wahre Interpretation eines Kalküls „K-falsch in K" in „falsch in S" übergehen muß, so ist der Übergang von „$\mathfrak{T}_j$ ist K-Implikat von $\mathfrak{T}_i$" in „$\mathfrak{T}_j$ ist Implikat von $\mathfrak{T}_i$" für den Fall einer wahren semantischen Interpretation nur dann gesichert, wenn die K-Implikation in dieser Formulierung auch für den Fall als bestehend angenommen wird, daß $\mathfrak{T}_i$ K-falsch ist. Von praktischer Bedeutung ist diese Abweichung der Begriffe „Ableitung" und „K-Implikation" voneinander nur für jene Kalküle, die Widerlegungsregeln besitzen. Der Begriff „K-falsch" muß jedenfalls auf Grund dieser Bemerkungen der Definition von „K-Implikation" vorangeschickt werden.

D_5''. $\mathfrak{T}_i$ ist *K-falsch* $=_{Df}$ es gibt ein aus $\mathfrak{T}_i$ ableitbares, unmittelbar K-falsches $\mathfrak{T}_j$.

D_6''. $\mathfrak{T}_j$ ist *K-Implikat* von $\mathfrak{T}_i$ ($\mathfrak{T}_i \underset{K}{\rightarrow} \mathfrak{T}_j$) $=_{Df} \mathfrak{T}_j$ ist aus $\mathfrak{T}_i$ ableitbar oder $\mathfrak{T}_i$ ist K-falsch.

D_7''. $\mathfrak{T}_i$ ist *K-wahr* $=_{Df}$ $\mathfrak{T}_i$ ist K-Implikat von Λ.

Im Falle der Konsistenz[10] von K kann Λ nicht K-falsch sein, weshalb in diesem Falle „K-Implikat von Λ" und „ableitbar aus Λ" zusammen-

[10] Die genaue Definition dieses Begriffs erfolgt weiter unten.

fallen. Im Verfahren 2 war aber mittels dieses letzteren Begriffs der Begriff „beweisbar" definiert worden; dieser fällt also für konsistente Kalküle mit „K-wahr" zusammen.

Auch im Verfahren 3 kann der Begriff des Axioms durch Definition eingeführt werden: ein Axiom ist ein unmittelbares K-Implikat von Λ. Wie im Verfahren 2 ist auch hier wieder ein Beweis eine Ableitung aus der Prämissenklasse Λ.

Wir wollen für die geschilderten Begriffe ein einfaches Beispiel geben. Dazu betrachten wir das System S_1 von S. 47, welches jetzt als Kalkül K_1 darzustellen, also zu formalisieren ist. Die ersten beiden Schritte, nämlich die Aufstellung der Zeichentabelle und der Formregeln, bleiben dieselben, so daß wir diese nicht nochmals wiederholen müssen. Die Regeln 3 und 4 von S_1 geraten jetzt in Wegfall und werden durch Deduktionsregeln ersetzt. Da es sich um eine Molekularsprache ohne generelle Sätze handelt, können dabei jene Regeln herangezogen werden, durch welche üblicherweise der Aussagenkalkül axiomatisch aufgebaut wird.

Erste Form des Aufbaues von K_1. 1. Zeichentabelle und 2. Formregeln: dieselben wie für S_1.

3. *Deduktionsregeln*:

a) Ein Satz $\mathfrak{S}_i$ von K_1 ist ein *Axiom* (Grundsatz) in $K_1 =_{Df}$ $\mathfrak{S}_i$ hat eine der folgenden Formen:

aa) $\sim (\mathfrak{S}_j \vee \mathfrak{S}_j) \vee \mathfrak{S}_j$[11];

bb) $\sim \mathfrak{S}_j \vee (\mathfrak{S}_j \vee \mathfrak{S}_k)$;

cc) $\sim (\mathfrak{S}_j \vee \mathfrak{S}_k) \vee (\mathfrak{S}_k \vee \mathfrak{S}_j)$;

dd) $\sim (\sim \mathfrak{S}_j \vee \mathfrak{S}_k) \vee (\sim (\mathfrak{S}_l \vee \mathfrak{S}_j) \vee (\mathfrak{S}_l \vee \mathfrak{S}_k))$.

b) *Schlußregel.* Der Satz $\mathfrak{S}_i$ ist unmittelbar ableitbar aus $\mathfrak{K}_j$ in $K_1 =_{Df}$ es gibt einen Satz $\mathfrak{S}_k$, so daß $\mathfrak{K}_j = \{\sim \mathfrak{S}_k \vee \mathfrak{S}_i, \mathfrak{S}_k\}$. (Dies ist das bekannte Schlußschema, wonach aus der Klasse der beiden Sätze „... $\supset$ — — —" und „..." der Satz „— — —" abgeleitet werden kann. Es möge dabei, worauf bereits hingewiesen wurde, beachtet werden, daß für die Formulierung einer derartigen Schlußregel der Begriff der Satzklasse unvermeidlich ist.)

c) Die Definitionen von „Beweis in K_1", „beweisbar in K_1", „Ableitung in K_1" und „ableitbar in K_1" erfolgen so, wie sie früher für Kalküle im allgemeinen formuliert wurden (Verfahren 1, S. 181).

Zweite Form des Aufbaues von K_1. Die Definition von „$\mathfrak{S}_i$ ist ein Axiom von K_1" kommt jetzt nicht mehr vor. Vielmehr gibt es nur mehr Ableitungsregeln, welche den Begriff „$\mathfrak{S}_j$ ist unmittelbar ableitbar aus $\mathfrak{K}_i$" definieren. Dies bedeutet nicht, daß durch einen logischen Trick die Axiome hinweggezaubert bzw. ihre Zahl auf Null reduziert würde. Vielmehr liegt eine bloße sprachliche Umformulierung vor: An die Stelle von „$\mathfrak{S}_j$ ist ein Axiom" tritt die Wendung „$\mathfrak{S}_j$ ist unmittelbar ableitbar

[11] Falls das Symbol „$\supset$" in K_1 eingeführt wurde, dürfte es bei dieser axiomatischen Grundlegung nur als definiertes Zeichen Verwendung finden, nämlich: „... $\supset$ — — —" als Abkürzung für „$\sim$ (...) $\vee$ — — —". Die Axiome könnten dann mit Hilfe dieses Symbols formuliert werden, also z. B. das Axiom aa) in der Form: $\mathfrak{S}_j \vee \mathfrak{S}_j \supset \mathfrak{S}_j$ usw.

aus der leeren Satzklasse Λ". Der technische Vorteil dieses Verfahrens besteht, wie bereits erwähnt, darin, daß der Begriff des Axioms als Grundbegriff nicht mehr erforderlich ist, sondern mittels des Begriffs „unmittelbar ableitbar" eingeführt werden kann.

3. *Deduktionsregeln.* $\mathfrak{S}_i$ ist unmittelbar ableitbar aus $\mathfrak{K}_j$ in $K_1 =_{Df} \mathfrak{S}_i$ und $\mathfrak{K}_j$ erfüllen eine der folgenden Bedingungen:

a) $\mathfrak{K}_j$ ist Λ und $\mathfrak{S}_i$ hat die Gestalt $\sim(\mathfrak{S}_j \vee \mathfrak{S}_j) \vee \mathfrak{S}_j$;
b) „ „ „ „ „ „ „ „ $\sim \mathfrak{S}_j \vee (\mathfrak{S}_j \vee \mathfrak{S}_k)$;
c) „ „ „ „ „ „ „ „ $\sim (\mathfrak{S}_j \vee \mathfrak{S}_k) \vee (\mathfrak{S}_k \vee \mathfrak{S}_j)$;
d) „ „ „ „ „ „ „ „ $\sim (\sim \mathfrak{S}_j \vee \mathfrak{S}_k) \vee (\sim (\mathfrak{S}_l \vee \mathfrak{S}_j) \vee (\mathfrak{S}_l \vee \mathfrak{S}_k))$;
e) „ $= \{\sim \mathfrak{S}_k \vee \mathfrak{S}_i, \mathfrak{S}_k\}$.

4. Die übrigen Definitionen von „Ableitung", „Beweis" usw. sind wieder mit den Definitionen D_1' bis D_6' identisch (D_7' bis D_9' finden auf das System K_1 keine Anwendung). Der Begriff des Axioms kann hier mittels D_{10}' eingeführt werden.

Die tatsächliche Konstruktion von Ableitungen und Beweisen vollzieht sich in K_1 so, wie dies vom Aussagenkalkül her bekannt ist.

Dritte Form des Aufbaues von K_1 (System K_1''). 1. und 2. sind wieder identisch mit 1. und 2. von S_1. Die Regeln 3. können entweder der ersten oder der zweiten Form des Aufbaues von K_1 entnommen werden. Sie werden jedoch ergänzt durch die Regel:

3. *Widerlegungsregel* für K_1''. Die Klasse $\mathfrak{K}_1 = \{„P_1(b)", „\sim P_1(b)"\}$ ist allein unmittelbar widerlegbar.

4. Die übrigen Definitionen sind wieder dieselben wie im vorigen Falle unter Hinzunahme von D_7' (S. 183), welche für die vorigen Fassungen keine Anwendung fand.

Während es sich bei den ersten beiden Aufbauformen bloß um eine Änderung in der sprachlichen Formulierung handelte, liegt hier ein neuer Kalkül vor, da eine neuartige Regel eingeführt wurde. Daher sprechen wir vom neuen Kalkül K_1''. Es läßt sich leicht zeigen, daß aus einer Satzklasse von der Form $\{\mathfrak{S}_k, \sim \mathfrak{S}_k\}$ jeder beliebige Satz, insbesondere also auch die Sätze „$P_1(b)$" und „$\sim P_1(b)$" ableitbar sind. Nach D_4' (S. 182) ist daher auch die Klasse $\{„P_1(b)", „\sim P_1(b)"\}$ aus der ersteren ableitbar. Da die letztere aber in K_1'' unmittelbar widerlegbar ist, so ist nach D_7' (S. 183) auch jede Satzklasse von der Gestalt $\{\mathfrak{S}_k, \sim \mathfrak{S}_k\}$ widerlegbar. Aus der Regel 3. und diesem Beispiel wird die früher aufgestellte Behauptung verständlich, daß die Widerlegungsregeln sich stets auf Satzklassen mit konkreten Sätzen beziehen können, im Gegensatz zu den Ableitungsregeln (und eventuell Axiomen), in denen nur von der allgemeinen Form von Sätzen und Satzklassen die Rede ist.

Die Anwendung der K-Terminologie auf unser Beispiel hätte nur die Bedeutung, daß in der Formulierung der Deduktionsregeln statt „unmittelbar ableitbar" der Ausdruck „unmittelbares K-Implikat" und in der dritten Form des Aufbaues von K_1 statt „unmittelbar widerlegbar" der Ausdruck „unmittelbar K-falsch" zu gebrauchen wäre. Im übrigen hätte man die Definitionen D_2'' bis D_7'' zu übernehmen.

Sollte ein an Ausdrucksmöglichkeiten reicheres System als die Sprache S_1 formalisiert werden, also z. B. ein solches, in dem auch Variable, All- und Existenzoperatoren usw. vorkommen, so würde das obige Axiomensystem nicht mehr ausreichen und es müßten die Prinzipien des niederen oder höheren Funktionenkalküls oder eines Klassenkalküls usw. verwendet werden. Wie innerhalb der Semantik, so hängen also auch hier Art und Zahl der zu wählenden Regeln vom Reichtum der untersuchten Sprache ab.

Neben den geschilderten drei Möglichkeiten eines syntaktischen Aufbaues von Logikkalkülen gibt es noch eine vierte, deren Beschreibung zu umständlich wäre, um hier im Detail wiedergegeben werden zu können. Wir beschränken uns daher auf eine allgemeine Charakterisierung dieser Methode. Es handelt sich dabei um das auf G. Gentzen zurückgehende Verfahren des natürlichen Schließens[12]. Die bisherigen Beschreibungen von Kalkülen waren alle von der Idee eines axiomatischen Aufbaues geleitet; denn wenn auch im Rahmen des zweiten und dritten Verfahrens der Begriff des Axioms nicht explizit vorkam, so handelte es sich dabei doch nur, wie wir sahen, um eine triviale Umformung, die in der Ersetzung von „Axiom" durch „unmittelbar ableitbar aus Λ" bestand. Es gibt jedoch noch eine nichttriviale Möglichkeit, den Dualismus von Axiomen und Regeln durch Ausschaltung der Axiome zu beheben. Die Idee dieser Beweismethode ist die folgende: Es wird von bestimmten Prämissen ausgegangen, die jedoch nicht mehr axiomatisch von den übrigen Sätzen des Systems ausgezeichnet sind, und von da aus eine Ableitung begonnen. Das System enthält eigene Eliminationsregeln, welche es gestatten, sich im Verlaufe der Ableitung von diesen Prämissen zu befreien. Dabei ist das Verfahren zugleich mit einer Beweisschachtelung verknüpft, die es zuläßt, im Verlaufe eines Beweises beliebig viele untergeordnete Beweise einzuschieben, die ihrerseits wieder untergeordnete Beweise haben können usw. Der Unterschied zwischen Ableitung und Beweis besteht dann darin, daß im einen Fall das letzte Glied der Deduktion noch immer von bestimmten Prämissen abhängt, im anderen Fall jedoch auf Grund einer hinreichend oftmaligen Anwendung von Eliminationsregeln von jeder derartigen Abhängigkeit befreit worden ist. Gentzen hat diese Art von Beweisführung „natürliches Schließen" genannt, weil es der Eigenart der intuitiven Argumentationen näher steht als das Schließen auf axiomatischer Grundlage.

Wir geben ein einfaches Beispiel für eine solche intuitive Argumentation. Da die Beweisführung nicht im Rahmen eines formalen Systems vollzogen wird, geben wir die logischen Konstanten durch Ausdrücke der Umgangssprache wieder; dagegen sollen „p", „q", „r" beliebige Aussagen sein. Ferner müssen wir Klammern benützen, um die richtige Gruppierung hervorzuheben. Es soll dann die Aussage bewiesen werden „wenn (p oder (q und r)), dann ((p oder q) und (p oder r))". Wir unterscheiden zwei Fälle: 1. Es möge „p" gelten. Dann gilt auch „p oder q" und ebenso „p oder r", also gilt unter dieser Voraussetzung „(p oder q)

[12] G. Gentzen [Schließen].

und (p oder r)". 2. Es möge „q und r" gelten. Dann gilt auch „q" für sich allein; also gilt auch „p oder q". Ferner gilt dann auch „r" für sich allein; also gilt auch „p oder r". Es gilt also auch im Falle 2. „(p oder q) und (p oder r)". Die Aussage „(p oder q) und (p oder r)" gilt also in beiden Fällen. Also gilt „wenn (p oder (q und r)), dann ((p oder q) und (p oder r))". Diese Aussage wurde bewiesen, ohne von einem logischen Axiom Gebrauch zu machen. Dagegen ist die mehrmalige Verwendung des Ausdruckes „also" ein Hinweis auf eine bestimmte Schlußregel, die an dieser Stelle verwendet wird. Ein kalkülmäßiger Aufbau der Logik nach dieser Idee hat die Aufgabe, alle diese Regeln explizit anzugeben. Die Methode des natürlichen Schließens hat sich nicht nur für die Erbringung von Konsistenzbeweisen als außerordentlich fruchtbar erwiesen — GENTZEN war es gelungen, unter Zugrundelegung eines derartigen Systems erstmals einen finitären Widerspruchsfreiheitsbeweis für die gesamte Zahlentheorie zu liefern[13] —, sondern hat darüber hinaus den Vorteil, daß viele Beweise nach dieser Methode wesentlich kürzer ausfallen als nach der axiomatischen und außerdem eine Beweisstrategie entwickelt werden kann, die das Entdecken von Beweisen zwar nicht mechanisiert — dies ist nach dem Satz von A. CHURCH unmöglich —, aber doch wesentlich erleichtert[14].

Analog dem Vorgehen in der L-Semantik können auf der Grundlage der bisher angeführten Begriffe zahlreiche weitere K-Begriffe definiert und für sie geltende Theoreme, die dann auch für alle Kalküle gelten und deren syntaktische Struktur aufhellen, abgeleitet werden. Wir beschränken und darauf, diese Begriffe anzuführen.

Ausgehend vom Begriff der K-Implikation kann die *K-Äquivalenz* von $\mathfrak{T}_i$ und $\mathfrak{T}_j$ als wechselseitige K-Implikation definiert werden[15]. Der Begriff „*K-determiniert*" wäre zu definieren als „K-wahr oder K-falsch". Das Gegenstück hiezu wäre der Begriff „*K-indeterminiert*". Es ist klar, daß die Verwendung des Begriffs der K-Determiniertheit wie des Begriffs der Entscheidbarkeit nicht das Bestehen eines mechanischen Verfahrens über Ableitbarkeit und Beweisbarkeit in einem Kalkül voraussetzt. Ein solches allgemeines mechanisches Entscheidungsverfahren ist in reicheren Sprachen (z. B. bereits im niederen Prädikatenkalkül) sogar als unmöglich erkannt worden. Nur eine mechanische Kontrolle eines Beweises bzw. einer Ableitung ist möglich, ihre Entdeckung ist Sache der Intuition.

---

[13] G. GENTZEN [Widerspruchsfreiheit] und [Neue Fassung].

[14] Beispiele von solchen Systemen finden sich z. B. bei KLEENE [Metamathematics], S. 440ff., QUINE [Deduction], [Methods], F. FITCH „Symbolic Logic". Das Buch von FITCH enthält eine Logik, die sowohl von der klassischen wie intuitionistischen etwas abweicht, im übrigen aber ganz nach GENTZENschem Muster aufgebaut ist.

[15] Für Systeme ohne Widerlegungsregeln würde sich dieser Begriff mit dem der Deduktionsgleichheit decken, wie ihn HILBERT-BERNAYS gebrauchen, vgl. [Grundlagen I], S. 149. Die K-Äquivalenz ist daher keineswegs gleichbedeutend mit der Beweisbarkeit eines Äquivalenzsatzes der Objektsprache. Im Aussagenkalkül sind „p" und „$\sim p$", im Funktionenkalkül „Fx" und „$(x)\,Fx$" deduktionsgleich, da wechselseitig auseinander ableitbar; ein zwischen ihnen bestehender Äquivalenzsatz ist dagegen in beiden Fällen nicht beweisbar.

Ebenso können weitere zu den L-Begriffen analoge K-Begriffe durch Definition eingeführt werden: *K-Unverträglichkeit* von $\mathfrak{T}_i$ und $\mathfrak{T}_j$ als K-Falschheit von $\mathfrak{T}_i + \mathfrak{T}_j$; *K-Abhängigkeit* eines $\mathfrak{T}_j$ von $\mathfrak{T}_i$ als K-Unverträglichkeit von $\mathfrak{T}_i$ mit $\mathfrak{T}_j$ oder K-Implikation von $\mathfrak{T}_j$ durch $\mathfrak{T}_i$; *K-Vollständigkeit* eines $\mathfrak{T}_i$ als K-Abhängigkeit jedes $\mathfrak{T}_j$ von $\mathfrak{T}_i$; ferner *K-Perfektheit* einer Satzklasse $\mathfrak{K}_i$, die dann vorliegt, wenn jeder von $\mathfrak{K}_i$ K-implizierte Satz $\mathfrak{S}_j$ Element von $\mathfrak{K}_i$ ist; schließlich kann noch der Begriff „$\mathfrak{T}_i$ ist *K-umfassend*" eingeführt werden, der definiert ist durch „jedes $\mathfrak{T}_j$ ist K-implikat von $\mathfrak{T}_i$". Dieser letztere Begriff wurde meist dazu verwendet, um den Begriff der Widerlegbarkeit ohne eigene Widerlegungsregeln zu definieren. Es wurde nämlich ein $\mathfrak{T}_i$ widerlegbar genannt, wenn jedes $\mathfrak{T}_j$ aus ihm ableitbar ist, und ein Kalkül dann als widerspruchsvoll oder inkonsistent bezeichnet, sofern in ihm ein sowohl beweisbares wie widerlegbares $\mathfrak{T}_i$ vorkommt. In der K-Terminologie würde dies die Identifizierung von „K-umfassend" mit „K-falsch" und die Bezeichnung eines Kalküls dann als inkonsistent bedeuten, wenn dieser Kalkül ein sowohl K-wahres wie K-umfassendes $\mathfrak{T}_i$ enthielte. Ein derartiges Vorgehen wäre jedoch, wie Carnap gezeigt hat, inadäquat; denn es kann z. B. ein Kalkül eine semantische Interpretation in einem System von Sätzen erhalten, die alle L-wahr sind und sich daher wechselseitig L-implizieren. Im Falle der Formalisierung dieses Systems wäre dann die Bedingung erfüllt, daß es in dem System mindestens ein $\mathfrak{T}_i$ gibt, welches einerseits beweisbar ist und aus dem anderseits jedes andere $\mathfrak{T}$ abgeleitet werden kann, das also nach dieser terminologischen Festsetzung widerlegbar, oder, in der K-Terminologie, zugleich K-wahr wie K-falsch wäre. Der Kalkül K selbst müßte dann als widerspruchsvoll oder inkonsistent bezeichnet werden. Es ist jedoch abwegig, dieses Prädikat einem Kalkül zuzuschreiben, bei welchem sich alle Sätze in logisch wahre Aussagen verwandeln, sofern man nur eine geeignete Interpretation vornimmt. Diese Bemerkungen sind natürlich nicht so zu verstehen, als dürfe der Begriff des K-inkonsistenten Kalküls nicht dadurch definiert werden, daß K ein sowohl K-wahres wie K-falsches $\mathfrak{T}_i$ enthält. Vielmehr ist dies die einzige adäquate Definition dieses Begriffs. Nur darf der Begriff „K-falsch" nicht als gleichbedeutend mit „K-umfassend" gesetzt werden, vielmehr ist er mittels einer Widerlegungsregel, welche „unmittelbar K-falsch in K" definiert, einzuführen. Diese Unterscheidung zwischen der Inkonsistenz und der Konsistenz eines Kalküls hat übrigens innerhalb der Semantik kein Gegenstück; denn es kann wohl ein Satz zugleich beweisbar wie widerlegbar sein, niemals jedoch zugleich L-wahr wie L-falsch[16].

Für verschiedene Probleme ist die Analyse des Verhältnisses zwischen einem Kalkül und einem bestimmten seiner Teile, der selbst wieder Kalkülcharakter trägt, von Interesse. Carnap hat hier folgende begriffliche Unterscheidungen vorgenommen. Ein Kalkül K_1 heißt *unmittelbarer*

[16] Für Kalküle K, welche die Negation enthalten, kann die Inkonsistenz von K dadurch definiert werden, daß ein Satz zusammen mit seiner Negation in K beweisbar ist.

Teilkalkül eines Kalküls K_2, wenn K_2 alle Sätze von K_1 enthält und unmittelbare K-Implikation eines $\mathfrak{T}_j$ durch ein $\mathfrak{T}_i$ sowie unmittelbare K-Falschheit eines $\mathfrak{T}_k$ in K_1 dasselbe in K_2 ergibt. Wenn dies dagegen nicht notwendig für unmittelbare K-Implikation und unmittelbare K-Falschheit gilt, jedoch für K-Implikation und K-Falschheit, so heißt K_1 *Teilkalkül* von K_2. K_1 ist darüber hinaus ein *K-regelbewahrender Teilkalkül* von K_2, wenn er ein Teilkalkül von K_2 ist und die K-Implikation sowie K-Falschheit von K_2 auch in K_1 gelten, sofern die dabei vorkommenden $\mathfrak{T}$ auch zu K_1 gehören[17]. Wenn zwei Kalküle wechselseitig unmittelbare Teilkalküle voneinander sind, so werden sie direkt übereinstimmende Kalküle, wenn sie wechselseitig Teilkalküle voneinander sind, übereinstimmende Kalküle genannt.

Von außerordentlicher Wichtigkeit für viele syntaktische Probleme ist der Begriff der *Kalkülisomorphie*, die dann vorliegt, wenn zwischen den Zeichen zweier Kalküle K_1 und K_2 eine derartige eineindeutige Zuordnung besteht, daß die Sätze des einen Systems jeweils Sätzen des anderen zugeordnet sind und K-Implikation zwischen $\mathfrak{T}_i$ und $\mathfrak{T}_j$ sowie K-Falschheit eines $\mathfrak{T}_k$ in K_1 die K-Implikation zwischen $\mathfrak{T}_i'$ und $\mathfrak{T}_j'$ sowie K-Falschheit von $\mathfrak{T}_k'$ in K_2 nach sich zieht und umgekehrt, wobei ein $\mathfrak{T}_l'$ von K_2 stets das dem $\mathfrak{T}_l$ von K_1 auf Grund der Isomorphie zugeordnete Gebilde ist. Dieser Begriff wird z. B. dort notwendig, wo man über ein bestimmtes System K, das man in verschiedenster Weise syntaktisch aufbauen kann (wie etwa den Aussagenkalkül) Aussagen formulieren und Theoreme beweisen will, die für sämtliche Arten des Aufbaues gelten.

X. Beziehungen zwischen Semantik und Syntax

Die Formalisierung einer bestimmten Theorie geht in der Weise vor sich, daß von der Bedeutung der sprachlichen Ausdrücke, die in der Theorie vorkommen, abstrahiert und die Theorie als ein reiner Kalkül aufgebaut wird. Man kann dann umgekehrt von diesem formalisierten syntaktischen System K zu einem solchen übergehen, in welchem den Ausdrücken, insbesondere auch den Sätzen, Extensionen und Intensionen zugeordnet sind, also ein inhaltliches Verständnis der Ausdrücke gegeben wird. Diese inhaltliche Interpretation von K besteht darin, daß man K ein semantisches System S zuordnet. Semantische Systeme können also als Interpretationen von Kalkülen gedeutet werden. Dabei muß das zur Interpretation verwendete semantische System mindestens dieselben Sätze enthalten, die im Kalkül vorkommen.

Die wichtigste Art von Interpretationen ist die wahre. Sie ist dann gegeben, wenn die beiden K-Grundbegriffe von K („unmittelbares K-Im-

[17] Bei einem nicht K-regelbewahrenden Teilkalkül K_1 von K_2 kann es dagegen sehr wohl der Fall sein, daß, um in der üblichen Terminologie zu sprechen, in K_2 z. B. zwischen zwei Sätzen eine Ableitungsbeziehung besteht, ohne daß dies in K_1 der Fall ist, obwohl diese beiden Sätze zu K_1 gehören. Nur die Umkehrung dieses Verhältnisses wird hier gefordert.

plikat" und „unmittelbar K-falsch") in die entsprechenden semantischen Begriffe (also in die gewöhnliche Implikation und Falschheit im semantischen Sinne) übergehen. Die Umformulierung der ursprünglichen syntaktischen Terminologie in die K-Terminologie hatte gerade den Zweck, diese Art von Interpretation eines Kalküls in einfacher Weise beschreiben zu können. Wir können also definieren:

D_1. S ist eine Interpretation des Kalküls $K =_{Df}$ jeder Satz von K kommt im semantischen System S vor.

D_2. S ist eine *wahre Interpretation* von $K =_{Df}$

1. S ist eine Interpretation von K,
2. wenn $\mathfrak{T}_i \underset{\text{uK}}{\longrightarrow} \mathfrak{T}_j$[1] in K, dann $\mathfrak{T}_i \rightarrow \mathfrak{T}_j$ in S,
3. ein unmittelbar K-falsches $\mathfrak{T}_i$ in K ist falsch in S.

Aus dieser Definition ergibt sich zunächst, daß eine Ableitung mit der Prämissenklasse $\mathfrak{K}_j$ in K zur Implikation in S wird: Es existiere in K eine Ableitung mit der Prämissenklasse $\mathfrak{K}_j$. Die Behauptung folgt mittels vollständiger Induktion. 1. Der erste Satz der Ableitung ist Implikat von $\mathfrak{K}_j$. Denn entweder ist er Element von $\mathfrak{K}_j$, dann folgt die Behauptung sofort. Oder er ist ein unmittelbares K-Implikat von Λ; dann ist er wegen D_2 2. ein Implikat von Λ, also wahr und daher ein Implikat von $\mathfrak{K}_j$. 2. Wenn jeder Satz, der $\mathfrak{S}_m$ in der Ableitung vorangeht, ein Implikat von $\mathfrak{K}_j$ ist, so ist auch $\mathfrak{S}_m$ ein Implikat von $\mathfrak{K}_j$. Denn entweder gilt für $\mathfrak{S}_m$ dasselbe wie unter 1. oder $\mathfrak{S}_m$ ist unmittelbares K-Implikat einer ihm vorangehenden Klasse von Sätzen. In diesem letzten Falle ergibt sich die Behauptung aus D_2 2., der Transitivität der Implikation und den beiden Sätzen „wenn $\mathfrak{K}_i \subset \mathfrak{K}_j$, dann $\mathfrak{K}_j \rightarrow \mathfrak{K}_i$" und „$\mathfrak{T}_i$ impliziert $\mathfrak{K}_j$ dann und nur dann, wenn $\mathfrak{T}_i$ jeden Satz von $\mathfrak{K}_j$ impliziert"[2]. Insbesondere werden in der wahren Interpretation alle Axiome zu wahren Sätzen. Ferner wird K-Falschheit (Widerlegbarkeit) in K zu Falschheit in S; denn wenn $\mathfrak{T}_j$ unmittelbar K-falsch in K und ableitbar aus $\mathfrak{T}_i$ ist ($\mathfrak{T}_i$ also K-falsch in K), so wird $\mathfrak{T}_j$ wegen D_2 3. falsch in S und wegen der eben gemachten Feststellung über die Verwandlung von „Ableitung in K" in „Implikation in S": $\mathfrak{T}_i \rightarrow \mathfrak{T}_j$, also $\mathfrak{T}_i$ falsch in S. Aus diesem und dem vorangehenden Ergebnis folgt weiter, daß K-Implikation in K zu Implikation in S und jeder beweisbare wie K-wahre Satz wahr in S wird. Die Bezeichnung „wahre Interpretation" ist damit nachträglich gerechtfertigt; denn alle Axiome wie Theoreme von K stellen sich als wahre Sätze von S heraus.

Es ist klar, daß eine derartige wahre Interpretation nur für einen konsistenten Kalkül möglich ist. Ein inkonsistenter Kalkül enthält ja zugleich ein K-wahres wie ein K-falsches $\mathfrak{T}_i$, welches in S zugleich wahr wie falsch sein müßte, was aber ausgeschlossen ist.

---

[1] Dies ist die symbolische Abkürzung des Satzes „$\mathfrak{T}_j$ ist unmittelbares K-Implikat von $\mathfrak{T}_i$".

[2] Die hier angeführten Relationen haben natürlich alle semantischen Charakter.

Das Gegenstück zur wahren Interpretation ist die falsche. Dieser Begriff kann einfach durch Negation definiert werden: eine *falsche Interpretation* eines Kalküls K ist eine solche, die nicht wahr ist. Es muß also in diesem Falle mindestens eine der beiden Bedingungen 2. oder 3. von D_2 verletzt sein. Entweder wird also trotz der unmittelbaren K-Implikation von $\mathfrak{T}_j$ durch $\mathfrak{T}_i$ das letztere wahr und zugleich $\mathfrak{T}_j$ falsch in S oder ein unmittelbar K-falsches $\mathfrak{T}_i$ wird wahr in S. Eine solche Interpretation kann, in der üblichen Terminologie ausgedrückt, in drei Fällen vorliegen: entweder tritt ein inhaltlich falscher Satz von S in K als Axiom auf oder eine Schlußregel von K führt in S von wahren zu falschen Sätzen oder ein wahrer Satz von S wird auf Grund der Widerlegungsregel von K unmittelbar widerlegbar oder widerlegbar. Ein derartiger Umstand, wonach ein System S eine falsche Interpretation eines Kalküls K ist, reicht natürlich nicht aus, um den Kalkül K selbst zu verwerfen. Es kann z. B. der Fall sein, daß man zunächst glaubt, man habe für ein axiomatisches System K eine wahre Interpretation S (ein Modell) gefunden. Später stellt sich jedoch heraus, daß das Korrelat eines in K auftretenden Axioms oder eines aus einem solchen ableitbaren Satzes falsch in S ist. Daraus folgt dann nur, daß S kein Modell von K sein kann, nicht hingegen, daß sich derartige Modelle überhaupt nicht finden lassen. Solange K nicht inkonsistent ist, besteht immer eine solche Möglichkeit. Sollte K dagegen inkonsistent sein, so folgt daraus wohl, daß K nicht zur Formalisierung einer wissenschaftlichen Theorie verwendet werden kann; aber selbst in diesem Falle kann das Studium von K sich aus bestimmten logischen Gründen als zweckmäßig erweisen, so daß K, obzwar als inkonsistent erkannt, doch nicht von vornherein verworfen, sondern näher analysiert wird. Anderseits sichert die Konsistenz von K nicht, daß ein „reales Modell" dafür tatsächlich gefunden werden kann.

Die beiden erwähnten Interpretationsarten von Kalkülen finden ihre Verschärfung in den L-wahren und L-falschen Interpretationen. *L-wahr* wird eine Interpretation S von K dann genannt, wenn die unmittelbare K-Implikation in K zur L-Implikation in S wird [in der üblichen Terminologie: wenn Ableitungen (Kalkülbegriff!) in K logische Folgerungen in S (semantischer Begriff!) darstellen] und jedes unmittelbar K-falsche $\mathfrak{T}_i$ von K L-falsch in S wird. Hier kommt es zu analogen Ergebnissen wie innerhalb der wahren Interpretation[3], nur daß überall eine L-Präfix zu setzen ist. Ohne Schwierigkeiten macht man sich klar, daß im Falle einer solchen L-wahren Interpretation die Axiome von K (= die unmittelbaren K-Implikate von $\wedge$) zu L-wahren Sätzen in S werden, daß Ableitung und K-Implikation in K zu L-Implikation in S wird, daß K-falsche (widerlegbare) $\mathfrak{T}$ L-falsch in S werden und beweisbare wie K-wahre Sätze von K sich in L-wahre von S verwandeln.

Eine *L-falsche Interpretation* liegt vor, wenn entweder ein K-falsches $\mathfrak{T}_i$ von K L-wahr in S wird oder für mindestens ein Paar $\mathfrak{T}_i$, $\mathfrak{T}_j$, so daß

[3] Und zu einigen weiteren Ergebnissen, da gewissen L-semantischen Begriffen keine semantischen Grundbegriffe entsprechen. So z. B. ergibt sich jetzt, daß die K-determinierten Sätze von K L-determiniert in S werden.

$\mathfrak{T}_i \underset{K}{\rightarrow} \mathfrak{T}_j$ in K, zugleich $\mathfrak{T}_i$ L-wahr in S und $\mathfrak{T}_j$ L-falsch in S wird[4]. Eine solche L-falsche Interpretation liegt insbesondere dann vor, wenn ein Axiom von K oder ein beweisbarer Satz von K L-falsch in S wird oder wenn eine Ableitung in K in der Interpretation S von einem L-wahren zu einem L-falschen Satz führt oder schließlich, wenn ein auf Grund einer Widerlegungsregel in K unmittelbar widerlegbares $\mathfrak{T}_i$ L-wahr in S wird.

So wie bereits früher jene Begriffe, welche Merkmale von synthetischen Sätzen bezeichnen, also die S-Begriffe, durch Bejahung des betreffenden Grund- und Verneinung des L-Begriffs definiert wurden, so kann auch von *S-wahrer* und *S-falscher Interpretation* eines Kalküls gesprochen werden, wenn die Interpretation wahr, aber nicht L-wahr bzw. falsch, aber nicht L-falsch ist.

Als Beispiel einer semantischen Interpretation eines Kalküls können wir wiederum das System S_1 (S. 47) verwenden, welches im Rahmen der Syntax formalisiert, d. h. als Kalkül dargestellt worden ist (S. 185f.). Es läßt sich leicht zeigen, daß S_1 eine wahre und darüber hinaus eine L-wahre Interpretation von K_1 darstellt. Dabei sind die auf S. 106 für das System S_1 definierten L-Begriffe jetzt heranzuziehen.

Zunächst läßt sich sofort feststellen, daß auf Grund der Wahrheitsregeln für Molekularsätze von S_1 (Regeln 4 von S. 48) alle Axiome wahr und darüber hinaus L-wahr sind. Für S_1 gilt daher stets: $\Lambda \rightarrow \mathfrak{S}_i$ und $\Lambda \underset{L}{\rightarrow} \mathfrak{S}_i$, sofern $\mathfrak{S}_i$ eines der Axiome von K_1 ist. Auch für die zweite Aufbauform von K_1 (System K_1') gilt also, daß die Interpretation bezüglich der Axiome L-wahr ist; denn die Axiome waren dort als unmittelbar ableitbar aus der leeren Satzklasse Λ (= als unmittelbare K-Implikate der leeren Satzklasse) eingeführt worden und diese Relation wird in S_1 zur L-Implikation. Da der Begriff der unmittelbaren Ableitbarkeit (unmittelbaren K-Implikation) aber auch bei der Formulierung der Schlußregel Verwendung findet, muß wegen der Definition der wahren bzw. L-wahren Interpretation auch noch diese letztere überprüft werden. Wenn wir wieder $\mathfrak{R}_j = \{\sim \mathfrak{S}_k \vee \mathfrak{S}_i, \mathfrak{S}_k\}$ setzen, so muß die Relation $\mathfrak{R}_j \underset{uK}{\longrightarrow} \mathfrak{S}_i$ von K_1 zu $\mathfrak{R}_j \rightarrow \mathfrak{S}_i$ bzw. $\mathfrak{R}_j \underset{L}{\rightarrow} \mathfrak{S}_i$ in S_1 werden. Wir überprüfen zunächst die Frage, ob S_1 eine wahre (und nicht unbedingt L-wahre) Interpretation ist. Falls $\mathfrak{R}_j$ falsch ist, so ergibt sich die bejahende Antwort auf triviale Weise (ein falsches $\mathfrak{T}_i$ impliziert jedes andere). Es ist also nur der Fall der Wahrheit von $\mathfrak{R}_j$ näher zu überprüfen. Die Wahrheit von $\mathfrak{R}_j$ bedeutet Wahrheit von $\mathfrak{S}_k$ und von $\sim \mathfrak{S}_k \vee \mathfrak{S}_i$[5]. $\sim \mathfrak{S}_k$ muß dann falsch

[4] Man darf hier nicht wie bei den anderen Fällen der Interpretation von den Begriffen „unmittelbar K-falsch" und „unmittelbares K-Implikat" ausgehen, da es möglich ist, daß erst durch eine längere Schlußkette in K, bei welcher mehrere Ableitungsregeln von K zur Anwendung gelangen, aus einem in S L-wahren ein in S L-falscher Satz abgeleitet wird, während die unmittelbare K-Implikation nie von einem L-wahren zu einem L-falschen Satz führt. Dies ist offenbar nur dann möglich, wenn zwischen dem L-wahren und dem L-falschen Satz in der Ableitungskette irgendwo ein synthetischer Satz vorkommt.

[5] Es möge wieder beachtet werden, daß eine Satzklasse nur dann als wahr definiert wurde, wenn alle in ihr vorkommenden Sätze wahr sind.

sein. Auf Grund der Regel 4 d von S_1 kann daher $\sim \mathfrak{S}_k \vee \mathfrak{S}_i$ nur dann wahr sein, wenn auch $\mathfrak{S}_i$ wahr ist. Also wird $\mathfrak{S}_i$ von $\mathfrak{K}_j$ impliziert. Hinsichtlich der Schlußregel ist also das Resultat ein positives. Für das System K_1' ist noch die Widerlegungsregel zu überprüfen. Die dort als unmittelbar widerlegbar festgesetzte Satzklasse muß gemäß der Definition der wahren semantischen Interpretation eines Kalküls falsch in S_1 werden. Dies ist auch tatsächlich der Fall, da die in dieser Klasse enthaltenen Sätze wechselseitig Negationen voneinander sind, so daß, wenn der erste wahr ist, der zweite falsch sein muß und umgekehrt; d. h. aber, die ganze Satzklasse ist auf alle Fälle falsch.

Die Überprüfung der Frage, ob S_1 auch eine L-wahre Interpretation ist, kann auf die Schlußregel und bezüglich des Systems K_1' auf die Widerlegungsregel beschränkt werden; denn wir haben bereits gesehen, daß die Axiome von K_1 L-wahr in S_1 werden. Die Wahrheitstabelle für $\mathfrak{K}_j$ ergibt, daß nur für die erste Zeile der Wert „wahr" herauskommt, also nur für jenen Fall, wo sowohl $\mathfrak{S}_i$ wie $\mathfrak{S}_k$ wahr ist (s. Anmerkung 5). $\mathfrak{S}_i$ wird also auf Grund der semantischen Regel für die L-Implikation (Regel 5 e, S. 106) von $\mathfrak{K}_j$ L-impliziert. Unmittelbare K-Implikation von K_1 verwandelt sich also tatsächlich in L-Implikation von S_1. Für K_1' ergibt sich nun, daß die als unmittelbar widerlegbar festgesetzte Satzklasse L-falsch in S_1 werden muß, da sie den Wert „falsch" in jeder Zeile ihrer Wahrheitstabelle enthält. Damit ist der Nachweis erbracht, daß S_1 eine L-wahre Interpretation von K_1 bzw. K_1' ist.

Nehmen wir nun an, daß der Satz „$P_1(b)$" als weiteres Axiom in den Kalkül K_1 aufgenommen wird. Dieser Satz ist sicherlich nicht logisch wahr. S_1 ist also nach Aufnahme dieses Satzes in K_1 keine L-wahre Interpretation mehr. Sollte sich herausstellen, daß die durch „Peter" bezeichnete Person wirklich blauäugig ist, so würde der Satz in S_1 wahr werden und S_1 also, da sich ja im übrigen nichts geändert hat, eine wahre, obzwar nicht L-wahre, also S-wahre Interpretation des Kalküls K_1 darstellen. Sollte sich jedoch auf Grund einer empirischen Feststellung ergeben, daß Peter nicht blauäugig ist, so würde der als Axiom in K_1 zusätzlich aufgenommene Satz falsch in S_1 werden, obzwar natürlich wieder nicht L-falsch, und S_1 wäre eine S-falsche Interpretation von K_1.

Wenn dagegen sowohl der Satz „$P_1(b)$" sowie „$\sim \mathrm{P}_1(b)$" als weitere Axiome in K_1 aufgenommen werden, dann wird S_1 eine L-falsche Interpretation. Denn die beiden Sätze sind dann K-wahr in K_1, also, wie man sich leicht überlegt, auch die aus ihnen bestehende Klasse {„$P_1(b)$", „$\sim \mathrm{P}_1(b)$"}. Diese Klasse ist aber L-falsch in S_1. Es gilt also einerseits wegen der Definition der K-Wahrheit $\Lambda \underset{K}{\rightarrow}$ {„$P(b)$", „$\sim \mathrm{P}_1(b)$"} in K_1 (bzw. K_1'), während in S_1 das Implikans Λ L-wahr, das Implikat dagegen L-falsch würde. Die Bedingung für das Vorliegen einer L-falschen Interpretation ist somit erfüllt. Der Kalkül K_1' wird übrigens durch die Hinzufügung der beiden Sätze als Axiome inkonsistent, da die Klasse {„$P_1(b)$", „$\sim P_1(b)$"} einerseits K-wahr wird, anderseits wegen der für K_1' geltenden Widerlegungsregel K-falsch.

Während bei der Frage der Interpretation von Kalkülen ein System K den Ausgangspunkt bildet, dem dann ein semantisches System S zugeordnet wird, kann man auch von der umgekehrten Betrachtung ausgehen: es wird ein System S vorgegeben und ein Kalkül K ist zu konstruieren, in welchem die semantischen Eigentümlichkeiten von S in syntaktischer Weise wiedergegeben werden sollen. Dies kann natürlich nicht für alle semantischen Prädikate und Relationen gelten; denn z. B. die Relation der Bezeichnung oder L-Bezeichnung läßt sich nicht formal abbilden. Dagegen kann die Wahrheit oder L-Wahrheit in S durch K-Wahrheit in K, die L-Implikation in S durch K-Implikation in K usw. wiedergegeben werden. Um dann zu überprüfen, ob ein solcher Kalkül wirklich das Gewünschte leistet und im Einklang mit einem vorgegebenen semantischen System steht, kann man jedoch auf die bisherigen Begriffe zurückgreifen; denn man wird einen Kalkül K dann und nur dann als im Einklang mit einem semantischen System S befindlich erklären, wenn sich S als wahre Interpretation von K herausstellt. Zwei spezielle Fälle sind dann jene, in denen sich die K-Begriffe von K mit den semantischen Grundbegriffen von S oder mit den L-Begriffen von S decken. Im ersten Falle kann man K einen das System S erschöpfenden, im zweiten Falle einen das System S L-erschöpfenden Kalkül nennen[6].

XI. Semantik, Quantifikationstheorie und Metamathematik

1. Intuitive Betrachtungen

Wir wollen im folgenden in intuitiver Weise einige fundamentale Begriffe erläutern, die in der Metamathematik oder Beweistheorie eine wichtige Rolle spielen. Von „intuitiven Betrachtungen" sprechen wir deshalb, weil wir jene Kalküle, auf die sich diese Begriffe beziehen, gar nicht im Detail aufbauen und somit natürlich auch nicht Beweise von metamathematischen Theoremen geben können. Dagegen dürfte diese Erläuterung genügen, um die Funktion der syntaktischen und semantischen Begriffe in derartigen Betrachtungen klarzulegen und den Zweck beweistheoretischer Untersuchungen sowie den Sinngehalt einiger bedeutender metamathematischer Theoreme zu verstehen. In einem zweiten Teil soll dann wenigstens für die Quantifikationstheorie ein präziser Aufbau der Semantik skizziert werden.

Das System, auf welches wir uns zunächst beziehen, soll zwei Gebiete umfassen: die Theorie der Wahrheitsfunktionen und den sogenannten niederen Prädikaten- oder Funktionenkalkül, auch Quantifikationstheorie genannt. Die Theorie der Wahrheitsfunktionen oder Aussagenlogik enthält die üblichen logischen Konstanten „$\sim$", „$\vee$", „$.$", „$\supset$", „$\equiv$", die bekanntlich auf eine einzige reduziert werden können. Die Quantifikationstheorie behandelt darüber hinaus Generalisationen mittels

[6] Bezüglich der Ableitung von Theoremen für erschöpfende bzw. L-erschöpfende Kalküle vgl. CARNAP [Semantics], S. 219ff.

des All- und Existenzquantors „(x)“ und „(Ex)“. Prädikate mit einer Variablen sind symbolische Repräsentanten von Ausdrücken, welche Eigenschaften bezeichnen; Prädikate mit mehreren angehängten Variablen vertreten dagegen Ausdrücke, welche zwei- oder mehrstellige Relationen repräsentieren. Die Designata solcher Ausdrücke haben wir früher im Anschluß an die Terminologie CARNAPS unter dem Namen „Attribute“ zusammengefaßt. Konkrete Prädikatausdrücke benötigt man jedoch weder für den kalkülmäßigen Aufbau der Quantifikationstheorie, noch für metalogische Untersuchungen, die sich auf die Quantifikationstheorie als solche beziehen; denn bei den Fragen nach Allgemeingültigkeit, Erfüllbarkeit usw. von Formeln ist das Vorliegen dieser Eigenschaften unabhängig davon gemeint, was für konkrete Prädikatausdrücke an den entsprechenden Stellen der Formeln eingesetzt werden. Es fragt sich, wie die erforderliche Allgemeinheit der Darstellung erreichbar ist. Im Prinzip gibt es drei Wege. Entweder man führt in die Metatheorie eine Symbolik ein, die es gestattet, über Sätze, Prädikatausdrücke, Formeln der formalisierten Objektsprache im allgemeinen zu reden. Diese Symbolik besteht in der Verwendung metasprachlicher Namensvariablen, die sich auf unbestimmt gelassene Ausdrücke der Objektsprache beziehen: Also etwa „$\mathfrak{S}$“ als Bezeichnung irgendeines Satzes der Objektsprache, „$\mathfrak{pr}_4$“ als Bezeichnung irgendeines Prädikates der Objektsprache usw. Der zweite Weg besteht darin, daß man innerhalb der Objektsprache verbleibt, jedoch neben den Symbolen für konkrete Sätze, konkrete Prädikate usw. entsprechende Variable einführt, für welche gegebenenfalls die zugehörigen Konkreta eingesetzt werden können: also etwa Verwendung der kleinen lateinischen Buchstaben aus der Mitte des Alphabets „p“, „q“, „r“, ... als Satzvariable, großer lateinischer Buchstaben mit angefügten kleinen lateinischen Buchstaben aus dem Ende des Alphabets, welche Individuenvariable repräsentieren, als Prädikatvariable, wie etwa „Fx“, „Gxy“, „$Rxyz$“, ..., wobei die Zahl n der angefügten kleinen Buchstaben anzeigt, daß diese Prädikatvariable für einen n-gliedrigen Prädikatausdruck zu stehen hat. Die „x“, „y“, „z“, ... stehen dabei als Individuenvariable für beliebige konkrete Individuenbezeichnungen und sie sind es auch, die mittels All- und Existenzquantoren gebunden werden. Der dritte Weg besteht darin, daß man dieselbe Symbolik verwendet wie im letztgenannten Falle, sie jedoch anders deutet. Die „p“, „q“, ... sowie „F“ und „G“ in „Fx“, „Gxy“, ... werden nicht als Variable der Objektsprache, sondern gewissermaßen als Attrappen oder Schablonen von Aussagen bzw. Prädikaten angesehen, durch die man die äußere Gestalt von Sätzen symbolisch nachzeichnet[1]. Der Unterschied gegenüber der vorletzten Interpretation tritt an der verschiedenen Funktion der Individuenvariablen deutlich in Erscheinung. Im einen Falle stellen die Prädikatbuchstaben nur eine besondere Art von Variablen dar, die alle ebenso wie Konstante in Sätzen vorkommen können, etwa durch Bindung mittels

---

[1] Der erste Weg ist im wesentlichen der CARNAPS, der zweite jener, den wir z. B. bei HILBERT-BERNAYS [Grundlagen I] antreffen, und der dritte jener, den QUINE in [Methods] zur Anwendung bringt.

eines Allquantors (wir sprechen nicht nur über *alle* individuellen *Dinge* bestimmter Art, sondern etwa auch über *alle Eigenschaften*). Nach der dritten der genannten Interpretationsweisen können dagegen nur die Symbole „x", „y", „z", ... in Sätzen vorkommen, da nur sie Variable sind. Die übrigen Ausdrücke halten als Satz- oder Prädikatschablonen nur die Stelle für Sätze oder Prädikatausdrücke frei. Wir wollen uns für den vorliegenden Zweck der dritten, auf QUINE zurückgehenden Deutung anschließen. In der formalen Darstellung in 2. werden wir jedoch auf die zweite Deutung zurückgreifen.

Wir gehen nun zur Schilderung der semantischen Begriffe, die für ein derartiges System relevant sind, über. Dabei soll der Begriff „wahr" den Basisbegriff bilden, auf den die übrigen Begriffe bezogen werden. Wir wissen von früher her, daß beim exakten Aufbau eines Systems semantischer Begriffe, in welchem auch Generalisationen vorkommen, ein solcher Weg einzuschlagen ist, daß zunächst andere semantische Termini eingeführt werden und der Wahrheitsbegriff definitorisch auf sie zurückgeführt wird. Ferner wollen wir vorläufig eine Beschränkung auf die „einheitliche einstellige Prädikatenlogik" vornehmen, bei der nur einstellige Prädikatenschemata „Fx", „Gx", ... und nur die einzige Variable „x" vorkommen[2]. In terminologischer Hinsicht treffen wir die folgende Festsetzung: „p", „q", ... heißen Satzbuchstaben; „Fx", „Gxy", ... heißen Prädikatenschemata; Ausdrücke, die aus Satzbuchstaben und Prädikatenschemata mittels logischer Konstanten und Quantoren in zulässiger Weise gebildet werden, sollen Formeln genannt werden; enthält eine Formel freie Variable, so verwenden wir die Bezeichnung „offenes Quantifikationsschema", ansonsten „geschlossenes Quantifikationsschema". „$p.(x) Fx$" z. B. ist geschlossen — „p" wird ja von uns nicht als Variable gedeutet —, „$(x) Fx \supset Fy$" hingegen offen. Diesen beiden Fällen entsprechen bei einer bestimmten Interpretation offene und geschlossene Sätze.

Einer der wichtigsten semantischen Begriffe, die einem solchen System zugeordnet werden können, ist der Begriff der *Allgemeingültigkeit*. Soweit die betrachteten Formeln nur Satzbuchstaben enthalten, reduziert sich dieser Begriff auf die wahrheitsfunktionelle Gültigkeit, d. h. eine Formel ist in diesem Falle gültig dann und nur dann, wenn sie wahr bleibt, unabhängig davon, welche Interpretation der in ihr vorkommenden Satzbuchstaben „p", „q", ... durch konkrete Sätze man vornimmt. Analog kann man definieren, daß ein geschlossenes Quantifikationsschema dann und nur dann gültig ist, wenn es wahr bleibt, unabhängig davon, wie man die darin vorkommenden Prädikatenschemata „Fx", „Gx", ... interpretiert. Es fragt sich nur, was hier unter Interpretation

---

[2] Dies ist kein überflüssiger Zusatz; denn eine Formel wie z. B. „$(Ey)((x) Fx \supset Gy)$" enthält nur einstellige Schemata, jedoch zwei verschiedene Individuenvariable. Im Rahmen der allgemeinen Quantifikationstheorie läßt sich jedoch zeigen, daß derartige Schemata gegenüber jenen, die nur eine einzige Variable enthalten, nichts Neues bieten.

verstanden werden soll[3]. Eine Möglichkeit wäre die, daß man darunter die Einsetzung konkreter offener Sätze für die Prädikatenschemata (und natürlich konkreter geschlossener Sätze für die Satzbuchstaben) versteht. Man kann sagen, daß ein offener Satz *für* ein bestimmtes Ding *wahr* oder *falsch* sei. Dies ist so gemeint, daß der fragliche offene Satz bei Ersetzung der in ihm vorkommenden Individuenvariablen durch eine Bezeichnung des betreffenden Dinges in einen wahren oder falschen geschlossenen Satz übergeht. Man kann den Begriff der Interpretation daher auch so bestimmen, daß man jedem Prädikatenschema eine logische Funktion zugeordnet denkt, die eine sich auf denselben Individuenbereich erstreckende Variable enthält und jedem Gegenstand des Bereiches entweder den Wert wahr oder falsch zuordnet[4]. In beiden Fällen wird dadurch eine Klasse von Gegenständen des Bereiches positiv als die dem Prädikatenschema zugeordnete Extension ausgezeichnet. Offene Sätze, logische Funktionen sowie Klassen scheinen daher in gleicher Weise zur Explikation des Begriffs der Interpretation verwendet werden zu können. Dies gilt jedoch nicht mehr, sobald wir von einer bestimmten Interpretation zu einer generellen Aussage über *alle* Interpretationen oder *jede* Interpretation übergehen. Wenn wir z. B. eine Wendung wie „jede Interpretation des Prädikatenschemas ‚Gx'" einmal als „jede zum Individuenbereich gehörige Klasse, die als Extension von ‚Gx' gewählt wird" und das andere Mal als „jeder offene Satz, der als Substitut für ‚Gx' gewählt werden kann" deuten, so kann dadurch eine Abweichung entstehen. Wir wissen nämlich wohl, daß jeder offene Satz zugleich eine Klasse von Objekten des Bereiches festlegt, nämlich jene Klasse, von deren Einzelgegenständen er wahr ist. Hingegen ist es nicht sicher, daß auch jeder Klasse von Objekten des Bereiches ein offener Satz entspricht. Das letztere ist sogar sicherlich nicht möglich, wenn der Bereich aus unendlich vielen Objekten besteht. Denn obwohl unsere Zeichen- und Formregeln die Bildung von unendlich vielen Formeln zulassen können, so verbleiben wir dabei doch immer im abzählbar Unendlichen. Die Zahl der Klassen von Objekten unseres Bereiches ist jedoch nicht mehr abzählbar (Theorem von CANTOR), weshalb nicht jeder dieser Klassen ein offener Satz entsprechen kann. Es ist daher von vornherein empfehlenswert, die Redewendung „jede Interpretation" im Sinn von „jede als Extension gewählte Klasse" zu verstehen. Daher stammt auch der Ausdruck „mengentheoretische Prädikatenlogik", der für derartige Betrachtungen bisweilen verwendet wird. Die Ausdrücke „Menge" und „Klasse" sind natürlich hier als gleichbedeutend anzusehen. Durch diese extensionale Deutung des Begriffs der Interpretation befreien wir uns von den Unzulänglichkeiten jedes auch noch so reichen Vokabulars.

Mit dieser Fassung des Begriffs der Interpretation können wir dann die ursprüngliche Formulierung der Allgemeingültigkeit beibehalten. Dagegen erfordert der Begriff des zugrunde liegenden Bereiches der Gegen-

---

[3] Vgl. zum Folgenden auch QUINE [Methods], S. 94ff. sowie S. 135ff.

[4] Dies ist das Vorgehen in der sogenannten mengentheoretischen Prädikatenlogik bei HILBERT-BERNAYS [Grundlagen I], S. 126ff.

stände oder des Individuenbereiches noch eine eigene Betrachtung. Der oben definierte Begriff der Allgemeingültigkeit ist ja noch immer davon abhängig, was für eine Wahl man hinsichtlich dieses Bereiches vornimmt. Wenn es sich um die Formulierung einer bestimmten Theorie handelt, dann wird diese Wahl von dem betreffenden einzelwissenschaftlichen Gesichtspunkt aus vorgenommen. Als ein derartiges „Universum der Betrachtung"[5] können wir die natürlichen Zahlen, die Gesamtheit der Lebewesen, die Raum-Zeit-Punkte der physikalischen Realität wählen usw. Für rein logische Betrachtungen ist es charakteristisch, daß sie sich auf keine dieser bestimmten Wahlen festlegen. Im Begriff der Allgemeingültigkeit soll gerade dies zum Ausdruck kommen, daß die fragliche Formel bei jeder Interpretation wahr bleibt, welchen Gegenstandsbereich auch immer wir dabei zugrunde legen. Wir müssen also „für jede Wahl eines Gegenstandsbereiches" in die Definition der Allgemeingültigkeit einfügen. Damit ist dieser Begriff aber nur für geschlossene Schemata festgelegt worden. Eine unmittelbare Übertragung auf den Fall eines offenen Schemas ist deshalb nicht möglich, weil dieses auch nach Interpretation aller Prädikatenschemata nicht eine wahre oder falsche Aussage ergibt, sondern selbst nur einen offenen Satz, der von bestimmten Dingen wahr oder falsch sein kann bzw. eine Klasse, zu der bestimmte Dinge gehören oder nicht gehören. Wenn wir dennoch den Begriff der Allgemeingültigkeit auch hier anwenden wollen, so müssen wir verlangen, daß das offene Schema bei sämtlichen Interpretationen in bezug auf den beliebig gewählten Bereich für alle Objekte des Bereiches wahr sein soll. Dies läuft darauf hinaus, daß die Allgemeingültigkeit eines offenen Schemas dasselbe besage wie die Allgemeingültigkeit des entsprechenden geschlossenen Schemas mit vorangestelltem Allquantor. Schließlich ist noch zu berücksichtigen, daß auch Satzbuchstaben im Schema vorkommen können. Für diesen Fall ist dann in die Definition des Begriffs der Allgemeingültigkeit die weitere Bestimmung mit aufzunehmen „für jede beliebige Wahl von Wahrheitswerten für die einzelnen Satzbuchstaben".

Es möge nicht übersehen werden, daß innerhalb des so gefaßten Begriffs der Allgemeingültigkeit eines Quantifikationsschemas an drei verschiedenen Stellen eine *unendliche* Gesamtheit eine Rolle spielen kann. Zunächst einmal sind unendlich viele Bereiche von Objekten als Interpretationsgrundlage ins Auge zu fassen, angefangen von jenem, der nur ein einziges Element enthält[6], bis zu jenen Bereichen, die unendlich viele Elemente aufweisen. Die Allgemeingültigkeit soll ja Gültigkeit für *alle* diese Bereiche bedeuten. Im Falle des unendlichen Bereiches haben wir es außerdem mit einer unendlichen Anzahl von Objekten, auf die sich die Formeln beziehen, zu tun. Schließlich ist die Anzahl der Interpretationen eines Prädikatenschemas, d. h. die Zuordnung von Klassen als

[5] Um eine zu große Monotonie in der Ausdrucksweise zu vermeiden, sollen im folgenden die Ausdrücke „Universum", „Individuenbereich", „Gegenstandsbereich" und „Objektbereich" als bedeutungsgleich verwendet werden.

[6] Auf den leeren Bereich (= Bereich ohne Elemente) kommen wir sofort noch zu sprechen.

Extensionen zu diesem Schema, für einen unendlichen Objektbereich überabzählbar unendlich groß. Auch dies ist wichtig zu betonen, daß für die verschiedenen Bereiche, soweit sich in logischer Hinsicht zwischen ihnen überhaupt ein Unterschied ergibt, nur die Anzahl der in ihnen vorkommenden Objekte entscheidend ist, nicht dagegen deren qualitative Beschaffenheiten.

Von den unendlich vielen möglichen Bereichen von Gegenständen, die man der Betrachtung zugrunde legen kann, sondern sich drei Gruppen voneinander ab: der *leere* Bereich, die *endlichen* und die *unendlichen* Bereiche. Der leere Bereich fällt nur durch „unanständiges Verhalten" auf, weshalb wir ihn von vornherein ausscheiden. Während es nämlich Schemata gibt, die sich für jede Interpretation in jedem beliebigen Bereich als gültig erweisen, gibt es viele andere, die sich nur für jeden nicht leeren Bereich als gültig herausstellen. Ein Beispiel dafür ist das Schema „$(x)\,Gx \supset (Ex)\,Gx$" (R). Daß diese Formel bei jeder Interpretation von „Gx" in jedem nicht leeren Bereich wahr wird, ist klar, denn entweder umfaßt die in der Interpretation dem „Gx" zugeordnete Gegenstandsklasse nicht alle Objekte des Bereiches, dann ist das „$(x)\,Gx$" falsch und die Aussage deshalb wahr, oder diese Klasse umfaßt das ganze zugrunde gelegte Universum, dann gibt es auch mindestens einen Gegenstand, der zu dieser Klasse gehört, so daß also, wenn „$(x)\,Gx$" in der Interpretation wahr wird, so auch „$(Ex)\,Gx$". Für den leeren Bereich ist diese Überlegung aber nicht mehr zutreffend. Denn die Formel „$(Ex)\,Gx$" wird hier auf alle Fälle falsch, da es eben kein zum Bereich gehöriges x gibt. Die Formel „$(x)\,Gx$" wird hingegen wahr, da es keine Objekte gibt, für die „Gx" falsch sein könnte. Es würde sich als sehr unzweckmäßig herausstellen, wollte man eine Formel wie (R) nicht als allgemeingültig behandeln. In praktisch allen wissenschaftlichen Untersuchungen wird vorausgesetzt, daß das betrachtete Universum nicht leer ist. Sollte man dennoch in einem bestimmten Falle auch diese Möglichkeit eines leeren Bereiches ins Auge zu fassen haben, dann ist es sehr einfach, durch eine spezielle Untersuchung die Gültigkeit oder Nichtgültigkeit eines Schemas für den leeren Bereich festzustellen. Deshalb wird man es durch eine geeignete Definition verhindern, daß ein Schema von der Art (R) aus der Klasse der allgemeingültigen Formeln ausgeschieden wird. Dies geschieht am einfachsten so, daß in die Definition der Allgemeingültigkeit die Bestimmung mitaufgenommen wird „für jede Wahl eines *nicht leeren* Gegenstandsbereiches".

Die endlichen Bereiche weisen keine derartigen Anomalien mehr auf. Dagegen läßt sich der Begriff der Allgemeingültigkeit hier nochmals spezifizieren zum Begriff der n-zahligen Allgemeingültigkeit. Wenn ein Schema sich in Anwendung auf einen Bereich von n Objekten bei jeder Interpretation der Prädikatenschemata als wahr herausstellt, so braucht es sich deshalb nicht in einem größeren Bereich für jede Interpretation als wahr zu erweisen[7]. Dagegen muß, wenn ein Schema sich in dieser

[7] Beispiele für solche Schemata findet man bei Hilbert-Bernays [Grundlagen I], S. 120, angeführt.

Weise als gültig für ein n-zahliges Universum herausstellt, es auch für jeden kleineren Bereich gültig sein. Dies kann man sich so klarmachen: Wenn ein Schema in einem kleineren Bereich durch eine bestimmte Interpretation falsifizierbar ist, d. h. unter dieser Interpretation sich als nicht wahr erweist, dann muß es auch für jeden größeren Bereich eine Interpretation geben, der eine solche Falsifikation bewirkt; denn wir können ja im größeren Bereich bei der Zuordnung von Extensionen zu den „Fx", „Gx" usw. beliebige Gruppen von Objekten des Bereiches zusammenfassen und beschließen, sie nur entweder zusammen zur Extension zu rechnen oder von ihr auszuschließen. Der Wahrheitswert des interpretierten Schemas wird dann derselbe sein wie in jenem Falle, wo gar keine Gruppe von Objekten, sondern nur ein einziger Gegenstand vorlag. Aus dieser Tatsache, daß die Nichtgültigkeit eines Schemas in einem kleineren Bereich die Nichtgültigkeit desselben Schemas in jedem größeren Universum nach sich zieht, folgt dann umgekehrt, daß die Gültigkeit im größeren Bereich jene im kleineren zur Folge haben muß. Wenn sich für jede Wahl von n, sofern nur n endlich bleibt, herausstellt, daß das fragliche Schema gültig für einen n-zahligen Bereich ist, dann spricht man von *Gültigkeit im Endlichen.*

Es erhebt sich die Frage, ob man nicht von der Gültigkeit im Endlichen auf die im Unendlichen schließen kann. Es wäre nicht statthaft, eine verneinende Antwort auf diese Frage damit zu begründen, daß, wie soeben hervorgehoben worden ist, die Gültigkeit in einem Bereich nicht die Gültigkeit in einem größeren nach sich zieht. Die dabei zu benützende Überlegung hätte sich nämlich auf die Annahme zu stützen, daß der kleinere Bereich eine bestimmte endliche Anzahl von Objekten umfaßt, während die Klasse der endlichen Bereiche keinen solchen Bereich aufweist, der eine feste Zahl von Individuen enthält und dabei zugleich der größte ist. Trotzdem kommen wir auch hier zu einer negativen Antwort. Dazu müssen wir allerdings die bisher angestellten Überlegungen auf die Quantifikationstheorie im allgemeinen erweitern und daher zunächst den Begriff der Interpretation in einer solchen Weise fassen, daß er dieses ganze Gebiet deckt.

Zwei neue formale Eigentümlichkeiten gegenüber dem bisher betrachteten Fall treten hier auf. einmal kann das einstellige Prädikatenschema in Verbindung mit verschiedenen Individuenvariablen auftreten, so daß wir Ausdrücke erhalten, in denen „Fx", „Fy", „Gz", ... vorkommen, ferner aber kommen nun auch n-stellige Prädikatenschemata für beliebiges n „Gxy", „$Hxyzw$" usw. vor. Um den Begriff der Gültigkeit für diesen Fall zu definieren, müssen wir zunächst festlegen, was wir unter der Interpretation eines mehrstelligen Prädikatenschemas zu verstehen haben. Aus denselben Gründen wie früher wollen wir unter Interpretation nicht die Zuordnung von konkreten Ausdrücken zu den Schemata verstehen, sondern legen vielmehr die extensionale Betrachtungsweise zugrunde, wonach eine Interpretation in der Zuordnung einer bestimmten Teilklasse des Individuenbereiches zu den Prädikatausdrücken besteht. Während wir aber bisher, wo wir es nur mit der Interpretation von einstelligen Prädikatenschemata zu tun hatten, beliebige Klassen von Individuen als Interpretationen ansprechen konnten, müssen wir nunmehr auch Klassen von Paaren, Tripeln usw. als Interpretationen von zwei-, dreistelligen usw. Prädikatenschemata, allgemein: Klassen von n-stelligen Folgen als Interpretationen von n-stelligen Prädikatenschemata, heranziehen. Der Begriff des Paares wie der allgemeinere Begriff der n-stelligen Folge ist stets so zu verstehen, daß es dabei auf die Anordnung der Elemente, die zum Paar bzw. der Folge gehören, ankommt. Wenn wir das Symbol „;" zur Festlegung der Folge verwenden, so ist also das Paar $a;b$ nicht identisch mit dem Paar $b;a$ und allgemein ist die Folge $a_1;a_2;\ldots;a_n$ nicht als identisch anzusehen mit irgendeiner anderen Folge, in der zwei oder mehrere Elemente a_i in einer anderen Reihenfolge zueinander stehen. Haben wir diesen Interpretationsbegriff einmal festgelegt, so können wir die frühere Definition der Allgemeingültigkeit beibehalten. Wiederum ist dabei ein offenes Schema dann und nur dann als allgemeingültig (kurz: gültig) anzusehen, wenn seine Allschließung, d. h. dasselbe Schema nach Voranstellung von Allquantoren für alle im Schema vorkommenden freien Variablen, gültig ist. Ebenso ist auch hier wieder der Fall eines „gemischten Schemas" in Erwägung zu ziehen, in welchem außer Prädikatenschemata, logischen Konstanten und Quantoren noch Satzbuchstaben vorkommen. Um dies zu berücksichtigen, ist in die Definition der Allgemeingültigkeit die Wendung „für alle Interpretationen der Satzbuchstaben" hinzuzufügen, wobei in diesem Kontext „Interpretation" soviel besagt wie „Zuordnung eines Wahrheitswertes". Wir gewinnen also die folgende abschließende Formulierung für die Definition der Allgemeingültigkeit eines Quantifikationsschemas:

Ein Quantifikationsschema ist dann und nur dann als gültig anzusehen, wenn es sich für jeden beliebigen Individuenbereich J, der nicht leer sein darf, als wahr herausstellt, wie immer auch die Prädikatenschemata durch Zuordnungen von Teilklassen aus J, die Satzbuchstaben durch Zuordnungen von Wahrheitswerten und die freien Individuenvariablen durch Zuordnungen von Objekten aus J interpretiert werden.

Hat man den Begriff der Allgemeingültigkeit einmal gewonnen, so bildet die Definition der übrigen Begriffe, die noch von Relevanz sind, keine Schwierigkeiten mehr. Man kann diese Begriffe alle auf den der Allgemeingültigkeit zurückführen. So z. B. wird ein Quantifikationsschema *erfüllbar* genannt, wenn die Negation des Schemas nicht allgemeingültig ist. Offenbar läuft dies auf dasselbe hinaus wie die unmittelbare positive Bestimmung, wonach ein Quantifikationsschema genau dann erfüllbar ist, wenn es sich als wahr erweist für mindestens eine Interpretation seiner Prädikatenschemata, Satzbuchstaben und freien Individuenvariablen in mindestens einem nicht leeren Universum. Ist dies nicht der Fall, d. h. die Negation des Schemas allgemeingültig, dann wird das Schema selbst *unerfüllbar* genannt. Zwei weitere wichtige Begriffe sind noch die der quantifikatorischen *Implikation* und *Äquivalenz*[8]:

[8] Diese beiden Begriffe entsprechen im Rahmen der Quantifikationstheorie den früheren Begriffen der L-Implikation und L-Äquivalenz.

ein Schema impliziert ein zweites, wenn das letztere unter allen Interpretationen in einem nicht leeren Individuenbereich, die das erstere wahr machen, ebenfalls wahr wird, und ein Schema ist äquivalent mit einem anderen, wenn sich für alle Interpretationen der beiden Schemata in einem nicht leeren Individuenbereich herausstellt, daß sie im Wahrheitswert übereinstimmen. Aus diesen Begriffen fließen zahlreiche allgemeine Gesetze, die für die Untersuchung logischer Systeme von außerordentlicher Bedeutung sind. Wir erwähnen nur eines: wenn ein gültiges Schema ein anderes impliziert, dann ist dieses andere ebenfalls gültig[9].

Neben der Gewinnung allgemeiner Gesetze lassen sich konkrete Quantifikationsformeln, die im Falle eines axiomatischen Aufbaues der Theorie entweder als Ausgangsformeln verwendet oder als ableitbare Theoreme erhalten werden, mit Hilfe des semantischen Begriffs der Interpretation als allgemeingültig aufzeigen. Betrachten wir etwa eine jener Formeln, die üblicherweise beim Aufbau der Quantifikationstheorie als Axiome vorangestellt werden, z. B. „$(x)\,Fx \supset Fy$". Auf Grund unserer definitorischen Festsetzung ist diese Formel genau dann allgemeingültig, wenn ihre Allschließung „$(y)\,((x)\,Fx \supset Fy)$" allgemeingültig ist. Wir wählen zunächst einen beliebigen Gegenstandsbereich. Es sei ferner eine Interpretation I_1 gegeben, in welcher dem „F" die Allklasse der Gegenstände dieses Bereiches zugeordnet wird. „Fx" wird dann wahr von allem. Für jedes Objekt des Bereiches muß daher die Formel „$(x)\,Fx \supset Fy$" wahr werden, weil das „Fy" für dieses Objekt wahr wird, d. h. aber, die Formel „$(y)\,((x)\,Fx \supset Fy)$" wird unter I_1 wahr. Nehmen wir nun eine zweite Interpretation I_2, von der wir nichts anderes voraussetzen, als daß sie von I_1 abweicht. Da dem „F" nicht mehr die Allklasse des Universums zugeordnet wird, so muß „$(x)\,Fx$" hier falsch werden. Darum ist wieder die Formel „$(x)\,Fx \supset Fy$" wahr für jedes Individuum y des Universums, daher ist auch die Allschließung dieser Formel wahr.

Der bereits früher eingeführte Begriff der Allgemeingültigkeit für einen n-zahligen Individuenbereich darf für die allgemeine Quantifikationstheorie übernommen werden. Jetzt können wir auch die Frage beantworten, ob die Gültigkeit im Endlichen jene in einem unendlichen Bereich zur Folge haben muß. Die Antwort darauf ist negativ. Dies läßt sich am besten so zeigen, daß man vom Begriff der Gültigkeit zu dem der Erfüllbarkeit übergeht und zeigt, daß es Formeln gibt, die in keinem endlichen Bereich erfüllbar sind, jedoch in unendlichen Gegenstandsbereichen eine Erfüllung finden. Ist $\mathfrak{R}$ eine derartige Formel, dann ist ihre Negation gültig im Endlichen, kann jedoch nicht auch im Unendlichen gültig sein, da sonst ihre Negation, d. h. die ursprüngliche Formel $\mathfrak{R}$[10], hier nicht erfüllbar sein dürfte. Als derartige Formel $\mathfrak{R}$ können wir z. B. die konjunktive Zusammenfassung der folgenden drei Formeln wählen:

---

[9] Für weitere Beispiele vgl. QUINE [Methods], S. 150ff.

[10] Der Satz von der doppelten Negation wird bei dieser Formulierung vorausgesetzt, ist aber offenbar vermeidbar.

a) „$(x) \sim Fxx$“; b) „$(x)(y)(z)(Fxy.Fyz. \supset Fxz)$“; c) „$(x)(Ey) Fxy$“[11]. Daß diese drei Formeln in keinem endlichen Bereich simultan erfüllbar sind, wie immer auch „F“ im Einklang mit den Bedingungen a) bis c) interpretiert werden mag, sieht man leicht ein. Denn wenn wir irgendeinen Gegenstand m des Bereiches betrachten, dann muß es gemäß c) einen Gegenstand n geben, so daß zwischen m und n die Beziehung Fmn besteht und wegen a) kann m nicht mit n identisch sein. Abermalige Anwendung von c) ergibt, daß ein Objekt o existieren muß, so daß Fno gilt. Wegen a) kann o wieder nicht mit n identisch sein, dagegen kann mit Hilfe von b) aus Fmn und Fno auf die Wahrheit von Fmo geschlossen werden. Wegen a) ist daher o auch von m verschieden usw. Für jedes Objekt des Bereiches muß man also zu einem neuen Objekt fortschreiten, zu dem das erste in einer Relation steht, die wegen b) transitiv und wegen a) nichtreflexiv ist, so daß man die Gewähr hat, bei diesem Prozeß des Fortschreitens niemals zum Ausgangspunkt zurückzukehren. Wenn wir hingegen dem Prädikatenschema „Fxy“ die inhaltliche Interpretation geben „x ist kleiner als y“ und als Universum den Bereich der natürlichen Zahlen zugrunde legen, dann wird die Formel $\mathfrak{R}$ sofort erfüllbar, da keine Zahl kleiner ist als sie selbst (Erfüllung von Bedingung a)), zu jeder natürlichen Zahl eine größere existiert (Erfüllung von Bedingung c)) und die Größer-Relation die Transitivitätsbedingung b) erfüllt. Die Negation $\sim \mathfrak{R}$ von $\mathfrak{R}$ muß offenbar für jeden beliebigen endlichen Bereich gültig sein, also gültig im Endlichen, hingegen kann $\sim \mathfrak{R}$ nicht gültig im Unendlichen sein, da sonst $\mathfrak{R}$ hier nicht erfüllbar sein dürfte.

Der Gedanke liegt nahe, daß dieser Sachverhalt „erfüllbar im größeren Bereich, jedoch nicht erfüllbar im kleineren“ bzw. „gültig im kleineren Bereich, jedoch nicht gültig im größeren“ sich im Unendlichen fortsetzt, wenn man zu immer größeren Mächtigkeiten emporsteigt. Vor allem wäre anzunehmen, daß in einem nächsten Schritt ein dem eben erwähnten Gesetz analoges anzuführen wäre von der Gestalt, daß gewisse Formeln in einem überabzählbar unendlichen Bereich, der die Mächtigkeit des Kontinuums besitzt, erfüllbar sind, dagegen in keinem abzählbar unendlichen Universum für sie eine Erfüllung gefunden werden kann. Diese Annahme ist jedoch falsch. Auf Grund eines von Löwenheim und Skolem bewiesenen Theorems ist jede endliche oder sogar unendliche Menge von Formeln der Quantifikationstheorie, die überhaupt in irgendeinem Bereich erfüllbar ist, auch im Bereich der natürlichen Zahlen, also einem abzählbaren Universum, erfüllbar[12]. Auf den Begriff der Gültigkeit angewendet, besagt dies, daß es unmöglich ist, eine Formel könnte sich für abzählbar unendliche Bereiche als gültig herausstellen, die Gültigkeit würde dagegen verlorengehen, wenn man sie auf überabzählbare

[11] Dies ist eines jener Beispiele, die Hilbert-Bernays in [Grundlagen I], S. 209f., für Formeln geben, die nur im Unendlichen erfüllbar sind. Die konjunktive Zusammenfassung derartiger Formeln kann stets als Unendlichkeitsaxiom verwendet werden.

[12] Eine gut lesbare Darstellung dieses Theorems hat Quine in [Conditions] gegeben.

Bereiche bezieht. Dies zeigt an, daß die Idee einer axiomatisch adäquaten Erfassung des Überabzählbaren, also z. B. eine axiomatische Theorie der reellen Zahlen, in gewissem Sinne fiktiv ist; denn von einer „adäquaten Erfassung" dürfte eigentlich nur dann gesprochen werden, wenn sich für die fragliche Theorie kein abzählbares Modell ausfindig machen ließe. Für uns hat das die Bedeutung, daß wir vom Standpunkt der Semantik der Quantifikationstheorie aus die verschiedenen unendlichen Universen nicht mehr nach Mächtigkeiten unterteilen müssen; vielmehr können wir an der oben vorgenommenen Dreiteilung: leeres Universum, endliche Universen und unendliche Universen, festhalten. Sämtlichen in semantischer Hinsicht relevanten unterschiedlichen Verhaltensweisen von quantifikatorischen Formeln in bezug auf die verschiedenen Universen wird in dieser Dreiteilung Ausdruck verliehen.

Die Frage, ob ein System, welches im Formalismus der Quantifikationstheorie angeschrieben wurde, eine Erfüllung im Endlichen oder nur im Unendlichen habe, spielt für die Beweistheorie deshalb eine große Rolle, weil davon die Art des Widerspruchsfreiheitsbeweises abhängt, die man auf ein System anzuwenden hat. Solange das System im Endlichen erfüllbar ist, bietet ein Widerspruchsfreiheitsbeweis keine besonderen Schwierigkeiten; es kann dann stets danach getrachtet werden, ein endliches Modell für das System zu finden. Man könnte dies einen semantischen Widerspruchsfreiheitsbeweis nennen, weil er nur auf dem Wege über die Interpretation des formalen Systems erbracht wird. Im Falle eines nur im Unendlichen erfüllbaren Systems von Formeln ist die Sachlage hingegen eine grundsätzlich andere. Da die Forderung nach Erbringung eines Beweises für die Widerspruchsfreiheit eines Systems ja hauptsächlich daraus erwächst, daß die Anwendung der üblichen logischen Gesetze, insbesondere des Satzes vom ausgeschlossenen Dritten oder des damit äquivalenten Gesetzes der doppelten Negation, auf unendliche Bereiche als fragwürdig erscheint, so würde es von den meisten Logikern als eine petitio principii angesehen werden, wollte man den Beweis durch Angabe eines unendlichen Modells erbringen. Unendliches ist niemals als solches „gegeben", sondern kommt stets nur durch gedankliche Konstruktion zustande und die bei dieser Konstruktion verwendeten Operationen können von vornherein nicht für unbedenklicher gehalten werden als jene, die durch den Widerspruchsfreiheitsbeweis als unbedenklich erwiesen werden sollen.

Hier muß der semantische Gesichtspunkt einem syntaktischen weichen. An die Stelle eines inhaltlichen Widerspruchsfreiheitsbeweises, in welchem eine das System erfüllende Interpretation vorgenommen wird, tritt der formale Widerspruchsfreiheitsbeweis, der den Charakter eines Unmöglichkeitsbeweises hat: es wird darin gezeigt, daß eine bestimmte Formel aus den Axiomen des Systems nicht ableitbar ist. Auch bei einem derartigen syntaktischen Widerspruchsfreiheitsbeweis muß natürlich die Gültigkeit bestimmter gedanklicher Schlußweisen vorausgesetzt werden, allerdings nicht jener, die im betrachteten System formalisiert sind und dort als formale Regeln vorkommen, sondern jener intuitiven metatheoretischen Operationen, die bei der Erbringung des Beweises Verwendung finden.

Die Vermutung liegt allerdings nahe, daß die Schlußweisen, die in der Metatheorie zur Anwendung gelangen, um einen syntaktischen Widerspruchsfreiheitsbeweis für ein System S zu erbringen, nur einen Bruchteil jener bilden, die in S selbst in formaler Gestalt dargestellt sind. Daß dies nicht der Fall ist, zeigt eine Konsequenz des GÖDELschen Unvollständigkeitstheorems, auf welches wir sogleich zu sprechen kommen werden.

Das Zusammenspiel von syntaktischen und semantischen Begriffen zeigt sich besonders dort, wo die Forderung der Vollständigkeit eines Systems S erhoben wird. Es sei Q die allgemeine Quantifikationstheorie. Wir verlangen dann, wenn Q als syntaktisches System aufgebaut wurde, daß einerseits unter der üblichen Interpretation der logischen Zeichen alle Axiome und daraus ableitbaren Formeln gültig werden (semantische Widerspruchsfreiheit), daß aber anderseits auch alle gültigen Formeln zu ableitbaren Theoremen werden (Vollständigkeit). Wir wollen in einem solchen Falle sagen, daß ein *Beweisverfahren* besteht. Die Behauptung der Existenz eines solchen besagt also, daß alle und nur die gültigen Sätze bzw. Formeln[13] beweisbar sind. Das Vollständigkeitstheorem von GÖDEL für die Quantifikationstheorie besagt nun, wenn es mit der Erkenntnis der Widerspruchsfreiheit dieses Systems kombiniert wird, daß hier tatsächlich ein Beweisverfahren existiert. Ein Beweisverfahren ist aber nicht dasselbe wie ein Entscheidungsverfahren. Ein solches liegt erst dann vor, wenn in einem axiomatisch aufgebauten System ein mechanischer Test dafür möglich ist, ob eine Formel beweisbar ist oder nicht. Was auf jeden Fall mechanisierbar sein muß, ist das Verfahren zur Überprüfung, nicht aber jenes zur Entdeckung von Beweisen. Tatsächlich hat A. CHURCH bewiesen, daß es für die Quantifikationstheorie kein Entscheidungsverfahren geben kann[14]. Auch bei größtmöglicher Formalisierung der Quantifikationstheorie kann damit doch niemals eine Mechanisierung in dem Sinne erzielt werden, daß die Intuition des Logikers oder Mathematikers durch eine Maschine ersetzbar wäre.

Die Quantifikationstheorie kann durch geeignete Axiome so erweitert werden, daß das neue System nicht nur den gesamten logischen, sondern darüber hinaus den ganzen zahlentheoretischen Formalismus in sich enthält. Diese Erweiterung ist auch mit gewissen Modifikationen, und zwar Einschränkungen, des ursprünglichen Systems verbunden. Als Individuenbereich wird das Universum der natürlichen Zahlen genommen, so daß die im System vorkommenden Variablen jetzt zu Zahlvariablen

[13] Ob man von Sätzen oder Formeln sprechen soll, hängt davon ab, ob man die Prädikatausdrücke als Variable bzw. schematische Buchstaben einerseits oder als mit konstanter Bedeutung zu versehende Prädikatsymbole anderseits deutet.

[14] A. CHURCH [Problem] und [Note]; leichter lesbare Darstellungen finden sich bei KLEENE [Metamathematics], S. 298ff., und HILBERT-BERNAYS [Grundlagen II], S. 392—421.

werden. An die Stelle von Gegenstandsnamen treten konstante Terme, nämlich „0" und alle mittels der Nachfolgerfunktion N und durch die Operationen der Addition und Multiplikation daraus gebildeten Ausdrücke. Variable Terme liegen dann vor, wenn an Stelle von „0" Variable treten wie in „Nx" („der Nachfolger von x"), „$x + y$" usw. Als zusätzliches Symbol tritt zu den logischen Zeichen der Quantifikationstheorie und den eben genannten „N", „+", „x", „y", ... nur noch das Identitätszeichen „=" hinzu. Schematische Satz- und Prädikatbuchstaben gibt es daneben nicht mehr. Alle Formeln sind entweder Grundformeln von der Gestalt „$a = b$" mit „a" und „b" als Termen oder durch logische Operationen aus solchen Grundformeln zusammengesetzte Formeln. Die neuen Axiome umfassen etwa das Prinzip der vollständigen Induktion, rekursive Schemata, welche „+" und „×" definieren[15], ferner solche, welche die Eigenschaften der Identität charakterisieren (Reflexivität, Transitivität) sowie solche, die mit gewissen Axiomen PEANOS zusammenfallen wie z. B. „$(x) \sim (Nx = 0)$" („die 0 ist nicht Nachfolger einer Zahl").

Ein so aufgebautes System unterscheidet sich in dem einen wesentlichen Punkte von der allgemeinen Theorie der Wahrheitsfunktionen und der Quantifikationstheorie, daß die dortige „Dreiwertigkeit" auf eine „Zweiwertigkeit" zusammenschrumpft. Damit ist folgendes gemeint: In den ersten beiden Gebieten haben wir es stets mit den gültigen, ungültigen sowie erfüllbaren (jedoch nicht gültigen) Formeln zu tun. Jetzt hingegen gibt es nur mehr wahre (gültige) und falsche (ungültige) Formeln. Der Grund dafür liegt darin, daß einmal schematische Satz- und Prädikatbuchstaben nicht mehr vorkommen und daher auch keine Freiheit in der Interpretation von Formeln gegeben ist, und daß ferner auch das Universum jetzt fixiert wurde. Eine Formel wie z. B. „$(x)\,(y)\,(x = y \supset y = x)$" ist definitiv wahr, eine Formel wie „$(x)\,(y)\,(Ez)\,(x = y \cdot y = z \,.\!\supset x \neq z)$" hingegen definitiv falsch und auch alle anderen Formeln fallen auf die eine oder andere Seite dieser Wahr-Falsch-Alternative.

Die zur Vollständigkeitsforderung der Quantifikationstheorie analoge Forderung wäre hier die, ein Axiomensystem aufzubauen, das alle und nur die wahren Formeln abzuleiten gestattet. Der Satz von GÖDEL besagt, daß dies ausgeschlossen ist. GÖDEL hat nämlich folgendes bewiesen[16]: Es sei irgendein widerspruchsfreies System S gegeben, welches einerseits eine Formalisierung des rein logischen Schließens, d. h. einen deduktiven Aufbau der wahrheitsfunktionellen und quantifikatorischen Operationen umfaßt, und anderseits zugleich eine hinreichende Basis für zahlentheoretische Ableitungen darstellt. Man kann dann mit den Ausdrucksmitteln des Systems S einen Satz $\mathfrak{A}$ konstruieren, der dann

[15] Für die Addition z. B. lautet das Rekursionsschema:

$$x + 0 = x,$$
$$x + Ny = N\,(x + y).$$

[16] GÖDEL [Unentscheidbare]. Für Darstellungen, die sich auf Systeme beziehen, die von dem von GÖDEL verwendeten System verschieden sind, vgl. etwa QUINE [Logic], S. 283ff., KLEENE [Metamathematics], S. 204ff., und MOSTOWSKI [Undecidable].

und nur dann wahr ist, wenn er sich als in S unbeweisbar herausstellt. Es erweist sich somit die Idee als fiktiv, durch allmähliche Erweiterung des Systems so reiche axiomatische Mittel zur Verfügung zu stellen, daß alle wahren Sätze darin beweisbar werden, ohne jedoch die Eigenschaft der Konsistenz zu zerstören. Nehmen wir an, daß es möglich sei, neben allen wahren Sätzen auch die falsche Aussage $\mathfrak{F}$ aus den Axiomen zu beweisen. Dann wäre das System bereits inkonsistent; denn die Negation von $\mathfrak{F}$ muß unter den wahren und damit beweisbaren Sätzen von S ebenfalls vorkommen. Wenn eine einzige falsche Formel beweisbar ist, so sind daher alle falschen Formeln beweisbar. Das Ergebnis von Gödel hat somit folgende Bedeutung: Die Klasse der sinnvollen Aussagen (Formeln) der Zahlentheorie zerfällt, semantisch gesprochen, in zwei gleich große Teilbereiche, nämlich die Klasse der wahren und die der falschen Aussagen. Das Ideal für einen axiomatischen Aufbau der Zahlentheorie bestünde darin, die eine Klasse, nämlich die der wahren Sätze, positiv auszusondern. Nun stellt sich jedoch heraus, daß wir vor folgender Alternative stehen: Entweder wir sondern zuviel aus und dies bedeutet dasselbe wie daß wir überhaupt nichts aussondern; denn wenn das System auch nur einen falschen Satz enthält, dann ist es inkonsistent und es wird alles beweisbar, was überhaupt im System ausdrückbar ist. Oder wir sondern zwar nur wahre Aussagen aus, dann aber nicht alle. Wir haben nur mehr die Wahl zwischen einem „Zuwenig“ und einem „Zuviel“.

Zu den wichtigen beweistheoretischen Konsequenzen dieses Satzes von Gödel gehört die Erkenntnis, daß man für ein derartiges System S keinen Widerspruchsfreiheitsbeweis zu erbringen imstande ist, sofern bei diesem Beweis nicht Schlußweisen herangezogen werden, die in S selbst nicht formalisierbar sind. Der Grund dafür möge kurz angedeutet werden. Es sei wieder S das betreffende zahlentheoretische System und $\mathfrak{A}$ die von Gödel konstruierte Aussage. Bei Vornahme einer bestimmten inhaltlichen Interpretation von $\mathfrak{A}$ besagt $\mathfrak{A}$, daß $\mathfrak{A}$ unbeweisbar ist. Dies ist nur scheinbar eine Verletzung des Unterschiedes zwischen Objekt- und Metasprache. Zunächst ist nämlich $\mathfrak{A}$ nichts anderes als eine gewöhnliche zahlentheoretische Aussage, die über Zahlen spricht. Nun lassen sich jedoch die Symbole und Ausdrücke von S eineindeutig auf die Zahlenreihe abbilden, so daß die Symbole und Ausdrücke von S alle eine bestimmte Numerierung erhalten. Wenn man dann die metatheoretischen Aussagen statt auf die Ausdrücke von S auf die Indizes in dieser Numerierung bezieht, dann sind die Objekte der Metatheorie nur mehr Zahlen und die Metatheorie selbst wird daher bei dieser Interpretation zu einem Zweig der Zahlentheorie. Im Lichte dieser Numerierung betrachtet, werden daher bestimmte Aussagen von S Sätze der eigenen Metatheorie M von S ausdrücken. Insbesondere ist $\mathfrak{A}$ ein solcher Satz, und zwar besagt $\mathfrak{A}$ bei Vornahme dieser Interpretation, daß eine bestimmte Formel in der Numerierung nicht beweisbar ist. Die Konstruktion der fraglichen Formel ergibt das merkwürdige Resultat, daß die als unbeweisbar behauptete Formel $\mathfrak{A}$ selbst ist. Das Gödelsche Resultat besagt somit: „Wenn S widerspruchsfrei ist, dann ist $\mathfrak{A}$ unbeweisbar“ (G). Die Aussage „S ist widerspruchsfrei" kann im formalen System S selbst in verschiedener Weise wiedergegeben werden. Wir greifen eine solche Fassung heraus und nennen sie WF. Ebenso ist die Aussage „$\mathfrak{A}$ ist unbeweisbar" in S formulierbar; denn diese Aussage ist ja $\mathfrak{A}$ selbst. Da auch der ganze Beweis des GÖDELschen Satzes, also der Beweis von (G), in S selbst wiederholt werden kann, erhält man in S die beweisbare Formel $WF \supset \mathfrak{A}$ (G'), welche also das in S ausdrückbare formale Gegenstück zum intuitiven Satz (G) darstellt. Angenommen nun, es ließe sich in S beweisen, daß S widerspruchsfrei ist. Dann wäre also WF selbst in S beweisbar. Unter Verwendung des modus ponens könnte man daraus und aus (G') die Formel $\mathfrak{A}$ in S beweisen, im Gegensatz zum GÖDELschen Resultat, wonach $\mathfrak{A}$ in S unbeweisbar ist, falls S die Forderung der Widerspruchsfreiheit erfüllt. Ein Nachweis für die Widerspruchsfreiheit von S ist somit innerhalb von S nur dann möglich, wenn S nicht widerspruchsfrei ist. In diesem Falle ist der Widerspruchsfreiheitsbeweis natürlich wertlos.

Damit wollen wir unsere intuitiven Abschweifungen in das Gebiet der Metamathematik beenden. Das Beispiel des GÖDELschen Satzes zeigt von einer neuen Seite die Wichtigkeit des Wahrheitsbegriffs für formale Systeme auf: Entscheidend für den Satz $\mathfrak{A}$ war ja, daß $\mathfrak{A}$ dann und nur dann *wahr* ist, wenn $\mathfrak{A}$ unbeweisbar ist. Eine präzise Darstellung der angedeuteten metamathematischen Ergebnisse würde weit über den Rahmen dieses Buches hinausgehen. Immerhin soll wenigstens eines geliefert werden: eine Skizze des formalen Aufbaues der Semantik der Quantifikationstheorie.

2. Semantik der Quantifikationstheorie

Unsere intuitiven Betrachtungen über quantifikatorische Allgemeingültigkeit, in denen wir diesem Begriff eine Fassung gaben, die den üblichen Bestimmungen in Lehrbüchern der modernen Logik mehr oder weniger ähnlich ist, zeigt deutlich die Asymmetrie in den Definitionen syntaktischer und semantischer Begriffe. Wenn eine Definition der Begriffe der quantifikatorischen Ableitbarkeit und Beweisbarkeit gegeben wird, so geschieht dies stets — meist auf rekursivem Wege — so, daß diese syntaktischen Prädikatausdrücke gänzlich gegen nichtsyntaktische eingelöst werden. Man erfährt durch diese Definitionen genau, was unter einer Ableitung oder einem Beweis verstanden werden soll, ohne daß einer dieser Begriffe selbst oder ein analoger syntaktischer Begriff als bekannt vorausgesetzt werden. Die Definition der quantifikatorischen Allgemeingültigkeit als „wahr unter jeder Interpretation in jedem nicht leeren Universum" macht hingegen von dem semantischen Prädikatausdruck „wahr" Gebrauch, ohne diesen selbst zu explizieren. Eine befriedigende Definition der Wahrheit bzw. Allgemeingültigkeit einer quantifikatorischen Formel hätte demgegenüber die Aufgabe, eine präzise Bestimmung dieses Begriffs zu liefern, ohne eine Anleihe bei anderen semantischen Ausdrücken zu machen, deren Verständnis als bereits vorhanden angenommen wird. Wir wollen eine solche Definition skizzieren, wobei wir uns auf den Fall reiner quantifikatorischer Formeln beschränken, also gemischte Formeln ausschalten, in denen neben Individuen- und Prädikatvariablen auch Aussagenvariable vorkommen. Die Deutung der Prädikatbuchstaben als Variabler und nicht als schematischer Buchstaben ist erforderlich, weil wir hier ebenso wie in bezug auf die Individuenvariablen Generalisationen zulassen müssen.

Zunächst ist festzustellen, daß der Schematismus der Quantifikationstheorie die Merkmale eines — vom Standpunkt unserer Aufgabe betrachtet — verhältnismäßig komplizierten Sprachsystems aufweist. Es ist eine Sprache von zweiter Ordnung, deren Variable zu unendlich vielen verschiedenen semantischen Kategorien gehören. Die Individuenvariablen sind die Ausdrücke erster Ordnung, die Prädikatvariablen die Ausdrücke der zweiten Ordnung. Die unendliche Anzahl von semantischen Kategorien kommt dadurch zustande, daß Prädikatvariable zum Zwecke der Repräsentation beliebiger n-stelliger Relationen verfügbar sein müssen, ein n-stelliger Relationsausdruck aber offenbar zu einer anderen Kategorie gehört als ein m-stelliger, falls $n \neq m$. Um einen hinreichenden Vorrat an Symbolen zur Verfügung zu haben, setzen wir voraus, daß es zu jeder semantischen Kategorie eine abzählbar unendliche Menge von Variablen gibt. Wir erhalten somit für die Prädikatvariablen eine abzählbare Reihe von je abzählbar unendlich viele Variable enthaltenden Zeilen. Jede Zeile verkörpert eine semantische Kategorie von Prädikatvariablen. Um mit einer Mindestanzahl von Ausdrücken für Variable auszukommen, sollen die Individuenvariablen alle die Form „x^i" haben, wobei der obere Index $i \geqslant 1$ nur zur Unterscheidung dient, und alle Prädikatvariablen die Form „X_j^k" („die Variable k-ter Gestalt mit j Argumenten"), wobei j dies charakterisieren soll, daß die betreffende Prädikatvariable eine j-stellige Relation repräsentiert, und der obere Index $k \geqslant 1$ wieder nur zur Unterscheidung der verschiedenen Variablen dieser Kategorie verwendet wird. Atomformeln des Systems sind allein jene Ausdrücke, die dadurch entstehen, daß man hinter eine Prädikatvariable eine entsprechende Anzahl von Individuenvariablen anschreibt. Die beiden ersten Schritte beim Aufbau der Semantik der Quantifikationstheorie lauten somit folgendermaßen:

1. *Zeichentabelle*:

a) Die üblichen logischen Konstanten sowie die Quantoren „(x^i)", „(X_j^k)", „(Ex^i)", „(EX_j^k)";

b) Individuenvariable: „x^1", „x^2", „x^3", . . .

c) Prädikatvariable: „X_1^1", „X_1^2", „X_1^3", . . .
„X_2^1", „X_2^2", „X_2^3", . . .
„X_3^1", „X_3^2", „X_3^3", . . .
. . . .[17]

[17] Hier sind also die „X_2^i" die unendlich vielen verschiedenen Variablen, welche zweigliedrige Relationen darstellen, die „X_5^i" die unendlich vielen verschiedenen Variablen, welche 5-stellige Relationen repräsentieren usw.

2. *Formregeln*:

a) Atomformeln sind alle Formeln von der Gestalt: „$X^k_j x^{i_1} x^{i_2} \ldots x^{i_j}$";

b) Alle weiteren Formeln entstehen aus den Formeln von der Gestalt a) in der üblichen Weise durch Anwendung von logischen Konstanten und Bindung der Variablen mittels Existenz- und Allquantoren.

Eine Formel, in der alle Variablen gebunden sind — also nicht nur die Individuen-, sondern auch die Prädikatvariablen —, nennen wir geschlossen, ansonsten offen. Es mag zunächst befremdlich erscheinen, daß wir auch Bindungen von Prädikatvariablen zulassen, da die Quantifikationstheorie dadurch ausgezeichnet zu sein scheint, daß derartige Operationen nur an Individuenvariablen vorgenommen werden. Diese Auffassung trifft jedoch nicht mehr zu, sobald man die Prädikatbuchstaben als Variable deutet. Nennen wir die Bindung von Variablen einer Formel durch vorangestellte Allquantoren deren Allschließung, ihre Bindung durch Existenzquantoren deren Existenzialschließung, ihre Bindung durch beliebige Quantoren, wobei mindestens einer ein All- und ein anderer ein Existenzquantor sein muß, deren gemischte Schließung, und unterscheiden wir weiter zwischen Individuen- und Prädikatschließungen, je nachdem sich diese Operationen auf Individuen- oder Prädikatvariable erstrecken, so kann man sagen, daß die Quantifikationstheorie dadurch charakterisiert ist, daß sie gemischte Individuenschließungen, jedoch nur Prädikatallschließungen zuläßt. Der Unterschied zwischen der „niederen" und der „höheren" Prädikatenlogik besteht also nicht darin, daß in der ersteren überhaupt keine Prädikatschließungen vorgenommen werden dürfen, in der letzteren dagegen schon, sondern darin, daß die erstere nur Prädikatallschließungen, die letztere auch gemischte Prädikatschließungen zuläßt. Ohne diese Interpretation der Quantifikationstheorie wäre eine Darstellung von deren Semantik nicht möglich. Daß diese Deutung zutreffend ist, kann man sich leicht etwa am Beispiel der einstelligen Quantifikationstheorie klar machen, wenn man darin die Prädikatvariablen als Klassenvariable deutet, was man ja tun kann, da die Sprache der Quantifikationstheorie extensional ist und daher alle Unterschiede in den Intensionen von Prädikatausdrücken außer Betracht bleiben können. Die Formel „$(x)\,(Fx \vee \sim Fx)$" wäre dann z. B. durch „(x) $(x \in \alpha \cdot \vee \cdot \sim x \in \alpha)$" wiederzugeben. Diese letztere Formel enthält noch die freie Variable „α" und wird erst zu einem Satz, wenn hinzugefügt wird, daß dies z. B. für alle Klassen gelten solle: „$(\alpha)\ (x)\ (x \in \alpha \cdot \vee \cdot \sim x \in \alpha)$". Hier tritt die Klassenvariable „α", die der Prädikatvariablen „F" der ersten Formel entspricht, als durch einen Allquantor gebunden auf. Dies läßt sich sofort auf den allgemeinen Fall übertragen, da jede n-stellige Relation als eine Klasse, welche geordnete n-tupel enthält, aufgefaßt werden kann. Da wir es nicht mehr mit jener in den intuitiven Betrachtungen 1. vorgenommenen Deutung zu tun haben, wonach in den Formeln der Quantifikationstheorie schematische Prädikatbuchstaben „F", „G", „H", ... vorkommen, sondern diese Prädikatbuchstaben jetzt den Charakter von Variablen erhalten, die durch vorangestellte Quantoren gebunden sind und damit jede Formel zu einer Aussage wird, so sprechen wir im folgenden statt von Gültigkeit von Wahrheit: ein Schema ist gültig oder nicht, eine Aussage wahr oder nicht.

Für eine präzise Definition der quantifikatorischen Wahrheit entstehen folgende Schwierigkeiten: Wegen des Auftretens von gebundenen Variablen ist aus dem an früherer Stelle erörterten Grunde eine direkte Definition der Wahrheit ausgeschlossen. Die Definition muß also wiederum auf dem Umwege über eine Bestimmung des Begriffs der Erfüllung von offenen Formeln erfolgen. Hier taucht jedoch ein zweites und größeres Problem auf: Es gibt unendlich viele verschiedenartige offene Atomformeln, entsprechend den unendlich vielen Kategorien von Prädikatvariablen; wir können jedoch nicht unendlich viele Definitionen anschreiben. Die Behebung der Schwierigkeit erfolgt wieder durch Verwendung des Tarskischen Tricks, statt von der Erfüllung einer offenen Formel durch einzelne Gegenstände von deren Erfüllung durch unendliche Gegenstandsfolgen zu sprechen. *Der Begriff der Erfüllung einer offenen Formel wird als eine dreigliedrige Relation konstruiert,* da man zwei Arten von erfüllenden Gegenstandsfolgen zu unterscheiden hat, nämlich *Folgen von Individuen,* die den Individuenvariablen innerhalb der Formel korrespondieren, und *Folgen von Klassen,* die den Prädikatvariablen zugeordnet sind. Als Klassen kommen solche von Individuen, geordneten Paaren von Individuen, geordneten Tripeln von Individuen usw. in Frage. Diese unendlich vielen möglichen Deutungen des Klassenbegriffs bei der Konstruktion der unendlichen Folgen von Klassen brauchen in der Formulierung der Definition der Erfüllung einer Atomformel nicht explizit angeführt zu werden; denn aus der Beschreibung der Atomformel geht ja eindeutig hervor, daß es sich um einen j-stelligen Prädikatausdruck handelt, so daß als erfüllende Klasse nur eine Klasse von geordneten j-tupeln von Individuen in Frage kommt. Diese j-tupel von Individuen brauchen ihrerseits ebenfalls nicht eigens konstruiert zu werden, vielmehr kann man sie unmittelbar der Individuenfolge entnehmen, da diese bereits die für die Bildung von geordneten Paaren, Tripeln, ..., n-tupeln geforderte Ordnungsbeziehung festlegt.

Als Symbole der Metatheorie verwenden wir folgende Zeichen: „φ^i" als Bezeichnung für die i-te Individuenvariable, „Φ_j^k" als Beschreibung der Prädikatvariablen k-ter Gestalt mit j Argumenten, „Φ", „Ψ", „Σ", „Δ", ... als Bezeichnungen beliebiger Formeln und „*neg* Φ" sowie „*dis* (Ψ, Δ)" zur Bezeichnung der Negation von Φ bzw. der aus den beiden Formeln Ψ und Δ gebildeten Disjunktion. „$Gen^l\, \Psi$" sei eine Bezeichnung für die Allgeneralisierung der Formel Ψ bezüglich der Variablen φ^l und „$Gen_r^m\, \Psi$" ein Name für die Allgeneralisierung der Formel Ψ bezüglich der Variablen Φ_r^m. Ob also „*Gen*" eine Generalisierung von Individuen- oder Prädikatvariablen bezeichnet, hängt davon ab, ob diesem Ausdruck nur ein oberer oder sowohl ein oberer wie ein unterer Index angehängt ist. Wir brauchen schließlich noch ein Symbol zur Beschreibung einer Atomformel, also einer Formel, die dadurch entsteht, daß man Prädikatvariablen eine geeignete Anzahl von Individuenvariablen anfügt. Dies soll durch „$\Gamma^k_{j;u}$" geschehen, welches Symbol jenen Ausdruck bezeichnen möge, der dadurch entsteht, daß man der Prädikatvariablen Φ^k_j die Individuenvariablen $\varphi^{u_1}, \varphi^{u_2}, \ldots, \varphi^{u_j}$ anfügt, d. h. sie auf diese Individuenvariablen anwendet. Man könnte für das Symbol „$\Gamma^k_{j;u}$" eine rekursive Definition geben, doch verzichten wir der Einfachheit halber darauf. Unendliche Folgen von Individuen sollen durch „$\mathfrak{f}$", „$\mathfrak{f}'$", ... dargestellt werden, unendliche Klassenfolgen durch „$\mathfrak{F}$", „$\mathfrak{F}'$", ... Die einzelnen Glieder daraus werden „f_1", „f_2", „f_3", ..., „f'_1", „f'_2", „f'_3", ... bzw. „F_1", „F_2", „F_3", ..., „F'_1", „F'_2", „F'_3", ... genannt. Die Logik der Metatheorie formalisieren wir hingegen nicht, sondern verwenden zu ihrer Darstellung Ausdrücke der Alltagssprache. Als einziges zusätzliches Symbol benützen wir „$\in$" mit der üblichen Bedeutung „ist ein Element von".

Wir müssen noch eine eineindeutige Zuordnung zwischen der abzählbaren Menge von abzählbar unendlichen Folgen Φ^k_j und der einfachen abzählbaren Folge $\mathfrak{F}$ herstellen. Dies bewerkstelligen wir so, daß wir jeder Variablen „X^k_j" die Klasse $F_{(2j-1).2^{k-1}}$ entsprechen lassen. Individuenbereiche bezeichnen wir allgemein mit „J". Wenn J endlich ist, dann hat man sich die Konstruktion der unendlichen Folgen $\mathfrak{f}$ bzw. $\mathfrak{F}$ einfach so vorzustellen, daß die Individuen bzw. Individuenklassen in ständiger Wiederholung in einer bestimmten Reihenfolge angeführt werden. Geordnete n-tupel von Individuen bezeichnen wir mit „$\mathfrak{g}$", die einzelnen dazugehörigen Elemente mit „g_1", „g_2", ..., „g_n", wobei die aufsteigenden Ziffernindizes zugleich die Ordnung dieser Elemente innerhalb $\mathfrak{g}$ anzeigen.

D$_1$. Die Individuenfolge $\mathfrak{f}$ und die Klassenfolge $\mathfrak{F}$ erfüllen die Formel Ψ in $J =_{Df}$ es ist eine der folgenden fünf Bedingungen erfüllt:

1. Ψ hat die Gestalt $\Gamma^k_{j;u}$, $\mathfrak{f}$ ist eine Folge von Individuen (mit den Gliedern f_i) aus J, $\mathfrak{F}$ eine Folge von Klassen von Individuen (mit den Gliedern F_i) aus J, und es gibt ein $\mathfrak{g}$, so daß $\mathfrak{g} \in F_{(2j-1).2^{k-1}}$, wobei $g_1 = f_{u_1}$, $g_2 = f_{u_2}, \ldots, g_j = f_{u_j}$[18];

2. Ψ hat die Gestalt *neg* Δ und die Folgen $\mathfrak{f}$ und $\mathfrak{F}$ erfüllen nicht Δ in J;

3. Ψ hat die Gestalt *dis* (Σ, Δ) und die Folgen $\mathfrak{f}$ und $\mathfrak{F}$ erfüllen entweder Σ oder Δ (oder beide) in J;

4. Ψ hat die Gestalt $Gen^i\, \Delta$ und jede unendliche Individuenfolge $\mathfrak{f}'$ aus J, die sich von $\mathfrak{f}$ höchstens an der i-ten Stelle unterscheidet, erfüllt zusammen mit $\mathfrak{F}$ Δ in J;

5. Ψ hat die Gestalt $Gen^m_r\, \Delta$ und $\mathfrak{f}$ erfüllt zusammen mit jeder Folge $\mathfrak{F}'$, die sich von $\mathfrak{F}$ höchstens an der $(2r-1).2^{m-1}$-ten Stelle unterscheidet, Δ in J.

---

[18] Dadurch wird also ausgedrückt, daß die fragliche Erfüllung nur besteht, wenn das geordnete j-tupel von Individuen $f_{u_1}, \ldots, f_{u_j}$, welches den j Individuenvariablen $\varphi^{u_1} \ldots \varphi^{u_j}$, die hinter dem Φ^k_j stehen, entspricht, ein Element der dem Φ^k_j entsprechenden Klasse aus $\mathfrak{F}$, nämlich der Klasse $F_{(2j-1).2^{k-1}}$ ist.

D_2. Ψ ist eine in J wahre Formel $=_{Df}$ jede Individuenfolge $\mathfrak{f}$ aus J und jede Klassenfolge $\mathfrak{F}$ aus J erfüllen Ψ in J.

D_3. Ψ ist wahr $=_{Df}$ für jeden nicht leeren Individuenbereich J gilt: jede Individuenfolge $\mathfrak{f}$ und jede Klassenfolge $\mathfrak{F}$ aus J erfüllen Ψ in J.

Wir unterstreichen nochmals, daß diese Wahrheitsdefinition verlangt, daß für alle Formeln der Quantifikationstheorie, die nach der üblichen Schreibweise nur gebundene Individuenvariable enthalten, bezüglich sämtlicher freien Variablen, Individuen- wie Prädikatvariablen, die entsprechenden Allquantoren an den Beginn der Formel geschrieben werden, wodurch die Formel erst zu einem Satz wird. Statt „$(x)(Fx \supset Fy)$" wäre also z. B. zu schreiben „$(F)(y)(x)(Fx \supset Fy)$" usw. Hätten wir auch noch gemischte Formeln, die neben Prädikat- und Individuenvariablen Aussagenvariable enthalten, in Erwägung gezogen, dann hätte durch zusätzliche Bestimmungen gefordert werden müssen, daß auch bei beliebiger Interpretation der in den Formeln vorkommenden Aussagenvariablen die Gültigkeit erhalten bleibt. Bezüglich der logischen Konstanten haben wir vorausgesetzt, daß sie alle auf dem Wege von Definitionen auf die Negation und Disjunktion zurückgeführt werden.

Jetzt können wir auch sagen, was es bedeute, wenn behauptet wird, daß eine bestimmte Aussage allein auf Grund ihrer quantifikatorischen Struktur wahr sei, etwa die Aussage „wenn alle Menschen sterblich sind und Sokrates ein Mensch ist, dann ist Sokrates sterblich". Es soll damit ausgedrückt werden, daß das formale quantifikatorische Abbild dieser Aussage eine wahre Formel im Sinne von D_3 ist. Dieses formale Abbild wird aus der Aussage so gewonnen, daß man darin alle Individuenkonstanten (z. B. „Sokrates") durch Individuenvariable ersetzt, ebenso alle Prädikatausdrücke (z. B. „Mensch", „sterblich") durch Prädikatvariable und diese Variablen durch Allquantoren, die an den Beginn der Formel geschrieben werden, bindet.

Wir wollen an dieser Stelle zum Zwecke der Unterscheidung jene Formeln, in denen nur die Individuenvariablen gebunden auftreten, alle Prädikatvariablen hingegen frei sind, als Schemata bezeichnen. Wir können dann sagen: Ein Schema Φ ist allgemeingültig genau dann, wenn die Prädikatallschließung von Φ wahr ist; Φ ist ungültig (inkonsistent) genau dann, wenn die Prädikatallschließung der Negation von Φ wahr ist; Φ ist erfüllbar genau dann, wenn die Negation von Φ nicht allgemeingültig ist. Ein Schema Φ L-impliziert ein Schema Ψ genau dann, wenn die Konjunktion aus Φ und der Negation von Ψ ungültig ist usw. Dagegen ist eine Formel Φ (ohne freie Variable) genau dann falsch, wenn *neg* Φ wahr ist. Dieser Begriff wird jedoch für die Zwecke der niederen Prädikatenlogik, d. h. der Quantifikationstheorie, nicht benötigt. Wenn nämlich Φ nur Prädikatallschließungen enthält, dann enthält *neg* Φ gerade Prädikatexistenzialschließungen. Derartige Formeln brauchen aber für die erforderlichen Definitionen der Gültigkeit, Inkonsistenz usw. von quantifikatorischen Formeln nicht in Erwägung gezogen zu werden, so daß sie erst vom Standpunkt der höheren Prädikatenlogik von Interesse sind.

Nehmen wir an, daß S irgendein axiomatischer Aufbau der Quantifikationstheorie ist. Der Begriff der beweisbaren Formel ist dann als ein rein syntaktisches Gebilde nach der früher geschilderten Methode leicht zu explizieren. Die Art der Explikation muß natürlich von der Art des axiomatischen Aufbaues abhängen. Die Klasse der beweisbaren Formeln heiße $\mathfrak{B}$. Die Behauptung, daß S widerspruchsfrei im syntaktischen Sinne sei, bedeutet, daß für keine Formel Ψ sowohl $\Psi \in \mathfrak{B}$ wie *neg* $\Psi \in \mathfrak{B}$. Widerspruchsfreiheit im semantischen Sinne bedeutet, daß für jede beliebige Formel Φ, falls $\Phi \in \mathfrak{B}$, dann Φ wahr ist im Sinne von D_3 (bzw. das entsprechende Schema allgemeingültig ist). Der GÖDELsche Vollständigkeitssatz beinhaltet, daß, falls ein Formelschema Δ allgemeingültig ist, so $\Delta \in \mathfrak{B}$. Die Eigenschaften der Widerspruchsfreiheit und der Allgemeingültigkeit der beweisbaren Formeln der Quantifikationstheorie können dann zusammen so ausgedrückt werden: ein quantifikatorisches Formelschema Ψ ist allgemeingültig (d. h. die entsprechende Prädikatallschließung ist wahr im Sinne von D_3) dann und nur dann, wenn $\Psi \in \mathfrak{B}$.

Wenn man die Quantifikationstheorie zum vollen zahlentheoretischen Formalismus ergänzt, so entsteht einerseits für die Aufgabe der Formulierung der Semantik eines solchen Systems eine kleine Komplizierung, auf der anderen Seite aber kommt es zu technischen Vereinfachungen. Die Komplizierung kommt dadurch zustande, daß die Individuenvariablen nicht mehr die einzigen Individuensymbole sind, sondern dazu noch Terme treten, welche mittels der arithmetischen Operationen „+", „×" usw. gebildet werden. Dazu müssen vor der Angabe der Erfüllungsregeln auf rekursivem Wege eigene Wertregeln für Ausdrücke formuliert werden, die mit Hilfe von solchen arithmetischen Operationen aufgebaut wurden. Die Vereinfachung hingegen betrifft die Erfüllungsregeln, da die unendlich vielen verschiedenen Prädikatvariablen in Wegfall geraten und alle Atomformeln sich auf eine einzige Grundform von der Gestalt „$x = y$" reduzieren. Eine besonders elegante Fassung der Semantik eines zahlentheoretischen Formalismus hat im Anschluß an Arbeiten von TARSKI A. MOSTOWSKI gegeben[19].

XII. Erkenntnistheoretische Diskussion der semantischen Begriffe

A. Diskussion verschiedener Einwendungen gegen den semantischen Wahrheitsbegriff

Gegen die reine Semantik wurden verschiedene Einwendungen erhoben. Zum Teil betreffen diese nur ganz spezielle Begriffe, wie etwa den Wahrheitsbegriff, zum Teil jedoch die Idee der Semantik als einer eigenen Wissenschaft überhaupt. Die wichtigsten Einwendungen und die Entgegnungen auf sie sollen im folgenden diskutiert werden. Auf spezielle Gegensätze, die sich im Rahmen der Semantik selbst bewegen, und die, wie dies bei jedem neuen Wissenschaftszweig der Fall ist, erst

[19] In [Undecidable], S. 56—72.

im Verlaufe weiterer Forschung behoben werden können, soll nicht eingegangen werden. Gewisse Unklarheiten und Gegensätze treten in jeder in Entwicklung befindlichen Wissenschaft auf und reichen keineswegs aus, um die Existenzberechtigung dieser Wissenschaft selbst in Frage zu stellen. Dagegen dürfte es zweckmäßig sein, die Bedeutung der verschiedenen semantischen Begriffe für die einzelnen Wissenschaftszweige zu erörtern, was unter B geschehen soll.

1. Einwand des „Platonismus“. Von positivistischen Logikern, aber auch von Nichtpositivisten, sofern diese den Begriff der „idealen Wesenheiten“ für fiktiv halten, könnte die Behauptung aufgestellt werden, daß die Semantik jenes zeitlos-ideale Sein als bestehend voraussetzt, gegen welches bereits oft Einwendungen erhoben wurden, in denen man eine derartige Annahme als unhaltbar aufzuzeigen suchte. Die Semantik beruhe daher auf einer fiktiven Grundlage und müsse zur Gänze verworfen werden. Der genannte Einwand kann in zwei Formen auftreten, von denen die eine sofort, als auf bloßem Mißverständnis beruhend, zurückgewiesen werden kann, während die andere einer näheren Behandlung bedürftig ist.

a) Zunächst könnte die Ansicht verfochten werden, daß es so etwas wie einen Wahrheitsbegriff überhaupt nicht gäbe. Damit ist nicht etwa die später noch zu erörternde Ablehnung dieses Begriffs aus jenem Grunde gemeint, daß wir bei allen naturwissenschaftlich-hypothetischen Aussagen eine Wahrheitsfeststellung, die uns der Wahrheit eines Satzes wirklich versichert, niemals vornehmen können, sondern die viel grundlegendere Behauptung, daß das Wort „Wahrheit“ ebensowenig wie die Ausdrücke „Schönheit“, „Wirklichkeit“, „Dreieckigkeit“ usw. irgendeinen Gegenstand bezeichnet, derartige Sprachgebilde vielmehr bloße Sprachfiktionen, Synsemantika ohne Eigenbedeutung, darstellen, die ihre Rechtfertigung nur darin besitzen, daß der Kontext, in dem sie vorkommen, durch eben dieses Vorkommen eine einfachere sprachliche Gestalt erhält.

Die Antwort auf diesen Einwand ist höchst einfach: Wenn von dem semantischen Wahrheitsbegriff gesprochen wird, so kann dies tatsächlich als eine unvollständige, abkürzende Formulierung angesehen werden. Es wird in der Semantik nicht vorausgesetzt, daß es einen „Wahrheitsbegriff“ gibt, vielmehr wird bloß das Prädikat „wahr“ in bezug auf ein bestimmtes System S als sinnvoll angenommen. Der eigentlich zur Diskussion stehende Begriff ist daher nicht der Begriff „Wahrheit“, sondern der Begriff „wahr in S“. Die Explikation des bereits in der Alltagssprache vorkommenden Prädikates „wahr“ ist eine der Aufgaben der Semantik, wobei in dieser Explikation besonders darauf Bedacht genommen wird, daß der Begriff eine denkbar größte logische Präzision erhält und die semantischen Paradoxien ausgeschaltet werden.

b) Trotz Beseitigung des ersten Einwandes könnte folgendermaßen weiterargumentiert werden: Wenn auch kein generelles Prädikat „Wahrheit“ von der Semantik vorausgesetzt wird, so ist doch z. B. von den Designata (bzw. Extensionen und Intensionen) sprachlicher Ausdrücke die Rede, womit wieder eine Verabsolutierung „idealer Bedeutungsgehalte" sprachlicher Ausdrücke vorgenommen wird. Ebenso werden Relationen, wie „logische Folgerung", „logische Unverträglichkeit", „logische Abhängigkeit", als zeitlos-ideale Beziehungen konstruiert, wie dies gerade auch im Platonismus immer geschieht.

Zunächst einmal wäre darauf hinzuweisen, daß ebensowenig, wie von der Semantik das Bestehen eines Wahrheitsbegriffs im Sinne des Einwandes a) vorausgesetzt wird, ein Begriff der logischen Unverträglichkeit oder logischen Folgerung usw. angenommen werden muß. Es wird nicht behauptet, daß es so etwas wie eine logische Folgerung oder logische Unverträglichkeit „gäbe", sondern nur, daß die Redewendung „ein Satz $\mathfrak{S}_i$ folgt logisch aus einer Klasse von Sätzen $\mathfrak{K}_j$" oder „die Sätze $\mathfrak{S}_i$ und $\mathfrak{S}_j$ sind logisch unverträglich miteinander" einer Präzision bedürftig und im Rahmen der Semantik auch fähig sind. Und was den angeblichen Platonismus betrifft, so wäre es besser, von *Objektivismus* im Gegensatz zum Psychologismus oder Subjektivismus zu sprechen. Während der letztere dadurch charakterisiert ist, daß er vom urteilenden Verhalten von Personen ausgeht, also von realen raum-zeitlichen Ereignissen, ist der erstere Standpunkt dadurch gekennzeichnet, daß nach ihm in der Logik nicht davon gesprochen wird, was bestimmte oder auch beliebige Menschen (oder allgemeiner: urteilsfähige Organismen) denken, folgern, an Sätzen aussprechen, sondern unter Abstraktion von allen realen Denk-, Wissens-, Sprechsituationen von den Sätzen und ihren Beziehungen selbst. Es dürfte kaum sinnvoll sein, zu fragen, ob dies eine *richtige* Einstellung zur Logik sei. Wie viele allgemeine Termini der Alltagssprache, so ist auch das Prädikat „logisch" sowie das Hauptwort „Logik" keineswegs eindeutig und es steht prinzipiell jedem frei, sich für eine Bedeutung zu entscheiden, also etwa eine solche, die mehr dem psychologischen Standpunkt entspricht. Es genügt, zu erkennen, daß die objektive Betrachtung neben der subjektiven möglich ist, gleichgültig, ob man die Bezeichnung „logische Analyse" nur für die erste oder nur für die zweite oder für beide Betrachtungsarten verwenden will. Jedenfalls dürfte es der Tradition der abendländischen Philosophie und Wissenschaft entsprechen, den Ausdruck „Logik" nicht für eine Realwissenschaft wie die Psychologie zu verwenden. Ein Beispiel möge den Unterschied erläutern. Wenn wir etwa zwei Sätze $\mathfrak{S}_i$ und $\mathfrak{S}_j$ der deutschen Sprache, die hier die Objektsprache bilde, betrachten, wobei $\mathfrak{S}_i$ laute „alle Menschen sind sterblich und Sokrates ist ein Mensch" und $\mathfrak{S}_j$ „Sokrates ist sterblich", so ist der Satz Φ der Metasprache: „der Satz $\mathfrak{S}_j$ folgt logisch aus $\mathfrak{S}_i$" in der hier vertretenen Auffassung der Logik ein „rein logischer Satz", dagegen ist der Satz: „wenn Hans weiß, daß alle Menschen sterblich sind und daß Sokrates ein Mensch ist, dann weiß Hans auch, daß Sokrates sterblich ist" kein rein logischer Satz mehr, sondern bereits eine Anwendung der metatheoretischen Aussage Φ auf eine konkrete Wissenssituation einer bestimmten Person der realen Raum-Zeit-Welt. Und dieser Anwendungscharakter wird dem Satz keineswegs dadurch genommen, daß er als genereller Satz ausgesprochen wird: auch der Satz „für alle X, wenn X weiß, daß alle Menschen sterblich sind und Sokrates ein Mensch ist, dann weiß X, daß Sokrates sterblich ist" spricht zwar nicht über eine bestimmte, wohl aber über mögliche reale Wissenssituationen und ist daher als bloße Anwendung von Φ, nicht dagegen selbst als ein logischer Satz im hier verwendeten Sprachgebrauch anzusehen. Seine Rechtfertigung findet dieser Sprachgebrauch darin, daß logische Relationen nur dann als objektiv gültig angesprochen werden können, wenn sie sowohl von zufälligen Vorkommnissen in der Welt wie von realen Denkprozessen unabhängig sind. Dabei ist folgende Zweideutigkeit der Termini „Zeichen", „Satz", „Satzklasse", „Ausdruck" (immer: „in S") zu beachten. Ein Zeichen, einen Satz, allgemein: einen Ausdruck, kann man zunächst als ein konkretes physisches Gebilde auf einem Papier, einer Tafel usw. ansehen. Dann sind „a" und „a", oder „Sokrates ist sterblich" und „Sokrates ist sterblich" zwei verschiedene Zeichen bzw. zwei verschiedene Sätze; denn das erste „a" steht an einer anderen räumlichen Stelle wie das zweite, es besteht aus anderen realen Teilen von Druckerschwärze und überdeckt Papierteile, die numerisch verschieden sind von jenen, die das zweite „a" überdeckt. Genau so verhält es sich mit den beiden hingeschriebenen Sätzen. Aber nicht in diesem Sinne wird in der Semantik und Syntax von Zeichen, Sätzen u. dgl. gesprochen. Vielmehr werden hier die obigen beiden „a" und ebenso die beiden Sätze als identisch betrachtet, so daß also etwa von dem in einem bestimmten Teil der deutschen Sprache vorkommenden Satz „Sokrates ist sterblich" als *einem* Satz gesprochen wird, wie oft auch dieser Satz sprachlich oder schriftlich formuliert werden möge. Eine solche Auffassung ist deshalb möglich, weil die einzelnen konkreten Zeichen bzw. Sätze, die geschrieben oder gesprochen werden, in einer Ähnlichkeitsrelation zueinander stehen und in logischer Hinsicht die Beschaffenheiten des einzelnen physischen Ausdruckes oder Satzes uninteressant sind und nur die gemeinsamen Beschaffenheiten aller in Ähnlichkeitsrelation zueinander stehenden (physischen) Sätze interessieren. Bei genauer Redeweise müßte also statt von dem Satz „Sokrates ist sterblich" von der Klasse der Sätze von der Gestalt „Sokrates ist sterblich" gesprochen werden und es ist bloß ein Zweckmäßigkeitsgrund, der dazu führt, die erste abgekürzte Redeweise zu gebrauchen. Ebenso wie mit den sprachlichen Ausdrücken als syntaktischen Gebilden verhält es sich mit ihren Designata[1]. Es möge in einer Objektsprache S das Symbol „s" vorkommen und auf Grund der Bezeichnungsregeln von M sei festgelegt, daß „s" den Gegenstand Sokrates bezeichnet. Betrachten wir nun die Relation zwischen einem sprachlichen Ausdruck und seinem Designatum, so ist diese Relation wieder eine oder nicht eine, je nachdem, ob man unter dem sprachlichen Ausdruck die

[1] Das früher ausführlich erörterte Problem, ob man jedem sprachlichen Ausdruck nur ein Designatum oder, wie dies im Rahmen der Methode der Extension und Intension geschieht, zwei Gebilde zuordnen soll, kann hier ganz außer Betracht bleiben, da es sich an dieser Stelle ja um eine viel allgemeinere Fragestellung handelt.

ganze Klasse miteinander ähnlicher physischer Gebilde oder das einzelne, konkret hingeschriebene Wort bzw. den hingeschriebenen Satz versteht. Sofern man die letztere Bezeichnungsweise zugrunde legt, wären die einzelnen Realisationen des Symbols „*s*“ alle als verschieden anzusehen und damit müßten auch die einzelnen Relationen zwischen all diesen „*s*“ und dem zugehörigen Designatum als verschieden betrachtet werden. Wegen der Ähnlichkeitsbeziehung zwischen den verschiedenen Realisationen des Buchstabens „*s*“, die alle diese Symbole als *ein* Symbol zu betrachten gestattet, besteht daher auch zwischen den semantischen Relationen, die zwischen den „*s*“ und dem Gegenstand Sokrates bestehen, eine analoge Ähnlichkeitsbeziehung und man kann von ein und derselben Relation sprechen. Analog ist die Verwendung des Ausdruckes „die Bedeutung“ zu verstehen. Inwieweit dann außerdem die Zuordnung von „Designata“ bzw. „Bedeutungen“ zu den sprachlichen Ausdrücken als solche einen Platonismus darstelle und inwiefern der Gegensatz „Platonismus-Nominalismus“ für die Semantik von Relevanz sei, ist bereits im Anschluß an die Schilderung von Carnaps Methode der Extension und Intension ausführlich erörtert worden.

2. Einwand der „Unrichtigkeit“ des semantischen Wahrheitsbegriffs. Es wurden auch Einwendungen gegen den semantischen Wahrheitsbegriff von der Gestalt erhoben, daß behauptet wurde, dieser Begriff sei nicht der richtige, er gehe am „Wesen der Wahrheit“ vorbei. Manchmal wird dies auch dahingehend abgeschwächt, daß zwar der semantische Wahrheitsbegriff als solcher nicht angegriffen, aber doch die These aufgestellt wird, es gäbe daneben noch einen anderen Begriff des wahren Satzes oder wahren Urteils oder sogar mehrere solche und es sei der Semantik mindestens eine Einseitigkeit vorzuwerfen, da sie diesen anderen Begriff (bzw. diese anderen Begriffe) nicht berücksichtige.

Auf solche Einwendungen kann nur folgendes erwidert werden: Entweder es wird damit ein sprachmythischer Standpunkt vertreten, welcher auf der Voraussetzung beruht, daß alle Wörter von deskriptivem Charakter je nur einem ganz bestimmten Gegenstande bzw. einer bestimmten Gegenstandsart zugeordnet sein können, was auch für das Wort „wahr“ gelte. Die verschiedenen wissenschaftlichen Versuche einer Begriffsexplikation hätten nur diesen einen, von vornherein festliegenden Gegenstand oder Begriff zu bestimmen. Diese Voraussetzung ist natürlich unhaltbar; denn in logischer Hinsicht ist, wie auch immer historisch die Sprache entstanden sein mag, die Wahl bestimmter Ausdrücke zur Bezeichnung von Gegenständen bzw. Begriffen als eine Konvention anzusehen. Dazu kommt, daß fast alle in der Alltagssprache verwendeten Termini, logische wie nichtlogische, eine mehr oder weniger schwankende Bedeutung besitzen, es aber gerade die Aufgabe einer exakten Begriffsanalyse ist, solche Mehrdeutigkeiten zu vermeiden. Man muß daher, wenn eine Begriffsexplikation vorgenommen wird, sich von vornherein auf die Klärung einer dieser verschiedenen Bedeutungen beschränken, genauer gesprochen: nicht alle Bedeutungen mehrdeutiger Ausdrücke können gleichzeitig als Explikanda angesehen werden, die durch ein einziges, gleich benanntes exaktes Explikat ersetzt werden sollen. Wenn z. B. innerhalb der Alltagssprache von einem „wahren Freund" die Rede ist, so wird vom Standpunkt der Semantik zu sagen sein, daß hier das Prädikat „wahr" nicht in jener Bedeutung verwendet wird, deren Klärung sie sich zur Aufgabe macht; denn im vorliegenden Falle wird dieses Wort offenbar dazu verwendet, um ein im Emotionalen wurzelndes Werturteil auszusprechen, während die Semantik sich nur für jene theoretische Bedeutung des Prädikates interessiert, die immer dann zur Anwendung gelangt, wenn eine Theorie, ein historischer Bericht, eine Reportage usw. als „wahr" bezeichnet wird. Man kann allgemein folgendes sagen: Wo immer eine Begriffsexplikation vorgenommen wird, sei dies nun auf rein logischem Gebiet, etwa im Hinblick auf die Begriffe „wahr", „wahrscheinlich", „folgt logisch" usw. oder auf empirischem Gebiet, z. B. hinsichtlich der einzelnen Arten von Lebewesen, die begrifflich voneinander zu unterscheiden sind, oder in den Geisteswissenschaften hinsichtlich solcher Begriffe, wie „Staat", „Sozialismus", „freie Verkehrswirtschaft", da weist diese Explikation konventionelle Züge auf, und zwar nach zwei Richtungen hin. Einmal soll ja das Explikat, der geklärte Begriff, exakter, schärfer bestimmt sein als jene ursprüngliche Wortbedeutung (Explikandum), deren Klärung vorgenommen wird. Dann kann aber das Explikat nicht mehr vollständig mit der ursprünglichen Bedeutung übereinstimmen, sonst würde man über die dem Explikandum anhaftende Vagheit nicht hinauskommen. In welcher Richtung nun die Abweichung zwischen Explikat und Explikandum besteht, darüber kann a priori gar nichts ausgesagt werden. Bei vielen Begriffen, auch bei logischen, ist es daher möglich, inhaltlich voneinander abweichende Explikationen zu geben. Beim semantischen Wahrheitsbegriff besteht, wie noch zu zeigen sein wird, diese Möglichkeit nicht, sofern der Begriff in seiner theoretischen Bedeutung genommen wird. Der zweite konventionelle Zug einer Begriffsexplikation betrifft die Wahl des Ausdruckes. Wenn das ursprüngliche Alltagswort mehrere Bedeutungen hat, die alle einer Explikation bedürftig sind, dann kann dieser gegebene Ausdruck, um Verwechslungen zu vermeiden, nur für eine einzige der Bedeutungen verwendet werden, während man für die anderen neue Bezeichnungen einführen sollte. Welche dieser Bedeutungen dann mit dem alten und welche mit dem neuen Namen bezeichnet werden, ist prinzipiell vollkommen gleichgültig und man wird nur Zweckmäßigkeitsgründe für die eine oder andere Wortwahl angeben können. So steht es z. B. natürlich jedermann frei, das Prädikat „wahr" einzig und allein in jenem Sinne zu gebrauchen, wie er in der Redewendung „ein wahrer Freund" verwendet wird, wenn er meint, daß dieser Begriff von Wichtigkeit und daher aus bestimmten wissenschaftlichen Gründen einer Präzisierung bedürftig sei. Für das, was im Rahmen der Semantik als das „Prädikat ‚wahr'" bezeichnet wird, müßte dann irgendein anderer Name gewählt werden. Daß innerhalb der Semantik der Terminus „wahr" beibehalten wird, beruht auf der Annahme, daß von allen verschiedenen Bedeutungen dieses Wortes jene, welche die Semantik zu klären unternimmt, in theoretischer Hinsicht die wichtigste ist. Doch geht eine solche Annahme über die größere oder geringere Wichtigkeit der verschiedenen Bedeutungen des Alltagswortes „wahr“ in keiner Weise als Voraussetzung in den Aufbau der semantischen Systeme ein.

Im übrigen ist die Frage, ob der semantische Wahrheitsbegriff der „richtige“ sei oder nicht, meist so unklar gestellt, daß man darauf keine andere Antwort zu geben vermag als die, daß es unmöglich ist, auf unklare und unpräzise Fragestellungen mit präzisen Antworten zu reagieren. Wir schließen uns der Meinung Tarskis an, der zu diesem Punkte folgendes bemerkt: "I do not have the slightest intention to contribute in any way to those endless, often violent discussions on the subject 'What is the right conception of truth?' I must confess I do not understand what is at stake in such disputes; for the problem itself is so vague that no definite solution is possible. In fact, it seems to me that the sense in which the phrase 'the right conception' is used has never been made clear .... a time may come when we find ourselves confronted with several incompatible, but equally clear and precise, conceptions of truth. It will then become necessary to abandon the ambiguous usage of the word 'true', and to introduce several terms instead, each to denote a different notion. Personally, I should not feel hurt if a future world congress of the 'theoreticians of truth' should decide—by a majority of votes—to reserve the word 'true' for one of the non-classical conceptions, and should suggest another word, say, 'frue', for the conception considered here. But I cannot imagine that anybody could present cogent arguments to the effect that the semantic conception is 'wrong' and should be entirely abendoned"[2].

Der Sinn des obigen Einwandes könnte aber auch der sein, daß überhaupt geleugnet wird, mit dem semantischen Wahrheitsbegriff werde eine der Bedeutungen des ursprünglichen Prädikates „wahr“ getroffen, mit anderen Worten: es wird in Abrede gestellt, daß es zum semantischen Wahrheitsbegriff als einem Explikat im Rahmen der Alltagssprache ein entsprechendes Explikandum gäbe, dessen Explikat eben der vorliegende semantische Wahrheitsbegriff sei. Eine solche Behauptung kann, das muß zugegeben werden, mit rein logischen Argumenten nicht widerlegt werden. Denn jede Annahme darüber, welche mit dem Wort „wahr“ verknüpfte Bedeutungen im alltäglichen Sprachgebrauch auftreten, schließt ein empirisches Faktum ein, über welches eine definitive Entscheidung nicht möglich ist. Die Ergebnisse einer etwaigen statistischen Erhebung würden, abgesehen von dem nur relativen Wert, den sie wegen des notwendigerweise beschränkten Personenkreises, der dabei herangezogen werden könnte, hätten, schon deshalb mit großer Vorsicht zu behandeln sein, weil bei der Befragung Mißverständnisse seitens der Befragten auftreten können. Wenn man z. B. die Frage so formuliert: „Ist ein Satz genau dann wahr, wenn er mit der Wirklichkeit übereinstimmt?“, so werden vielleicht einige Leute darauf nur deshalb mit „nein“

[2] Tarski [Truth], S. 65.

antworten, weil sie die Frage nicht verstehen und daher aus Vorsicht eine negative Antwort geben. Dagegen kann in der Weise indirekt gezeigt werden, daß der semantische Wahrheitsbegriff mit jener Intention, die im Alltag in der Regel mit diesem Terminus verknüpft ist, in Einklang steht, daß man auf die Konsequenzen aufmerksam macht, die eine Ablehnung des semantischen Wahrheitsbegriffs nach sich zieht. Im Rahmen der Semantik wird ein Prädikat „wahr in *S*" dann und nur dann als adäquat angesehen, wenn es der Konvention *A* genügt. Dadurch ist der semantische Wahrheitsbegriff in eindeutiger Weise festgelegt; denn alle Definitionen, die dieser Konvention genügen und sich auf dieselbe Sprache *S* beziehen, müssen als logisch gleichwertig, als Darstellungen desselben Begriffs, aufgefaßt werden. Falls in *S* der Satz „alle Menschen sind sterblich" gebildet werden kann, so würde also gemäß der Konvention *A* der Satz $\mathfrak{S}_1$ gelten: der Satz „alle Menschen sind sterblich" ist wahr dann und nur dann, wenn alle Menschen sterblich sind. Ein vom semantischen Begriff abweichender Wahrheitsbegriff müßte, sofern er sich überhaupt weiterhin als theoretischer Begriff auf Sätze beziehen würde, diese Äquivalenz leugnen, da er sonst auf Grund der eben gemachten Feststellung nicht als von ihm verschieden anzusehen wäre. Es müßte also dann der Satz $\mathfrak{S}_2$ gelten: der Satz „alle Menschen sind sterblich" ist wahr dann und nur dann, wenn nicht alle Menschen sterblich sind. Die meisten werden zugeben, daß eine derartige Verwendung des Prädikates „wahr" paradox sei und keineswegs im Einklang mit dem Sprachgebrauch stehe. Man kann daher den Gegensatz zwischen dem semantischen und möglichen anderen Wahrheitsbegriffen in der Form folgender Alternative aussprechen: Entweder es wird ein vom semantischen Wahrheitsbegriff inhaltlich abweichender Begriff des wahren Satzes konstruiert, dann muß von ihm der Satz $\mathfrak{S}_2$ gelten oder aber es wird der Satz $\mathfrak{S}_1$ akzeptiert, dann bleibt gar keine andere Wahl mehr übrig als der semantische Wahrheitsbegriff.

Schließlich könnte mit dem Einwand der „Unrichtigkeit" des semantischen Wahrheitsbegriffs noch gemeint sein, daß dieser zu unlösbaren begrifflichen Schwierigkeiten führe, wie dies besonders von Seiten der Kritiker der früheren Fassungen der Adäquationstheorie (z. B. Brentano) geschehen ist oder es wird auf die Schwierigkeiten in der Realisierung dieses Begriffs (Frage nach einem Wahrheitskriterium) hingewiesen oder es wird die These verfochten, die semantische Fassung des Wahrheitsbegriffs impliziere einen unrichtigen erkenntnistheoretischen Standpunkt: den naiven Realismus. Auf alle diese Bedenken werden wir noch zurückkommen. Vorher aber soll noch eine Gegenüberstellung mit einem ganz anderen Vorgehen, welches ebenfalls eine Klärung des Wahrheitsbegriffs herbeizuführen trachtet, den Standpunkt der Semantik verdeutlichen. Wir meinen den Wahrheitsbegriff in der Philosophie Franz Brentanos. Zunächst sei bemerkt, daß Brentano keinen Begriff „Wahrheit" kennt, wie dies ja auch in der Semantik nicht angenommen wird, sondern nur einen Begriff des wahren Urteils. Brentano knüpft dabei nicht an die Sprache, also nicht an Aussagen oder Sätze, sondern in psychologischer Weise an das urteilende Verhalten an. Auf Grund von verschiedenen begrifflichen Schwierigkeiten, die nach BRENTANOs Meinung der Adäquationsvorstellung anhaften[3], lehnt er den auf dieser Vorstellung basierenden Begriff des wahren Urteils ab. Er meint, man müsse statt dessen eine unmittelbare Erlebnisgrundlage für diesen Begriff aufzeigen, wie dies nach seiner Auffassung bei allen sinnvollen Begriffen zu geschehen habe. Diese Erlebnisgrundlage ist für ihn das Erlebnis der Evidenz, das einer weiteren Analyse oder Definition nicht fähig ist und nur an Hand von Beispielen evidenter Urteile aufgezeigt werden kann. Sobald wir dieses Erlebnis haben, wird uns die Wahrheit eines Urteils unmittelbar bewußt, wobei aber BRENTANO nicht annimmt, daß wir den Sinn des Prädikates „wahr“ schon unabhängig von diesem Evidenzerlebnis verstehen müssen; vielmehr definiert er den Begriff „wahr“ durch seine Gleichsetzung mit „evident“. Eine solche Evidenz ist z. B. in Urteilen der inneren Wahrnehmung und in rein logischen Urteilen gegeben. Die Schwierigkeit, daß es doch nach dem üblichen Sprachgebrauch auch „blinde wahre Urteile“, also nicht evidente und trotzdem wahre Urteile, gibt, sucht BRENTANO so zu beheben, daß in solchen Fällen ein evident Urteilender fingiert und gesagt wird: ein blindes Urteil ist dann wahr, wenn es mit dem gleichlautenden Urteil eines evident Urteilenden übereinstimmt. In Analogie zur Konvention A könnte man die BRENTANOsche Fassung des Wahrheitsbegriffs so wiedergeben: „Ein durch einen Satz $\mathfrak{S}_j$ ausgedrücktes Urteil ist dann und nur dann wahr, wenn es entweder evident ist oder wenn ein (über denselben Gegenstand) evident Urteilender dasselbe Urteil ausspräche wie jenes, das durch $\mathfrak{S}_j$ ausgedrückt wird.“ Wir wollen auf die Bedenken, die man gegen den psychologischen Ansatzpunkt sowie gegen den hier verwendeten Begriff der Evidenz vorbringen kann, nicht eingehen. Nur das Verschiedene und Gemeinsame sei hervorgehoben[4]. Während der Satz $\mathfrak{S}_j$ oder ein ähnlich lautender für BRENTANO bereits eine Definition des Begriffs darstellt, ist für die Semantik das analoge Schema der Konvention A gar keine Definition, sondern nur eine Festsetzung, die von jeder zu konstruierenden Definition erfüllt werden muß. Der Grund für diesen Unterschied liegt darin, daß in der Semantik nicht wie bei BRENTANO das Prädikat „wahr“ psychologisch charakterisierbaren Urteilsakten, sondern Sätzen zugeschrieben wird, womit die Relativität des Begriffs in bezug auf jenes Sprachsystem, welchem die Sätze angehören, in Erscheinung tritt. Diese Relativität kommt dann darin zum

[3] Diese Schwierigkeiten haben ihren Grund alle in der unexakten Formulierung, durch die im Rahmen der traditionellen Philosophie die Adäquationsidee der Wahrheit eingeführt wird, und geraten bei den semantischen Wahrheitsdefinitionen ausnahmslos in Wegfall. Aus diesem Grunde könnten die Argumente BRENTANOs nicht gegen die Semantik verwendet werden. Einige der von BRENTANO erwähnten Schwierigkeiten werden wir noch kurz behandeln.

[4] Eine genaue Erörterung ist nicht notwendig, da die Voraussetzung, durch die BRENTANO zu seiner Definition gelangte, nämlich die Unhaltbarkeit der „Adäquationstheorie“, für die Semantik nicht mehr zutrifft.

Ausdruck, daß nicht das Prädikat „wahr", sondern „wahr in S" definiert wird, wobei die semantischen Regeln von S vollständig anzuführen sind. Daher gibt es nicht *einen* Begriff „wahr", sondern so viele derartige Begriffe, als man voneinander verschiedene semantische Systeme konstruieren kann. Die Garantie dafür, daß sie alle ein und dieselbe Intention ausdrücken, ist dadurch gegeben, daß sie die Konvention A erfüllen müssen. Eine Analogie zu dem „erlebnismäßigen Aufweis" bei BRENTANO findet sich hier nicht. Der semantische Wahrheitsbegriff wird nur durch Definition eingeführt, dagegen nicht auf eine „Erlebnisquelle" zurückgeführt. Auch bei BRENTANO liegt eine Definition vor, dies aber eigentlich nur deshalb, weil der ursprüngliche Wahrheitsbegriff „‚wahr' gleich ‚evident'" auf den Fall blinder Urteile erweitert wird, was mittels der erwähnten Fiktion geschieht. Der ursprüngliche Wahrheitsbegriff wird dagegen nicht definiert, sondern die Bedeutung des Wortes „wahr" mit der des Wortes „evident", welches eine unmittelbare Erlebnistatsache bezeichnen soll, gleichgesetzt. Innerhalb der Semantik kann von der Frage, ob eine Klärung von Begriffen ohne Aufweis der psychologischen Grundlagen möglich ist oder nicht, vollkommen abgesehen werden; denn ihr Standpunkt ist der, daß die semantischen Begriffe wie „wahr", „erfüllt", „bezeichnet" im Rahmen der Metasprache definiert werden können, wobei lediglich vorausgesetzt wird, daß die bei der Definition verwendeten deskriptiven und logischen Ausdrücke verstanden werden. Es handelt sich also bei dieser Definition um eine Zurückführung der semantischen auf nichtsemantische Begriffe. Hier zeigt sich allerdings ein prinzipieller Unterschied gegenüber dem Standpunkt BRENTANOS. Während letzterer meint, daß für sämtliche Begriffe eine Erlebnisgrundlage aufgewiesen werden muß, ist es der Standpunkt der Semantik, daß man bestimmte Begriffe auf andere zurückführen kann, wobei die Frage offen bleibt, ob man bei der Klärung dieser übrigen Begriffe psychologische Hilfsmittel heranziehen muß oder nicht. Auf unseren Fall angewendet, besagt dies: Wenn die Definition der semantischen Begriffe im Rahmen der Metasprache M erfolgt ist, und zwar so, daß einerseits die für diese Begriffe aufgestellten Adäquatheitsforderungen erfüllt sind und anderseits im Definiens schließlich[5] nur nichtsemantische Begriffe vorkommen, so ist das Problem der Explikation der fraglichen semantischen Begriffe als gelöst anzusehen. Die Klärung der übrigen Begriffe von M, also z. B. der Redewendung „. . . dann und nur dann wenn . . ." oder des Prädikates „größer" (welches etwa bei der Formulierung einer Bezeichnungsregel verwendet wird), ist nicht mehr Aufgabe der Semantik. Auch hier wird vielfach eine weitere Reduktion dieser Begriffe möglich sein. Bezüglich der logischen Begriffe ist dies in den Werken über mathematische Logik verschiedentlich gezeigt worden, bezüglich der empirischen Begriffe liegen Versuche vor, ohne daß man von einem definitiven Resultat sprechen könnte. Was schließlich die Frage betrifft, ob zwischen dem BRENTANOschen und dem semantischen

[5] Das „schließlich" verwenden wir, um den Fall rekursiver Definitionen, von denen sehr häufig Gebrauch gemacht wird, mitzuberücksichtigen.

Wahrheitsbegriff ein Gegensatz besteht, so ist zunächst festzustellen: Insofern besteht natürlich ein großer Unterschied, als das Objekt, auf welches das Prädikat „wahr" angewendet wird, in beiden Fällen ein anderes ist, im einen Falle psychische Urteilsakte, im anderen Falle Sätze, also sprachliche Gebilde eines nach formalen Regeln aufgebauten semantischen Systems. In folgendem Sinne besteht hier jedoch sicher kein Gegensatz: Würde BRENTANO die Anwendung des Prädikates „wahr" auf Sätze statt auf Urteile zugelassen haben und dann befragt worden sein, ob etwa der Satz „der Schnee ist weiß" dann und nur dann wahr sei, wenn der Schnee weiß ist, so hätte er ohne Zweifel mit „ja" geantwortet. Wir sahen aber bereits, daß eine bejahende Antwort auf eine solche Frage die Annahme des semantischen Wahrheitsbegriffs notwendig zur Folge hat. Tatsächlich wollte ja BRENTANO keineswegs einen gänzlich neuen Begriff des wahren Urteils konstruieren, sondern nur jenen Schwierigkeiten aus dem Wege gehen, die der „Adäquationstheorie" der Wahrheit seiner Meinung nach anhafteten, wobei er aber zugleich für seinen Begriff die Intention verfolgte, daß das Prädikat „wahr" nur dann berechtigte Anwendung findet, wenn es auch im Sinne des üblichen Sprachgebrauches anwendbar ist.

Noch eine andere Theorie, die sich mit dem Ausdruck „wahr" beschäftigt, möge hier kurz Erwähnung finden, da in ihr von einem ganz neuen Gesichtspunkt aus der Semantik der Vorwurf gemacht wird, mit dem tatsächlichen Gebrauch von „wahr" in Widerspruch zu stehen. Diese Theorie wurde von STRAWSON entworfen[6]. STRAWSON geht von der Feststellung aus, daß in Diskussionen über den Wahrheitsbegriff zwei Thesen vertreten werden, die miteinander logisch nicht verträglich sind. Die These 1 besagt, daß die Aussage „es ist wahr, daß ..." an Gehalt nichts verliert, wenn die Worte „es ist wahr, daß" weggelassen werden. Die Aussage, daß eine Behauptung wahr sei, stelle daher keine weitere Behauptung dar, sondern eine bloße Wiederholung derselben Behauptung. Nach der These 2 ist die Behauptung, wonach eine Aussage wahr sei, eine metasprachliche Aussage über einen Satz in einer gegebenen Objektsprache. Es können nicht beide Thesen richtig sein. Wenn nämlich der Satz „Cäsar war ein römischer Feldherr" (1) dieselbe Behauptung darstellt wie der Satz „es ist wahr, daß Cäsar ein römischer Feldherr war" (2) (was aus der These 1 folgt), dann ist es falsch, zu behaupten, daß (2) eine Aussage über den deutschen Satz „Cäsar war ein römischer Feldherr" sei (wie dies in These 2 behauptet wird), und daher auch falsch, zu behaupten, daß (2) eigentlich so formuliert werden müßte: „‚Cäsar war ein römischer Feldherr' ist wahr im Deutschen". Denn wenn (2) dieselbe Behauptung darstellt wie (1), dann kann (2) nicht über einen deutschen Satz sprechen, da (1) nicht über einen deutschen Satz, sondern über Cäsar spricht. Nach STRAWSON ist die erste These zutreffend, aber inadäquat formuliert, die zweite These ist hingegen

[6] „Truth", Analysis, und „Truth", Aristotelian Society. Die zweite Abhandlung ist zugleich eine kritische Auseinandersetzung mit der gleichnamigen Arbeit von AUSTIN.

falsch, jedoch ist eine von dieser These implizierte Behauptung richtig. Es ist wahr, daß eine Behauptung, wonach ein Satz wahr ist, keine weitere Behauptung darstellt, wie dies in der These 1 ausgesprochen wird; aber es ist falsch, daß eine solche Behauptung keine weitere *Tätigkeit* darstellt, als ein nochmaliges Aussprechen jenes ersten Satzes. Es ist anderseits richtig, daß eine Behauptung, wonach ein Satz wahr ist, die Bedeutung hat, daß damit mehr getan wird, als bloß jenen Satz auszusprechen — was in der These 2 gesagt wird —, aber es ist falsch, daß diese weitere Tätigkeit in einer Aussage über einen Satz besteht. Die Wendung „ist wahr" wird nicht auf Sätze angewendet; denn sie wird überhaupt nicht auf etwas angewendet.

Wittgenstein hat oft mit Nachdruck betont, daß viele philosophische Verirrungen darauf zurückzuführen sind, daß wir glauben, die Sprache habe nur eine deskriptive Funktion, sie diene nur dazu, um „über die Dinge zu reden". Es gibt aber noch zahlreiche weitere Funktionen der Sprache und Strawson meint, daß eine solche andere Funktion gerade dort zur Geltung kommt, wo wir den Ausdruck „wahr" verwenden. Um die Richtigkeit der These 1 zu zeigen, muß ihre Inadäquatheit behoben werden. Dies geschieht am besten so, daß man die Funktion des Ausdruckes „wahr" mit der des Wortes „ja" vergleicht. Damit man das Wort „ja" gebrauchen kann, muß eine bestimmte linguistische Situation gegeben sein, die in einer vorangehenden Fragestellung besteht; denn ein Aussprechen des Wortes „ja" ohne solche vorangehende Fragestellung wäre gegenstandslos. Trotzdem wird niemand behaupten wollen, daß, wenn auf die Frage „war jemand hier?" die Antwort „ja" gegeben wird, mit dieser Antwort *über einen Satz* gesprochen werde. Statt einer solchen Antwort auf eine Frage kann man sich die Situation vorstellen, daß jemand die entsprechende Behauptung aufstellt und der Antwortende „ditto" sagt. Soweit der Antwortende hier etwas behauptet, behauptet er genau dasselbe wie der erste Sprechende. Dennoch *tut* er nicht dasselbe wie jener; denn während er wohl dieselbe Behauptung hätte aussprechen können wie jener, ohne daß ein anderer etwas zuvor gesagt hätte, so wäre es doch sinnlos, „ditto" zu sagen, ohne daß jemand anderer zuvor gesprochen hätte, da die Äußerung von „ditto" ebenso wie die von „ja" eine vorangegangene sprachliche Äußerung eines anderen voraussetzt. Daß wir auch hier nicht in Versuchung kommen, zu sagen, daß wir mit dem Gebrauch von „ditto" über einen Satz sprechen (nämlich über die Behauptung des ersten Sprechenden), beruht nach Strawson vermutlich darauf, daß diese beiden Ausdrücke „ditto" und „ja" nicht aus einem grammatikalischen Subjekt und einem grammatikalischen Prädikat bestehen. Was mit dem Aussprechen von „ditto" geschieht, ist vielmehr dies, daß man seiner Zustimmung zu der Äußerung des anderen Ausdruck verleiht, daß man das, was er sagte, unterschreibt, es gutheißt. Die Wendung „das ist wahr" hat nun nach Strawson häufig dieselbe Funktion wie die eben hypothetisch angenommene Funktion von „ditto". Man verleiht dadurch seiner Zustimmung zu der Äußerung eines anderen Ausdruck. Andere Fälle wie z. B. der Satz

„was der Polizist sagte, ist wahr", sind komplizierter. In einem Satze wie diesem steckt tatsächlich implizit eine Metaaussage, nämlich die Existenzaussage „der Polizist hat etwas behauptet". Offenbar ist diese Metaaussage aber nicht gleichbedeutend mit dem Satz „was der Polizist sagte, ist wahr". Um zu sehen, was hier Neues hinzutritt, mag man bedenken, daß statt dieser letzten Äußerung der Bericht des Polizisten hätte wiederholt werden können. In diesem Falle würde man sagen, daß der Bericht des Polizisten *bestätigt* worden sei. Wenn dagegen jemand diese Geschichte erzählt hätte, bevor der Polizist zu sprechen begann, so hätte man nicht gesagt, daß der Bericht des letzteren bestätigt worden sei. Einen Bericht bestätigen bedeutet somit nicht, etwas weiteres *über* diesen Bericht sagen, sondern etwas tun, was nicht getan werden kann, sofern der Bericht nicht stattgefunden hat. Im Gegensatz zu dem Fall, wo der Bericht einfach wiederholt wurde, hat die Äußerung „was der Polizist sagte, ist wahr" keine andere Funktion als die, jenen Bericht des Polizisten zu bestätigen.

Unter den sprachlichen Äußerungen, die nicht dazu dienen, um etwas zu beschreiben oder über etwas zu sprechen, nehmen die Handlungsäußerungen („performatory utterances"[7]) einen wichtigen Platz ein. Dies sind Äußerungen, mit deren Hilfe wir nicht etwas beschreiben, was wir tun, sondern deren Aussprechen jene Tätigkeit selbst darstellt. Wenn ich z. B. sage „entschuldigen Sie bitte", so spreche ich damit nicht über meine Entschuldigung, sondern ich vollziehe mit dieser Äußerung die Entschuldigung selbst. Eine solche Handlungsäußerung, und zwar speziell: eine Bestätigungsäußerung („confirmatory utterance"), liegt nach STRAWSONS Meinung auch beim Gebrauch von „ist wahr" vor. Die Analyse des Satzes „was der Polizist sagte, ist wahr", muß daher so lauten, daß diese Aussage die erwähnte Metaaussage von Existenzialcharakter enthält und daneben noch eine Bestätigungsäußerung. Man könnte den Satz daher auch durch die Worte wiedergeben: „Der Polizist hat etwas gesagt. Ich bestätige dies (stimme dem zu)". Mit „ich bestätige es" beschreibe ich nichts, sondern vollziehe ich eine Handlung. Es sind also zwei Fälle zu unterscheiden. Wenn den Worten „ist wahr" bloß ein Demonstrativpronomen vorangeht, dann ist die Äußerung eine reine Bestätigungs- oder Zustimmungsäußerung („das ist wahr"), wenn hingegen dem „ist wahr" eine beschreibende Redewendung vorangeht, dann liegt eine Kombination von einer Metaaussage und einer Bestätigungsäußerung vor („was der Polizist sagte, ist wahr"). In keinem der beiden Fälle aber wird der Ausdruck „wahr" als ein Prädikat verwendet, um über etwas zu sprechen. Die Annahme, daß dies der Fall sei, beruht nach STRAWSON auf dem alten philosophischen Irrtum, daß wir immer dann, wenn wir ein singuläres Substantivum (oder etwas Analoges) verwenden („die Aussage So-und-So", „was er sagte") und dieses mit einem Eigenschaftswort verbinden, über etwas eine Aussage machen. Die Deutung des Wortes

[7] Dieser Ausdruck wurde erstmals gebraucht von J. L. AUSTIN in seiner Abhandlung „Other Minds".

„wahr" als eines Prädikates hat also in einer Fehlinterpretation der Alltagssprache ihre Wurzel.

STRAWSON versucht eine weitere Irrtumsquelle dafür aufzuzeigen, daß Wahrheit ein semantischer Begriff genannt wird. Er geht dabei von den Bemerkungen CARNAPS aus, wonach die semantischen Regeln eines Systems die Wahrheitsbedingungen für einen Satz der Objektsprache festlegen und damit die Bedeutung dieses Satzes bestimmen. STRAWSON bemerkt dazu, daß es tatsächlich eine Wendung gibt, die das Wort „wahr" enthält und die dazu dient, um über Sätze zu sprechen, obzwar die Wendung „ist wahr" selbst niemals dazu benützt wird, um über Sätze Aussagen zu formulieren. Es ist die Wendung „ist wahr dann und nur dann, wenn", welche man als synonym mit „bedeutet daß" gebrauchen kann. Diese letztere Redewendung dient offenbar dazu, um über Sätze zu sprechen, da sie dazu verwendet wird, die Bedeutung von Sätzen anzugeben. Die durch den Satz „‚the monarch is deceased' bedeutet im Englischen, daß der Monarch gestorben ist" (3) gegebene Information läßt sich wiedergeben durch die Aussage „‚the monarch is deceased' ist wahr im Englischen dann und nur dann, wenn der Monarch gestorben ist" (4). Nur wenn „ist wahr dann und nur dann wenn" als synonym gebraucht wird mit „bedeutet daß", wird der Ausdruck „wahr" also nach STRAWSON dazu verwendet, um in einer kontingenten Metaaussage von der Art (4) über Sätze zu sprechen. Hier tritt aber das Wort „wahr" gar nicht als selbständiges Prädikat auf, sondern als unselbständiger Bestandteil der ganzen Redewendung „ist wahr dann und nur dann wenn". Diese Redewendung weist eine irreführende Ähnlichkeit auf mit definierenden analytischen Aussagen, in denen ebenfalls das „dann und nur dann wenn" gebraucht wird, jedoch ohne Benützung des Wortes „wahr", wie z. B. in dem Satz „der Monarch ist verschieden dann und nur dann, wenn der König gestorben ist". Diese Ähnlichkeit des „dann und nur dann wenn" in solchen analytischen Aussagen mit seinem Gebrauch als Bestandteil in „ist wahr dann und nur dann wenn" in entarteten kontingenten Metaaussagen, wie „‚der Monarch ist gestorben' ist wahr im Deutschen dann und nur dann, wenn der Monarch gestorben ist", läßt die Neigung entstehen, das „dann und nur dann wenn" in diesem letzten Falle genau so zu interpretieren wie im ersten und die auf diese Wendung folgende Äußerung als ein Definiens dessen aufzufassen, was davorsteht, nämlich als das Definiens für „der Satz ‚. . .' ist wahr (in S)". Dadurch kommt es dann dazu, daß „wahr" als ein selbständiges Prädikat aufgefaßt wird, das sich auf Sätze bezieht, wie dies in der Semantik geschieht.

Der Analyse STRAWSONS muß zweifellos ein relatives Recht zugestanden werden, zumindest soweit sich seine Bemerkungen auf den alltäglichen Gebrauch von „wahr" beziehen. Dieses Wort wird sicherlich bisweilen als Mittel gebraucht, um seiner Zustimmung zu einer vorher gemachten Äußerung Ausdruck zu verleihen, obwohl das Ausmaß, in dem dies der Fall ist, von Sprache zu Sprache stark schwanken dürfte[8]. Es wird aber zweifellos auch in einem deskriptiven Sinne gebraucht. Das eine schließt das andere nicht aus. Bei dem Wort „wissen" z. B. dürfte es sich in einer gewissen Hinsicht analog verhalten. Wie AUSTIN zutreffend hervorgehoben hat[9], ist die Äußerung „ich weiß, daß . . ." ähnlich wie „ich verspreche, daß . . ." zumindest zum Teil eine Handlungsäußerung. Der Unterschied zwischen der Äußerung „ich bin gewiß, daß . . ." und „ich weiß, daß . . ." besteht nicht darin, daß ich im zweiten Falle behaupte, etwas Höheres erreicht zu haben als Gewißheit; denn mehr als Gewißheit *kann* ich nicht erlangen. Das „Mehr" der ersten Äußerung liegt sozusagen in einer ganz anderen Dimension: ich gebe damit dem Anderen mein Wort, bringe ihm gegenüber zum Ausdruck, daß er auf mich bauen könne, und übernehme dadurch auch einen Teil der Verantwortung für das, was er, sich auf meine Behauptung stützend, weiterhin tut und sagt. All das geschieht nicht, wenn ich bloß sage „ich bin gewiß, daß . . .". Hier vollziehe ich nicht zusätzlich eine solche ethisch akzentuierte Handlung wie im ersten Falle. Trotzdem wird das Wort „wissen" auch in einem rein deskriptiven Sinne gebraucht, und zwar meist dann, wenn es nicht in der ersten Person Verwendung findet. Mit „er scheint ziemlich viel in der Angelegenheit zu wissen" spreche ich eine Vermutung aus, die der empirischen Überprüfung fähig ist und auf Grund dieser Überprüfung kann sich der Satz als richtig oder unrichtig herausstellen. Dies zeigt, daß ich mit einer solchen Äußerung über ein objektives Faktum spreche, das vorliegen kann oder nicht (welches dieses Faktum ist, soll uns hier nicht interessieren)[10]. Im Falle von „wahr" liegen die Dinge nicht so einfach, da man als Kriterium für den Unterschied des nichtdeskriptiven und des deskriptiven Gebrauches nicht das Vorliegen oder Nichtvorliegen von Ich-Aussagen anwenden kann. Daß es einen deskriptiven Gebrauch gibt, dürfte aber kaum zu bezweifeln sein angesichts solcher Beispiele, wie „die These Kants ‚Kategorien ohne Anschauung sind leer' *ist wahr*", „der Satz des Descartes ‚cogito, ergo sum' *ist wahr*", „die Behauptung Einsteins, daß es keine vom Bezugssystem unabhängige (absolute) Gleichzeitigkeit gibt, *ist wahr*" und analog „die Ansicht des Ptolemäus, daß sich die Sonne um die Erde dreht, *ist nicht wahr*" usw. Bei der Formulierung der Aufgabe der Logik, Verfahren zu entwickeln, die *von wahren Sätzen wieder zu wahren Sätzen* führen, wurde der Ausdruck „wahr" ebenfalls

---

[8] Ich glaube nicht, daß ein Philosoph des deutschen Sprachkreises von sich aus je zu einer Theorie gelangen würde, die sich mit jener STRAWSONS deckt. Denn STRAWSON geht bei seinen Betrachtungen von Zustimmungsäußerungen wie „that's right" oder „that's true" aus, die im Englischen viel häufiger an Stelle von „yes" gebraucht werden als im Deutschen „das ist wahr" an Stelle von „ja" verwendet wird. In vielen Fällen, in denen man im Englischen ohne weiteres mit „that's true" antworten kann, würde es im Deutschen als überaus pathetisch oder als lächerlich übertrieben wirken, wollte man statt „ja" sagen „das ist wahr". Es bedarf hier eines besonders wichtigen Anlasses, um das im „das ist wahr" liegende Pathos zu rechtfertigen.

[9] Other Minds, S. 143.

[10] Für nähere Einzelheiten vgl. meine Abhandlung „Glauben, Wissen und Erkennen".

stets in einem deskriptiven Sinne gebraucht. Um klar vor Augen zu führen, daß sich in diesen Fällen keine solche Analyse vornehmen läßt, wie sie STRAWSON gibt („was der Polizist gesagt hat, ist wahr"), nämlich die Aufsplitterung in eine deskriptive Metaaussage von Existenzialcharakter plus eine Zustimmungsäußerung, unterscheiden wir zwischen zwei Arten von Begriffen, die wir subjektive und objektive Begriffe nennen. Ein Prädikatausdruck hat einen subjektiven Begriff zum Inhalt, wenn ein Satz, in dem dieser Prädikatausdruck vorkommt, unvollständig ist, sofern nicht eine bestimmte Person oder ein Umkreis von Personen angeführt wird. Wenn die Anwendung eines Begriffs auf einen bestimmten Fall die Bezugnahme auf Personen nicht erforderlich macht, so soll von einem objektiven Begriff gesprochen werden. In diesem Sinne ist z. B. der Begriff der logischen Folgerung ein objektiver Begriff, da es sinnlos wäre zu sagen „der Satz B folgt logisch aus dem Satz A für Herrn X, jedoch nicht für Herrn Y". Aber auch der Ausdruck „wahr" bezeichnet einen objektiven Begriff, wenn er in einem deskriptiven Sinne wie in den eben angeführten Beispielen verwendet wird. Es ergibt keinen Sinn zu sagen, daß der Satz vom Nichtbestehen einer objektiven Gleichzeitigkeit wahr für mich ist, nicht wahr hingegen für Herrn N. N. Ein Großteil der Angriffe von Objektivisten wie E. HUSSERL gegen den philosophischen Relativismus und Psychologismus bestand darin, auf die Fehlerhaftigkeit einer subjektivistischen Umdeutung des Wahrheitsbegriffs hinzuweisen. Diese subjektivistische Deutung bestand darin, „wahr" als Relationsprädikat zu interpretieren, für welches das eine Relationsglied eine Person oder eine Gruppe von Personen darstellt, also „wahr" im Sinn von „wahr-für-X" zu deuten. Für zahlreiche andere Begriffe muß eine derartige Deutung tatsächlich vorgenommen werden, da diese Begriffe subjektive Begriffe sind. Ausdrücke, wie „bekannt", „vertraut", „angenehm" z. B., sind von dieser Art. „Diese Melodie ist bekannt" ist kein vollständiger Satz, sondern nur ein Satz von etwa der Gestalt „diese Melodie ist mir bekannt".

Wenn ich eine Aussage darüber mache, ob einer Behauptung zugestimmt oder diese Behauptung bestätigt wird — das Wort „Bestätigung" nicht in einem semantischen, sondern in einem pragmatischen Sinn genommen —, so mache ich ebenfalls von einem subjektiven Begriff Gebrauch. Denn der Satz „dieser Aussage wird zugestimmt" ist unvollständig; er muß durch eine Erwähnung jener Person oder jenes Personenkreises ergänzt werden, welcher der fraglichen Aussage zustimmt. Hätte das Wort „wahr" keine andere Verwendung als die, eine Zustimmungsäußerung zu vollziehen, dann würde in diesem Ausdruck dieselbe subjektive Komponente stecken. Sie steckt auch tatsächlich in jenen von STRAWSON angeführten Verwendungsweisen, in denen jemand dieses Wort benützt, um eine vorangegangene Behauptung eines Sprechers zu bestätigen („das ist wahr", „was er gesagt hat, ist wahr"). Sie steckt jedoch nicht in jener Verwendungsweise, in der gesagt wird, daß diese und diese Behauptung KANTS wahr sei. Deshalb kann man eine solche Wahrheitsfeststellung auch nicht in der Weise analysieren, daß man sagt „Kant hat diese und diese Äußerung getan. Ich stimme dem zu (pflichte dem bei, bestätige dies, stimme mit ihm überein)". So wie das Wort „wahr" in Fällen wie den erwähnten vielmehr gebraucht wird, hat es einen durchaus deskriptiven wie objektiven Sinn. Dies tritt besonders deutlich zutage, wenn man den Fall in Erwägung zieht, wo der Behauptende später zur Einsicht gelangt, daß er sich geirrt habe. Statt „ich habe dem damals zugestimmt; aber ich war im Irrtum" kann er die gleichwertige Formulierung gebrauchen „ich glaubte damals, daß dies wahr sei; aber es war nicht so". Er leugnet im Nachhinein nicht, daß er damals zugestimmt hat — täte er dies, so würde er lügen —, aber er leugnet, daß seine Zustimmung damals zurecht erfolgt ist; und sie ist deshalb nicht zurecht erfolgt, weil er dachte, eine Behauptung sei wahr, die sich nachher als falsch erwies. Wobei „sie hat sich als falsch erwiesen" nicht bloß bedeutet, daß er ihr (aus welchen Gründen auch immer) nicht mehr zustimmt.

Diese Verwendung des Wahrheitsbegriffs als eines objektiven Begriffs ist es, welche in der Semantik präzisiert wird. Daß der Begriff bedeutsame Anwendung in der Logik und Mathematik findet, erhöht die Wichtigkeit dieser Präzisierung. Strawson gibt zu, daß jenes Prädikat, welches in der Semantik das Prädikat „wahr" genannt wird, für gewisse „technische Zwecke" („technical purposes") von Nutzen ist; aber er bestreitet, daß das Wort „wahr" selbst jemals in dieser Weise verwendet wird, in der die Semantik das Wort verwendet. Daher erblickt er im Gebrauch des Ausdruckes „wahr" innerhalb der Semantik einen gänzlich irreführenden Sprachgebrauch. In unserer Terminologie könnte man sagen: Strawson *leugnet, daß es zu dem semantischen Wahrheitsbegriff als Explikat überhaupt ein Explikandum gäbe.* Unsere kurzen Betrachtungen zeigten, daß dieser Vorwurf unberechtigt ist, wobei wir aber gleichzeitig zugeben, daß Strawson die Aufmerksamkeit auf eine alltägliche Verwendung dieses Wortes gelenkt hat, die der philosophischen Analyse bisher entgangen ist.

Gibt es aber einen objektiven Wahrheitsbegriff, dann ist auch der Ausdruck „wahr" ein deskriptives Prädikat, das *auf etwas* angewendet wird. In der Semantik wird festgesetzt, daß diese Anwendung Sätze betrifft. Diese Festsetzung muß erfolgen, da hier formalisierte Sprachen studiert werden und bei diesem Studium vom Sprachbenützer zu abstrahieren ist. Dies ist allerdings eine gewisse Abweichung vom alltäglichen Sprachgebrauch; denn nach diesem wird das Prädikat „wahr" meist nicht sprachlichen Gebilden als solchen, sondern Urteilen oder besser: Aussagen, die von bestimmten Personen zu bestimmten Zeitpunkten behauptet wurden, zugeschrieben. Diese Abweichung ist aber nicht so wesentlich, daß sich dadurch die Verwendung des Ausdruckes „wahr" nicht mehr rechtfertigen ließe. Wie wir bereits früher erwähnten, beruht sie zum Teil darauf, daß in der Alltagssprache Indikatoren vorkommen, in einer formalisierten Sprache jedoch nicht. Wenn man sich die Alltagssprache so umformuliert denkt, daß in ihr keine Indikatoren mehr auftreten, so würde diese Abweichung zu bestehen aufhören. Viel wesentlicher ist das Gemeinsame, nämlich die Verwendung des Ausdruckes „wahr“ für einen objektiven Begriff. Wir können also sagen: In der Sprache des Alltags gibt es zahlreiche verschiedene Verwendungen von „wahr“. Wir können sie zunächst einteilen in die deskriptiven und die nichtdeskriptiven. Die letzteren wurden von STRAWSON hervorgehoben. Unter den deskriptiven gibt es solche, in denen das Wort gar nicht als selbständiges Prädikat, sondern als unselbständiger Bestandteil einer komplexeren Wendung vorkommt (das Beispiel von STRAWSON) und solche, in denen es als selbständiges Prädikat auftritt (unsere Gegenbeispiele). Unter diesen zuletzt genannten Verwendungsweisen gibt es wieder solche, in denen das Wort zur Fällung von Werturteilen über Personen, Institutionen usw. dient („ein wahrer Freund“, „eine wahre Demokratie“). Hier wird das Wort überhaupt nicht auf Urteile, Aussagen oder Sätze angewendet, und daher sind diese Verwendungen logisch nicht von Interesse. In der zweiten Art von Verwendungen gebraucht man diesen Ausdruck jedoch für einen objektiven Begriff, der teils auf Urteile, teils auf Aussagen (bestimmter Personen usw.), teils auf Sätze als solche anwendbar ist. Die Semantik beschränkt sich darauf, den Ausdruck in dieser letzteren Funktion zu betrachten.

Abschließend sollen noch einige Bemerkungen zu den anderen Ausführungen STRAWSONS gemacht werden. Auch darin können wir ihm zustimmen, daß das Wort „wahr“ häufig als unselbständiger Bestandteil einer umfassenderen sprachlichen Wendung auftritt. Dies gilt nun gerade von den Beispielen, die von STRAWSON bei der Formulierung der These 1 angeführt werden. Betrachten wir zuerst die Negation der von ihm gebrauchten Wendung, nämlich „es ist nicht wahr, daß ...“. Eine solche Wendung stellt nichts anderes dar als eine rhetorische Umschreibung der Negation „nicht ...“. Da sie, wie leicht zu sehen ist, nicht zur Bildung der Antinomie des Lügners verwendet werden kann, braucht sie auch nicht den Anlaß für eine Unterscheidung zwischen Objekt- und Metasprache zu bilden. So wie das Negieren einer Aussage keine metasprachliche Behauptung über eine andere Aussage darstellt, so auch nicht das Voranstellen von „es ist nicht wahr, daß“ vor diese Aussage. Analog verhält es sich mit der Aussage „es ist wahr, daß ...“, in der die Wendung „es ist wahr, daß“ weggelassen werden kann, ohne den Gehalt der Aussage zu beeinträchtigen[11]. Dies ist auch der Grund für die Richtigkeit der These 1, die jedoch nicht mit der These 2 im Widerspruch steht; denn ein solcher Widerspruch entsteht nur unter der Voraussetzung, daß der Ausdruck „wahr“ in beiden Fällen als ein Prädikat benützt wird, das sich auf Sätze anwenden läßt. Nur in „‚...‘ ist nicht wahr“ wird jedoch „wahr“ als Prädikat verwendet, nicht hingegen in „es ist nicht wahr, daß ...“. Im letzten Falle braucht man nur das „nicht“ vor der Aussage „...“ stehen zu lassen; die übrigen vier Worte („es“, „ist“, „wahr“, „daß“) kann man wegstreichen.

---

[11] Im Deutschen gebraucht man die Wendung „es ist wahr, daß ...“ allerdings oft dazu, um eine Einschränkung folgen zu lassen. „Es ist wahr, daß ...“ besagt dann soviel wie „es ist *zwar* wahr, daß ..., *jedoch* — — —“.

Was die Analyse des Ausdruckes „ist wahr dann und nur dann wenn“ betrifft, so muß eine Unterscheidung getroffen werden, je nachdem ob diese Wendung sich auf die Alltagssprache oder auf eine konstruierte Sprache beziehen soll. In bezug auf die Alltagssprache mögen die Bemerkungen STRAWSONS zutreffend sein. Hier haben die betrachteten Aussagen aber bereits eine Bedeutung und es handelt sich nur darum, eine empirische Feststellung darüber zu treffen, welches diese Bedeutung ist. In bezug auf konstruierte semantische Sprachsysteme hingegen werden den Aussagen Bedeutungen erst auf Grund der Wahrheitsregeln verliehen[12]. Regeln hingegen, welche ursprünglich uninterpretierten Ausdrücken eine Bedeutung verleihen, haben stets den Charakter von Definitionen. Das „dann und nur dann wenn“ tritt somit hier tatsächlich als ein Definitionszeichen auf, während der davor stehende Ausdruck „wahr“ als ein metasprachliches Prädikat verwendet wird. STRAWSON meint, daß die irreführende Analogie von Kontexten mit „ist wahr dann und nur dann wenn“, in denen das „dann und nur dann wenn“ kein Definitionszeichen ist, und Kontexten mit „dann und nur dann wenn“, in denen es als Definitionssymbol Verwendung findet, die Semantiker dazu veranlaßt haben mag, das „dann und nur dann wenn“ auch im ersten Falle als Definitionszeichen zu interpretieren und „wahr“ als selbständiges Prädikat aufzufassen. Tatsächlich jedoch findet in der Semantik von vornherein dieser Ausdruck nur als Prädikat Verwendung und muß daher in die betrachtete Sprache durch Definition — eine explizite in trivialen Fällen und eine rekursive in nichttrivialen — eingeführt werden. Das „dann und nur dann wenn“ hat dabei dieselbe Funktion wie das Zeichen „$=_{Df}$“[13]. Daß der mit „wahr“ bezeichnete Begriff in der Semantik Verwendung findet, hat seinen Grund in der Fruchtbarkeit dieses Begriffs; daß zur Bezeichnung dieses Begriffs der Ausdruck „wahr“ gebraucht und damit der Anspruch erhoben wird, daß eine Begriffsexplikation (und nicht die Einführung eines neuen Begriffs) vorliegt, ist dadurch gerechtfertigt, daß es eine wichtige intuitive Verwendung dieses Ausdruckes im alltäglichen Sprachverkehr gibt, in welchem dieser Ausdruck in deskriptivem Sinne gebraucht wird und zur Bezeichnung eines objektiven Begriffs dient.

3. Einwendungen gegen die „Adäquationstheorie“ der Wahrheit. Die semantische Fassung des Wahrheitsbegriffs knüpft an die auf ARISTOTELES zurückgehende Adäquationstheorie der Wahrheit an, wonach die Wahrheit eines Satzes in dessen „Übereinstimmung mit der Wirklichkeit“ oder in der „Übereinstimmung mit dem wirklichen Sachverhalt“ besteht. Gegen diese Auffassung sind verschiedene Einwendungen erhoben

[12] Wenn man unter der Bedeutung etwas Intensionales versteht, so dürfte man hier nicht von den Bedeutungen von Aussagen, sondern nur von deren Wahrheitsbedingungen sprechen.

[13] STRAWSON bemerkt an einer Stelle (a. a. O. S. 267): „How odd it is, incidentally, to call this definition-by-disappearance ‚definition‘!“. Demgegenüber ist festzustellen, daß zumindest jede explizite Definition eine „definition-by-disappearance“ zu sein hat, da sie die Elimination des definierten Ausdruckes bewerkstelligen soll.

worden, die damit auch zu Einwendungen gegen den semantischen Wahrheitsbegriff zu werden scheinen. Es wurde z. B. auf die Unklarheit der verwendeten Begriffe hingewiesen. Zum Beispiel was heißt hier „Übereinstimmung"? Übereinstimmung scheint doch eine Relation darstellen zu müssen, bei der die beiden in dieser Relation stehenden Glieder gleich oder zumindest ähnlich sein müssen. Wie kann ein Urteil als psychisches Gebilde oder ein Satz als sprachlicher Ausdruck einem Sachverhalt der wirklichen Welt ähnlich sein? Oder es wurde, um einen anderen Einwand zu erwähnen, von BRENTANO darauf hingewiesen, daß es so etwas wie „Sachverhalte" des Seins oder Nichtseins von etwas gar nicht gäbe, es sich vielmehr hierbei um gedankliche Fiktionen handle, die nur zu dem Zwecke eingeführt worden seien, um diese Theorie zu retten. Oder es wurde, ebenfalls von BRENTANO, hervorgehoben, daß man im Falle eines wahren negativen Urteils gar nicht angeben könne, womit dieses Urteil übereinstimmen solle, da es eine solche „Wirklichkeit" gerade wegen der Wahrheit des Urteils im vorliegenden Falle gar nicht geben könne (z. B. die „Wirklichkeit", womit das Urteil „es gibt keine Drachen" übereinstimmen sollte, müßte aus den nichtseienden Drachen bzw. dem fiktiven Sachverhalt des Nichtseins von Drachen bestehen). Diese und analoge Schwierigkeiten lösen sich bei dem Vorgehen TARSKIS auf triviale Weise. Alle jene Begriffe, wie „Wirklichkeit", „Übereinstimmung", „bestehender Sachverhalt" u. dgl., die den Anlaß zu den Bedenken gaben, kommen weder innerhalb der Formulierung der Konvention *A* noch bei der Durchführung der einzelnen Definitionen für die verschiedenen Sprachsysteme vor. Daher können auch alle diese Bedenken nicht mehr auftreten. Wenn dagegen jemand sagen wollte: aber das TARSKIsche Verfahren setzt doch voraus, daß z. B. der Satz gilt „der Satz ‚der Schnee ist weiß' ist wahr dann und nur dann, wenn der Schnee *wirklich* weiß ist", in welchem wiederum der problematische Wirklichkeitsbegriff enthalten ist, so wäre darauf zu erwidern, daß man in dem letzten Satz den Ausdruck „wirklich" ruhig streichen kann, da er überflüssig ist. Dadurch ist man der Mühe enthoben, in eine Diskussion über den Wirklichkeitsbegriff einzutreten, ohne daß die Präzision in der Definition des Begriffs der wahren Aussage dadurch eine Einbuße erlitte.

Folgendes ist noch festzustellen: Die Bezeichnung „Adäquationstheorie" ist für das Vorgehen der Semantik nicht angemessen. Denn ganz unabhängig von der Frage, ob die traditionellen Erörterungen des Wahrheitsproblems auf Aussagen abzielen, in denen eine bestimmte erkenntnistheoretische Einstellung zum Ausdruck gelangt — die Konstruktion des Begriffs der wahren Aussage im Rahmen der Semantik ist auf keinen Fall eine Theorie, sondern eine Definition, deren Adäquatheit durch die Erfüllung der in der Konvention *A* ausgesprochenen Bedingung gesichert wird. Lediglich die Adäquationsvorstellung, wie sie in der alltäglichen Verwendung des Prädikates „wahr" enthalten ist, war für die Formulierung dieser Konvention maßgebend. „Theorie" steckt im semantischen Wahrheitsbegriff nur soviel, als angenommen wird, daß dieser Begriff das Explikat eines bereits in der Alltagssprache vorliegenden Explikandums darstellt. Doch ist, wie bereits festgestellt wurde, die Richtigkeit dieser Annahme nicht Bedingung für die Zulässigkeit des semantischen Wahrheitsbegriffs und seiner Brauchbarkeit für die Lösung theoretischer Probleme.

4. Einwand des „naiven Realismus“ der Semantik. Die Adäquationstheorie der Wahrheit wurde vielfach auch „Abbildungstheorie“ genannt, der in ihr zutage tretende Standpunkt „Bildrealismus“. Alle jene erkenntnistheoretischen Auffassungen, welche die Ansicht bekämpfen, daß wahre Urteile („Gedanken“) oder Sätze „die Wirklichkeit, so wie sie ist“ abbilden, scheinen damit notwendig zu einer Ablehnung der Adäquationsvorstellung und damit des auf ihr basierenden Wahrheitsbegriffs zu führen. Einer solchen Behauptung kann nur nochmals entgegengehalten werden, daß solche Wendungen, wie „Abbildung der Wirklichkeit im Bewußtsein“ („... im Urteil“, „... im Satz“), „Spiegelung der Realität im Geiste“ u. dgl., an welche die Kritik anknüpft, in keiner einzigen Formulierung innerhalb der Semantik vorkommen, so daß sie auch nicht die Grundlage für Bedenken gegen diese abgeben können. Was hinsichtlich des Wahrheitsbegriffs behauptet wird, ist nichts anderes als dies, daß die beiden Sätze „alle Menschen sind sterblich“ ($\mathfrak{S}_1$) und „der Satz ‚alle Menschen sind sterblich‘ ist wahr“ (Φ) gehaltgleich sind. Diese Gehaltgleichheit kann allerdings nicht durch einen gültigen Äquivalenzsatz $\mathfrak{S}_1 \equiv \Phi$ ausgedrückt werden, da der erste Satz der Objekt-, der zweite der Metasprache angehört und logische Zeichen wie „$\equiv$“ nur zwischen Ausdrücken ein und derselben Sprache verwendet werden dürfen. Aber es liegt auf Grund der Konvention A eine Gehaltgleichheit in dem Sinne vor, daß, wer immer das Prädikat „wahr“ gebraucht, den Satz Φ nur dann bejahen kann, wenn er auch den Satz $\mathfrak{S}_1$ bejaht. Es ist nicht einzusehen, weshalb jemandem, der den Satz vertritt: „der Satz ‚der Schnee ist weiß‘ ist wahr dann und nur dann, wenn der Schnee weiß ist“[14], weil er in dem Erfülltsein dieses und analog gebauter Sätze einen adäquaten Gebrauch des Wahrheitsprädikates erblickt, der Vorwurf des naiven Realismus gemacht werden sollte. Ob der mit „Schnee“ bezeichnete Gegenstand die durch das Prädikat „weiß“ bezeichnete Eigenschaft auch in der „bewußtseinstranszendenten realen Welt“ besitzt (naiver Realismus) oder nur in der „phänomenalen Welt“, hinter der eine mit anderen Eigenschaften ausgestattete reale Welt liegt (kritischer Realismus), ob diese Welt, welcher der Gegenstand Weißer Schnee angehört, gar nicht eine „bewußtseinsunabhängige Realität“ darstellt, sondern von einem „transzendentalen Subjekt“ begrifflich „erzeugt“ wurde (transzendentaler Idealismus) oder ob schließlich diese ganzen Fragen hinsichtlich „Realität“ oder „Nichtrealität“, „Vor-

[14] Diese Formulierung ist natürlich ebensowenig wie die erste korrekt. Man müßte vielmehr von vornherein eine bestimmte Sprache als Objekt- und eine andere als Metasprache verwenden und nicht, wie es hier geschieht, für beides die deutsche Sprache.

gegebensein" oder „Erzeugtsein", „Immanenz" oder „Transzendenz" der Welt nur sinnlose Scheinfragen darstellen (logischer Positivismus), ist durch die Formulierung derartiger Sätze, wie sie in der Semantik vorkommen, in keiner Weise vorentschieden. Die Semantik ist erkenntnistheoretisch invariant gegenüber derartigen Standpunkten; ein Akzeptieren ihres Vorgehens zieht keine bestimmte erkenntnistheoretische Position nach sich, wiewohl sie durch Klärung zahlreicher Begriffe auch zur Behandlung sogenannter erkenntnistheoretischer Fragen einen wesentlichen Beitrag leistet.

Demjenigen, der von der traditionellen philosophischen Denkweise herkommt, mag dies merkwürdig erscheinen; denn dort werden unter dem Titel „Wahrheitsproblem" fast alle erkenntnistheoretischen Fragen behandelt, deren Beantwortung dann in der einen oder anderen der angeführten Thesen ihren Niederschlag findet. Heute wird man dagegen diese übrigen Fragestellungen, soweit sie überhaupt einer präzisen Fassung fähig sind, vom semantischen Problem einer Explikation des Wahrheitsbegriffs loslösen und einer logischen Analyse des Verfahrens der Realwissenschaften zuweisen müssen. Die Diskussion von Fragen, wie „kann man Aussagen von naturgesetzlichem Charakter definitiv verifizieren?", „unter welchen Bedingungen ist eine Hypothese als induktiv bestätigt anzusehen?", „welche Voraussetzungen müssen Aussagen erfüllen, um als empirisch prüfbar angesprochen werden zu können?", gehört nicht in die Semantik. Semantische Begriffe werden jedoch bei solchen Diskussionen an vielen Stellen vorausgesetzt werden müssen, da man z. B. die syntaktischen und semantischen Eigentümlichkeiten jener empirischen Wissenschaftssprache, auf welche sich die Untersuchungen beziehen, zuvor zu beschreiben hat oder den pragmatischen Begriff der induktiven Bestätigung auf einen entsprechenden semantischen Induktionsbegriff stützen muß u. dgl.

5. Einwand der Nichtverifizierbarkeit des semantischen Wahrheitsbegriffs[15]. Es soll noch kurz ein Einwand erörtert werden, der von der Seite des modernen Positivismus gegen den semantischen Wahrheitsbegriff vorgebracht worden ist. Dieser Begriff ist ein „zeitunabhängiger", „unzeitlicher" Begriff in dem Sinne, daß nicht zugelassen ist, daß ein und derselbe Satz einmal wahr, ein anderes Mal falsch (nicht wahr) sein könnte. Diese Annahme einer „unveränderlichen Wahrheit" ist nun nach Meinung verschiedener Vertreter positivistischer Richtungen nur für die rein logischen, nicht dagegen für die synthetischen (L-indeterminierten) Sätze statthaft. Hier sei vielmehr das Prinzip der Verifizierbarkeit anzuwenden: der Sinn eines synthetischen Satzes besteht in der Angabe der Methode seiner Verifikation, und erst dann, wenn der Satz verifiziert ist, kann man von seiner Wahrheit sprechen. Nun ist aber gerade nach der Ansicht derselben Vertreter eine absolute Verifikation synthetischer Sätze ausgeschlossen.

[15] Vgl. dazu CARNAP [Remarks].

Eine derartige Argumentation beruht auf der stillschweigenden Gleichsetzung von „Wahrheit“ und „Wissen“. Diese Identifizierung ist jedoch für den semantischen Wahrheitsbegriff unstatthaft. Um dies näher klarzulegen, ist es zunächst erforderlich, den Begriff „Wissen“ zu präzisieren. Dieser Begriff kann einmal im Sinne des endgültigen, unwiderlegbaren, von jeder weiteren Erfahrung unabhängigen Wissens verstanden werden. Wir wollen dieses Wissen durch einen unteren Index „*e*“ (Abkürzung für „endgültig“) kennzeichnen und also von Wissen_e sprechen. Es ist jenes Wissen, zu welchem man bei logischen und mathematischen Theoremen gelangt[16]. Daneben gibt es das unvollständige, relative Wissen, welches nur einen bestimmten Gewißheitsgrad aufweist, daher nie endgültig ist, sondern durch zusätzliche Erfahrungen stets revidiert werden kann. Es möge Wissen_r („*r*“ für „relativ“) genannt werden[17].

Betrachten wir nun die beiden Sätze „Gold ist schwerer als Eisen“ ($\mathfrak{S}_1$) und „der Satz ‚Gold ist schwerer als Eisen‘ ist wahr“ ($\mathfrak{S}_2$). Diese beiden Sätze sind nach dem Früheren gehaltgleich: Bei Zugrundelegung des semantischen Wahrheitsbegriffs kann der eine dann und nur dann anerkannt werden, wenn auch der andere anerkannt wird. Daraus folgt, daß auch zwei Sätze, in denen die durch die Sätze $\mathfrak{S}_1$ und $\mathfrak{S}_2$ ausgedrückten Urteile Wissensobjekt sind, als gehaltgleich angesehen werden müssen, vorausgesetzt, daß „Wissen“ beide Male im gleichen Sinne verstanden wird. Das heißt also, der Satz „die Person *X* weiß, daß Gold schwerer ist als Eisen“ ($\mathfrak{S}_1'$) und „die Person *X* weiß, daß der Satz ‚Gold ist schwerer als Eisen‘ wahr ist“, ($\mathfrak{S}_2'$) sind gehaltgleich, sofern beide Male für Wissen entweder Wissen_e oder Wissen_r genommen wird. Dagegen sind, unabhängig davon, wie der Wissensbegriff interpretiert wird, die Sätze $\mathfrak{S}_1$ und $\mathfrak{S}_2$ mit den Sätzen $\mathfrak{S}_1'$ und $\mathfrak{S}_2'$ nicht gehaltgleich. Dies bedeutet wiederum, daß die Variation des Wissensbegriffs, d. h. seine wie immer geartete Interpretation im Rahmen einer bestimmten Erkenntnistheorie, die erste Gehaltgleichheit nicht tangiert und damit auch nicht die Frage der Zulässigkeit des Wahrheitsbegriffs. Wenn das Bestehen von Wissen_e für synthetische Sätze überhaupt in Abrede gestellt wird — ob mit Recht oder mit Unrecht, steht hier nicht zur Diskussion —, kann ein Satz von der Gestalt $\mathfrak{S}_1'$ nur unter Anwendung des Begriffs des Wissens_r formuliert werden. Er ist dann mit dem Satz $\mathfrak{S}_2'$ gehaltgleich, sofern auch hier der Begriff des Wissens_r zugrunde gelegt wird. Die Gehaltgleichheit der ersten beiden Sätze $\mathfrak{S}_1$ und $\mathfrak{S}_2$ bleibt ebenfalls erhalten, da in ihnen der Wissensbegriff weder direkt noch indirekt (d. h. in der

[16] Für jene Philosophen, welche den Begriff des synthetischen Urteils a priori zulassen, würde auch für diese Urteilsklasse der Begriff Wissen_e anwendbar sein. Da die obige Einwendung aber von positivistischer Seite kommt, welche einen solchen Begriff nicht anerkennt, können wir davon absehen.

[17] Die Analyse des Wissens_r gehört zum Teil in die Methodologie der empirischen Wissenschaften, zum Teil, sofern es sich um die Präzisierung des Begriffs des Bestätigungsgrades handelt, in die Wahrscheinlichkeitstheorie und induktive Logik.

Definition der in $\mathfrak{S}_1$ und $\mathfrak{S}_2$ verwendeten Begriffe) vorkommt. Nur dann, wenn Wahrheit identisch wäre mit Wissen$_e$, so daß also auch die Sätze $\mathfrak{S}_1'$ und $\mathfrak{S}_2$ (und damit überhaupt alle vier angeführten Sätze) gehaltgleich wären, würde die Preisgabe des Begriffs „Wissen$_e$" im Satz $\mathfrak{S}_1'$ die Preisgabe des Satzes $\mathfrak{S}_2$ nach sich ziehen. Eine solche Konsequenz könnte sich aber nur aus einem Wahrheitsbegriff ergeben, der nicht jener der Semantik ist.

Die positivistische Argumentation könnte allerdings in folgender Weise weitergehen: Es handelt sich, so könnte gesagt werden, gar nicht um die spezielle Gleichsetzung von Wahrheit mit Wissen$_e$. Vielmehr folgt die Ablehnung des Wahrheitsbegriffs einfach aus der Anwendung eines allgemeinen erkenntnistheoretischen Prinzips. Dieses Prinzip betrifft die Frage der Zulässigkeit oder genauer Sinnhaftigkeit von Begriffen: danach wird ein Begriff im Rahmen irgendeiner Wissenschaft nur dann als sinnvoll zugelassen, wenn für einen gegebenen Einzelfall entscheidbar ist, ob dieser Begriff anzuwenden ist oder nicht; dabei ist das „entscheidbar" zu interpretieren als „im Sinne von Wissen$_e$ entscheidbar". Da nun aber für den Wahrheitsbegriff in bezug auf beliebige empirisch-synthetische Sätze ein solches Wissen$_e$ über sein Zutreffen oder Nichtzutreffen nicht gewonnen werden kann (denn diese Sätze bleiben stets hypothetisch), so ist das eben formulierte Prinzip für das Prädikat „wahr" verletzt und dieses Prädikat daher als sinnlos aus der Wissenschaftssprache auszumerzen. Diese Schlußfolgerung ist tatsächlich zwingend, sofern das erwähnte Prinzip zugrunde gelegt wird. Aber dieses Prinzip selbst kann nicht akzeptiert werden, weil es — wie Carnap hervorgehoben hat — zur Aufhebung jeder empirischen Wissenschaft führen würde. Dies folgt ebenfalls wieder aus der Gehaltgleichheit von Sätzen von der Gestalt $\mathfrak{S}_1$ und $\mathfrak{S}_2$. Wenn der Satz $\mathfrak{S}_i$ lautet „dieser Gegenstand ist Blei" und der Satz $\mathfrak{S}_j$ „der Satz ‚dieser Gegenstand ist Blei' ist wahr", so liegt einerseits Gehaltgleichheit vor, anderseits wird das Prädikat „wahr" in $\mathfrak{S}_j$ auf einen synthetischen Satz angewendet. Ein Wissen$_e$ ist daher bezüglich des Satzes $\mathfrak{S}_j$ nur deshalb nicht zu erlangen, weil es auch bezüglich des Satzes $\mathfrak{S}_i$ nicht zu erlangen ist (wäre es nämlich bezüglich $\mathfrak{S}_i$ erlangt, so würde es wegen der Gehaltgleichheit von $\mathfrak{S}_i$ und $\mathfrak{S}_j$ auch von $\mathfrak{S}_j$ erlangt sein). Mangelndes Wissen$_e$ von $\mathfrak{S}_i$ zieht also mangelndes Wissen$_e$ von $\mathfrak{S}_j$ nach sich und auch umgekehrt. Das fehlende Wissen$_e$ über die Anwendbarkeit des Wahrheitsbegriffs im Falle des Satzes $\mathfrak{S}_j$ ist somit gleichbedeutend mit dem fehlenden Wissen$_e$ über die Anwendbarkeit des empirischen Prädikates „Blei" auf einen Gegenstand im Falle des Satzes $\mathfrak{S}_i$. Wenn daher das obige Prinzip angewendet und der Wahrheitsbegriff als sinnlos abgelehnt wird, so müßte diese Sinnloserklärung in genau derselben Weise für den empirischen Begriff „Blei" erfolgen und analog für jeden beliebigen anderen empirischen Begriff, da man für einen solchen immer einen Satz von der Art des Satzes $\mathfrak{S}_i$ und einen mit diesem gehaltgleichen von der Gestalt des Satze $\mathfrak{S}_j$ konstruieren kann. Die geschilderte Ablehnung des semantischen Wahrheitsbegriffs ist daher nicht vereinbar mit der Beibehaltung empirischer Begriffe und als sinnvoll anerkannter empirischer Wissenschaften[18].

6. Einwand der Überflüssigkeit des Wahrheitsbegriffs. Es wurde noch der weitere Einwand erhoben, daß der semantische Wahrheitsbegriff ebenso wie die anderen semantischen Begriffe überflüssig sei. Der Sinn einer solchen These kann wieder ein verschiedener sein. Sie kann sich z. B. auf die Tatsache stützen, daß die semantischen Begriffe alle mittels Definition eingeführt werden, daher auf nichtsemantische zurückführbar und somit entbehrlich sind. Eine solche Argumentation ist natürlich unsinnig, da sie ebensogut auf alle anderen definitorisch eingeführten Begriffe angewendet werden könnte und dann besagte, daß diese Begriffe überflüssig seien. Demgegenüber bemerkt TARSKI treffend: "I am ... inclined to agree with those who maintain that the moments of greatest creative advancement in science frequently coincide with the introduction of new notions by means of definitions"[19].

Der Sinn der obigen Behauptung könnte aber auch der sein, daß die semantischen Begriffe *unfruchtbar* in dem Sinne seien, daß sie keine tauglichen Mittel zur Lösung „konkreter Probleme" darstellten. Ohne darauf näher einzugehen, was man unter dem vagen Terminus „konkrete Probleme" verstehen kann, soll nur folgendes bemerkt werden: Daß die verschiedenen semantischen (und syntaktischen) Begriffe in rein logischer Hinsicht außerordentlich fruchtbar sind, da sie einerseits zur Behebung von Schwierigkeiten, wie z. B. der Wahrheitsantinomie oder der Antinomie der Namensrelation, anderseits zur Klärung und Präzisierung vieler logischer Begriffe, die in die meisten Einzelwissenschaften hineinspielen, wie „logisch wahr", „logische Folgerung" usw., führen, dürften die vorangehenden Untersuchungen zur Genüge gezeigt haben. Inwiefern die Semantik darüber hinaus im Rahmen anderer Wissenschaftszweige, z. B. innerhalb der Methodologie der empirischen Wissenschaften oder der Wahrscheinlichkeitstheorie, eine tragende Rolle zu spielen berufen ist, wird noch kurz angedeutet werden.

Der Gedanke, daß der Wahrheitsbegriff ein überflüssiger Begriff sei, könnte vor allem durch den Umstand nahegelegt werden, daß, wie wir sahen, ein metasprachlicher Satz, in dem ein anderer als wahr behauptet wird, mit jenem Satz selbst bzw. seiner Übersetzung in die Metasprache gehaltgleich ist. Man kann daher, so würde die Behauptung lauten, unmittelbar jede Wahrheitsfeststellung bezüglich eines Satzes durch den betreffenden Satz selbst ersetzen und somit den Wahrheitsbegriff überflüssig machen. Abgesehen davon, daß dieser Einwand nur einen Spezialfall der obigen ersten Einwendung darstellt und das dort

---

[18] Es würde übrigens gar nichts ausmachen, wenn man wirklich das obige Prinzip streng zur Anwendung brächte. Dann würden die empirischen Wissenschaften verschwinden und die Frage, ob ein „zeitunabhängiger" Wahrheitsbegriff auf synthetische Sätze anwendbar sei, würde sich auf triviale Weise beantworten, da es dann empirisch-synthetische Sätze gar nicht mehr gäbe. „Wahr" würde dann von vornherein mit „L-wahr" zusammenfallen.

[19] [Truth], S. 69.

Gesagte auch hier wiederum entgegengehalten werden kann, muß festgestellt werden, daß diese Argumentation auf einer irrigen Voraussetzung beruht. Wenn es auch richtig ist, daß ein mit Hilfe einer Definition eingeführter Begriff gewöhnlich aus dem fraglichen Kontext eliminiert werden kann, so ist doch die hier behauptete direkte Eliminierbarkeit nicht in allen Fällen möglich. TARSKI hat hierfür zwei Beispiele angeführt. Der eine Fall ist dann gegeben, wenn ein (unbeschränkter) Allsatz formuliert wird, in welchem das Prädikat „wahr" vorkommt, z. B. „alle Folgerungen von wahren Sätzen sind wahr". Der Grund dafür, warum die Umformulierung in einen Satz, der das Prädikat „wahr" nicht enthält, und dennoch mit diesem Satz gehaltgleich wäre, unmöglich ist, liegt darin, daß die Klasse der Folgerungen von wahren Sätzen keine endliche Klasse ist und wir unendlich viele Sätze nicht einzeln anführen können. Aber selbst dann, wenn von einem einzelnen Satz das Prädikat „wahr" ausgesagt wird, ist diese Ersetzung nicht immer möglich. Sie kann nämlich nur dann erfolgen, wenn wir imstande sind, aus der Benennung oder sonstigen Beschreibung eines Satzes stets diesen Satz selbst zu rekonstruieren. Für den Fall des Satzes „der erste Satz, den Sokrates gesprochen hat, ist wahr" z. B. besteht diese Möglichkeit nicht; denn wir wissen nicht, welcher Satz dies war.

7. Einwand der Nichteindeutigkeit und Unkorrektheit der Wahrheitsdefinition. Jetzt sollen noch einige Einwendungen erörtert werden, welche nicht die Voraussetzungen und Anwendungsmöglichkeiten der semantischen Begriffe, sondern das Verfahren ihrer Einführung betreffen. Zunächst könnte behauptet werden, daß der Weg, der zur Definition des Wahrheitsbegriffs führt, nicht eindeutig sei, schon deshalb nicht, weil diese Definition für jede besondere formalisierte Sprache eigens durchgeführt werden muß, wobei stets ein mehr oder weniger großer Spielraum für die konkrete Durchführung der Definition verbleibt. Damit aber werde der Ausdruck „wahr" mehrdeutig. An einer solchen Bemerkung wäre so viel richtig, als die formal-technische Durchführung der Wahrheitsdefinition in mehrfacher Weise erfolgen kann. Wir haben z. B. gesehen, daß in Molekularsprachen mit endlicher Satzzahl sowohl eine explizite wie eine rekursive Definition gegeben werden kann. In einer generalisierten Sprache wieder kann der Weg über den semantischen Begriff der Erfüllung einer Aussagefunktion, aber auch über den der Bestimmung eines Attributes durch eine Satzfunktion genommen werden usw. Dennoch entsteht, wenn auch die einzelnen Definitionsmöglichkeiten für ein und dieselbe Sprache noch so sehr voneinander abweichen, keinerlei Mehrdeutigkeit. Die Garantie dafür ist die Erfüllung der Konvention A. Nur jene Wahrheitsdefinitionen werden als semantisch zulässig erklärt, durch welche die in dieser Konvention ausgedrückte Forderung erfüllt ist. Diese Erfüllung garantiert, daß die Definition sowohl formal korrekt wie inhaltlich zutreffend ist. Wenn nun für ein und dieselbe Sprache zwei Wahrheitsdefinitionen geliefert werden, die in dem Sinne von verschiedener Struktur sind, daß bei der Definition dieser Wahrheitsbegriffe verschiedene Wege eingeschlagen wurden, so bildet für beide die Frage nach der Erfüllung oder Nichterfüllung der Konvention *A* das Kriterium ihrer Rechtmäßigkeit. Wird sie von beiden nicht erfüllt, so sind beide zu verwerfen; wird sie von einer erfüllt, von der anderen nicht, so ist nur die erste zu akzeptieren; wird sie jedoch von beiden erfüllt, so ist damit gezeigt, daß diese beiden Definitionen, obzwar auf verschiedenen Wegen zustande gekommen, dennoch ein und denselben Begriff definieren. Denn die Forderung, wonach der Wahrheitsbegriff die Konvention *A* erfüllen muß, ist ja das einzige Mittel, um diesen Begriff inhaltlich festzulegen und der Beliebigkeit zu entziehen. Erfüllen zwei Begriffe bezüglich ein und derselben Sprache diese Konvention, so sind sie damit beide als gleichwertig erwiesen.

Ein anderer Einwand könnte an den Aufbau der Systeme der symbolischen Logik einerseits, die Formulierung der Definitionen der semantischen Begriffe anderseits anknüpfen. Die sogenannten logischen Zeichen, wie „und", „oder", „wenn ... dann ---" usw., werden mittels Wahrheitstabellen eingeführt. Anderseits setzt sowohl die Formulierung der Konvention *A* sowie jede einzelne Wahrheitsdefinition alle diese oder mehrere solcher logischer Zeichen voraus. So scheint ein logischer Zirkel zu entstehen: auf der einen Seite werden diese Zeichen unter Zugrundelegung des Begriffs „wahr" definiert, auf der anderen Seite setzt die Definition dieses Begriffs solche logische Zeichen voraus. Der hier vorliegende Irrtum besteht darin, in den Wahrheitstabellen eine Definitionsmethode zu erblicken, durch welche die logischen Zeichen überhaupt eingeführt werden. Daß dies eine unhaltbare Auffassung ist, möge etwa am Beispiel des logischen Zeichens „und" gezeigt werden. Die zugehörige Wahrheitstabelle hat, wenn „*p*" und „*q*" Satzvariable darstellen, folgende Gestalt:

p	q	$p \cdot q$
W	*W*	*W*
W	*F*	*F*
F	*W*	*F*
F	*F*	*F*

Ausführlich in Ausdrücken der als Metasprache verwendeten Umgangssprache formuliert, lautet diese Tabelle folgendermaßen:

1. Der Satz „$p \cdot q$" ist wahr $=_{Df}$ der Satz „*p*" ist wahr *und* der Satz „*q*" ist wahr.

2. Der Satz „$p \cdot q$" ist falsch $=_{Df}$ („*p*" ist wahr *und* „*q*" ist falsch) *oder* („*p*" ist falsch *und* „*q*" ist wahr) *oder* („*p*" ist falsch *und* „*q*" ist falsch).

Wie man sieht, werden in dieser Formulierung die beiden logischen Zeichen „und" sowie „oder" verwendet. Eine Definition liegt nur in dem Sinne vor, daß das Zeichen „." bezüglich der symbolischen Objektsprache definiert wird, aber unter Benutzung des äquivalenten Ausdruckes der Metasprache „und" (sowie des Zeichens „oder", dem eine analoge Wahrheitstabelle zugeordnet werden kann, wieder unter Benutzung der Ausdrücke „und" sowie „oder" innerhalb der Metasprache). Es ist also wohl möglich, logische Zeichen in bezug auf eine Objektsprache mittels Wahrheitstabellen einzuführen, dagegen ist es unmöglich, diese Zeichen *überhaupt* zu definieren, ohne daß in der Definition wieder andere logische Zeichen verwendet werden müßten. Ein ursprüngliches Sprachverständnis bezüglich dieser Zeichen in der Metasprache wird vorausgesetzt. Eine echte Definition solcher Zeichen ist nur teilweise möglich, nämlich soweit sie auf andere logische Zeichen zurückgeführt werden können. So kann z. B., wenn die Zeichen „nicht" und „oder" als undefinierte Zeichen zugrunde gelegt werden, das „wenn . . . dann - - -" in der Weise definiert werden, daß gesagt wird, der Satz „wenn *p* dann *q*" sei gleichbedeutend mit „nicht *p* oder *q*", oder das „und" durch Gleichsetzung von „*p* . *q*" mit „nicht (nicht *p* oder nicht *q*)". Hier liegen echte Definitionen vor, aber sie setzen in keiner Weise semantische Begriffe, wie „wahr", „erfüllt" usw., voraus. Allerdings muß zugegeben werden, daß die eben gemachte Feststellung zugleich eine Grenze für das Streben nach „absoluter Exaktheit" für die Semantik aufzeigt: Ein ursprüngliches intuitives Sprachverständnis bezüglich einiger logischer Begriffe muß für die Metasprache vorausgesetzt und kann durch keinen wie immer gearteten Symbolismus ersetzt werden. Zu untersuchen, wie dieses Sprachverständnis zustande kommt, ist nicht Aufgabe der Semantik, sondern empirischer Wissenschaften, wie der Psychologie, Verhaltensforschung, (empirischen) Sprachtheorie usw. Wie immer dort die Antwort auch lauten mag, sie muß es verständlich machen, wie es zu einem einheitlichen intersubjektiven menschlichen Sprachverständnis bezüglich der logischen Zeichen kommt. Wäre ein solches gemeinsames Sprachverständnis nicht zu erlangen, dann wäre ebenso wie jede andere Wissenschaft auch Semantik und symbolische Logik nicht möglich. Denn um formalisierte Sprachen aufbauen zu können, benötigt man als oberste Metasprache[20] stets die Umgangssprache, deren intuitives Verständnis vorausgesetzt wird und in der daher auch das Verständnis einiger logischer Ausdrücke gegeben sein muß. Die erwähnte „Grenze der absoluten Exaktheit" besteht dann darin, daß man nicht mit einer exakten Sprache *beginnen*, sondern eine solche erst *aufbauen* kann, wobei eine nicht exakte Sprache als Metasprache benutzt wird und daher stets die Möglichkeit besteht,

[20] Dies ist so zu verstehen: Wir können zwar, nachdem eine Objektsprache S formalisiert wurde, dazu übergehen, auch die Metasprache M zu formalisieren. Dann müssen wir aber die Regeln von M aufstellen und dies ist nur möglich in Ausdrücken der Metametasprache MM, die selbst noch nicht formalisiert ist, also nur intuitiv verwendet wird. MM fällt jetzt mit der Umgangssprache zusammen. Der Übergang zur Formalisierung von MM würde voraussetzen, daß die Umgangssprache als Sprache MMM verwendet wird usw. Dieser Sachverhalt ist einfach Ausdruck der Tatsache, daß wir nicht zu sprechen und auch nicht die Regeln einer aufzubauenden Sprache zu formulieren beginnen können, ohne dabei irgendwie die Umgangssprache zu benützen.

daß bei der Formulierung der Regeln der aufgebauten Sprache sich jene Mehrdeutigkeiten einschleichen, die bei Benutzung der Umgangssprache niemals gänzlich zu beheben sind.

Die Erörterung anderer, die formale Korrektheit der Definition betreffenden Einwendungen, welche in Fehldeutungen des semantischen Verfahrens ihre Wurzel haben, wie z. B. eine irrtümliche Gleichsetzung der Konvention *A* mit der Wahrheitsdefinition selbst, dürfte sich erübrigen, da sich die Antwort hierauf auf Grund der früheren Darstellungen von selbst ergibt. Einen solchen Einwand hat TARSKI kurz erörtert[21].

8. Der angebliche „metaphysische Charakter“ der Semantik. Die Semantik ist in die Reihe der Wissenschaften nicht leicht einzuordnen. Eine empirische Wissenschaft ist sie sicherlich nicht und kann daher nicht zu den empirischen Sprachwissenschaften gerechnet werden. Anderseits unterscheidet sie sich auch wesentlich von den übrigen formalisierten Disziplinen, deren Behandlung meist eine syntaktische ist. Bei den Gegnern der Metaphysik kann daher, ganz unabhängig vom oben behandelten Einwand des Platonismus, der Verdacht auftauchen, daß die Semantik so weit, als sie nicht in den bisherigen Bestand der Wissenschaften eingereiht werden kann, metaphysische Elemente enthält.

Ein derartiger Einwand ist natürlich reichlich unklar, zumal der Terminus „Metaphysik“ außerordentlich vieldeutig ist. Eine und vielleicht die naheliegendste Möglichkeit, diesen Ausdruck zu definieren, besteht darin, daß man sie als die „Wissenschaft der synthetischen Sätze a priori“ definiert. Auf die Frage, ob dieser letztere Begriff einer exakten Explikation zugänglich ist, und wenn, ob es dann solche Urteile überhaupt gibt oder die definierte Urteilsklasse eine leere Klasse ist, wollen wir nicht eingehen. Die nichtformale Bestimmung, daß es sich um nicht L-determinierte Sätze, deren Wahrheit aber ohne Erfahrungswissen eingesehen werden kann, handelt, möge genügen. Es kann nun keine Rede davon sein, daß derartige Sätze an irgendeiner Stelle in der Semantik ausgesprochen werden. Alle in ihr auftretenden Theoreme lassen sich vielmehr in rein deduktiver Weise aus den zugrunde gelegten Definitionen oder eventuell auch Postulaten gewinnen. Wo Postulate verwendet werden, da sind sie nicht als einsichtige nichtlogische Grundsätze gemeint, sondern als implizite Definitionen der in ihnen auftretenden Begriffe, die durch gewisse inhaltliche Überlegungen plausibel gemacht werden können, wie dies z. B. bezüglich der Postulate der L-Semantik geschah.

Eine zweite Möglichkeit bestünde darin, das Prädikat „metaphysisch“ nicht bestimmten Sätzen, sondern Ausdrücken, die nicht Satzcharakter haben, zuzusprechen. Die Semantik enthielte danach metaphysische Termini. Die Bestimmung dieses letzten Begriffs würde dann wohl

---

[21] Es handelt sich um eine durch v. JUHOS vorgebrachte Einwendung; die Erwiderung darauf findet sich bei TARSKI [Truth], S. 67ff.

ungefähr dahin gehen, daß alle Ausdrücke, die weder rein logischen noch empirischen Charakter tragen, als metaphysisch auszuzeichnen und, wenn Metaphysik abgelehnt wird, zu verwerfen seien. Wenn man daraufhin die Ausdrücke, welche in der Semantik vorkommen, untersucht, so wird man feststellen müssen, daß sich aus dem vorliegenden Einwand, wie immer auch die in ihm verwendeten Begriffe, z. B. der Begriff des Empirischen, definiert werden, kein haltbares Argument schmieden läßt. Die spezifisch semantischen Begriffe werden alle ausnahmslos durch Definition eingeführt. Ihr angeblich metaphysischer Charakter könnte daher nur dann bestehen, falls die bei ihrer Definition verwendeten Ausdrücke diesen Charakter aufweisen würden. In jeder Metasprache, in welcher der Gehalt der Semantik einer Objektsprache *S* formuliert wird, kommen nun lediglich drei Arten von Ausdrücken vor: rein logische Ausdrücke, wie „... dann und nur dann wenn ...", „es gibt" usw., ferner Ausdrücke, welche zur Bezeichnung von Ausdrücken der Sprache *S* dienen und schließlich Ausdrücke, die mit solchen äquivalent sind, die auch in *S* selbst vorkommen, da, wie wir wissen, der Gesamtgehalt von *S* stets auch in *M* ausdrückbar sein muß. Die ersten beiden Arten von Ausdrücken sind sicherlich nicht metaphysisch, wie immer man dieses Wort auch deuten mag. Bei der dritten Klasse wäre dies nur dann der Fall, wenn die Objektsprache *S* selbst metaphysisch wäre. Eine nichtmetaphysische Semantik wird daher stets dann erhalten, wenn man eine nichtmetaphysische Objektsprache untersucht. Wer dagegen Metaphysik in irgendeiner Form anerkennt, kann die Semantik einer metaphysischen Objektsprache konstruieren. Aber selbst in diesem Falle wäre der Einwand unzulässig, daß die Semantik metaphysisch sei. Der Streit zwischen einem solchen Metaphysiker und seinen Gegnern würde nicht darum gehen, ob die in der Metasprache formulierte Semantik einer solchen metaphysischen Sprache zulässig sei, sondern vielmehr darum, ob man neben nichtmetaphysischen Wissenschaften auch metaphysische zum Objekt semantischer Bedeutungsanalysen machen dürfe. Nicht die Semantik selbst also, sondern nur ihren Anwendungsbereich betrifft ein derartiger Streit über die Zulässigkeit oder Nichtzulässigkeit der Metaphysik.

Machen wir uns dies an einem Beispiel klar. Die metaphysische Einstellung bestünde darin, daß innerhalb der Objekt- wie der Metasprache deskriptive Ausdrücke verwendet werden, die in keiner Weise mit Beobachtungsgegebenheiten in Zusammenhang gebracht werden können. Nehmen wir an, das Prädikat „*P*" von *S* sei von dieser Art und die durch „*P*" bezeichnete Eigenschaft werde in *M* „*F*" genannt. Einem Gegenstand, welcher in der Objektsprache durch „*a*" und in der Metasprache durch „*m*" bezeichnet sein soll, möge diese Eigenschaft zugeschrieben werden. Aus der Definition des Begriffs „wahr in *S*" muß sich nun der Satz ableiten lassen: „Der Satz ‚*P*(*a*)' ist wahr in *S* dann und nur dann, wenn *m* die Eigenschaft *F* hat". Verletzt nun dieser Satz das Prinzip des Empirismus infolge der Verwendung des semantischen Prädikates „wahr in *S*"? Offenbar nicht: diese Verletzung liegt ausschließlich in der Verwendung der beiden Prädikate „*P*" von *S* bzw. „*F*" von *M*. Würde man diese Prädikate durch solche ersetzen, die mit der empiristischen Einstellung vereinbar sind — sie mögen „*P*′" und „*F*′" heißen —, die also mit Beobachtbarem in Zusammenhang stehen, so würde der obige Satz die neue Gestalt annehmen: „Der Satz ‚*P*′(*a*)' ist wahr in *S* dann und nur dann, wenn *m* die Eigenschaft *F*′ besitzt". Da laut Voraussetzung in diesem Satz die dem Gegenstand zugeschriebene Eigenschaft nicht mehr nichtempirischer Natur ist, wird durch ihn auch das Prinzip des Empirismus nicht mehr verletzt. Daraus folgt unmittelbar: Der Gegensatz zwischen der metaphysischen Einstellung, welche nichtempirische Begriffe zuläßt, und der positivistischen, welche außer den logischen Zeichen keine nichtempirischen Begriffe für sinnvoll erklärt, berührt das Prädikat „wahr" gar nicht, sondern lediglich den Charakter der deskriptiven Ausdrücke, die in Objekt- und Metasprache Verwendung finden und daher auch bei der Einsetzung in die Konvention *A* auftreten müssen. Es kann somit gegen den semantischen Wahrheitsbegriff in dieser Hinsicht weder von metaphysischer noch von positivistischer Seite her ein Einwand erhoben werden, wie auch umgekehrt dieser Begriff seinerseits keine der beiden Positionen — vorausgesetzt, daß sie sich überhaupt scharf formulieren lassen — stärken könnte.

9. Einwand der praktischen Unbrauchbarkeit wegen der „Primitivität" der formalisierten Sprachen. Alle künstlich konstruierten Sprachen erweisen sich als einfacher, ausdrucksärmer und somit primitiver als die natürliche Wortsprache. Deren Gehalt ist weit umfassender; was man in ihr auszudrücken vermag, übersteigt alles, was man in einer formalisierten Sprache sagen kann. Aus dieser Tatsache könnte ein neuer Einwand gebildet werden: Semantik und logische Syntax erheben den Anspruch, bestimmte Begriffe, wie den Wahrheitsbegriff, den Begriff der logischen Folgerung usw., zu klären. Sie gehen dabei von der Erkenntnis aus, daß diese Klärung im Rahmen der Alltagssprache wegen der Vagheit der in ihr vorkommenden Ausdrücke und noch aus anderen Gründen (wie z. B. wegen des Auftretens von Antinomien) nicht möglich ist. Daher werden an die Stelle dieser Sprache künstliche Sprachsysteme gesetzt. Die Klärung der fraglichen Begriffe könnte aber erst dann als befriedigend angesehen werden, wenn diese neuen Sprachen denselben Ausdrucksgehalt besäßen wie die Umgangssprache. Das aber sei eben nicht der Fall. Dazu ist zu sagen: In jeder theoretischen Wissenschaft ist man genötigt, von idealisierenden Voraussetzungen auszugehen, welche die in der Wirklichkeit vorkommenden komplizierten Gebilde durch einfache ersetzen. Der theoretische Physiker nimmt dabei ebenso vereinfachende gedankliche Konstruktionen vor, wenn er z. B. von einer reibungslosen Flüssigkeit, einem Massenpunkt, einem idealen Pendel usw. spricht, wie der theoretische Nationalökonom, der Begriffe, wie „bilaterales Monopol", „total zentralgeleitete Wirtschaft" usw., konstruiert. Diese Konstruktionen haben den Zweck, für einfache Fälle zu exakten Gesetzen zu gelangen, hernach die Bedingungen sukzessive komplizierter werden zu lassen, um schließlich zu einer Analyse wirklicher physikalischer Vorgänge, Wirtschaftssysteme usw. gelangen zu können. Ganz analog verhält es sich im Fall der Semantik und Syntax. Man beginnt mit der Untersuchung einfacherer Sprachsysteme, um von da aus zu immer reicheren fortzuschreiten. Daß das Ideal: die Konstruktion einer möglichst umfassenden Gesamtsprache, hier noch weniger erreicht ist als in anderen Wissenschaften das Ideal der vollständigen Beschreibung komplizierter Systemzusammenhänge, ist nicht verwunderlich; denn die Beschäftigung mit formalisierten Sprachen hat erst vor nicht allzu langer Zeit begonnen und man kann von einer beginnenden Wissenschaft nicht verlangen, daß sie binnen kurzer Zeit alle Aufgaben bewältigt, die man ihr stellen kann.

Übrigens unterscheidet sich das Ziel der Analyse formalisierter Sprachen von dem der anderen theoretischen Disziplinen. Während es sich dort meistens letztlich darum handelt, begriffliche Hilfsmittel für die Erkenntnis „wirklicher" Zustände, Vorgänge usw. zu gewinnen, ist hier das Ziel ein doppeltes. Das erste ist analog: Gewisse formalisierte Sprachen können als ideale Nachkonstruktionen von Wortsprachen oder von Teilsprachen von solchen aufgefaßt werden und geben einem daher ein Mittel in die Hand, eine logische Analyse dieser vorgegebenen Wortsprachen zu unternehmen. Daneben besteht aber noch ein anderes Ziel: Während der Physiker nicht danach trachten kann, die wirkliche Welt umzubauen, so daß sie seinen Idealen und an vereinfachten Modellen entwickelten Gesetzen entspricht, ist es das Ziel derartiger logischer Sprachanalysen, exakte Wissenschaftssprachen aufzubauen, die, wenn auch nicht als vollständiger, so doch als teilweiser Ersatz der Wortsprache dienen sollen, so daß die Darstellung bestimmter wissenschaftlicher Teilgebiete in ihnen möglich wird. Für das Gebiet der Mathematik ist dieses Ziel durch die Schaffung von Systemen der mathematischen Logik bereits weitgehend realisiert, für die anderen Wissenschaftsgebiete befinden sich ähnliche Tendenzen erst im Versuchsstadium.

10. Einwand des unendlichen Regresses. Die Tatsache, daß die semantische Analyse einer Objektsprache nur in einer von dieser unterschiedenen Metasprache durchführbar ist, könnte Anlaß zu folgendem Bedenken geben: Auch in bezug auf die Metasprache können die semantischen Prädikate „wahr", „erfüllbar" usw. eingeführt werden, was aber eine davon unterschiedene Metametasprache voraussetzt. Da dasselbe auch von dieser letzteren Sprache gilt, ist eine Metametametasprache erforderlich usw. in infinitum. Wenn man zu einem *geschlossenen* System der Semantik gelangen will, welches für *alle* verwendeten Sprachsysteme eine Präzisierung der semantischen Begriffe vornimmt, ist daher ein unendlicher Regreß unausweichlich. Diesem Einwand ist folgendes entgegenzuhalten: Es ist richtig, daß die semantische Analyse schon in relativ einfachen Fällen eine Einbeziehung der Metametasprache erforderlich macht. Die beiden Konventionen A und B zur Überprüfung der Adäquatheit der Prädikate „wahr" und „L-wahr" sind Beispiele dafür, da in ihnen *über* ein in M vorkommendes Prädikat gesprochen wird, sie selbst also Sätze von *MM* darstellen. Dagegen muß die Idee eines geschlossenen semantischen Systems einfach fallengelassen werden. Dasjenige, worauf es ankommt, ist ja lediglich, daß wir *für eine beliebige vorgegebene Sprache S* imstande sind, in der zu *S* gehörigen Metasprache *M* die semantischen Begriffe für *S* einzuführen, und diese Aufgabe ist tatsächlich immer lösbar. Die Einführung der semantischen Ausdrücke geschieht durch deren definitorische Zurückführung auf logische und deskriptive Ausdrücke sowie strukturell-morphologische Beschreibungen von Ausdrücken der Sprache *S*. Es steht nichts im Wege, die Metawissenschaft *M*, in welcher die letzteren drei Ausdrucks- und Begriffsarten auftreten, selbst wieder zu formalisieren und in bezug auf sie die entsprechenden semantischen Termini einzuführen, was nunmehr in der zu *M* selbst gehörenden Metawissenschaft geschehen muß. Undurchführbar ist lediglich die Vorstellung, daß dieser Prozeß der Einführung semantischer Begriffe für jede überhaupt verwendete Sprache als abgeschlossen gedacht werden dürfte, da immer in bezug auf die jeweils benützte oberste Metasprache die semantischen Begriffe nicht verfügbar sein können; denn entweder werden sie in diese selbst eingebaut, dann entstehen alle jene Widersprüche, die bei Nichtunterscheidung von Objekt- und Metasprache auftreten müssen, oder aber diese semantischen Begriffe kommen erst in jener Sprache vor, welche ihrerseits wieder die Metasprache der erwähnten Sprache darstellt; dann hat die letztere den Charakter einer obersten Metasprache verloren. Die Undurchführbarkeit dieser Idee eines semantisch abgeschlossenen Systems bezüglich sämtlicher Sprachen ist aber insofern kein Mangel, als man es bei jeder Analyse stets mit einer vorgegebenen Sprache bzw. scharf umgrenzten Klasse von Sprachen, eventuell sogar mit einer unendlichen, aber doch niemals als „fertig" zu denkenden Folge von übereinandergebauten Objekt- und Metasprachen zu tun hat[22].

11. Einwand vom Standpunkt nichtklassischer Logiken. Schon seit längerer Zeit haben verschiedene Logiker die Auffassung vertreten, daß die traditionelle zweiwertige Logik, welche alle Sätze in wahre und falsche einteilt, aus bestimmten logischen Bedürfnissen heraus (z. B. infolge der Notwendigkeit der Schaffung einer Modalitätenlogik oder einer Wahrscheinlichkeitslogik) durch eine dreiwertige oder allgemein: mehrwertige, bei Reichenbach sogar unendlichwertige Logik, ersetzt werden müsse. Die „konservative" Einstellung der Semantik, welche an der zweiwertigen Logik festhält — denn für sie stellt „wahr - falsch" eine vollständige Disjunktion dar —, könnte von da aus als rückständig betrachtet werden. Tatsächlich dürfte sich ein Gegensatz zwischen der Semantik und diesen Tendenzen zu einer mehrwertigen Logik — sofern

[22] In letzter Zeit sind im Rahmen der mathematischen Grundlagenforschung in zunehmendem Maße (z. B. von P. Lorenzen und Hao Wang) an Stelle einzelner Sprachsysteme unendliche Folgen von immer reicheren Sprachen in Betracht gezogen worden. Solche Folgen stellen niemals eine abgeschlossene Unendlichkeit (im Sinne der klassischen Mengenlehre) dar, sondern sind stets nach oben hin offen.

die Mehrwertigkeit in der letzteren sich wirklich auf die Wahrheitswerte bezieht — kaum vermeiden lassen. Vom Standpunkt der Semantik müßte jenen Versuchen entgegengehalten werden, daß hier gegen eine Voraussetzung verstoßen wird, welche jede Begriffsexplikation zu erfüllen hat: das Vorliegen einer Ähnlichkeit zwischen Explikandum und Explikat. Es unterliegt keinem Zweifel, daß auch die theoretische Bedeutung des Ausdruckes „wahr" innerhalb der Alltagssprache implizit die Zweiwertigkeit enthält: was nicht wahr ist, das ist falsch, und was nicht falsch ist, wahr. Wenn dann von unendlich vielen Wahrheitswerten in einer Logik gesprochen wird, so ist die Verwendung dieses Ausdruckes „Wahrheitswert" nicht berechtigt, da dafür keine Entsprechung innerhalb der Alltagssprache gefunden werden kann.

Es wäre allerdings zu weitgehend, wollte man behaupten, daß für diese mehrwertigen Logiken überhaupt keine derartigen Entsprechungen gefunden werden können und somit gar nicht die Explikation bereits vorliegender Begriffe gegeben sei. Es gibt tatsächlich solche Explikanda, nur sind sie an anderer Stelle zu suchen. Man kann zumindest ein objektives und ein subjektives derartiges Explikandum unterscheiden. Das objektive Explikandum könnte man den „Grad der Abweichung von der wahren Satzbedeutung" nennen. Dies ist so zu verstehen: Gegeben sei ein Satz $\mathfrak{S}_1$. Legen wir die semantische Wahrheitsdefinition zugrunde, so ist $\mathfrak{S}_1$ wahr, wenn das, was dieser Satz besagt, wirklich zutrifft. Diese letztere Redewendung findet in der Angabe der Wahrheitsbedingungen von $\mathfrak{S}_1$ ihre präzise Bestimmung. Nur das Erfülltsein dieser ganz bestimmten Bedingungen macht $\mathfrak{S}_1$ wahr. In allen anderen Fällen ist $\mathfrak{S}_1$ falsch. Es kann aber sein, daß Falschheit von $\mathfrak{S}_1$ einmal vorliegt, weil $\mathfrak{S}_1$ sehr stark vom wahren Satz abweicht, während ein anderes Mal diese Abweichung wesentlich geringer ist, wobei natürlich noch immer Falschheit vorliegt. Es kann jedenfalls nicht a priori ausgeschlossen werden, daß es möglich ist, eine solche Gradabweichung anzugeben und sogar ein quantitatives Maß dafür zu finden. Dann hätten wir wohl eine Mehrwertigkeit, aber diese würde lediglich eine Untergliederung der falschen Sätze und nicht eine Aufsplitterung des einheitlichen Wahrheitsbegriffs darstellen. Wahrheit wäre nach wie vor nur in *einem* bestimmten Falle gegeben, alle anderen davon abweichenden Fälle würden den Satz in einen falschen verwandeln. In der mehrwertigen Logik wird diese Abweichung näher zu bestimmen versucht. Offenbar könnte ein solcher Abweichungsgrad des falschen vom wahren Satz auch interpretiert werden als Grad der Abweichung eines von einem falschen Satz beschriebenen möglichen Sachverhaltes von jenem Sachverhalt, den der wahre Satz beschreibt. Auf alle Fälle setzt diese Unterscheidung von Graden der Abweichung die semantische Unterscheidung „wahr — falsch" voraus und ersetzt sie keineswegs durch eine andere.

Das subjektive Explikandum könnte als „Grad der Gewißheit" eines Satzes bezeichnet werden. Subjektiv ist diese Bedeutung mehrfacher logischer Werte deshalb, weil hier nicht von Sätzen und objektiven Relationen zwischen ihnen, sondern von Glaubens-, Gewißheitszuständen oder -gefühlen die Rede ist. Das vorliegende Prädikat wäre kein logisches, sondern ein psychologisches. Ein Gegensatz zur Semantik könnte von da aus nur dann entstehen, wenn man „Wahrheit" und „Wissen" gleichsetzen wollte. Die Unzulässigkeit einer derartigen Gleichsetzung wurde bereits in Punkt 5. hervorgehoben.

Nehmen wir nun an, es sei gelungen, eine mehrwertige Logik in formal einwandfreier Weise aufzubauen. In diesem Falle würde sich mit Notwendigkeit zeigen, daß auch hier die Möglichkeit eines semantischen wie eines syntaktischen Aufbaues besteht. Ein mehrwertiger Aussagenkalkül z. B. könnte nach der Wahrheitstabellenmethode — unter Zugrundelegung des verallgemeinerten Begriffs des Wahrheitswertes —, aber auch auf axiomatische Weise aufgebaut werden[23]. Wie immer also auch das Verhältnis der „Wahrheitsbegriffe" dieser mehrwertigen Logik zum klassischen Wahrheitsbegriff sein möge, der Unterschied zwischen dem semantischen und dem syntaktischen Aspekt der Logik bliebe auch bei dieser Verallgemeinerung der Logik erhalten.

Die Einwendungen gegen die in der Semantik verwendete Logik können aber auch noch von einer anderen Seite her kommen, nämlich von seiten einer intuitionistisch reduzierten (finitistischen) Logik. Darunter verstehen wir eine solche, in der gewisse in der klassischen Logik unbedenklich zur Anwendung gelangende Begriffsbildungen und Beweismethoden für unzulässig erklärt werden. Derartige Reduktionen haben sich in der mathematischen Grundlagenforschung als notwendig erwiesen, um einen widerspruchsfreien Aufbau der Mathematik zu ermöglichen. Bezüglich der Abgrenzung dessen, was vom finitistischen Standpunkt aus als zulässig anzusehen ist, herrscht zwischen den einzelnen Grundlagenforschern keine Einhelligkeit. Einige ziehen sehr enge Grenzen, andere sind gegenüber den überlieferten Denkmethoden toleranter. Wir treffen hier Revisionen am klassischen Vorgehen an wie: Verwerfung des Begriffs des Aktualunendlichen und damit überabzählbarer Unendlichkeiten zugunsten des Potenziellunendlichen, Verbot der Verwendung des tertium non datur auf unendliche Individuenbereiche, Erklärung indirekter (nichtkonstruktiver) Existenzbeweise für unzulässig, Verbot imprädikativer Definitionen bei der Einführung von Mengenbegriffen, Beschränkung auf definite Aussagen, d. h. auf solche, für die ein Beweisbegriff (Beweisdefinitheit) oder zumindest ein Widerlegungsbegriff (Widerlegungsdefinitheit) festgelegt ist, konstruktive Deutung der Quantoren, d. h. Zulassung von Quantoren nur nach vorherigem, auf Grund von bestimmten Prinzipien erfolgendem konstruktivem Aufbau des Wertbereiches der Variablen, bisweilen sogar die (besonders radikale) Forderung der Beschränkung auf das effektiv Berechenbare oder das gänzliche Verbot von Quantoren. Wo immer solche Forderungen befolgt werden, handelt es sich nicht darum, die semantische Denkweise durch etwas Neues zu ersetzen, sondern um etwas ganz anderes,

---

[23] Vgl. dazu etwa: ROSSER und TURQUETTE [Logics].

nämlich die Elimination bedenklicher Begriffsbildungen und Schlußoperationen aus logischen und mathematischen Betrachtungen. Im Rahmen der metamathematischen Untersuchungen geht es darum, die bedenklichen Operationen mit Hilfe jener unbedenklichen nachträglich wieder zu rechtfertigen. Diese Rechtfertigung erfolgt durch Erbringung eines Widerspruchfreiheitsbeweises für ein als Kalkül dargestelltes mathematisches System, wobei für die in diesem Beweis erforderlichen metamathematischen Überlegungen nur die finitistisch reduzierte Logik zugelassen wird. Gibt man dem Kalkül hernach eine semantische Interpretation, so überträgt sich die Rechtfertigung auch auf diese. Der durch das Auftreten von Antinomien in verschiedenen Bereichen der klassischen Mathematik aufkommende Verdacht richtete sich also gar nicht gegen die Semantik, sondern gegen bestimmte logisch-mathematische Verfahren, wobei es unwesentlich ist, ob diese Verfahren in ein syntaktisches oder ein semantisches Gewand gekleidet waren. Sollte ein begründeter Verdacht gegen bestimmte Arten von logischen Operationen bestehen bleiben, weil diese für das Auftreten von Antinomien verantwortlich zu machen sind, so müßte auf diese Operationen verzichtet werden, insbesondere auch im Rahmen einer semantischen Metatheorie.

12. Der Einwand der „Kohärenztheorie“. Der „Adäquationstheorie“, in welcher die Wahrheit als „Übereinstimmung zwischen Urteilen (Sätzen) und der Wirklichkeit“ interpretiert wird, tritt die „Kohärenztheorie“ gegenüber, nach welcher die Wahrheit nur in der widerspruchslosen Übereinstimmung der Sätze eines Systems untereinander besteht. In bezug auf eine empirisch-wissenschaftliche Disziplin bedeutet dies, daß gewisse Sätze kraft Konvention akzeptiert und die übrigen Sätze daraufhin untersucht werden, ob sie mit den so zugrunde gelegten Aussagen widerspruchslos vereinbar sind oder nicht. Die Wahrheit von Sätzen wird also mit Widerspruchslosigkeit von Satzsystemen identifiziert. Die Vertreter des Kohärenzstandpunktes lehnen daher die Adäquationsauffassung ab.

Zunächst ist zu bemerken, daß es nicht zweckmäßig ist, von einem Gegensatz zwischen zwei Theorien zu sprechen. Die semantische Definition des Begriffs der wahren Aussage stellt, wie bereits hervorgehoben, eine Begriffsexplikation und somit keine Theorie oder Hypothese dar, die man daraufhin untersuchen kann, ob sie zutreffend ist oder nicht, sondern lediglich daraufhin, ob sie adäquat und formal korrekt ist oder nicht. Daß diese beiden letzten Bedingungen vom semantischen Wahrheitsbegriff erfüllt sind, haben wir gesehen. Damit ist auch im Grunde die Frage bereits entschieden. Um einen Streit zwischen Theorien könnte es sich lediglich dann handeln, wenn von vornherein eine Einigung über die Bedeutung des Begriffs der wahren Aussage bestünde und sodann Behauptungen über diesen Begriff aufgestellt würden: die Behauptungen könnten wie alle wissenschaftlichen Aussagen überprüft werden — sei es durch Heranziehung ausschließlich logischer, sei es durch Verwendung außerlogischer, empirischer Kriterien —, und das Ergebnis der Überprüfung könnte Anerkennung oder Ablehnung sein. Die Frage, deren Beantwortung in der Konstruktion eines semantischen Wahrheitsbegriffs besteht, ist aber viel grundsätzlicher. Der Begriff selbst soll erst konstruiert werden. Ziel ist die Durchführung einer Begriffsexplikation. Eine solche kann aber nie daraufhin überprüft werden, ob sie „zutreffend" oder „nicht zutreffend" ist, es sei denn, daß unter diesen Prädikaten selbst wieder nichts anderes als die Adäquatheit und formale Korrektheit verstanden wird, wie sie bezüglich des Wahrheitsbegriffs in der Konvention *A* gefordert und von den dieser Konvention genügenden semantischen Wahrheitsbegriffen auch erfüllt wird.

Die Motive, welche verschiedene Erkenntnistheoretiker von der Adäquationsvorstellung abrücken ließen und sie zu einem Akzeptieren des Kohärenzstandpunktes bewogen, sind verschiedenartiger Natur. Zwei Motive aber dürften ausschlaggebend gewesen sein. Das erste ist die Vagheit, welche der Redewendung „Übereinstimmung mit der Wirklichkeit" anhaftet. Gegenüber dem semantischen Wahrheitsbegriff muß dieses Motiv in Wegfall geraten, weil diese Vagheit hier nicht mehr wie in den traditionellen Fassungen der Adäquationstheorie vorliegt. Das andere Motiv dürfte darin bestehen, daß man (irrtümlich) meinte, der Begriff der wahren Aussage dürfe nur dann angewendet werden, wenn ein Verfahren bekannt sei, um die Wahrheit in unzweifelhafter Weise festzustellen. Dies aber ist, wenn ein an die Adäquationsvorstellung anknüpfender Wahrheitsbegriff zugrunde gelegt wird, bei den meisten empirischen Sätzen nicht der Fall. Hier ist abermals auf das Ergebnis der Betrachtungen in Punkt 5. zu verweisen, wonach streng zwischen „Wahrheit" und „Wissen um Wahrheit" unterschieden werden muß. Eine Ablehnung des semantischen Wahrheitsbegriffs wegen fehlender Verifikationsmöglichkeit im Falle empirischer Aussagen ist deshalb unberechtigt, weil einen Satz behaupten und diesen Satz als wahr behaupten zwei gleichwertige Prozesse sind. Eine Ablehnung des semantischen Wahrheitsbegriffs würde daher ein Leugnen der Eindeutigkeit der Satzbedeutung nach sich ziehen. Es ist zuzugeben, daß die Frage der Bestätigungsfähigkeit und Prüfbarkeit wissenschaftlicher, insbesondere empirisch-hypothetischer Aussagen, ein wichtiges erkenntnistheoretisches Problem darstellt, aber dieses Problem fällt in die Methodologie der empirischen Wissenschaften, und welches Ergebnis immer auch die Behandlung dieses Problems zeitigen möge, der semantische Wahrheitsbegriff kann davon nicht berührt werden.

B. Die positive Bedeutung der semantischen Begriffe in den verschiedenen wissenschaftlichen Teildisziplinen

1. Die Bedeutung für Logik und Erkenntnistheorie. Erste Aufgabe jeder Wissenschaft, die den Anspruch auf Exaktheit erhebt, ist es, möglichst präzise Begriffe zu verwenden. Dies gilt vor allem auch für die Logik und die Erkenntnistheorie, die oft als die grundlegenden Disziplinen angesehen wurden. Da der Wahrheitsbegriff ein erkenntnistheoretischer Grundbegriff ist, muß seine exakte Explikation zu den vordringlichsten Aufgaben der Wissenschaftslogik gerechnet werden. Die Erörterungen dieses Problems, die man in der bisherigen Erkenntnistheorie antrifft, sind unbefriedigend: entweder wird an die Adäquationsvorstellung angeknüpft, ohne daß eine klare Begriffsbestimmung gelungen wäre, oder es wird, eben wegen der Unzulänglichkeit der bisherigen positiven Lösungsversuche, dieser Begriff verworfen. In der Semantik hingegen wird erstmals eine präzise Begriffsbestimmung gegeben, der gegenüber die üblichen Einwendungen gegen die „Adäquationstheorie" hinfällig werden, und die dennoch den Begriff auch inhaltlich im Einklang mit dem Sprachgebrauch, d. h. der Adäquationsvorstellung, charakterisiert. Daß diese Präzisierung des Begriffs nur möglich ist, wenn der Boden der Umgangssprache verlassen und damit die Definition in bezug auf ein künstliches Sprachsystem S vorgenommen wird — was die geschilderte Relativität aller semantischen Begriffe einschließlich des Wahrheitsbegriffs zur Folge hat —, ist ein Umstand, den man a priori nicht vorhersehen konnte und einfach als Tatsache hinzunehmen hat.

Schon das Ergebnis hinsichtlich des Wahrheitsbegriffs würde die semantischen Analysen rechtfertigen. Daneben ergibt sich aber, wie wir gesehen haben, daß eine Reihe weiterer logischer Begriffe, vor allem auch der Begriff der logischen Folgerung, eine Präzisierung erfährt. Ein Doppeltes trat dabei zu Tage, was in früheren Untersuchungen übersehen oder nur unklar gesehen wurde. Einmal sind auch diese Begriffe alle relativ auf ein System S, so daß im Grunde die Ausdrücke „logische Folgerung", „logische Unverträglichkeit" usw. ebenso wie der Ausdruck „wahr" als elliptisch anzusehen sind, da nur Ausdrücke, wie „logische Folgerung (L-Implikation) in S", „wahr in S" usw., wobei S durch ein System von Regeln genau beschrieben wird, einen Begriff bezeichnen. Weiterhin zeigte die Gegenüberstellung von semantischen und syntaktischen Systemen, daß zahlreiche logische Begriffe einerseits als inhaltliche, semantische Begriffe, anderseits aber auch als syntaktische Begriffe (Kalkül-Begriffe) verstanden werden können, wobei aber stets die semantischen als die primären anzusehen sind, die in den ihnen korrespondierenden syntaktischen Begriffen bloß ihre formale Widerspiegelung finden. Die Logik ist daher vor allem eine semantische Theorie, sekundär auch eine syntaktische (was nicht ausschließt, daß im Rahmen spezieller, z. B. metamathematischer Betrachtungen, bisweilen der syntaktische Gesichtspunkt gegenüber dem semantischen in den Vordergrund zu treten hat).

Schließlich haben die semantischen Untersuchungen zu einer Präzisierung der Ausdrücke „Satzsinn", „Wortbedeutung" und ähnlicher geführt, wie dies insbesondere bei der Schilderung der Carnapschen Methode der Extension und Intension zu Tage trat. Die dabei gewonnenen Begriffe sind für jede Sprachanalyse von außerordentlicher Wichtigkeit.

2. Die Bedeutung für die Metamathematik. Wir kommen hier nochmals auf den Gödelschen Unentscheidbarkeitssatz zurück, der besagt, daß in einer Sprache, welche reich genug ist, um in ihr die Theorie der natürlichen Zahlen formulieren zu können, formal unentscheidbare Sätze auftreten, Sätze also, die sich mit den Mitteln des Systems weder im positiven noch im negativen Sinne entscheiden lassen. Vorausgesetzt ist dabei lediglich, daß die betreffende Sprache widerspruchsfrei ist. Diesem „negativen" Resultat GÖDELS hat TARSKI das entsprechende positive Ergebnis zur Seite gestellt. Dieses Ergebnis besagt: Wenn in einem System K ein in K unentscheidbarer Satz $\mathfrak{S}$ konstruiert wurde, so kann man in der Metatheorie M von K, unter Zugrundelegung der Definition des Begriffs der wahren Aussage, entscheiden, ob der Satz $\mathfrak{S}$ wahr ist oder nicht, also in M eine Entscheidung herbeiführen[24].

Der GÖDELsche Satz wurde durch ein analoges Verfahren gewonnen, wie jenes, durch welches TARSKI gezeigt hat, daß es unmöglich ist, in Sprachen von unendlicher Ordnung, für welche das Prinzip der semantischen Kategorien im strengen Sinne gilt, eine widerspruchsfreie Definition des Begriffs der wahren Aussage zu konstruieren. Es wird dabei von einer in der Metasprache erfolgten Definition des Begriffs des beweisbaren Satzes ausgegangen. Wie in Kap. VI der Wahrheitsbegriff „$\mathfrak{W}$" als Klassenbegriff aufgefaßt worden war, so kann der vorliegende Begriff, symbolisch „$\mathfrak{B}$", als Klassenbegriff interpretiert werden. Durch die Definition wird dann der Begriff der Klasse der beweisbaren Sätze bestimmt. Man kann nun zeigen, daß sich eine Aussage X konstruieren läßt, welche die Negation der Konvention A erfüllt, sofern dort an die Stelle des Prädikates „$\mathfrak{W}$" das Prädikat „$\mathfrak{B}$" gesetzt wird. Die Aussage X erfüllt also die Bedingung:

$$X \bar{\in} \mathfrak{B} \text{ dann und nur dann wenn } p. \qquad (1)$$

„X" ist dabei eine namentliche Anführung jener Aussage, „p" hingegen eine Abkürzung, welche diese Aussage selbst vertritt[25]. Wenn die betreffende Sprache reich genug ist, um die Arithmetik der natürlichen Zahlen aufzubauen, so können, wie GÖDEL gezeigt hat, alle syntaktischen Begriffe, insbesondere auch der Begriff des beweisbaren Satzes, arithmetisiert werden, wodurch alle Sätze der Metatheorie

---

[24] Man kann sogar darüber hinaus zeigen, daß sich die Entscheidung in K selbst herbeiführen läßt, sofern K in bestimmter Hinsicht eine Erweiterung erfahren hat. Der Sinn des TARSKIschen Ergebnisses ist nicht etwa der, daß dadurch die Unentscheidbarkeit beseitigt würde. Auch der Begriff „unentscheidbar" ist nur sinnvoll, sofern er relativ auf ein bestimmtes System verstanden wird. $\mathfrak{S}$ bleibt trotz seiner positiven Entscheidung in M unentscheidbar in K. In M treten als einem gegenüber K reicheren System notwendigerweise, wenn M formalisiert wird, an anderer Stelle unentscheidbare Sätze auf, die dann aber in MM, unter Zugrundelegung einer Definition des Wahrheitsbegriffs in MM für die Sätze von M, entschieden werden können. Es gilt also nicht: Die Unentscheidbarkeit in K wird aufgehoben; sondern: für jeden vorgegebenen unentscheidbaren Satz von K ist unter Heranziehung des Wahrheitsbegriffs für K ein Verfahren angebbar, nach welchem dieser Satz in M entscheidbar wird.

[25] Als Aussage X kann insbesondere die bei der Konstruktion der Wahrheitsantinomie in Kap. VI benützte Aussage $(E\,\mathfrak{v}_1{}^3)\,(\mathfrak{f}_k \cdot \mathfrak{G}_k)$ gewählt werden.

eine Interpretation in der betreffenden Sprache selbst erhalten[26]. Satz (1) ist dann ein Satz der Objektsprache K selbst.

Wir wollen nun annehmen, daß K eine solche Sprache sei, in welcher das Prinzip der semantischen Kategorien nicht gilt. Um semantische Begriffe für K einführen zu können, müssen wir zu einer Metasprache M übergehen, die von höherer Ordnung ist als K. (1) bleibt in M gültig. Der Begriff „wahr in K", symbolisch „$\mathfrak{W}$", kann in M definiert werden. Diese Definition muß der Konvention A genügen, es muß also der Satz gelten:

$$X \in \mathfrak{W} \text{ dann und nur dann wenn } p. \tag{2}$$

Die Sätze (1) und (2) ergeben zusammen den Satz:

$$X \bar{\in} \mathfrak{B} \text{ dann und nur dann wenn } X \in \mathfrak{W}. \tag{3}$$

Da jeder adäquat definierte Wahrheitsbegriff dem Satz vom Widerspruch genügen muß, so gilt weiterhin:

$$\text{Entweder } X \bar{\in} \mathfrak{W} \text{ oder } \bar{X} \bar{\in} \mathfrak{W}. \tag{4}$$

($\bar{X}$ ist die Negation von X.)

Weiterhin wurde von TARSKI gezeigt, daß aus der Definition des Wahrheitsbegriffs in M folgende Sätze beweisbar sind:

$$\text{Wenn } X \in \mathfrak{B}, \text{ dann } X \in \mathfrak{W}, \tag{5}$$

$$\text{Wenn } \bar{X} \in \mathfrak{B}, \text{ dann } \bar{X} \in \mathfrak{W}. \tag{6}$$

Da der Satz (3) zum Implikationssatz „wenn $X \bar{\in} \mathfrak{B}$, dann $X \in \mathfrak{W}$" abgeschwächt werden kann, so ergibt sich zusammen mit Satz (5):

$$X \in \mathfrak{W}. \tag{7}$$

Dies aber bedeutet wegen Satz (3), daß auch der Satz gilt:

$$X \bar{\in} \mathfrak{B}. \tag{8}$$

Aus (4) im Verein mit Satz (7) folgt:

$$\bar{X} \bar{\in} \mathfrak{W}. \tag{9}$$

Daraus folgt wiederum nach Satz (6) unmittelbar:

$$\bar{X} \bar{\in} \mathfrak{B}. \tag{10}$$

Die Sätze (8) und (10) bringen zusammen zum Ausdruck, daß X ein in K unentscheidbarer Satz ist. Nach Satz (7) ergibt sich dagegen, daß X wahr ist, also in der Metatheorie von K positiv entschieden wurde.

Diese kurze Skizze sollte die Bedeutung des semantischen Wahrheitsbegriffs für die Metamathematik illustrieren[27].

---

[26] Eine Antinomie kommt dadurch nicht zustande. Nur innerhalb der Semantik ist, wie gerade die Wahrheitsantinomie zeigt, die Verschmelzung von Objekt- und Metasprache bzw. die Interpretation der letzteren innerhalb der ersteren in widerspruchsfreier Weise nicht möglich.

[27] Daß umgekehrt semantische Begriffe dazu verwendet werden können, um neue Unentscheidbarkeitstheoreme abzuleiten, ist kürzlich von HAO WANG

Für axiomatisch aufgebaute mathematische Systeme, in deren Metatheorie der Wahrheitsbegriff eingeführt wurde, ergibt sich ferner die Möglichkeit, mittels dieses Wahrheitsbegriffs die Widerspruchsfreiheit des Systems zu beweisen, indem man zunächst zeigt, daß alle Axiome des Systems wahre Sätze darstellen und daß ferner alle (syntaktisch definierten) Folgerungen von wahren Sätzen wiederum wahre Sätze sind. In metamathematischer Hinsicht ist ein derartiger Beweis allerdings von geringem unmittelbarem Nutzen, da er mindestens so starke Voraussetzungen enthält wie das untersuchte System selbst. Doch kann dieser Beweis in anderer Hinsicht von großer Bedeutung werden, wie z. B. das von HAO WANG in [Formalization] entwickelte System zeigt. Dieses System stellt die Vereinigung einer unendlichen Folge von immer reicheren Systemen dar, wobei für das System mit dem Index α unter Verwendung des Wahrheitsbegriffs ein Widerspruchsfreiheitsbeweis in dem System mit dem Index $\alpha + 2$ erbracht und dadurch die von GÖDEL konstruierten formal unentscheidbaren Sätze des ersten Systems in beweisbare Sätze des letzteren verwandelt werden können. Auf diese Weise gelingt es, aus dem Gesamtsystem das Auftreten formal unentscheidbarer Sätze überhaupt zu eliminieren und so die GÖDELsche Unvollständigkeit zu überwinden, da zu jedem innerhalb des Gesamtsystems auftretenden Teilsystem mit bestimmtem (endlichem oder transfinitem) Index ein Teilsystem mit einem um 2 höheren Index existiert[28].

3. Die Bedeutung für die mathematische Logik und formalisierte Mathematik. Alles Wesentliche dazu wurde bereits in Kap. XI gesagt. Wir erinnern nur nochmals an den Hauptpunkt: Im Rahmen jeder formalisierten Logik und Mathematik erfahren die syntaktischen Begriffe eine scharfe Bestimmung, da die Formregeln, Axiome und Ableitungsprinzipien genauestens geschildert werden. Gewisse Fragestellungen, insbesondere solche metalogischer Natur (Widerspruchsfreiheit, Vollständigkeit des Systems) zwingen uns, weitere Begriffe, die nicht syn-

---

in [Paradoxes] gezeigt worden. In dieser Untersuchung wird neben der GÖDELschen Arithmetisierungsmethode von dem durch BERNAYS gewonnenen Ergebnis Gebrauch gemacht, wonach alle Theoreme eines im Prädikatenkalkül formalisierten Systems der Mengenlehre S in ein System Z übersetzt werden können, welches die elementare Zahlentheorie und einen weiteren arithmetischen Satz enthält, der die Widerspruchsfreiheit des mengentheoretischen Systems S ausdrückt. Der entscheidende Beweisschritt besteht in der Angabe eines Satzes von S, der wahr ist, dessen Übersetzung in Z jedoch einen falschen Satz ergibt. Die beiden von HAO WANG gewonnenen Unentscheidbarkeitstheoreme beruhen auf einer geschickten Verwertung der bei der Konstruktion der Wahrheitsantinomie und der Paradoxie von RICHARD enthaltenen Argumentationsweise.

[28] Für eine kurze intuitive Skizze dieses Sachverhaltes vgl. mein [Universalienproblem], Abschnitt 5. Wie MOSTOWSKI [Impredicative] und HAO WANG [Truth Definitions] gezeigt haben, ist es nicht immer möglich, mittels der in der Metatheorie M einer gegebenen Theorie eingeführten adäquaten Wahrheitsdefinition einen Widerspruchsfreiheitsbeweis der Theorie zu erbringen, nämlich dann nicht, wenn eine für diesen Beweis erforderliche Form der mathematischen Induktion innerhalb der Metatheorie nicht zur Verfügung steht.

taktischer Natur sind, in die Diskussion mit einzubeziehen, wie etwa die Begriffe der Allgemeingültigkeit oder Erfüllbarkeit von Formeln. Für diese Begriffe kann eine Explikation nur in der Weise geschehen, daß man den syntaktischen Aufbau des Systems durch eine entsprechende Semantik ergänzt.

4. Semantik und „volle Formalisierung der Logik". Seit ARISTOTELES haben die Logiker immer wieder an einer vollen Formalisierung der Logik gearbeitet. In den Systemen von FREGE, RUSSELL-WHITEHEAD, HILBERT-ACKERMANN usw. hielt man dieses Ziel für prinzipiell erreicht. Sofern man unter „Formalisierung der Logik" nichts anderes versteht als dies, daß das Verfahren der logischen Ableitung und Widerlegung in einem Kalkül mittels formal zu handhabender Regeln — also solcher, die auf die inhaltliche Bedeutung der Ausdrücke nicht Bezug nehmen — wiedergegeben wird, ist dies auch zutreffend, nicht hingegen, wenn man den Begriff der Formalisierung in einem schärferen und engeren Sinn versteht. Man kann nämlich eine Reihe von semantischen Eigenschaften sprachlicher Ausdrücke formalisieren. So kann z. B. die Eigenschaft eines Satzes, logisch wahr (L-wahr) zu sein, in einem geeignet konstruierten Kalkül K in der Weise „gespiegelt" werden, daß derselbe Satz in K beweisbar (K-wahr) wird. Allgemein kann man sagen, daß eine semantische Grundeigenschaft[29] E eines Ausdruckes $\mathfrak{A}_i$ in einem Kalkül K formalisiert wird, wenn $\mathfrak{A}_i$ die Eigenschaft E in jeder wahren Interpretation von K besitzt, und analog, daß eine L-semantische Eigenschaft E' eines Ausdruckes $\mathfrak{A}_i$ in K formalisiert wird, wenn $\mathfrak{A}_i$ die Eigenschaft E' in jeder L-wahren Interpretation von K besitzt. Zu den semantischen Eigenschaften der logischen Zeichen „oder", „nicht" z. B. gehört es, daß die Negation eines wahren Satzes falsch ist und daß ein „Oder-Satz", bestehend aus zwei falschen Sätzen, falsch ist. Man kann nun die Frage stellen, ob auch alle diese semantischen Eigenschaften von logischen Zeichen in den bekannten Logikkalkülen in dem erwähnten engeren Sinne formalisiert sind. Hier zeigt sich nun, daß dies keineswegs der Fall ist. Zwar führen z. B. die üblichen semantischen Definitionen der logischen Konstanten mittels Wahrheitstabellen zu einer L-wahren Interpretation des Aussagenkalküls, aber es zieht nicht umgekehrt jede L-wahre Interpretation des Aussagenkalküls diese semantische Deutung der logischen Zeichen nach sich. Wie nämlich CARNAP nachgewiesen hat, kann man L-wahre Interpretationen dieses Kalküls angeben — Interpretationen also, welche die Axiome wie die aus ihnen abgeleiteten Lehrsätze in logisch wahre Sätze verwandeln —, bei denen gerade die beiden erwähnten semantischen Bedeutungen von „oder" und „nicht" verletzt sind, also die Negation eines wahren Satzes wahr und der Oder-Satz, bestehend aus zwei falschen Sätzen, wahr wird. Diese Tatsache bedeutet, daß man eigentlich gar kein Recht hat, diese

[29] Damit sind wieder jene Eigenschaften gemeint, die durch Ausdrücke ohne L-Präfix bezeichnet werden: „wahr", „impliziert", „unverträglich" im Gegensatz zu „L-wahr", „L-impliziert", „L-unverträglich" usw.

beiden logischen Zeichen, wie sie im axiomatisch aufgebauten Aussagenkalkül verwendet werden, als „nicht" und „oder" zu bezeichnen. Weiter folgt daraus, daß nicht einmal die beiden logischen Grundgesetze, nämlich der Satz vom Widerspruch („ein Satz kann nicht zugleich mit seiner Negation wahr sein") und der Satz vom ausgeschlossenen Dritten („ein Satz kann nicht zugleich mit einer Negation falsch sein"), in diesem Kalkül wiedergegeben werden können, trotz der Beweisbarkeit der beiden Formeln „$\sim (p \,.\, \sim p)$" und „$p \vee \sim p$". Dieses Ergebnis wäre höchst bedenklich, wenn es nicht gelänge, den Kalkül so umzugestalten, daß die Möglichkeit derartiger anormaler und dennoch L-wahrer Interpretationen zum Verschwinden gebracht würde. Daß und wie dies geschehen kann, ist von CARNAP in [Formalization] gezeigt worden. Wir konnten dieses Spezialproblem nicht näher erörtern, da zu diesem Zwecke ein sehr genaues Eingehen in den Aufbau jenes Kalküls erforderlich gewesen wäre. Analoges wie für den Aussagenkalkül gilt auch für den Prädikatenkalkül (Quantifikationstheorie). Im letzteren besteht die Möglichkeit einer L-wahren anormalen Interpretation durch eine vom Üblichen abweichende Deutung der Ausdrücke „für alle" und „es gibt". Hier hat CARNAP ebenfalls gezeigt, wie die volle Formalisierung vorzunehmen ist[30].

Auch von dieser Seite her zeigt sich die Bedeutung der Semantik. Mit Hilfe der von ihr bereitgestellten Begriffe kann das Problem der vollen Formalisierung der Logik überhaupt erst präzisiert und einer Lösung zugeführt werden.

5. Die Bedeutung der Semantik und logischen Syntax innerhalb der Methodologie der empirischen Wissenschaften. Obwohl die Wissenschaft der Gegenwart ganz im Zeichen des Empirismus steht, kann nicht behauptet werden, daß die Analyse der empirischen Erkenntnis nach Grundlagen, Struktur und Geltungsart zu einem befriedigenden Abschluß gelangt sei. Und zwar bestehen hier drei Problemgruppen, in denen die Diskussion noch nicht abgeschlossen ist. Die erste Gruppe umfaßt Fragen, die man als Basisprobleme bezeichnen kann. Unmittelbare Erfahrungen, insbesondere direkte Naturbeobachtungen und Feststellungen von experimentellen Ergebnissen, bilden die Maßstäbe, auf Grund deren die Sätze eines theoretischen Systems überprüft werden. Welchen Charakter haben diese „unmittelbaren Erfahrungen"? Muß man dabei auf die Sätze zurückgehen, in welchen solche Erfahrungen ausgesprochen werden („Protokollsätze", „Wahrnehmungsaussagen", „Beobachtungsaussagen", „Basissätze") oder hat man noch weiter auf die Erlebnisse (Wahrnehmungs-, Beobachtungserlebnisse), die diesen Sätzen zugrunde liegen, zurückzugreifen? Und wenn die Sätze den Ausgangspunkt bilden, kommt ihnen eine „unmittelbare Evidenz" zu oder stecken auch in ihnen, ebenso wie in den eigentlichen theoretischen Sätzen, noch hypo-

[30] Die von CARNAP vorgenommenen Modifikationen sind nicht erforderlich, wenn statt der üblichen Darstellung dieser Kalküle der Sequenzenkalkül von GENTZEN zugrunde gelegt wird.

thetische Komponenten oder ist schließlich ihre Annahme oder Nichtannahme bloße Sache der Konvention? Daneben besteht noch eine Reihe anderer zum Problem der Erkenntnisbasis gehörender Fragen: Welche Art von Begriffen sind Grundbegriffe: psychologische Begriffe („subjektive Basis“) oder quantitative Raum-Zeit-Begriffe („physikalische Basis“)? Kann man alle empirischen Begriffe auf einige wenige zurückführen, und kann diese Zurückführung auf dem Wege der Definition allein geschehen oder sind dabei andere Verfahren notwendig? usw.

Wir können diese Probleme hier nicht diskutieren und wollen uns daher darauf beschränken, auf ihren Zusammenhang mit dem Grundbegriff der Semantik, dem Wahrheitsbegriff, hinzuweisen. Es muß zunächst zugegeben werden, daß eine Methodologie der empirischen Wissenschaften ohne den Begriff der wahren Aussage aufgebaut werden kann. Dies ist insbesondere dann der Fall, wenn eine konventionelle Basis vorausgesetzt wird, wonach also die Annahme oder Verwerfung der „unmittelbaren Erfahrungsaussagen“ eine reine Sache der Festsetzung ist, dagegen diese Sätze nicht selbst auf ihre Wahrheit oder Falschheit hin untersucht werden. Von den Sätzen der wissenschaftlichen Theorien wird dann gesagt, daß sie sich auf Grund dieser Erfahrungen „bewähren“ oder „nicht bewähren“, durch sie „bestätigt“ oder „nicht bestätigt“ wurden, wobei auch diese Begriffe der Bewährung und Bestätigung sowie deren etwaige Unterarten (z. B. „unvollständige“ und „vollständige Bestätigung“ usw.) eine derartige Definition erfahren, daß im Definiens das Prädikat „wahr“ an keiner Stelle vorkommt. Eine solche Interpretation der empirischen Erkenntnis kann jedoch nicht als adäquat angesehen werden. Wenn die Frage aufgeworfen wird, wodurch sich eine wissenschaftliche Theorie von einem in sich widerspruchslosen Märchen, einer Erdichtung, unterscheidet, so muß bei Annahme einer rein konventionellen Basis geleugnet werden, daß ein solcher Unterschied überhaupt besteht. Wenn man dagegen davon ausgeht, daß jede Theorie, mag sie auch noch so viele „hypothetische“ Bestandteile enthalten, den Anspruch auf Wahrheit erhebt, was bei einem Märchen nicht der Fall ist, dann wird die Sachlage eine andere. Der Umstand, daß man hier auf absolute und unzweifelhafte Gewißheit oder Evidenz verzichten muß, daß es nicht möglich ist, eine Hypothese vollständig zu „verifizieren“ usw., ist dann nur mehr Ausdruck dessen, daß wir auf dem Gebiete der empirischen Wissenschaften kein definitives Kriterium der Wahrheit besitzen und uns mit indirekten Bestätigungs- und Prüfungsmethoden zufrieden zu geben haben, welche uns keine endgültige Garantie verschaffen, daß die untersuchte Theorie wahr ist. Dagegen ist dieser Umstand nicht mehr Ausdruck dessen, daß der Wahrheitsbegriff als überflüssiger oder sogar sinnloser Begriff verworfen werden muß. Er kann sogar zur Formulierung eines eigenen, für alle wissenschaftlichen Theorien geltenden methodischen Prinzips verwendet werden, nur darf dieses nicht zu eng gefaßt sein, also z. B. nicht die Gestalt haben „eine Theorie ist dann und nur dann zu akzeptieren, wenn nachweislich keiner ihrer Sätze falsch ist (= alle ihre Sätze wahr sind)“; denn dann würden wir zur

Annahme keiner einzigen Theorie gelangen. Dagegen kann die vorsichtigere Formulierung akzeptiert werden: „Wenn von einer Theorie gezeigt werden kann, daß sie (mindestens) einen falschen Satz enthält, dann muß sie verworfen werden". Die Aufstellung eines solchen Prinzips sowie überhaupt die geschilderte Interpretation des empirischen Erkenntnisverfahrens, welche den Konsequenzen des Konventionalismus zu entgehen sucht, setzt aber voraus, daß die Begriffe „wahr" und „falsch" eine präzise, von Widersprüchen freie und zugleich inhaltlich zutreffende Explikation erfahren haben.

Das eben formulierte Prinzip läßt auch eine Anwendung auf rein deduktive Disziplinen zu. Eine oberste Forderung, die für diese aufgestellt wird, ist die, daß diese Disziplinen widerspruchsfrei sein sollen. Auf die Frage, warum eine solche Forderung aufgestellt wird, erhält man allerdings häufig eine Antwort, die wieder nichts mit dem Begriff der Wahrheit zu tun zu haben scheint. Es wird nämlich gesagt, daß es ein logisches Theorem sei, daß in einem System, in welchem aus den vorangestellten Grundsätzen sowohl ein Satz wie seine Negation abgeleitet werden können, jeder beliebige Satz ableitbar und daher das System ohne wissenschaftliches Interesse sei. Eine solche Antwort ist nicht befriedigend. Denn es werden, wie TARSKI zutreffend bemerkt[31], auch jene Leute eine widerspruchsvolle Theorie ablehnen, die nichts von diesem logischen Theorem wissen und die Ablehnung würde auch dann bestehen bleiben, wenn durch Änderung bzw. Abschwächung des Systemaufbaues dieses Theorem nicht mehr gälte. Dann aber kann auf die Frage: Warum ist eine widerspruchsvolle Theorie abzulehnen? nur mehr geantwortet werden: Weil man in diesem Falle weiß, daß die Theorie falsche Sätze enthalten muß. Dieses Ergebnis können wir auch auf empirische Theorien übertragen und daher in dem oben formulierten Prinzip die Forderung nach Widerspruchsfreiheit einer empirischen Hypothese als enthalten denken[32], wie es auch umgekehrt eben wegen dieses zuletzt hervorgehobenen Umstandes auf alle rein deduktiven Disziplinen angewendet werden kann.

Eine zweite Gruppe von Problemen betrifft Fragen der Abhängigkeit zwischen der Bestätigungsfähigkeit von Sätzen. Wenn wir annehmen, daß eine Reihe von Sätzen als in einem gewissen Grade bestätigt zugrunde liegen[33], so kann man die Bestätigung von anderen Sätzen der Theorie auf die der zugrunde gelegten zurückführen. Hierbei werden vornehmlich Begriffe der logischen Syntax verwendet, und zwar vor allem der Begriff der logischen Ableitung. Das ganze Problem der Zurückführbarkeit der Bestätigung von Sätzen auf diejenige anderer Sätze läßt sich daher im Rahmen der Syntax behandeln. Daß z. B. die Bestätigung eines Existenz-

[31] [Truth], S. 77.

[32] Aber dieses Prinzip enthält auch mehr. Denn man kann bei einer empirischen Hypothese nicht nur durch eine logische Untersuchung, sondern auch durch Beobachtungen und Experimente zu dem Ergebnis gelangen, daß in der Hypothese falsche Sätze vorkommen müssen.

[33] Bei diesem Fragenkomplex können die Basisprobleme gänzlich ausgeschaltet werden.

satzes unter bestimmten Voraussetzungen vollständig, diejenige eines Allsatzes dagegen nur unvollständig zurückführbar ist auf eine Satzklasse, beruht darauf, daß der erste aus *einer* Beobachtungsaussage *abgeleitet* werden kann, während ein Allsatz niemals aus einer endlichen Klasse von Sätzen — und mehr als endlich viele Beobachtungsaussagen stehen uns nie zur Verfügung — *ableitbar* ist.

Bereits für die beiden erwähnten Problemgruppen innerhalb einer Analyse des empirischen Erkenntnisverfahrens zeigt sich also die außerordentliche Wichtigkeit semantischer und syntaktischer Begriffe.

6. Semantik und Theorie der Induktion. Eine dritte Problemgruppe der empirischen Erkenntnisanalyse betrifft das sogenannte Induktionsproblem. Während innerhalb der zweiten Gruppe von der Bestätigungsfähigkeit von Sätzen gesprochen wird, ohne den Grad der Bestätigung näher zu bestimmen, handelt es sich hier gerade um die Ermittlung dieses Grades, wobei das Ideal eine quantitative Bestimmung des Bestätigungsgrades sein muß.

Das Induktionsproblem ist in der erkenntnistheoretischen Literatur oft behandelt worden, ohne daß eine Klärung erzielt werden konnte, ja die Gegensätze sind hier noch viel größer als in den anderen Gebieten der erkenntnistheoretischen Problematik, gibt es doch viele Logiker, welche eine Induktion überhaupt für unmöglich erklären. Man ist sich darüber einig, daß, falls so etwas wie ein „induktiver Schluß" in den empirischen Wissenschaften möglich sein sollte, dieser auf wahrscheinlichkeitstheoretischen Überlegungen beruhen muß. Weit verbreitet ist heute die Interpretation des Ausdruckes „wahrscheinlich" im Sinne der Häufigkeitsdeutung, welche den Begriff zu einem empirisch-hypothetischen macht, da Wahrscheinlichkeitsaussagen dann nur Häufigkeitshypothesen sind. Es hat sich jedoch herausgestellt, daß von diesem Begriff aus, der auch als „Ereigniswahrscheinlichkeit" bezeichnet wird, kein Weg zu einer Theorie der Induktion führt[34]. CARNAP hat nun darauf hingewiesen[35], daß der Ausdruck „wahrscheinlich" äquivok ist und von dem Explikandum „relative Häufigkeit" das davon gänzlich verschiedene Explikandum „Bestätigungsgrad einer Hypothese h auf Grund des Erfahrungsdatums e" zu unterscheiden ist. Dieser letztere Wahrscheinlichkeitsbegriff — er möge der Begriff $\mathfrak{W}_L$ heißen — ist ein rein logischer, kein empirischer; denn in ihm wird die „logische Nähe" der beiden Sätze h und e ausgedrückt, die $\mathfrak{W}_L$-Aussagen selbst sind nicht empirisch-hypothetischer, sondern analytischer Natur. Man kann den $\mathfrak{W}_L$-Aussagen stets die Gestalt geben: „$\mathfrak{b}(h, e) = r$" („der Bestätigungsgrad von h in bezug auf e ist gleich r"), wobei $0 \leqq r \leqq 1$. Dieses „in bezug auf das Erfahrungsdatum e" darf dabei nicht ausgelassen werden, da der Satz sonst elliptisch würde. Es zeigt sich nun, daß dieser Begriff des Be-

[34] Viele entscheidende Argumente gegen eine Theorie der Induktion, die vom Begriff der Ereigniswahrscheinlichkeit ausgeht, finden sich bei K. POPPER, Logik der Forschung.

[35] In dem umfassenden Werk [Probability].

stätigungsgrades (von h bezüglich e) nur im Rahmen der Semantik eine präzise Fassung erhalten kann; denn der „Grad der logischen Nähe" von h und e kann allein als ein Maß dafür gedeutet werden, wie sich die logischen Spielräume von h und e gegenseitig überdecken. Der Begriff des L-Spielraums aber ist einer der Grundbegriffe der L-Semantik. Er allein genügt natürlich in keiner Weise, um den Begriff $\mathfrak{W}_L$ zu explizieren, vielmehr muß eine Reihe weiterer Bestimmungen erfolgen, um diesen Begriff zu einem quantitativen zu machen, und diese Metrisierung ist gerade die Aufgabe einer $\mathfrak{W}_L$-Theorie auf semantischer Grundlage. Das deduktionslogische Korrelat zum Wahrscheinlichkeitsbegriff $\mathfrak{W}_L$ ist der Begriff der logischen Folgerung (und nicht etwa der Wahrheitsbegriff, wie des öftern irrtümlich angenommen wurde), da es sich bei ihm um jenen Grenzfall handelt, bei dem der L-Spielraum des einen Satzes gänzlich in dem des anderen enthalten ist. Ebenso wie der Begriff der logischen Folgerung ist daher auch der Wahrscheinlichkeitsbegriff ein Begriff der Metatheorie, dessen Formulierung im Rahmen der Metasprache zu erfolgen hat.

Eine Theorie der Induktion hat nicht etwa Verfahren dafür zu entwickeln, wie man aus gemachten Erfahrungen zu Hypothesen gelangt. Hierfür gibt es kein rationales Verfahren, ebensowenig wie es in der Theorie der Deduktion möglich ist, allgemeine Methoden dafür zu entwickeln, wie man Beweise findet. Dasjenige, worum es sich handelt, ist vielmehr, einmal gefundene Hypothesen auf ihre Wahrscheinlichkeit hin zu bewerten, d. h. aber nichts anderes, als den Grad der Bestätigung dieser Hypothesen auf Grund der bisher gemachten Erfahrungen zu beurteilen. Dies kann erst geschehen, wenn eine exakte Explikation des Begriffes $\mathfrak{W}_L$ vorausgegangen ist. Der sogenannte Induktionsschluß — hier zeigt sich übrigens das Irreführende an dieser Bezeichnung — besteht dann darin, daß aus der Definition des Begriffes $\mathfrak{W}_L$ auf *deduktivem* Wege ein Satz von der Gestalt „$\mathfrak{b}(h, e) = r$" abgeleitet wird, wobei für h die fragliche Hypothese und für e das relevante Erfahrungswissen einzusetzen sind.

Carnap ist als erster darangegangen, eine $\mathfrak{W}_L$-Theorie auf semantischer Basis zu entwickeln, welche die Grundlage für eine Theorie der Induktion („induktive Logik") bilden soll, die bisher, von fragmentarischen und einer schärferen Kritik nicht standhaltenden Ansätzen abgesehen, noch nie versucht worden ist. Es ergab sich dabei das merkwürdige Resultat, daß der Gehalt der Wahrscheinlichkeitslehre aus einer sehr allgemeinen Definition der $\mathfrak{b}$-Funktion (die noch mit unendlich vielen speziellen Auswahlen solcher Funktionen verträglich ist) abgeleitet werden kann, was bedeutet, daß die Wahrscheinlichkeitstheorie in der überlieferten Gestalt viel zu schwach ist, um die Grundlage für eine Theorie des induktiven Schließens abgeben zu können. Eine derartige Induktionstheorie kann erst dann geliefert werden, wenn eine bestimmte $\mathfrak{W}_L$-Funktion ausgewählt worden ist.

Mit dieser Idee einer $\mathfrak{W}_L$-Theorie und einer darauf beruhenden induktiven Logik ist für die Semantik ein neues großes Forschungsgebiet erschlossen worden, dessen Behandlung für alle empirischen Wissenschaften von außerordentlicher Bedeutung ist.

7. Empiristisches Sinnkriterium und Semantik[36]. Der moderne Empirismus ist durch die Auffassung charakterisiert, daß sich alle sinnvollen Aussagen in zwei Gruppen aufteilen lassen: die rein logisch gültigen bzw. ungültigen Aussagen, semantisch gesprochen die L-determinierten Sätze, auf der einen Seite und die auf Erfahrung beruhenden Aussagen auf der anderen. Es muß also für jede Aussage, die mit dem Anspruch formuliert wird, sinnvoll zu sein, die Möglichkeit bestehen, sie entweder auf einem rein logischen Wege als gültig oder ungültig zu erweisen, oder sie durch einen Erfahrungstest zu stützen oder zu entkräften. In der Alltagssprache wie auch häufig in der wissenschaftlichen Sprache lassen sich jedoch Sätze formulieren, welche keine dieser zwei Bedingungen erfüllen, obwohl sie mit den üblichen grammatikalischen Regeln in Einklang stehen und daher nicht bereits durch die Grammatik als sinnlos ausgeschieden werden. Trotzdem haben sie keinen wissenschaftlichen Gehalt und wären daher aus dem Bereich der Wissenschaft zu eliminieren. „Das Absolute ist grün“ oder „Hannibal und Hasdrubal waren Primzahlzwillinge“ wären Beispiele solcher grammatikalisch korrekter und doch sinnloser Sätze. Es muß daher ein Kriterium aufgestellt werden, durch das man sinnvolle Aussagen von derartigen Scheinsätzen klar unterscheiden kann. Es kommt dabei darauf an, die kognitiv sinnvollen, oder, was dasselbe besagt: theoretisch gehaltvollen Aussagen, aus den übrigen auszusondern. Denn auch theoretisch sinnlose Sätze können unter Umständen sogar bedeutende kausale Wirkungen, insbesondere emotionaler Natur, auf den Hörer oder Leser ausüben. So ist z. B. die Wendung „das Nichts nichtet“ vom Standpunkt des theoretischen Gehaltes aus als sinnlos zu beurteilen. Nichtsdestoweniger ist sie geeignet, alle möglichen Stimmungen und Gefühle hervorzurufen, z. B. eine Empfindung des Gruselns oder ein Gefühl der Unheimlichkeit. Die Forderung, daß eine Aussage kognitiv sinnvoll zu sein habe, entspringt der Erkenntnis, daß im zwischenmenschlichen Sprachverkehr der primäre Zweck der Aussagen in der Mitteilung besteht und Aussagen nur dann diese Mitteilungsfunktion erfüllen können, wenn sie Sachverhalte beschreiben oder, anders ausgedrückt, wenn sie etwas darstellen, nicht hingegen, wenn sie bloß Gefühle und Stimmungen kausal hervorrufen. Nach positivistischer Ansicht sind alle Aussagen der überlieferten Metaphysik ebenfalls ohne theoretische Bedeutung und besitzen nur einen emotionalen Gehalt. Diese These stützt sich auf die Tatsache, daß metaphysische Behauptungen einerseits nicht auf rein logischem Wege bewiesen werden können und anderseits auch keine Stütze von der Erfahrung her erhalten; denn im ersteren Falle würden sie im Gegensatz zur Intention des Metaphysikers nichts Inhaltliches besagen, keine Welt aus der Klasse der möglichen Welten auszeichnen, und im letzteren Falle würden sie zu

[36] Vgl. zu diesem Abschnitt auch die Abhandlung von C. G. Hempel [Criterion].

einer empirischen Einzelwissenschaft gehören und nicht zur Philosophie.

Das Problem, ein Kriterium zu finden, welches kognitiv sinnvolle Aussagen von Sinnlosigkeiten sondert, würde von selbst in Wegfall geraten, wenn die grammatikalischen Regeln der Sprache des Alltags wie der Wissenschaft so beschaffen wären, daß sie die Bildung von weder logisch determinierten noch sich auf Erfahrung gründenden Sätzen syntaktisch ausschließen würden. Dies ist jedoch nicht der Fall und deshalb muß ein Kriterium gesucht werden, welches die Lücke zu schließen vermag. Versteht man unter einer deduktionslogischen Relation eine Relation aus der logischen Syntax oder L-Semantik, so kann man die ersten Versuche zur Aussonderung von kognitiv sinnvollen Sätzen aus der Gesamtklasse der Aussagen folgendermaßen charakterisieren: Nur eine solche nicht logisch determinierte Aussage ist als sinnvoll anzusehen, zu der man eine Klasse von Beobachtungsaussagen angeben kann, so daß zwischen jener Aussage und den Elementen dieser Klasse eine noch näher zu charakterisierende deduktionslogische Relation besteht. Die verschiedenen Abgrenzungsversuche unterscheiden sich durch die Art der vorgeschlagenen deduktionslogischen Relation.

Die Tatsache, daß man logische Beziehungen verwendet, um Sinnhaftes von Sinnlosem zu scheiden, hat Anlaß zu Mißverständnissen gegeben. Man könnte etwa folgendermaßen gegen dieses Vorgehen argumentieren: Um festzustellen, ob eine Aussage A sinnvoll ist oder nicht, muß zunächst entschieden werden, ob zwischen ihr und bestimmten Beobachtungsaussagen $B_1, \ldots, B_n$ eine bestimmte logische Relation besteht. Sofern die Antwort negativ ausfällt, wird A für sinnlos erklärt. Nun ist es jedoch absurd, logische Beziehungen, wie Ableitbarkeit, Unverträglichkeit usw., auf Sinnlosigkeiten anzuwenden. Entweder war also A tatsächlich sinnlos, dann ist auch die Frage nach dem Bestehen einer logischen Relation zwischen A und den Beobachtungsaussagen $B_1, \ldots, B_n$ ohne Sinn, da eine derartige Relation nur zwischen bereits als sinnvoll erkannten Aussagen bestehen kann. Oder diese Frage wird als sinnvoll zugelassen; dann ist damit implizit auch A bereits als sinnvoll anerkannt und es ist überflüssig, eine Beantwortung dieser Frage abzuwarten, um zu entscheiden, ob A sinnvoll ist oder nicht.

Einem Argument von dieser Art wäre folgendes entgegenzuhalten: Das empiristische Sinnkriterium hat die Aufgabe, aus der Klasse der syntaktisch zulässigen Aussagen eine engere Klasse auszusondern, deren Elemente die empirisch sinnvollen Sätze bilden sollen. Das Kriterium wird somit nicht auf beliebige Ausdrücke, gleichgültig, ob diese syntaktisch zulässige oder unsinnige Zeichenverbindungen darstellen, angewendet, sondern nur auf solche, für welche bereits zuvor festgestellt wurde, daß sie den syntaktischen Regeln gehorchen. Diese Regeln stellen dasjenige dar, was für formalisierte Sprachen die Formregeln bedeuten. Deduktionsregeln knüpfen aber, wie wir gesehen haben, gerade an diese Formbestimmungen an. Die Regeln der Syntax sind somit hinreichend, um entscheiden zu können, ob deduktionslogische Prädikate auf gewisse

Ausdrücke sinnvoll angewendet werden können oder nicht. Daher ist es auch kein Zirkel, wenn mittels solcher Prädikate die engere Klasse der empirisch sinnvollen Aussagen ausgesondert wird. Die einzige Konsequenz eines derartigen Vorgehens, die man in Kauf nehmen muß, ist die mögliche Existenz von Aussagen, auf welche alle logischen Operationen anwendbar sind, obzwar sie sich nicht als empirisch sinnvoll erweisen und daher aus dem Bereich der Wissenschaft auszuscheiden sind[37].

Der dabei verwendete Begriff des Beobachtungssatzes wird nicht genauer definiert, sondern nur erläutert. Ein Attribut (Eigenschaft oder Relation) heißt beobachtbar, wenn ein Mensch (oder allgemeiner: ein Organismus) unter geeigneten Umständen feststellen kann, ob das Attribut vorliegt oder nicht. Eine Beobachtungsaussage ist ein Satz, in welchem behauptet wird, daß ein mittels Namen oder Individuenbeschreibung bezeichnetes Objekt bzw. mehrere derartige Objekte ein beobachtbares Attribut haben. Wenn das Attribut eine Relation ist, dann ist diese Bestimmung natürlich so zu verstehen, daß die beobachtbare Relation zwischen den betreffenden Objekten besteht. Das Objekt selbst braucht dabei nicht der Gegenwart anzugehören, sondern kann auch ein vergangenes oder zukünftiges sein. Das letztere ist nicht etwa eine Zusatzbestimmung, sondern die Hervorhebung von etwas, das bereits aus der gegebenen Bestimmung selbst folgt. Wenn ich z. B. auf das Skelett eines vor 2000 Jahren verstorbenen Menschen hinweise und sage „dieser Mensch hatte rötliches Haar", so ist einerseits das Objekt für den vorliegenden Kontext mit hinreichender Genauigkeit angegeben und anderseits wird diesem Objekt eine Eigenschaft zugeschrieben, deren Vorliegen von einem Menschen unter geeigneten Umständen festgestellt werden kann. Es mag auch der Fall sein, daß weder ich noch irgendein anderer Mensch je imstande sein werden, das Vorliegen oder Nichtvorliegen des beobachtbaren Attributes festzustellen. Dies ist für die Frage der Beobachtbarkeit des Attributes nicht entscheidend; denn nur auf die „Beobachtbarkeit im Prinzip" kommt es an. Die gegebene Erläuterung hat den Vorteil, die „Beobachtbarkeit im Prinzip" zu charakterisieren, ohne diesen aufklärungsbedürftigen Ausdruck „im Prinzip" zu benützen.

Von verschiedenen Vertretern des Wiener Kreises war vorgeschlagen worden, eine Aussage nur dann als sinnvoll zuzulassen, wenn sie „wenigstens im Prinzip auf Grund von Beobachtungen verifizierbar" ist. Diese etwas vage Formulierung kann man folgendermaßen präzisieren[38]: Eine Aussage C soll genau dann empirisch sinnvoll genannt werden, wenn es möglich ist, eine endliche Klasse von Beobachtungsaussagen $B, \ldots, B_n$ anzugeben, so daß C eine logische Folgerung[39]

[37] Dieser Sachverhalt ist öfters übersehen worden, z. B. anscheinend auch von Marhenke in [Significance].

[38] Diese Fassung ist eine leichte Modifikation der von Hempel a. a. O. S. 166 vorgenommenen Formulierung.

[39] Je nachdem, ob man die deduktionslogischen Begriffe semantisch oder syntaktisch charakterisiert, wäre der Begriff der logischen Folgerung als L-Implikation oder als K-Implikation zu interpretieren.

dieser Klasse ist. Um auch den Fall auszuschalten, wo C bereits „aus rein logischen Gründen" als gültig oder ungültig erkannt wird, sowie jenen Fall, in welchem die Klasse der Beobachtungsaussagen kontradiktorisch ist, muß die Bestimmung dahin verschärft werden, daß gesagt wird: *Eine Aussage C ist genau dann empirisch sinnvoll, wenn sie nicht logisch determiniert ist und es eine konsistente endliche Klasse K von Beobachtungsaussagen gibt, so daß C eine logische Folgerung von K ist* (E_1).

Gegen diese Fassung des Sinnkriteriums lassen sich vor allem drei Einwendungen vorbringen:

1. Alle Naturgesetze haben stets die Form unbeschränkter Allsätze (z. B. „Alle elektrischen Ladungen sind ganzzahlige Vielfache des elektrischen Elementarquantums"). Eine derartige Aussage kann aber nie aus einer endlichen Zahl von Beobachtungsaussagen logisch abgeleitet werden. Dies wäre allein dann der Fall, wenn die das Naturgesetz formulierende Allaussage gar keine echte Generalität besäße, sondern nur einen zusammenfassenden Bericht über die bisherigen Forschungsresultate darstellte. Dann aber könnte ein Naturgesetz niemals dazu verwendet werden, um Voraussagen zu machen. Eine bloße historisch zusammenfassende Berichterstattung über dasjenige, was in der Vergangenheit stattgefunden hat, kann keinerlei Anlaß geben, um eine Prognose über dasjenige aufzustellen, was noch stattfinden wird. Da es für alle Naturforscher eines ihrer wichtigsten Anliegen ist, empirisch fundierte Zukunftsprognosen aufstellen zu können, würde eine derartige Interpretation der Naturgesetze ihrer Intention nicht entsprechen. Diese müssen somit als unbeschränkte Allaussagen gedeutet werden. Dann erfüllen sie jedoch nicht mehr das eben formulierte Sinnkriterium. Dieses erweist sich somit in einer Hinsicht als viel zu eng: ein Großteil der naturwissenschaftlichen Aussagen müßte als „sinnlose Metaphysik" aus dem Bereich der Erfahrungswissenschaft ausgeschieden werden. Es wäre natürlich denkbar, daß tatsächlich in den Naturwissenschaften bisweilen unwissenschaftliche Begriffs- und Urteilsbildungen stattfinden. Doch ist dies bei den generellen Hypothesen sicherlich nicht der Fall; denn wenn diese auch in einer alle faktisch erreichbare Erfahrung überschreitenden Allgemeinheit ausgesprochen werden, so stützt sich die Generalisierung doch auf die Erfahrung. Ein empiristisches Sinnkriterium, welches derartige Generalisierungen verbietet, negiert daher implizit in voreiliger Weise diese Art von Erfahrungsabhängigkeit, anstatt, wie dies die Aufgabe einer empiristischen Philosophie wäre, die Art von Abhängigkeit wissenschaftslogisch aufzuklären.

2. Wir wollen die Aussage „die absolute Weltsubstanz ist blaugrün" durch „A" abkürzen. Sicherlich ist „A" eine Aussage, die zwar den Syntaxregeln der Umgangssprache gemäß gebaut ist und daher nicht bereits als eine syntaktische Sinnlosigkeit ausgeschieden werden kann. Auf der anderen Seite jedoch muß sie auch vom weitherzigsten empiristischen Standpunkt aus als sinnlos gewertet werden. Das empiristische Sinnkriterium müßte sie somit ausschalten. Als isolierter Satz wird „A" auch tatsächlich vom vorgeschlagenen Sinnkriterium ausgeschlossen.

Nun muß man jedoch auch bei der Bildung von Erfahrungssätzen die Möglichkeit wahrheitsfunktioneller Komplexe ins Auge fassen. Dann gilt offenbar: Wenn „B" eine verifizierbare Aussage ist, so auch „$B \vee R$" bei beliebigem „R". Denn „verifizierbar" wurde ja interpretiert als „ableitbar aus endlich vielen Beobachtungsaussagen". Wenn daher eine Aussage „B" aus einer solchen Klasse von Beobachtungssätzen deduziert werden kann, dann gilt dies a fortiori auch von jeder Disjunktion, welche „B" als Bestandteil aufweist. Es kann aber nicht der Zweck des empiristischen Sinnkriteriums sein, Aussagen aus dem Bereich der sinnvollen Sätze auszuscheiden, sofern sie in Isolierung betrachtet werden, sie jedoch als wahrheitsfunktionelle Bestandteile komplexerer Sätze zuzulassen. Tatsächlich geschieht dies jedoch im vorliegenden Falle. Da die Aussage „der Ätna ist ein Vulkan" („U") dem empiristischen Sinnkriterium genügt, so genügt ihm auch der Satz „$U \vee A$", d. h. „der Ätna ist ein Vulkan oder die absolute Weltsubstanz ist blaugrün".

Dieser zweite Einwand zeigt, daß eine Verbesserung in der Formulierung des Sinnkriteriums nicht ohne weiteres gelingen muß. Dies wäre allein dann der Fall, wenn das Kriterium *nur* zu viele oder *nur* zu wenige Aussagen als sinnvoll zuließe. Es hat sich aber jetzt als mangelhaft nach beiden Richtungen erwiesen; denn im ersten Einwand konnte gezeigt werden, daß es bei folgerichtiger Anwendung empirisch sinnvolle Aussagen ausmerzen würde, im zweiten Einwand konnte umgekehrt gezeigt werden, daß es auf der anderen Seite zu wenig Aussagen ausmerzt, sondern offenkundige Sinnlosigkeiten als empirisch sinnvoll zuläßt, wenn diese nur als Bestandteile umfassenderer Aussagen auftreten.

3. Eine der Grundforderungen, die man an jede Wissenschaftssprache stellen muß, ist die unbeschränkte Anwendbarkeit logischer Operationen. Ist „B" sinnvoll, so muß auch die Negation von „B" sinnvoll sein, sind „B" und „C" sinnvoll, so auch deren Konjunktion usw. Dieses Prinzip wird ebenfalls in der bisherigen Fassung des Sinnkriteriums verletzt. Wir können uns dabei auf die Betrachtung der Negation beschränken. „$(Ex)\,Fx$" ist empirisch sinnvoll, sofern „F" die Bezeichnung einer beobachtbaren Eigenschaft darstellt; denn der Satz „$(Ex)\,Fx$" ist aus einer einzigen Beobachtungsaussage von der Gestalt „Fa" logisch ableitbar, mithin vollständig zu verifizieren. Die Negation davon jedoch „$\sim (Ex)\,Fx$" ist äquivalent mit der Allaussage „$(x) \sim Fx$" und somit aus keiner endlichen Klasse von Beobachtungssätzen ableitbar. Dies bedeutet, daß das vorgeschlagene Kriterium verlangt, Negationen von gewissen empirisch sinnvollen Aussagen als empirisch sinnlos auszuscheiden. Diese Konsequenz ist von größerer Tragweite, als es zunächst den Anschein haben mag. Denn auch für die empirisch sinnvollen Aussagen muß die Möglichkeit zugelassen werden, daß sie falsch sind. Eine sinnvolle Aussage soll ja gerade eine solche sein, von der mit Recht gesagt werden kann, daß sie wahr *oder* falsch ist. Falschheit einer derartigen Aussage ist aber gerade die Wahrheit ihrer Negation. Es ist daher unmöglich zu sagen: „A" ist sinnvoll und entweder wahr oder falsch, die Negation von „A" jedoch ist sinnlos. Der einzige Ausweg aus

dem Dilemma könnte im vorliegenden Falle nur darin bestehen, eine neue Logik zu akzeptieren, in welcher „$(x) \sim Fx$" nicht mit der Negation von „$(Ex)\,Fx$" logisch äquivalent ist. Niemand wird eine solche einschneidende Maßnahme akzeptieren wollen, nur um an einem Sinnkriterium festhalten zu können, gegen welches sich bereits andere entscheidende Einwendungen vorbringen ließen.

Die Tatsache, daß die Naturwissenschaften auf die Gewinnung genereller Gesetzeshypothesen abzielen, solche jedoch niemals vollständig verifizierbar sind, kann den Gedanken nahelegen, statt dessen die „Falsifizierbarkeit im Prinzip" als Kriterium der empirischen Sinnhaftigkeit von Aussagen zu wählen[40]. Naturgesetze sind nicht auf Grund von endlich vielen Beobachtungen beweisbar; sie können jedoch durch endlich viele Beobachtungen zu Fall gebracht werden. Genauer müßte dieses Kriterium folgendermaßen lauten: *Eine Aussage C ist empirisch sinnvoll genau dann, wenn sie nicht logisch determiniert ist und es eine konsistente endliche Klasse K von Beobachtungsaussagen gibt, so daß die Negation von C logische Folgerung von K ist* (E_2).

Offenbar gibt diese Formulierung die eben ausgedrückte Intention in präziserer Form wieder; denn die empirische Falsifizierung einer Aussage besteht gerade in der logischen Ableitung der Negation dieser Aussage aus Beobachtungssätzen[41].

Es ist von vornherein zu erwarten, daß sich gegen das so gefaßte Kriterium Einwendungen vorbringen lassen, die zu jenen gegen die erste Fassung symmetrisch sind. In der Tat läßt sich folgendes dagegen sagen:

1. Während (E_1) generelle Allsätze aus dem Bereich der Wissenschaft verdrängt, werden durch (E_2) alle unbeschränkten Existenzhypothesen aus der Wissenschaft ausgeschieden, wie „es gibt grüne Schwäne" oder „es gibt Seeschlangen". Nun erscheint wohl manchen Logikern das „es gibt" als bedenklicher denn das „alle"; doch auch die „Konstruktionisten" lassen die Existenzbehauptung von dem Augenblick an als sinnvoll (und natürlich darüber hinaus als wahr) zu, wo es gelungen ist, einen Einzelfall aufzuweisen, der die in der Existenzbehauptung ausgesprochenen Bedingungen erfüllt. Im vorliegenden Falle würde jedoch auch dies nicht genügen, da ein derartiger Aufweis einer Verifikation im Sinne von (E_1) entspräche und eine solche im Falle von (E_2) nicht mitberücksichtigt ist.

2. Wenn „B" eine Abkürzung für die Aussage ist „alle elektrischen Ladungen sind ganzzahlige Vielfache des elektrischen Elementarquantums", so ist „B" nach (E_2) empirisch sinnvoll. Dann ist jedoch auch „$B\,.\,R$" für beliebiges „R" gemäß (E_2) empirisch sinnvoll, da offenbar, wenn auch nur ein Glied einer Konjunktion falsifizierbar ist, dann a fortiori die ganze Konjunktion falsifizierbar sein muß. Insbesondere ist daher auch „$B\,.\,A$" für die früher erwähnte sinnlose Aussage „A"

[40] Dieser Standpunkt wurde vertreten von K. Popper in seinem Buch „Logik der Forschung".

[41] Ist die Aussage ein Allsatz, so stellt ihre Negation eine Existenzbehauptung dar, die daher aus einer Beobachtungsaussage ableitbar ist.

nach (E_2) empirisch sinnvoll. Wiederum gelingt es somit nicht, durch das aufgestellte Sinnkriterium offenkundige Sinnlosigkeiten als wahrheitsfunktionelle Komponenten von komplexen Aussagen auszuschalten.

3. Wenn „F" eine beobachtbare Eigenschaft bezeichnet, so ist nach (E_2) die Aussage „$(x) Fx$" empirisch sinnvoll, nicht jedoch ihre Negation, welche mit „$(Ex) \sim Fx$", also einer Existenzbehauptung, logisch äquivalent ist. Es gelten hier analoge Überlegungen wie bei der dritten Einwendung gegen (E_1).

Man könnte danach trachten, alle diese Mängel dadurch zu beheben, daß man die beiden Kriterien miteinander vereinigt, also einen Satz genau dann als empirisch sinnvoll bezeichnet, wenn er entweder (E_1) oder (E_2) erfüllt ($E_1 \vee E_2$). In der Tat würden dann die Einwendungen 3. in Wegfall geraten; denn „$(x) Fx$" z. B. würde nach (E_2) empirisch sinnvoll werden, falls F beobachtbar ist, und die Negation davon „$\sim (x) Fx$", d. h. „$(Ex) \sim Fx$", würde das Kriterium (E_1) erfüllen. Die Einwendungen 2. würden davon jedoch unberührt bleiben. Auch die Einwendungen 1. wären nur scheinbar behoben; sie kehren auf einer höheren Ebene wieder. Die beiden bisherigen Kriterien lassen nämlich auch zusammen nur *einfache* All- und Existenzaussagen zu, nicht dagegen Kombinationen aus beiden. Oftmals ist man jedoch in der Wissenschaft genötigt, Aussagen von der Gestalt auszusprechen „für *alle* Gegenstände x *gibt es* mindestens ein y, so daß ... x ... y ...", wobei „... x ... y ..." irgendeine die beiden Variablen „x" und „y" enthaltende Bedingung ausdrücken soll. Eine Aussage von dieser Gestalt ist jedoch wegen des „alle" nicht verifizierbar, erfüllt somit nicht (E_1), und wegen des „es gibt" nicht falsifizierbar, erfüllt also auch nicht (E_2).

Daraus wird ersichtlich, daß auch dieser Verbesserungsvorschlag, welcher (E_1) und (E_2) zu ($E_1 \vee E_2$) kombiniert, nichts taugt. Ayer hatte versucht, das empiristische Sinnkriterium in einer verbesserten Fassung auszusprechen[42]. Den Ausgangspunkt dafür bildet eine Betrachtung der Verwendung und Überprüfung genereller naturwissenschaftlicher Hypothesen. Gesetzesaussagen werden dazu verwendet, um Voraussagen für die Zukunft machen zu können. Die Voraussage ist dabei niemals aus der generellen Hypothese allein ableitbar, sondern nur unter Heranziehung von weiteren Beobachtungsaussagen, die als „Randbedingungen" dienen. Ebenso ist die Voraussage auch nicht aus den Randbedingungen allein logisch deduzierbar. Trifft die Voraussage zu, dann hat sich die Hypothese vorläufig bewährt; im gegenteiligen Falle ist sie gescheitert. Es liegt daher nahe, das Kriterium so auszusprechen: *Eine Aussage C ist empirisch sinnvoll genau dann, wenn es endlich viele weitere Prämissen $P_1, \ldots, P_m$ gibt, so daß mindestens eine Beobachtungsaussage B aus der Konjunktion von C und $P_1, \ldots, P_m$ ableitbar ist, während B nicht allein aus $P_1, \ldots, P_m$ gewonnen werden kann* (E_3).

Ayer hatte selbst erkannt, daß auch dieses Kriterium noch nicht hinreicht; denn in der Tat ist es sehr leicht, zu zeigen, daß auch nach (E_3)

---

[42] [Language], S. 11ff.

jede beliebige Aussage empirisch sinnvoll ist, somit (E_3) nicht aus der Klasse der syntaktisch zulässigen Aussagen eine engere Teilklasse als die der empirisch sinnvollen Sätze aussondert. Es sei nämlich „dieser Baum ist grün" die Beobachtungsaussage „B", welche abgeleitet werden soll. „A" ist wieder der frühere sinnlose Satz „die absolute Weltsubstanz ist blaugrün". Es genügt offenbar, um „B" aus „A" abzuleiten, als Zusatzprämisse „P" die Aussage zu wählen „wenn die absolute Weltsubstanz blaugrün ist, dann ist dieser Baum grün". Anderseits ist „B" nicht aus „P" allein ableitbar, so daß also tatsächlich alle Bedingungen des Kriteriums (E_3) erfüllt sind. Wiederum gelingt es nicht, offenkundige Sinnlosigkeiten mittels des vorgeschlagenen Kriteriums zu eliminieren.

Um sein Kriterium zu verschärfen, hat AYER später die Zusatzforderung aufgestellt, daß die weiteren Prämissen $P_1, \ldots, P_m$ entweder analytisch sein müssen, oder es möglich sein muß, von ihnen unabhängig die Prüfbarkeit im Sinne des modifizierten Kriteriums aufzuzeigen. In präziserer Fassung erhält das Kriterium die folgende rekursive Gestalt[43]:

I. Eine Aussage C soll *direkt verifizierbar* genannt werden, wenn sie eine der beiden folgenden Bedingungen erfüllt: (a) C ist eine Beobachtungsaussage; (b) es gibt endlich viele Beobachtungsaussagen $B_1, \ldots, B_n$, so daß aus der Konjunktion von C mit $B_1, \ldots, B_n$ eine Beobachtungsaussage B_r ableitbar ist, während B_r aus $B_1, \ldots, B_n$ allein nicht deduziert werden kann.

II. Eine Aussage C soll *indirekt verifizierbar* heißen, wenn sie zugleich die folgenden Bedingungen erfüllt[44]: (a) es gibt endlich viele Prämissen $P_1, \ldots, P_l$, so daß aus der Konjunktion von C mit $P_1, \ldots, P_l$ Aussagen $R_1', \ldots, R_k'$ abgeleitet werden können, wobei die R_i' alle direkt verifizierbar sind und nicht aus $P_1, \ldots, P_l$ allein abgeleitet werden können; (b) die Prämissen $P_1, \ldots, P_l$ sind entweder analytisch oder direkt verifizierbar oder aber sie können unabhängig als indirekt verifizierbar erwiesen werden.

Auf diese beiden Begriffe stützt sich sodann die folgende empiristische Sinndefinition: *Eine Aussage C ist empirisch sinnvoll genau dann, wenn sie nicht logisch determiniert, jedoch direkt oder indirekt verifizierbar ist* (E_4).

Es läßt sich zeigen, daß auch diese verfeinerte Form (E_4) des Sinnkriteriums in sich zusammenbricht[45]. Wir wollen, um dies zu zeigen, annehmen, daß es drei voneinander logisch unabhängige Beobachtungsaussagen B_1, B_2 und B_3 gibt. Die logische Unabhängigkeit soll dabei besagen, daß keine dieser drei Aussagen aus den beiden anderen logisch ableitbar ist. Dies ist sicherlich eine denkbar schwache Voraussetzung, da

[43] AYER a. a. O. S. 13. Wir geben das Kriterium in etwas detaillierterer Form wieder.

[44] Man beachte, daß unter I. nur die Erfüllung der einen *oder* anderen Bedingung verlangt wird, unter II. hingegen die *gleichzeitige* Erfüllung beider.

[45] Die folgende Argumentation geht zurück auf A. CHURCH, „Review of Ayer".

in Wahrheit viele unabhängige Beobachtungsaussagen zur Stützung der naturwissenschaftlichen Forschungsergebnisse erforderlich sind. Unter dieser Voraussetzung läßt sich zeigen, daß nach (E_4) *jede* Aussage empirisch sinnvoll ist, insbesondere also auch der Satz „die absolute Weltsubstanz ist blaugrün".

Es sei also X ein ganz beliebiger Satz. Dann bilden wir zunächst die Aussage: $(\sim B_1 . B_2) \vee (B_3 . \sim X)$. Wir nennen diese Aussage Q[46]. Es gelten dann die folgenden Behauptungen:

1. Q ist direkt verifizierbar. Beweis: Aus Q und der Beobachtungsaussage B_1 ist die Beobachtungsaussage B_3 logisch ableitbar, wegen der Forderung der logischen Unabhängigkeit ist jedoch B_3 aus B_1 allein nicht ableitbar.

2. Aus X und Q folgt logisch B_2.

3. Falls B_2 nicht logische Folgerung von Q ist, so ist somit X indirekt verifizierbar; denn wir haben soeben gezeigt, daß aus X und einer nachweislich direkt verifizierbaren Aussage Q eine Beobachtungsaussage B_2 logisch abgeleitet werden kann, welche Beobachtungsaussage laut Voraussetzung aus der Zusatzprämisse Q allein nicht zu gewinnen ist.

4. Falls jedoch B_2 logische Folgerung von Q sein sollte, so ist B_2 offenbar auch logische Folgerung von $B_3 . \sim X$. Dies ergibt sich aus dem logischen Prinzip, daß, wenn etwas aus $p \vee q$ folgt, es dann auch aus p sowie q allein folgt. Da B_2 so wie B_3 Beobachtungsaussagen sind, so ist die Bedingung I.(b) für $\sim X$ erfüllt, diese Aussage also direkt verifizierbar.

Ayers Kriterium hat somit zur Folge, daß jede Aussage oder ihre Negation empirisch sinnvoll ist, insbesondere z. B. auch die Aussage „A" oder deren Negation. Entgegen der mit der Aufstellung des Kriteriums verfolgten Intention wird also aus der Gesamtklasse der syntaktisch zulässigen Aussagen gar keine engere Teilklasse ausgesondert. Wenn es nicht darum gegangen wäre, zu zeigen, daß nach (E_4) jede beliebige Aussage empirisch sinnvoll ist, sondern nur darum, daß jede beliebige Aussage als wahrheitsfunktioneller Bestandteil von anderen empirisch sinnvollen Aussagen auftreten kann, so würde sich das Argument wesentlich vereinfachen. Denn sofern aus R unter Zuhilfenahme weiterer Prämissen eine direkt verifizierbare Aussage R' ableitbar ist, so ist R' offenbar auch aus $R . X$ bei beliebigem X unter denselben Voraussetzungen ableitbar.

Es dürfte damit hinreichend klar geworden sein, daß sich die Idee eines deduktionslogischen Sinnkriteriums nicht verwirklichen läßt: es muß also aussichtlos erscheinen, die empirisch sinnvollen Aussagen aus der größeren Klasse der syntaktisch sinnvollen Sätze durch die Angabe von logischen Relationen zu Beobachtungssätzen auszu-

[46] Genau genommen müßten wir alle diese Symbole so wie an früheren Stellen unter Anführungszeichen setzen. Wir lassen diese der Einfachheit halber fort, da hier keine Gefahr der Verwechslung von Objekt- und Metasprache besteht.

sondern. Man muß daher versuchen, den Standpunkt des Empirismus in ganz anderer Weise zu charakterisieren.

Um dieses Ziel zu erreichen, müssen wir bedenken, daß die Schwierigkeit nur dadurch entstand, daß wir zunächst die Alltagssprache zur Bestimmung des Umkreises des syntaktisch Zulässigen zugrunde legten und erst in einem zweiten Schritt, nachdem sich dieser Umkreis als zu groß erwies, die empirisch sinnvollen Aussagen daraus auszusondern trachteten. Da diesem Versuch kein Erfolg beschieden war, bleibt nur ein radikaleres Verfahren übrig. Wir müssen von vornherein die Regeln der Sprache so stark beschneiden, daß jene Aussagen, die durch das Sinnkriterium ausgeschaltet werden sollten, auf Grund der Formregeln der Sprache gar nicht mehr gebildet werden können. An die Stelle nachträglicher Ausschaltung hat also sprachliche Unzulässigkeit zu treten. Dies kann jedoch gar nicht anders geschehen als durch die Errichtung eines formalen Sprachsystems, dessen Formregeln nur die Bildung von gewünschten Aussagen gestatten und die ungewünschten Sätze bereits ihrer Form wegen nicht zulassen. Da diese Systeme es uns ermöglichen sollen, den Gehalt von empirischen Wissenschaften auszudrücken, so wird es sich bei ihnen nicht um Kalküle, sondern um semantische Systeme handeln müssen. Der stark konventionelle Charakter des Sinnkriteriums wird bei einem solchen Vorgehen ersichtlich: das Sinnkriterium ist nicht mehr ein objektives Verfahren, welches an sich Sinnvolles von an sich Sinnlosem zu scheiden gestattet, sondern ein kraft Beschluß errichtetes System von Regeln, welches das Sinnvolle als das definiert, was zugelassen werden soll. In genau derselben Weise, wie man versuchen kann, ein semantisches System auf empiristischer Basis zu errichten, kann im Prinzip ein semantisches System aufgebaut werden, welches sich auf „metaphysische Gegenstände" bezieht. Dazu brauchen wir lediglich den Prädikatausdrücken, Individuenvariablen und Individuenkonstanten des Systems Nichtempirisches korrespondieren zu lassen.

Vorläufig haben wir aber noch immer bloß das Programm formuliert. Es ist nicht von vornherein selbstverständlich, daß nicht auch die Aufgabe, ein empiristisches System auf semantischer Grundlage zu errichten, sich als unerfüllbar herausstellt. Um zu zeigen, daß dies nicht der Fall ist, muß der Aufbau eines derartigen Systems S wenigstens in den Grundzügen skizziert werden[47]. In einem ersten Schritt wäre das Vokabular von S anzuführen. Es zerfällt in das logische und nichtlogische. Das erstere umfaßt wieder die logischen Zeichen: logische Konstanten, Quantoren (so daß Aussagen gebildet werden können, mit deren Hilfe sich alle naturwissenschaftlichen Gesetzeshypothesen formulieren lassen), ferner die erforderlichen Variablen. Das zweite umfaßt vor allem die Grundprädikate und Individuenkonstanten. Von beiden wird hier verlangt, daß sie sich auf Beobachtbares beziehen müssen[48].

---

[47] Dieses Problem wurde von CARNAP eingehend erörtert in [Testability].

[48] Hinsichtlich der Individuenkonstanten ist diese Forderung erfüllt, wenn ausdrücklich als Wertbereich der Variablen ein Bereich von beobacht-

Unter Umständen können noch weitere logische Hilfsmittel herangezogen werden, wie etwa Funktoren, durch welche den Individuen des Systems bestimmte Werte zugeordnet werden. Falls als Individuen die Raum-Zeit-Punkte genommen werden, so könnte z. B. ein quantitativer Temperaturbegriff in *S* durch den Temperaturfunktor eingeführt werden „$te(a) = s$" mit der Bedeutung „die Temperatur an der Raum-Zeit-Stelle *a* ist gleich *s*". Die auf dem Vokabular aufbauenden Bezeichnungs- bzw. Intensions- und Extensionsregeln sowie Wert- und Erfüllungsregeln müssen alle so gehalten sein, daß sich die Forderung der Beobachtbarkeit der Prädikate und Individuenkonstanten (genauer natürlich: der Beobachtbarkeit der durch diese Ausdrücke bezeichneten Gegenstände) sowie der zum Wertbereich der Variablen gehörenden Elemente als erfüllt erweist. Die Form- und Umformungsregeln können daraufhin so formuliert werden, wie dies in den üblichen logischen Systemen geschieht. Dadurch, daß man beliebige Kombinationen von All- und Existenzgeneralisationen zuläßt, wird der Mangel beseitigt, generelle Aussagen von bestimmter Struktur als sinnlos auszuscheiden. Noch immer besteht für ein solches System *S* ein Spielraum an Möglichkeiten hinsichtlich der Art von Grundgegenständen, auf die sich das System bezieht. Diese Grundgegenstände können z. B. Phänomene oder physische Objekte sein. Im ersten Falle hätten wir es dann mit einer empiristischen Sprache auf phänomenalistischer Basis zu tun, im zweiten Falle mit einer empiristischen Sprache auf physikalistischer Basis. Auf das höchst komplexe Problem „Phänomenalismus — Physikalismus" brauchen wir uns hier nicht einzulassen; denn welche besondere Gestalt eine solche Sprache auch immer haben möge, so ist doch das eine sicher, daß sie eine empiristische Sprache ist und dies genügt für unsere Zwecke.

Auf welche Weise werden in *S* sinnlose Satzbildungen eliminiert? Einmal dadurch, daß über nichtempirische Gegenstände gar nicht gesprochen und nichtempirische Prädikatausdrücke gar nicht verwendet werden können (Ausschaltung von Sätzen über die absolute Weltsubstanz); zum anderen dadurch, daß die Formregeln von *S* nur solche Kombinationen von Ausdrücken gestatten, die nicht zu Sinnlosigkeiten führen (Ausschaltung von Aussagen über das nichtende Nichts). Vor allem ist es jetzt, da ein Atomsatz wie „die absolute Weltsubstanz ist blaugrün" in *S* gar nicht gebildet werden kann, auch nicht möglich, daß eine derartige Aussage als wahrheitsfunktioneller Bestandteil komplexerer

---

baren Objekten festgelegt wird. Es wäre nicht hinreichend, allein von den Prädikaten die Beobachtbarkeit zu verlangen. Denn dann könnte z. B. für ein System *S* festgesetzt werden, daß auch die Gesamtheit der Engel zum Bereich der Individuenvariablen zu zählen sei und bestimmte Individuenbezeichnungen als Namen individueller Engel zu gelten hätten. Wenn dann in den Aussagen von *S* bloß beobachtbare Prädikate verwendet werden, so wird man dennoch *S* nicht für ein System halten, welches das empiristische Sinnkriterium erfüllt. Auf die Forderung der Beobachtbarkeit aller Prädikate kann man sich allein dann beschränken, wenn das System keine Individuenkonstanten enthält, sondern diese zunächst durch Beschreibungen ersetzt und dann nach dem Vorgehen Russells aus dem Kontext eliminiert wurden.

Aussagen auftreten könnte. Ebensowenig kann jetzt durch die Bildung der Negation Unheil angerichtet werden, wieder aus dem Grunde, daß nun sowohl All- wie Existenzaussagen als mit Sinn versehen auftreten, sofern sie die übrigen Bedingungen erfüllen, die durch die Regeln von *S* gefordert werden.

Ein solches System *S* wäre aber noch immer unvollständig. Vorläufig ist es ja nur dazu geeignet, Aussagen zu bilden und umzuformen, die aus den Grundsymbolen des Systems gebildet worden sind. Tatsächlich muß aber ein empiristisches Sprachsystem soweit offen sein, daß es die Einführung zusätzlicher Prädikatausdrücke gestattet. Dies geschieht nach üblicher Ansicht durch Definitionen, also im Falle von einstelligen Prädikatausdrücken z. B. durch Formulierungen von der Gestalt „$Qx =_{Df} \ldots x \ldots$", wobei „$Q$" das neue Prädikat darstellt und das Definiens „$\ldots x \ldots$" nur undefinierte Prädikatausdrücke enthält oder solche, die bereits durch vorangehende Definitionen in *S* eingeführt worden sind. Nun scheinen aber z. B. die sogenannten Dispositionsprädikate undefinierbar zu sein. Dazu gehören Ausdrücke, wie „schmelzbar", „löslich", „zerbrechlich", aber auch quantitative Begriffe, wie z. B. die Begriffe der Temperatur, der elektrischen Ladungsdichte oder der magnetischen Feldstärke. Man könnte zunächst versucht sein, die Redewendung „der Gegenstand *a* hat eine Temperatur vom Grade *t*" wiederzugeben durch „wenn der Gegenstand *a* mit einem Thermometer in Verbindung gebracht wird, dann zeigt dieses auf seiner Skala *t* Grade" und „*b* ist in Wasser löslich" zu definieren als „wenn immer *b* ins Wasser gegeben wird, dann löst *b* sich auf". Die vorgeschlagene Definition erfolgt durch einen Wenn-Dann-Satz. Die Frage, ob derartige Definitionen als befriedigend anzusehen sind, hängt somit davon ab, wie man Wenn-Dann-Aussagen interpretiert. Hier gibt es verschiedene Möglichkeiten:

1. Die erste Deutung ist jene, die heute von den meisten Logikern vorgenommen wird. Danach ist eine Wenn-Dann-Aussage eine Wahrheitsfunktion, die nur dann als falsch charakterisiert ist, wenn der Vordersatz wahr, der Nachsatz jedoch falsch ist. Insbesondere ist eine solche Aussage unter dieser Interpretation immer wahr, wenn der Vordersatz falsch ist. Es zeigt sich unmittelbar, daß eine derartige Deutung im vorliegenden Falle inadäquat sein muß[49]; denn danach könnte einem Objekt, welches nicht mit einem Thermometer in Berührung steht, jeder beliebige Temperaturwert mit Recht zugesprochen werden und ein niemals ins Wasser gegebener Gegenstand wäre als in Wasser löslich zu bezeichnen, obzwar er nach der üblichen Auffassung gewiß nicht löslich ist, da er z. B. aus Holz besteht. Der Grund für diese paradoxe Konsequenz ist darin zu suchen, daß Aussagen, wie „wenn *a* mit einem Thermometer in Berührung steht, dann ..." oder „wenn *b* ins Wasser gegeben wird, dann — — —", im Falle der Falschheit des Wenn-Satzes

[49] Auf diese Schwierigkeiten, zu denen die Interpretation 1. führt, hat erstmals Carnap in [Testability], S. 440, hingewiesen.

auf alle Fälle wahr sein müssen, was für spezielle Aussagen auch immer für „. . .“ und „— — —“ stehen mögen.

2. Man könnte versuchen, noch immer auf der Grundlage der Interpretation 1., eine verbesserte Lösung vorzuschlagen. Dieser Vorschlag beruht auf folgender Überlegung[50]: Wir werden auch dann ein Objekt als in Wasser löslich bezeichnen, wenn es zwar nicht selbst ins Wasser gegeben wurde und sich dabei auflöste, jedoch die gleichen Eigenschaften besitzt wie andere Objekte, die tatsächlich ins Wasser gegeben worden sind und sich auflösten. Es soll also das Dispositionsprädikat von den Probeexemplaren auf jene Gegenstände ausgedehnt werden, die infolge gemeinsamer Eigenschaften mit den Probeexemplaren zu einer und derselben Gegenstandsklasse zu zählen sind. Die Aussage „b ist in Wasser löslich“ würde dann die folgende komplexe Definition erfahren „entweder es wird b selbst zu einem Zeitpunkt t ins Wasser gegeben und löst sich dabei auf oder b besitzt eine Eigenschaft F, so daß nichts, was diese Eigenschaft aufweist und zu einem Zeitpunkt t' ins Wasser gegeben wird, sich zu t' nicht auflöst, und es gibt gewisse Dinge, welche die Eigenschaft F haben und sich auflösten, nachdem sie ins Wasser gegeben wurden“. Wenn man diese Aussage in einer präzisen Form wiedergeben will, muß man zur Prädikatenlogik der zweiten Stufe übergehen, da in die Aussage eine Eigenschaftsvariable einzuführen ist, welche mittels Existenzquantor gebunden wird. Wenn das Prädikat „Wxt“ interpretiert wird als „x wird zur Zeit t ins Wasser gegeben“ und „Lxt“ als „x löst sich zur Zeit t im Wasser auf“, so kann das auf jene Dinge x anwendbare Prädikat „WL“, die tatsächlich ins Wasser gegeben wurden und sich auflösten, definiert werden durch:

$$WLx =_{Df} (Et)\,(Wxt \,.\, Lxt).$$

Mit „WN“ soll jenes Prädikat bezeichnet werden, welches genau auf die Dinge anwendbar ist, die ins Wasser gegeben wurden, sich jedoch nicht auflösten. Die Definition dieses Prädikates lautet:

$$WNx =_{Df} (Et)\,(Wxt \,.\, \sim Lxt).$$

Wenn „Rx“ als symbolische Darstellung von „x ist in Wasser löslich“ genommen wird, dann lautet seine Definition danach:

$$Rx =_{Df} WLx \vee (EF)\,(Fx \,.\, \sim (Ey)\,(Fy \,.\, WNy) \,.\, (Ey)\,(Fy \,.\, WLy)).$$

Diese Definition führt zwar nicht zu einem Ergebnis, wenn überhaupt kein Objekt der Gegenstandsklasse ins Wasser gegeben wurde. Doch könnte man in diesem Falle sagen, daß dann auch die Frage des Zutreffens oder Nichtzutreffens der Dispositionseigenschaft empirisch nicht entschieden sei. Wenn hingegen c ein Stück Zucker ist, so gilt entweder „WLc“, nämlich dann, wenn es ins Wasser gegeben wurde und sich auflöste; oder es ist das zweite Disjunktionsglied der Definition von „Rx“ bei der Ersetzung von „x“ durch „c“ gültig, wenn für „F“

[50] Die im folgenden erörterte Definition wurde von Th. Storer, „On Defining ‚Soluble‘“, gegeben.

das Prädikat „Z" mit der inhaltlichen Bedeutung „Zucker" eingesetzt wird. Leider zeigt sich jedoch, daß das Prädikat auch in ungewünschter Weise auf Objekte anwendbar ist, denen man das Dispositionsprädikat nicht zuschreiben wollte. Es sei „Q" der Name einer solchen Eigenschaft, so daß kein Einzelexemplar, welches diese Eigenschaft besitzt, jemals ins Wasser gegeben wurde. Es ist unmittelbar zu ersehen, daß dann nicht nur die Eigenschaft Z (Zucker), sondern auch $Z \vee Q$ die im zweiten Disjunktionsglied ausgesprochene Bedingung erfüllt, selbst dann, wenn als x ein Objekt genommen wird, welches nur die Eigenschaft Q und nicht Z hat; denn worauf immer das Prädikat „Q" zutrifft, darauf trifft a fortiori auch das Prädikat „$Z \vee Q$" zu. Dies bedeutet aber nicht weniger als daß die obige Definition die Aussage „Rx" stets wahr macht, wenn x zu einer Klasse gehört, deren Elemente ohne Ausnahme nie ins Wasser gegeben wurden. Sämtliche derartige Gegenstände müßten als in Wasser löslich bezeichnet werden, entgegen der Intention[51]. Wiederum erweist sich die Definition als inadäquat.

3. Eine dritte Möglichkeit wäre die, an Stelle eines Wenn-Dann-Satzes im Indikativ eine irreale Konditionalaussage zu verwenden: „selbst wenn b nicht ins Wasser gegeben wurde, so *würde* es sich doch auflösen, falls man es ins Wasser *gäbe*". Diese Deutung dürfte am ehesten den Sinn wiedergeben, den man mit einer Wenn-Dann-Definition von Ausdrücken der geschilderten Art verfolgt. Vorläufig besteht aber auch hier ein Hindernis, von dem man noch nicht weiß, ob es überwindbar ist oder nicht: Bis heute ist es nicht gelungen, eine befriedigende Bedeutungsanalyse irrealer Konditionalaussagen zu liefern. Wir können auf diesen schwierigen und von unserem eigentlichen Thema zu weit abliegenden Fragenkomplex nicht eingehen und verweisen daher auf die diesbezügliche Literatur[52].

4. Damit scheinen wir vorläufig die Annahme preisgeben zu müssen, daß alle in den Naturwissenschaften verwendeten Prädikate durch Definitionen auf Grundprädikate zurückgeführt werden können. CARNAP hat gezeigt, daß sich diese Zurückfuhrung bisweilen in anderer Weise bewerkstelligen läßt, nämlich über sogenannte Reduktionen. Wenn wir wieder die obigen symbolischen Abkürzungen verwenden, so hat sich also ergeben, daß

$$Rx \equiv (t)\,(Wxt \supset Lxt) \tag{1}$$

nicht als Definition von „Rx" („x ist in Wasser löslich") verwendet werden kann. Der Mangel bestand darin, daß „Wxt" im Fall des Nicht-

[51] Der hier erwähnte Einwand wurde von BERGMANN gegen den Definitionsversuch von STORER in Analysis, 1951, vorgebracht. Einen analogen Einwand hatte bereits viel früher CARNAP gegen einen ähnlichen Definitionsversuch von KAILA erhoben. Vgl. dazu PAP [Erkenntnistheorie], S. 140f.

[52] CHISHOLM [Contrary-to-fact]; N. GOODMAN [Counterfactual]; C. I. LEWIS [Analysis], S. 211ff.; H. REICHENBACH [Elements], Kap. VIII. Insbesondere die Arbeit von N. GOODMAN enthält eine sehr scharfsinnige Darlegung der ungelösten Schwierigkeiten des Problems. Ein Weg zur Überwindung dieser Schwierigkeiten wurde von N. GOODMAN in [Fiction] angebahnt. Für eine Diskussion dieses Buches vgl. mein [Conditio].

zutreffens das Definiens wahr machen würde und wir daher im Widerspruch zu unserer Absicht die Bedingung „*Rx*“ als gegeben anzusehen hätten. Dieser Mangel verschwindet, wenn man „*Wxt*“ ganz an den Anfang eines Konditionalsatzes stellt, dessen Nachsatz ein Bikonditionalsatz mit „*Rx*“ als einer der beiden Komponenten bildet. Die Einführung von „*Rx*“ lautet dann somit:

$$(x)\,(t)\,(Wxt \supset (Rx \equiv Lxt)), \tag{2}$$

in der Alltagssprache formuliert „für alle Dinge x und alle Zeitpunkte t gilt: wenn x zur Zeit t ins Wasser gegeben wird, dann löst sich x zur Zeit t in Wasser auf, sofern es in Wasser löslich ist, und falls x nicht in Wasser löslich ist, löst es sich nicht auf“. In analoger Weise wäre die Einführung des Temperaturbegriffs wiederzugeben durch die Aussage „wenn das Objekt a mit einem Thermometer in Berührung steht, dann hat a eine Temperatur vom Grade t, sofern das Thermometer auf seiner Skala t Grade anzeigt, und falls die Skala nicht t Grade anzeigt, dann hat a keine Temperatur vom Grade t“. Diese Fassung kann noch dadurch verallgemeinert werden, daß an die Stelle von „$A \supset (B \equiv C)$“ (die Individuenvariablen lassen wir der Einfachheit halber fort) als Reduktionssatz für das Prädikat „B“ dieses Prädikat auf der Grundlage von vier bereits verfügbaren Prädikatausdrücken durch die beiden Konditionalsätze eingeführt wird

$$„A \supset (C \supset B)“ \tag{3}$$

und

$$„D \supset (E \supset \sim B)“. \tag{4}$$

Der außerordentliche technische Nachteil, der mit einer derartigen Form der Einführung von Prädikatausdrücken verbunden ist, besteht darin, daß die so eingeführten Ausdrücke nicht aus dem Kontext eliminiert werden können, wie dies bei einer gewöhnlichen Definition stets der Fall sein muß. Wenn das Prädikat „*Rx*“ in irgendeiner komplexen Aussage vorkommt, so könnten wir es, falls (1) als Definition akzeptierbar wäre, an den Stellen seines Vorkommens durch die rechte Seite von (1) ersetzen. Wird hingegen (2) als Mittel zur Einführung von „*Rx*“ gewählt, so ist eine derartige Elimination ausgeschlossen; wir sind genötigt, den ganzen Ausdruck (2) stets „mitzuschleppen“. Immerhin gibt uns das neue Verfahren ein Mittel in die Hand, um die Einführung neuer Prädikatausdrücke in Analogie zu den Definitionen von „Ableitung“ und „Beweis“ syntaktisch zu charakterisieren. Wenn wir eine Aussage von der Gestalt (2) einen Reduktionssatz für „*Rx*“ und ein Paar von Sätzen von der Gestalt (3) und (4) ein Reduktionspaar für „*B*“ nennen, so können wir die Klasse L aller im System S vorkommenden Prädikate mittels einer *Einführungskette* über der Klasse K der Grundprädikate von S erhalten. Eine solche Einführungskette über K wäre zu charakterisieren als eine endliche Folge, deren Glieder entweder Definitionssätze oder Reduktionssätze von der Gestalt (2) oder Reduktionspaare von der Gestalt (3) und (4) für ein Prädikat „*P*“ sind; jedes andere Prädikat außer „*P*", das in einem solchen Glied der Kette vorkommt, muß entweder zu *K* gehören oder es muß ein früheres Glied der Kette ein Definitionssatz, ein Reduktionssatz oder ein Reduktionspaar für dieses Prädikat sein.

5. Ein Nachteil von CARNAPS Verfahren der Reduktionssätze kann dadurch vermieden werden, daß man den Konditionalaussagen eine andere Deutung gibt, als dies in der Logik üblich ist, nämlich eine solche, die dem Alltagssinn des „wenn ... dann — — —" näher steht. Die ganze Schwierigkeit entstand ja dadurch, daß eine Konditionalaussage per definitionem wahr wird, falls der Wenn-Satz sich als falsch erweist. Im Alltag betrachten wir im Gegensatz dazu unter dieser Voraussetzung (Falschheit des Wenn-Satzes) die Konditionalaussage so, als sei sie nie ausgesprochen worden[53]. Im Anschluß an diesen Sprachgebrauch könnte man eine Wahrheitstabelle für „$p \supset q$" aufstellen, die in den beiden Zeilen, welche dem „p" den Wert „wahr" zuordnen, mit der üblichen Tabelle übereinstimmt, in jenen beiden Zeilen, welche dem „p" den Wert „falsch" zuordnen, dagegen überhaupt für „$p \supset q$" keinen Wahrheitswert festlegt, sondern die Streichung dieser Aussage verlangt. Eine einfache Nachprüfung der vier Arten von relevanten Fällen (1. Zuckerstücke, die ins Wasser gegeben wurden und sich auflösten, 2. Holzstücke, die ins Wasser gegeben wurden und sich nicht auflösten, 3. Zuckerstücke, die nie ins Wasser gegeben wurden und 4. Holzstücke, die nie ins Wasser gegeben wurden) zeigt, daß dieses Verfahren zu demselben Ergebnis führt wie CARNAPS Reduktionssätze, ohne daß der Nachteil der Nichteliminierbarkeit von Dispositionsprädikaten aus Kontexten in Kauf genommen werden müßte. Ein anderer Nachteil tritt allerdings auf: nicht mehr alle logischen Konstanten sind jetzt vollständig definierte Wahrheitsfunktionen, d. h. solche, die bei jeder Verteilung von Wahrheitswerten auf die Komponenten dem Komplex einen bestimmten Wahrheitswert zuordnen. Sowohl das Verfahren CARNAPS wie das oben geschilderte haben außerdem einen gemeinsamen Nachteil: die Zuschreibung des Dispositionsprädikates ist nur auf tatsächlich geprüfte Fälle möglich, dagegen nicht übertragbar auf Objekte „derselben Art", die selbst nicht einer Prüfung unterzogen worden sind. Die Versuche 2. und 3. wären von diesem Nachteil frei. Ob hier eine befriedigende Antwort gegeben werden kann, hängt somit davon ab, ob man eine Lösung des Problems der irrealen Konditionalsätze finden wird.

Setzen wir voraus, daß ein Verfahren *V* entwickelt wurde, welches es gestattet, in der einen oder anderen Weise zusätzlich zu den Grundprädikaten von *S* neue Prädikate einzuführen. Dann wäre also eine *empiristische Sprache S* als eine solche zu charakterisieren, die neben den früheren Bedingungen die zusätzliche Forderung erfüllt, daß die Klasse *K* der Grundprädikate nur beobachtbare Prädikate enthält und alle weiteren Prädikatausdrücke von *S* mittels *V* eingeführt wurden. Das Sinnkriterium hätte dann dementsprechend zu lauten: *Eine Aussage*

[53] Auf diese Abweichung des alltäglichen vom wahrheitsfunktionellen Wenn-Dann-Satz weist QUINE in [Methods], S. 12, hin.

ist dann und nur dann als sinnvoll anzusehen, wenn es eine empiristische Sprache S gibt, so daß die Aussage in einen Satz der Sprache S übersetzt werden kann (E_5).

Einige Philosophen stellen es jedoch in Zweifel, daß eine derartige semantische Charakterisierung des Prinzips des Empirismus bereits hinreichend sei[54]. Tatsächlich muß es als fraglich erscheinen, ob z. B. die komplexen und abstrakten Begriffe der theoretischen Physik, wie „elektrisches Feld", „SCHRÖDINGERsche Ψ-Funktion" u. dgl., durch Definitionen und Reduktionen auf beobachtbare Eigenschaften und Relationen zurückgeführt werden können. Man müßte dann stets imstande sein, in jedem konkreten Fall der Anwendung eines dieser Ausdrücke die notwendigen und hinreichenden Bedingungen für das Vorliegen des durch den Ausdruck beschriebenen Zustandes mit Hilfe von Beobachtungsprädikaten allein charakterisieren zu können. Daß dies wirklich möglich ist, hat bis heute niemand zu zeigen vermocht; es scheint auch wenig Aussicht zu bestehen, daß dies je gelingen könnte. Man muß es daher zulassen, daß in das System S noch weitere Ausdrücke von nichtlogischem Charakter eingeführt werden können, deren Zurückführung auf beobachtbare Prädikate mittels Definitionen und Reduktionen nicht gelingt. Ihre Berechtigung erhalten solche Ausdrücke durch ihre Stellung im System als ganzem. Sicherlich muß ein System S, wenn es nicht ein reiner Kalkül bleiben, sondern eine Anwendung auf Erfahrungsbereiche gestatten soll, eine teilweise empirische Interpretation erfahren. Keineswegs muß jedoch diese Interpretation eine vollständige sein, um das System als empirisch sinnvoll und zulässig ansprechen zu können. Wenn zwei Systeme S_1 und S_2 in der Klasse der direkt empirisch deutbaren Ausdrücke, d. h. jener, für die es eine Zurückführung auf beobachtbare Prädikate im geschilderten Sinne gibt, übereinstimmen, S_2 jedoch eine größere Zahl nicht nach dieser „Direktmethode" interpretierbarer Ausdrücke enthält, so wird man trotzdem S_2 den Vorzug vor S_1 geben, wenn es zur Formulierung von Hypothesen mit größerer Allgemeinheit dient als dies in S_1 der Fall ist und diese Hypothesen sich durch die Verflechtung mit den empirisch überprüfbaren Aussagen von direktem Erfahrungsgehalt von S_2 bisher bewährten. Unter „Aussagen von direktem Erfahrungsgehalt" verstehen wir dabei jene, die nur solche nichtlogische Ausdrücke enthalten, für welche eine Zurückführung auf Beobachtungsprädikate mittels Definitionen oder Reduktionen möglich ist. Auf diesem Umwege erhalten dann auch alle jene Begriffe empirischen Gehalt, die bei der Formulierung der generellen Hypothesen Verwendung finden, ohne als solche „auf Beobachtbares zurückgeführt" werden zu können. Wir müssen es vorläufig als eine offene Frage ansehen, ob man für diese indirekte, d. h. auf dem Wege über ein System als ganzes sich vollziehende Charakterisierung eines Ausdruckes als empirisch sinnvoll noch eine präzisere Darstellung geben kann. Wir können jedenfalls ganz unabhängig von dieser noch offenen

[54] So z. B. auch HEMPEL in [Criterion], S. 56.

Frage feststellen: Das Problem, was als empirisch sinnvoll anzusehen ist, kann wegen des Versagens des deduktionslogischen Sinnkriteriums nur durch die Charakterisierung eines semantischen Systems *S* erfolgen, dessen Grundprädikate zum Teil Beobachtungsprädikate sind und welches eine Reihe von strukturellen Merkmalen aufweist, die in der Beschreibung von *S* explizit anzugeben sind.

Der grundsätzliche Unterschied dieser Charakterisierung der empirischen Sinnhaftigkeit von Aussagen gegenüber den deduktionslogischen Kriterien besteht darin, daß die Frage nach dem empirischen Gehalt einer für sich isolierten Aussage jetzt gar nicht mehr aufgeworfen werden kann. Genauer ausgedrückt: Das ursprüngliche Kriterium bestand in dem Versuch, auf die Frage „was ist der empirische Gehalt einer gegebenen Aussage *A*?“ dadurch eine Antwort zu liefern, daß man einen Test (oder eine Menge von Tests) für *A* angab, die allein auf Beobachtungsprädikate Bezug nahmen. Diese Annahme, wonach man den Erfahrungsgehalt einer Aussage durch eine Klasse von Beobachtungssätzen erschöpfen könne, wird bei der semantischen Charakterisierung von „empirisch sinnvoll“ gänzlich fallen gelassen. Es wird überhaupt abgelehnt, eine Frage von der Form zu stellen „was ist der empirische Gehalt der Aussage *A*?“, sondern *A* wird als empirisch sinnvoll bezeichnet, wenn es eine in einem System *S*, welches die genannten Bedingungen erfüllt, vorkommende Aussage darstellt. Daß diese Notwendigkeit einer semantischen Charakterisierung der empirischen Sinnhaftigkeit von Aussagen zunächst nicht erkannt worden war, dürfte seinen hauptsächlichen Grund darin haben, daß man sich in den Beispielen auf die Analyse konkreter, meist einfacher Aussagen beschränkte. Bereits im Falle einer naturwissenschaftlichen Hypothese verhält es sich jedoch so, daß sie weder durch eine endliche Klasse von Beobachtungsaussagen ersetzt werden kann, noch auch solche Beobachtungsaussagen aus ihr allein abgeleitet werden können. Die Ableitung von Prognosen stützt sich niemals nur auf generelle Hypothesen, sondern darüber hinaus auf zusätzliche Annahmen. Unter diesen kommen meist nicht nur weitere Beobachtungsaussagen („Randbedingungen“) vor, sondern selbst wieder theoretische Aussagen von mehr oder weniger komplexem und hypothetischem Charakter. So z. B. ist bei physikalischen, astronomischen und vielen biologischen Hypothesen die Bildung von Voraussagen nur unter Einbeziehung der Theorie der Meßinstrumente (Fernrohr, Mikroskop usw.) möglich. Die „kognitive Bedeutung“ einer solchen Hypothese wird daher nur durch die Gesamtheit der logischen Relationen dieser Hypothese zu allen anderen Aussagen der empiristischen Sprache *S*, in der auch die fragliche Hypothese selbst vorkommt, wiedergegeben. Zu diesen Relationen gehören nicht nur die Ableitbarkeit von Beobachtungssätzen mittels in *S* formulierbarer Zusatzannahmen, sondern auch Relationen der logischen Implikation, logischen Verträglichkeit und Unverträglichkeit zu anderen Sätzen in *S*, die keine Beobachtungsaussagen sind, sowie die Relationen zu allen Sätzen, welche die Hypothese bestätigen oder zum Scheitern bringen würden.

Diese Betrachtungen legen den Gedanken nahe, daß man vielleicht bezüglich solcher semantischer Systeme, welche zur Formulierung naturwissenschaftlicher Theorien ausreichend sind, zwischen einer niederen und einer höheren Schicht unterscheiden müsse. Die niedere Schicht enthält zunächst alle undefinierten Grundausdrücke des Systems, insbesondere die logischen Zeichen und Grundprädikate. Ferner gehören zu ihr alle jene Prädikatausdrücke, die mittels Definitionen und Reduktionen auf die Grundausdrücke zurückführbar sind. Mit jenen Ausdrücken, für welche eine derartige Zurückführung nicht mehr gelingt, beginnt die höhere Schicht. Die Bedeutung dieser Ausdrücke wird erst durch die Totalität der Relationen zu den anderen Elementen des Systems festgelegt. Vom Standpunkt der semantischen Interpretation aus würde dies zur Folge haben, daß eine unmittelbare semantische Bedeutungsanalyse auf die niedere Schicht beschränkt ist. Die Elemente der höheren Schicht hingegen erhielten erst auf dem indirekten Wege über die zahlreichen logischen und außerlogischen Relationen zu Ausdrücken mit unmittelbarer semantischer Interpretierbarkeit eine inhaltliche Bedeutung. Man könnte hier vielleicht auch den sonst nur auf logisch-mathematische Systeme angewendeten Begriff der „impliziten Definition" benutzen und sagen, daß die Ausdrücke der höheren Schicht nur implizit definiert sind durch jene Relationen, die sie mit den übrigen Ausdrücken verknüpfen[55].

Kehren wir nun wieder zum Problem des empiristischen Sinnkriteriums zurück. Dieses Kriterium ist ein Satz, der besagt, daß Aussagen nur unter den und den Bedingungen als empirisch sinnvoll anzusehen sind. Was ist dieses Kriterium selbst für eine Art von Aussage? Die naheliegendste Antwort darauf ist jene, welche HEMPEL gibt[56]: Es ist eine Klärung und Explikation unserer Vorstellung vom Satz, durch den eine sinnvolle Behauptung ausgesprochen wird. Eine solche Explikation hat vor allem zwei Aufgaben: 1. Sie muß einerseits schärfere Grenzen ziehen als dies beim Explikandum der Fall ist, darf anderseits jedoch vom Explikandum dort nicht abweichen, wo dieses eine allgemein anerkannte Verwendung besitzt. So können wir zahlreiche Beispiele von Aussagen anführen, die allgemein als sinnvoll akzeptiert, und von anderen, die fast allgemein als sinnlos verworfen werden, obzwar natürlich völlige Übereinstimmung hier nicht erreichbar ist. Eine Begriffsexplikation darf diesen Sprachgebrauch nicht zerstören. Tatsächlich würde eine solche Zerstörung im vorliegenden Falle überall dort erfolgen, wo das vorgeschlagene empiristische Sinnkriterium zur Ausschaltung von All- oder Existenzbehauptungen führt. 2. Die Explikation des Begriffs des sinnvollen Satzes ist als Bewältigung einer Teilaufgabe in jenem Problemkomplex aufzufassen, der unter dem Titel „Erfahrungserkenntnis" zusammengefaßt werden kann. Erst innerhalb eines vollständigen philosophischen Systems der Er-

[55] Dieser Gedanke wurde von E. NAGEL in [Physical Theory] versuchsweise benutzt, um die Frage zu präzisieren, in welchem Sinne die moderne physikalische Theorie „indeterministischen" Charakter hat.

[56] a. a. O. S. 6.

fahrungserkenntnis erhielte dieser Begriff seine volle Bedeutung. Innerhalb eines solchen Systems müßten zahlreiche weitere Fragen, z. B. bezüglich des Problems der Induktion, der Basis des Systems (Phänomenalismus oder Physikalismus), des Strukturzusammenhanges der empirischen Begriffe und anderes, beantwortet werden. Auf viele dieser Probleme konnte jedoch bis heute keine befriedigende Antwort gegeben werden.

Jede Explikation ist eine rationale Rekonstruktion des Explikandums, in welchem die Kontexte, die das Explikandum enthalten, systematisch und in präziser Weise beschrieben werden. Dagegen stellt sie selbst keine Behauptung, also weder eine empirische Hypothese noch eine logisch determinierte Aussage, dar, die auf ihre Wahrheit hin überprüft werden könnte. Deshalb muß auch der Anspruch fallen gelassen werden, der ursprünglich bei der Aufstellung eines solchen Kriteriums erhoben wurde, nämlich daß man *beweisen* könne, daß „metaphysische Aussagen" sinnlos seien. Wie aus 1. hervorgeht, knüpft die Begriffsexplikation an einen Sprachgebrauch an. Metaphysiker fühlen sich in der Regel nicht verpflichtet, diesem einen Tribut zu entrichten. Man muß es ihrem Gewissen überlassen, zu entscheiden, ob sie ein Recht haben, Ausdrücke zu verwenden, die nicht in eine empiristische Sprache eingeordnet werden können. Von seiten der Logik läßt sich dagegen nichts vorbringen, solange nicht Formulierungen gebraucht werden, die in einer lebenden Sprache nicht als *syntaktisch* zulässige Wortzusammenstellungen auftreten können[57].

---

[57] Nach Beginn der Drucklegung dieses Buches erschien die bedeutsame Abhandlung von CARNAP [Theoretical Concepts], die auf den ganzen Fragenkomplex der empirischen Sinnhaftigkeit ein neues Licht wirft. Die Gesamtsprache der Wissenschaft wird hier als aus zwei Teilen bestehend konstruiert, der Beobachtungssprache L_O und der theoretischen Sprache L_T. In der letzteren wird die wissenschaftliche Theorie T formuliert. Alle Prädikate von L_O beziehen sich auf beobachtbare Eigenschaften oder Relationen und die in L_O vorkommenden Variablen auf beobachtbare Ereignisse. Der Wertbereich der Variablen von L_T wird so gebildet, daß diese theoretische Sprache die gesamte Mathematik und ferner alles enthält, was in irgend einem Zweig einer Erfahrungswissenschaft benötigt wird. Dagegen wird die Forderung, daß die deskriptiven Konstanten von L_T, die „theoretischen Terme", auf Beobachtungsprädikate von L_O zurückführbar sein müssen, fallengelassen. Die Theorie T selbst ist ein uninterpretierter Kalkül; die theoretischen Terme erhalten eine bloß indirekte und unvollständige Interpretation dadurch, daß einige von ihnen auf Grund von besonderen Korrespondenzregeln C mit Termen der Beobachtungssprache verknüpft werden. Für die empirische Sinnhaftigkeit eines theoretischen Terms „M" wird verlangt, daß es einen Satz $\mathfrak{S}_M$ gibt, der „M" als einzigen theoretischen Term enthält und aus welchem man, eventuell unter Heranziehung anderer theoretischer Sätze, eine Beobachtungsaussage ableiten kann, die sich ohne Hilfe von $\mathfrak{S}_M$ nicht ableiten ließe. Die Gesamtheit der theoretischen Terme kann danach nur dann als sinnvoll angesehen werden, wenn sich für eine bestimmte Folge dieser Terme zeigen läßt, daß jeder Term sinnvoll ist relativ auf die Klasse der Terme, die ihm in der Folge vorangehen. Der Begriff „empirisch sinnvoll" erhält auf diese Weise eine vierfache Relativität: in bezug auf die beiden Sprachen L_O und L_T, die Theorie T und die Korrespondenzregeln C. Die theoretischen Terme von L_T, für welche keine Korrespondenzregeln existieren, entsprechen dem, was wir oben als die zur höheren Schicht gehörenden Ausdrücke bezeichneten.

C. Semantik und Wittgensteins Ideen zur Sprache

Wir wollen hier kurz das Verhältnis zwischen jener Art von Sprachanalyse, die in der Semantik betrieben wird, und den philosophischen Betrachtungen über die Sprache, ihr Funktionieren und die Bedeutung ihrer Ausdrücke erörtern, die WITTGENSTEIN in seinen Philosophischen Untersuchungen[58] angestellt hat. Wir verfolgen damit einen doppelten Zweck. Erstens enthalten die Analysen WITTGENSTEINS viele wichtige und grundlegende Gedanken über Ausdruck und Ausdrucksbedeutung, so daß eine Arbeit über diesen Gegenstand heute nicht mehr daran vorbeigehen kann. Anderseits aber scheinen die Ergebnisse WITTGENSTEINS in Widerspruch zu stehen mit einer Reihe von Dingen, die in der Semantik vorausgesetzt werden. Es ist daher zu untersuchen, ob dies zutrifft oder ob der Gegensatz nur ein scheinbarer ist. Es wird sich herausstellen, daß ein wirklicher Gegensatz nicht besteht, oder, vorsichtiger ausgedrückt, dann nicht besteht, wenn man die semantischen Analysen nicht in unzulässiger Weise auswertet und verallgemeinert. Wir müssen uns dabei auf eine sehr kurze Charakterisierung der WITTGENSTEINschen Ideen beschränken. Eine vollständige Wiedergabe dessen, was WITTGENSTEIN über die Sprache zu sagen hat, wäre mit einer Darstellung seiner Gesamtphilosophie identisch; denn seine Untersuchungen beziehen sich ausnahmslos in irgendeiner Form auf die Sprache und ihren Bau.

Wenn man einen charakteristischen Ausdruck für jene Deutung der Sprache, die WITTGENSTEIN bekämpft, finden will, so bietet sich die Bezeichnung „Mosaiktheorie der Sprache“ an. WITTGENSTEINS eigene Vorstellungen über diesen Gegenstand könnte man etwa unter dem Ausdruck „Schachtheorie der Sprache“ zusammenfassen.

Die Mosaiktheorie kann in einfachen Worten so geschildert werden[59]: Wir sind berechtigt, einen einheitlichen Begriff des Zeichens, Wortes und Satzes zu verwenden, da die Sprache nur eine Funktionsweise hat und diese drei Ausdrücke jeweils einen immer wiederkehrenden Bestandteil dieser einheitlich funktionierenden Sprache bezeichnen. Nach diesem Bild enthält die Sprache als ihre wichtigsten Bestandteile Wörter, die etwas benennen. Diese Wörter werden miteinander zu Sätzen verknüpft, die also gewisse Verbindungen von derartigen Benennungen darstellen. Auf diese Weise kann die Sprache dazu verwendet werden, die Welt zu beschreiben. Von Wort- und Satzbedeutungen sprechen wir nur wegen dieser Nennfunktion der Wörter. Da jedes Wort etwas Bestimmtes benennt, hat es auch seine bestimmte Bedeutung. Diese Bedeutung wird bisweilen mit dem Gegenstand, für den das Wort steht, identifiziert. Manchmal werden noch zwischen den Wörtern und Gegenständen

---

[58] L. WITTGENSTEIN [Untersuchungen].

[59] Diese Schilderung enthält gewisse Verallgemeinerungen, die bei WITTGENSTEIN nicht ausdrücklich ausgesprochen, aber doch, wie mir scheint, implizit in seinen Betrachtungen enthalten sind. Um den Kernpunkt von WITTGENSTEINS Kritik trotz der hier erforderlichen Kürze möglichst plastisch wiederzugeben, wähle ich zur Darstellung der „Mosaiktheorie“ bewußt eine möglichst naive Fassung.

„Zwischenstadien“ angenommen, nämlich die Vorstellungen, die mit den Wörtern assoziiert sind und es dem Hörer und Sprecher ermöglichen, sich durch den Gebrauch der Worte auf Gegenstände zu beziehen. Im Fall einer solchen Annahme werden auch diese Vorstellungserlebnisse mit der Wortbedeutung identifiziert. Von einer Mosaiktheorie kann man hier deshalb sprechen, weil die Sprache danach einem Mosaik aus einzelnen Steinchen gleicht, wobei den Steinchen innerhalb der Sprache die Wörter entsprechen. Ferner korrespondiert dem mosaikartigen Aufbau der Sprache aus Elementen ein analoger mosaikartiger Aufbau der Bedeutungs- bzw. Vorstellungswelt sowie der Welt der Dinge, so daß zwischen diesen Bereichen eine eineindeutige Relation hergestellt werden kann. An diesem Bild ändert sich im Prinzip auch nichts, wenn in den Bereich der Dinge oder in die Zwischensphäre ideale Gegenstände eingeführt werden, die man dann mit den Wortbedeutungen identifiziert oder die zumindest jenen Ausdrücken entsprechen sollen, die nichts Konkretes bezeichnen, wie z. B. generelle Prädikatausdrücke oder Zahlwörter.

Dieses Bild von der Sprache ist nach Wittgenstein nicht völlig falsch. Der Fehler besteht jedoch darin, eine Darstellung, die für ein engbegrenztes Gebiet richtig sein mag, auf das Gesamtgebiet zu übertragen. Die gegebene Schilderung ist nämlich nur auf primitive Sprachen anwendbar; auf reiche und komplexe Sprachsysteme angewendet, wie dies z. B. bei unserer Umgangssprache der Fall ist, wird diese Auffassung zu einer primitiven Vorstellung *von* der Sprache.

Schon im Falle einfacher Sprachen ist das Verhältnis „Wort — Bezeichnetes“ sowie „Wort — Bedeutung“ anders und vor allem komplizierter als es von jener Theorie geschildert wird. Wittgenstein bringt folgendes Beispiel: Es wird jemand einkaufen geschickt und ihm zu diesem Zweck ein Zettel mitgegeben, auf welchem die Worte „fünf rote Äpfel“ aufgeschrieben stehen. Der Kaufmann liest das Geschriebene und öffnet zunächst die Lade, auf der das Wort „Äpfel“ geschrieben steht, sucht dann auf einer Tabelle das Farbmuster auf, das dem Wort „rot“ zugeordnet ist, geht zur Lade zurück und nimmt, während er bis fünf zählt, beim Aussprechen jedes Zahlwortes einen Apfel aus der Lade, der dieselbe Farbe aufweist, wie das betreffende Farbmuster. Am Beispiel dieses Sprachspiels[60] zeigt sich bereits zweierlei: 1. Die Sprache ist mit mannigfaltigen Handlungen verwoben und das Vorliegen eines richtigen Verständnisses von Aussagen zeigt sich in der Vornahme entsprechender Handlungen. So z. B. muß der Kaufmann wissen, wo er das Wort „rot“ nachzuschlagen hat, welchen Gebrauch er vom Wort „fünf“ machen muß usw. 2. Ein derartiges Sprachspiel wird vollständig beschrieben, ohne daß man von dem, was die Worte bezeichnen oder was ihre Be-

[60] Wittgenstein versteht unter Sprachspielen einmal jene meist spielerischen Methoden, durch welche Kinder den Gebrauch ihrer Muttersprache lernen, nennt aber dann auch einfache Modelle von Sprachen und schließlich die gesamte Alltagssprache samt den Tätigkeiten, mit denen sie verwoben ist, so.

deutungen sind, spricht. Man hat nur anzugeben, wie sie gebraucht werden.

Dieser zweite Punkt wird noch deutlicher, wenn man eine Sprache in Betracht zieht, in der die Wörter eine rein imperativische Bedeutung besitzen. WITTGENSTEIN bringt zur Erläuterung dieses Falles das Beispiel einer Sprache zur Verständigung zwischen einem Bauenden *A* und seinem Baugehilfen *B*. Die Sprache besteht nur aus einzelnen Wörtern, wie „Würfel", „Platte" usw. Wenn *A* eines dieser Wörter ausruft, dann bringt ihm *B* den Gegenstand, den er gelernt hat, auf diesen Ruf hin zu bringen. Dies kann man als eine vollständige, wenn auch natürlich primitive Sprache auffassen. Die Frage „was bezeichnen (oder: was bedeuten) die einzelnen Wörter dieser Sprache?" scheint ganz überflüssig zu sein. Durch die kurze Beschreibung dieses Sprachspiels wurde alles gesagt, was darüber zu sagen ist. Wenn auf den Worten „Bezeichnung" oder „Bedeutung" bestanden wird, so kann dies offenbar nur den einen Sinn haben, die Beschreibung des Spiels selbst z. B. auf eine solche sprachliche Form zu bringen, daß darin die Wendung „das Wort ... bezeichnet — — —" vorkommt. Dies kann man natürlich immer tun. Man kürzt dadurch die Beschreibung des Gebrauchs von Wörtern ab, indem man etwa sagt, daß „Platte" den und den Gegenstand bezeichne. Diese abkürzende Darstellung ist aber keineswegs einer vollkommenen Beschreibung des Sprachspiels äquivalent; sie dient nur der Beseitigung von Mißverständnissen in dem Sinne, daß dadurch klargestellt wird, auf welche Bausteinform sich das Wort „Platte" bezieht, während vorausgesetzt wird, daß die Art und Weise des Bezugs, d. h. der Gebrauch der Wörter, im übrigen bereits bekannt ist. Anders formuliert: Wenn man dem *B* keine andere Instruktion gibt als die, daß die einzelnen Wörter diese und diese Gegenstände bezeichnen, dann weiß er noch gar nicht, was er zu tun hat, wenn er die Wörter vernimmt. Wenn man hingegen eine Beschreibung gibt, die in dieser Hinsicht vollständig ist, so besteht, wie aus der kurzen obigen Schilderung hervorgeht, keinerlei Notwendigkeit, bei dieser Beschreibung von dem zu sprechen, was die Wörter bezeichnen oder bedeuten. Wie sehr wir bei einer Betrachtung solcher Situationen von unserer eigenen Sprachform beherrscht sind, zeigt die mögliche Reaktion: „Wenn *A* ‚Platte!' ruft, so ist dies nur eine verkürzte Form des Satzes ‚bringe mir eine Platte!' und dieser ist es, was *A* eigentlich meint". Gewiß: In unserer Sprachform ausgedrückt, müßte es so formuliert werden; aber warum soll man nicht umgekehrt „bringe mir eine Platte!" als eine verlängerte Form von „Platte!" bezeichnen? Wenn man nicht unsere, sondern die geschilderte Imperativsprache als Bezugspunkt nimmt, dann müßte man sogar sagen: wenn *A* „bringe mir eine Platte!" ruft, so ist das, was er eigentlich meint „Platte!". Diese Tatsache, daß je nach dem Bezugspunkt in der einen oder anderen Sprache dasselbe durch eine längere sprachliche Formulierung oder durch eine Einwortform ausgedrückt werden kann, zeigt bereits, daß es nicht sinnvoll ist, der Auffassung zu huldigen, daß die einzelnen Elemente der Sprache Wort für Wort, Ausdruck für Ausdruck „etwas bedeuten" oder „etwas bezeichnen". Wir unterliegen hier einer gefährlichen Tendenz, die nach WITTGENSTEIN auch sonst in der Philosophie häufig anzutreffen ist, nämlich über wesentliche Unterschiede hinwegzusehen, indem wir Ausdrücke assimilieren. Die Wörter haben so verschiedene Funktionen wie die Werkzeuge in einem Werkzeugkasten. Bei diesen treten uns die Verschiedenheiten durch die unterschiedlichen Gestalten der Gegenstände deutlich vor Augen: Hammer, Zange, Säge, Maßstab, Leimtopf und Nägel haben ganz verschiedenes Aussehen. Die Wörter hingegen sehen, da sie als akustische Komplexe oder als geschriebene Zeichen auftreten, völlig gleichförmig aus. Dies verwirrt uns und wir glauben, daß wir es mit etwas zu tun haben, das auch in seiner Funktion gleichförmig ist. Im Falle der Dinge innerhalb des Werkzeugkastens kann man, wenn man zunächst nur solche Gegenstände, wie Hammer oder Säge, im Auge hat, geneigt sein, eine Generalisierung vorzunehmen und zu sagen „alle Werkzeuge haben den Zweck, etwas zu modifizieren". So modifiziert die Säge die Brettform, der Hammer die Lage des Nagels. Wenn man diese Redewendung von der Modifizierung aber auf die anderen Objekte des Werkzeugkastens, wie Maßstab, Leimtopf usw., anwendet, indem man sagt, der erstere modifiziere unser Wissen von der Länge, der letztere modifiziere die Temperatur des Leimes u. dgl., so ist dies nach WITTGENSTEIN eben ein Beispiel der leeren „Assimilation" des Ausdruckes, mit der überhaupt nichts gewonnen wird, ja welche eigentlich nur die negative Auswirkung haben kann, uns zu veranlassen, Gleichförmigkeiten zu sehen, wo in Wirklichkeit eine grundsätzliche Verschiedenartigkeit besteht. Man braucht nur an die Stelle des Werkzeugkastens mit den darin befindlichen Dingen die Sprache mit ihren Wörtern zu setzen und statt des Satzes „alle Werkzeuge dienen dazu, etwas zu modifizieren" die Aussage „alle Wörter der Sprache bezeichnen etwas" oder „alle Wörter der Sprache haben eine ganz bestimmte Bedeutung" zu betrachten, um mit WITTGENSTEIN die Schlußfolgerung zu ziehen, daß es eigentlich nichtssagend oder darüber hinaus sogar irreführend sei, solche Redewendungen wie die über die Bezeichnung oder über die Bedeutung zu gebrauchen.

Was bei der Mosaikbetrachtung aber vor allem übersehen wird, ist die Tatsache, daß das ganze Sprachsystem ein kompliziertes Spiel nach *Regeln* ist, die für den Gebrauch auch des einfachsten Wortes bereits maßgeblich mitbestimmend sind. Am Bild des Schachspiels kann das, was WITTGENSTEIN hier sagen möchte, am besten verdeutlicht werden. Angenommen, es werde auf eine Schachfigur hingezeigt und gesagt „dies ist die Königin". Hier sind zwei Fälle zu unterscheiden. Entweder die Person, an welche sich eine solche Äußerung richtet, kennt bereits das Schachspiel. Die Äußerung hat in diesem Falle z. B. dann einen Sinn, wenn man der Person ein Schachspiel mit Figuren vorsetzt, welche ihr ungewohnt sind. Hier ist das System der Regeln, durch welche das Schachspiel erst konstituiert wird, bereits bekannt und die Erklärung lehrt die Person den Gebrauch der Figuren nur darum, weil, wie WITTGENSTEIN sich ausdrückt, „der Platz, an den sie gestellt ist", bereits vorbereitet war. Falls die betreffende Person hingegen das Schachspiel nicht beherrscht, dann nützt ihr eine derartige Erklärung auch nichts, sie lernt dadurch in keiner Weise den Gebrauch der Figur der Königin; sie lernt ihn deshalb nicht, weil „der Platz nicht vorbereitet war". An die Stelle dieser Schachfigur hat man den akustischen Klang oder das Schriftzeichen für ein Wort zu setzen und an die Stelle der Schachregeln die Regeln für den Gebrauch von Wörtern, um die Analogie für die Sprache zu erhalten. Wenn die Rolle des Wortes, dessen Bedeutung erklärt werden soll, in der Sprache bereits bekannt ist, also der Platz für das Wort schon vorbereitet ist, dann kann eine Erklärung von der Art „dieses Wort besagt ...", „dieses Wort bedeutet ..." u. dgl. nützlich sein; im gegenteiligen Falle ist sie nichtssagend. Dies wird oft bestritten, aber nach WITTGENSTEINS Meinung zu Unrecht. Man könnte z. B. sagen (Untersuchungen (33)): Um eine hinweisende Definition zu verstehen, braucht man keineswegs ein ganzes Sprachspiel zu beherrschen; es ist lediglich erforderlich, zu erkennen oder zu erraten, worauf jener, der die „Definition durch Hinweis" vornimmt, zeigt, z. B. auf die Farbe. „Auf die Farbe zeigen" soll danach wieder dasselbe bedeuten wie „die Farbe beim Zeigen *meinen*" und dieses „Meinen" soll darin bestehen, daß man die Aufmerksamkeit auf die betreffende Farbe konzentriert. Hier kommt es nun nach WITTGENSTEIN zu einem jener vielen Kurzschlüsse, welche die ganze Philosophie des „geistigen Seins" (und damit indirekt auch die Psychologie) mit Konfusionen heimsuchen[61]. Erstens einmal bezeichnet „seine Aufmerksamkeit auf etwas richten" keinen seelischen Vorgang; denn tatsächlich tut man keineswegs stets das gleiche, wenn man „seine Aufmerksamkeit auf etwas richtet". So wie ein Schachzug nicht darin besteht, daß auf einem Brett ein Stein verschoben wird, so besteht ein Richten der Aufmerksamkeit auf das und das nicht in charakteristischen Erlebnissen, etwa Gedanken und Gefühlen, des Aufmerksamen. In beiden Fällen stützt sich vielmehr die Verwendung dieser Ausdrücke auf besondere Begleitumstände, jene Umstände, die wir z. B. „ein Schachproblem lösen", „eine Schachpartie spielen", „auf ein blaues Lichtsignal achten", „den Himmel mit Aufmerksamkeit betrachten" (während man z. B. eine Farbe mischt, mit der man das Blau des Himmels zu treffen sucht) nennen. Zweitens aber ist festzustellen, daß selbst dann, wenn derjenige, dem eine hinweisende Erklärung gegeben wird, beim Vernehmen der Erklärung genau dieselben Erlebnisse in sich verspürt wie der Erklärende, er dennoch die Erklärung vollkommen mißverstehen kann, indem er ihr eine falsche Deutung gibt. Daß eine

---

[61] An dieser Stelle müßte eigentlich eine genauere Schilderung der Kritik einsetzen, die WITTGENSTEIN am philosophischen und psychologischen Gebrauch von Wörtern übt, die nach üblicher Ansicht Seelisches bezeichnen. Nach WITTGENSTEIN ist es aber ein sprachliches Mißverständnis, zu meinen, daß „Denken", „Wollen", „Verstehen", „in Trauer zu sein", ja selbst „Lesen" seelische Zustände oder Vorgänge bezeichneten. Wir können auf diesen Fragenkomplex natürlich nicht eingehen. Eine weitgehend auf WITTGENSTEINS Ideen beruhende Untersuchung über das, was man „das Geistige" oder „die Welt des Bewußtseins" zu nennen gewohnt ist, hat G. RYLE in seinem Buch „The Concept of Mind" angestellt.

derartige Fehldeutung vorlag, kann sich nachher z. B. darin zeigen, daß er in Zukunft diesen Ausdruck ganz anders *gebraucht* als dies vom Erklärenden bezweckt war. Darin zeigt sich, daß es verfehlt ist, „eine Erklärung so und so deuten" oder „eine Erklärung so und so meinen" so zu interpretieren, daß dies einen psychischen Vorgang bezeichne, der das Sprechen und Vernehmen der Erklärung begleitet.

Zur Mosaiktheorie wesentlich beigetragen haben bestimmte Vorstellungen, die man sich vom sprachlichen Lernprozeß macht. Wir haben die Neigung, das Erlernen der Muttersprache durch das Kind nach dem Bilde vom Erlernen einer Sprache durch einen Erwachsenen, der bereits eine andere Sprache benützt, zu denken, so als käme das Kind in ein fremdes Land, dessen Sprache es noch nicht versteht, während es eine andere Sprache bereits beherrscht (bzw. bereits zu denken vermag). Demjenigen, der bereits eine Sprache spricht, kann man Wörter aus einer anderen Sprache zunächst durch hinweisende Erklärungen beibringen. Man kann dies aber nur, weil der Platz für dieses Wort durch die Fülle der vom Lernenden beherrschten Regeln seiner eigenen Sprache vorbereitet ist. Zu glauben, daß dies im Prinzip auch der Vorgang beim Erlernen der Sprache selbst sei, ist ebenso naiv wie zu meinen, daß das Erlernen des Schachspiels *als solchen* so vor sich gehe wie das Erlernen des Schachspiels mit ungewohnten Figuren, nachdem man bereits vorher Schach gespielt hat, nur mit anderen Figuren.

Für das Erlernen der Bedeutung von Ausdrücken ist es weder erforderlich, daß der Lernende dazu gelangt, mit den Ausdrücken bestimmte Vorstellungen oder Bedeutungserlebnisse zu assoziieren, noch daß er sein geistiges Auge auf eine ideale Bedeutung (platonische Idee) richtet, sondern daß er die *Regeln beherrschen* lernt, gemäß welchen der Ausdruck im Sprachverkehr zu gebrauchen ist. Der richtige oder unrichtige Gebrauch, den er im Sprachverkehr von diesem Ausdruck macht, ist für uns das einzige Kriterium, um festzustellen, ob er dessen Bedeutung versteht oder nicht. Mit dem Wort assoziierte Vorstellungsbilder können bestenfalls den richtigen Gebrauch erleichtern, aber ihn niemals garantieren.

Wir übersehen die verschiedenen Funktionen sprachlicher Ausdrücke häufig noch in einer anderen grundsätzlichen Weise. Die Vorstellung, daß die Sprache als Hauptfunktion die besitze, über die Dinge zu sprechen, also Beschreibungen zu liefern, ist durch nichts begründet. WITTGENSTEIN erwähnt eine Fülle von wesentlich verschiedenen Arten des Sprachspiels, wie: Befehle erteilen und nach ihnen handeln, Rätsel raten, Witze erzählen, eine richterliche Entscheidung treffen, Übersetzungen von einer Sprache in eine andere vornehmen, flehen, bitten, danken, grüßen, beten usw. Man kann sich ganze Sprachen denken, die auf eine oder einige dieser Funktionen reduziert sind. So z. B. könnte eine Sprache darin bestehen, daß nur Meldungen aus einer Schlacht entgegengenommen und Befehle erteilt werden und ähnliches. Wieder zeigt sich die ganze Fragwürdigkeit der Redewendung, wonach alle Wörter etwas bezeichnen, Dinge benennen oder die und die Bedeutungen haben. Denn dies setzt voraus, daß man mit der Sprache im Prinzip nur ein und dasselbe anfangen kann: über die Dinge reden.

Wir wollen uns mit dieser Skizze der WITTGENSTEINschen Ideen begnügen. Sie dürfte dazu hinreichen, um sich überlegen zu können, ob man von dieser Seite her einen prinzipiellen Einwand gegen das Vorgehen der Semantik zu erheben vermag. Wir fassen die einzelnen Feststellungen hiezu in Punkten zusammen:

1. Wir müssen zwischen zwei Arten von „naiver Sprachtheorie" unterscheiden; wir wollen sie die naive Sprachtheorie niederer und jene höherer Ordnung nennen. Die erstere kennt überhaupt nur Ausdrücke mit Bezeichnungsfunktion. Die logischen Zeichen werden entweder als unwesentliche Anhängsel unserer Sprache empfunden, die in einer idealen und vollkommenen Sprache zum Verschwinden kämen (J. ST. MILL) oder sie werden so zu deuten versucht, daß sie selbst eine Bezeichnungsfunktion zugesprochen erhalten (vgl. dazu etwa E. HUSSERLS Betrachtungen über kategoriale Anschauung). Eine solche Außerachtlassung oder Fehldeutung der logischen Ausdrücke gegenüber den deskriptiven kann der Semantik sicherlich nicht vorgeworfen werden. Es ist geradezu ein Charakteristikum der modernen Logik einschließlich der Semantik, die unterschiedliche Funktion der logischen und deskriptiven Zeichen herausgearbeitet und darüber hinaus gezeigt zu haben, daß und wie die rein logischen Relationen ganz auf dem durch diese logischen Zeichen festgelegten Gerüst beruhen. Als naive Sprachtheorie höherer Ordnung könnte man jene Auffassung bezeichnen, die zwar den logischen Zeichen gerecht wird, hinsichtlich der deskriptiven Ausdrücke sich hingegen darauf beschränkt, eine bestimmte Korrelation von Ausdruck und Gegenstand anzunehmen. Man könnte dann der Semantik den Vorwurf machen, daß sie eine naive Sprachtheorie höherer Ordnung darstelle, was in ihren Bezeichnungsregeln bzw. Extensions- und Intensionsregeln zum Ausdruck komme.

2. Um einen solchen Vorwurf beurteilen zu können, müssen wir bedenken, das WITTGENSTEINS Ablehnung der Vorstellung „wir geben den Dingen Namen und sprechen dann mittels dieser Namen über sie" zum Teil darauf beruht, daß die Sprache zu einer Reihe von ganz anderen Zwecken verwendet wird, als dem Zweck einer bloßen Beschreibung. Dieses Motiv fällt in unserem Falle weg. Denn in der Semantik handelt es sich ebenso wie in der gesamten symbolischen Logik darum, Sprachen zu analysieren, die zur Darstellung von Theorien verwendet werden können. Die anderen Verwendungsweisen der Umgangssprache finden also hier überhaupt kein Gegenstück. So z. B. kann im Rahmen der Semantik niemals von einem derartigen Sprachspiel wie jenem die Rede sein, in welchem auf den Ruf „Platte!" oder „Würfel!" der Hörende bestimmte Handlungen vollzieht. Darum wäre es allerdings auch irrig zu meinen, daß Semantik und Syntax zusammen eine Art von rationaler Rekonstruktion *der* Funktion unserer Sprache darstellten. Erst dieser Standpunkt könnte mit Recht angefochten werden, da er die Auffassung

verkörperte, die Darstellungsfunktion sei die einzige Funktion der Sprache. Es ist daher sicherlich von außerordentlicher Bedeutung, wenn WITTGENSTEIN auf die anderen Funktionen der Sprache aufmerksam macht und zeigt, daß hier eine Fülle philosophischer Probleme verborgen ist. Einen Einwand könnte man daraus gegen die Semantik nur dann schmieden, wenn diese eine einseitige These über die Hauptfunktion unserer Alltagssprache in sich schlösse. Wir haben eine solche These nicht vertreten. Da sich semantische Untersuchungen auf eine Analyse theoretischer Aussagen beschränken, ist auch die Verwendung von Ausdrücken, wie „Bedeutung" oder „Bezeichnung", eindeutig; denn „die Art und Weise des Bezuges", d. h. das Sprachspiel, liegt ja jetzt fest.

3. Selbst bei Beschränkung auf die theoretische Funktion unserer Sprache könnte der Einwand weiter bestehen, daß die Semantik doch im Prinzip nur eine Mosaiktheorie der Sprache sei. Dieses Bedenken könnte sich darauf stützen, daß innerhalb der Semantik eine eineindeutige Relation zwischen Individuenbenennungen, Prädikaten und Sätzen auf der einen Seite, entsprechenden Intensionen (Individualbegriffen, Attributen, Propositionen) und Extensionen (Objekten, Klassen, Wahrheitswerten) auf der anderen Seite angenommen wird. Hier ist jedoch folgendes zu erwägen: Die Verwendung von Regeln, welche eine derartige Korrelation herstellen, ist sicherlich überall notwendig, wo es sich um die Interpretation von Kalkülen handelt. Daß wir anderseits solche Kalküle mit präzisen Regeln benötigen, ist nicht mehr anzuzweifeln. Die Frage ist nur, ob die Art und Weise, wie diese Interpretation im Rahmen der Semantik vorgenommen wird, nämlich durch explizit formulierte Regeln, ein falsches Bild vom Bau der Sprache nahelegt. Dies scheint nicht der Fall zu sein. Denn die Interpretation wird im Rahmen der Metasprache vorgenommen, die Bezeichnungs- und Bedeutungsregeln sind Übersetzungsregeln aus der Objekt- in die Metasprache, und die Frage, ob sich dadurch ein falsches Bild von der Funktionsweise der Objektsprache einschleiche, ist damit zurückführbar auf die Frage, ob die Funktionsweise der Metasprache falsch eingeschätzt wird. Die Aufgabe von Bedeutungsregeln besteht ja nicht darin, daß gewissen Symbolen der Objektsprache bestimmte wirkliche oder fiktive Gegenstände zugeordnet werden, sondern daß man die noch ungedeuteten Symbole der Objektsprache mit entsprechenden Symbolen oder Ausdrücken der Metasprache korreliert. Der Unterschied zum gewöhnlichen Fall einer Übersetzung ist nur der, daß hier nicht beide Sprachen bereits von vornherein in Gebrauch sind und durch die Korrelation es den Kennern der einen Sprache im nachhinein ermöglicht werden soll, sich auch in der anderen Sprache auszudrücken, sondern die Korrelation die eine Sprache (Objektsprache) als ein zu Beschreibungen und Mitteilungen brauchbares Werkzeug überhaupt erst ins Leben ruft. In beiden Fällen aber handelt es sich um eine Korrelation und es wäre falsch, allein deshalb den Mosaikeinwand vorzubringen. Genau so, wie es unhaltbar wäre, jemandem vorzuwerfen, einer naiven Sprachtheorie zu huldigen, weil er ein französisch-deutsches Wörterbuch verfaßt, ist es auch unhalt-

bar, gegen jemanden diesen Vorwurf zu machen, der ein Wörterbuch zum Gebrauch einer formalisierten Sprache aufstellt.

Sollte der Einwand dagegen darin bestehen, daß die Rede von Intensionen und Extensionen eine fiktive ideenrealistische Ontologie in sich schließe, so handelt es sich gar nicht mehr um das Mosaikargument, sondern um den Einwand des Platonismus, auf welchen wir bereits bei der Darstellung und Diskussion von CARNAPS Methode der Bedeutungsanalyse zu sprechen gekommen sind.

4. Trotzdem muß zugegeben werden, daß die Semantik zu einer falschen Deutung der Funktion unserer Sprache führen kann, nämlich dann, wenn man glaubt, mit ihrer Hilfe ein Bild vom Wesen der Sprache zu gewinnen: die formalisierten Sprachen seien eine vereinfachte rationale Rekonstruktion des Regelsystems der Alltagssprache. Dem kann nur so vorgebeugt werden, daß eine philosophische Untersuchung über die Funktion der Alltagssprache, die im Rahmen der Semantik als oberste Metasprache dient, hinzutritt. Und hier liegt die außerordentliche Wichtigkeit von WITTGENSTEINS Philosophischen Untersuchungen, selbst für die Betrachtung formalisierter Sprachen. Was die philosophische Untersuchung der Sprache betrifft, so sind hier zwei extreme Positionen denkbar, die in gleicher Weise als einseitig zu beurteilen sind. Die eine Position wäre die, welche in der Linie CARNAPS liegt, wonach philosophische Untersuchungen sich zur Gänze auf die Konstruktion und Analyse formalisierter Sprachen zu beschränken haben, eine Untersuchung der Umgangssprachen hingegen allein dem empirischen Sprachforscher zu überlassen ist. Die andere Position, in der Denkrichtung WITTGENSTEINS liegend, bestünde darin, die philosophische Tätigkeit auf den Bau der Alltagssprache zu konzentrieren, weil wir diesen Bau noch immer nicht überblicken und uns zum Teil sogar ein ganz falsches Bild von ihm machen. Wenn man von diesen Positionen ihren Ausschließlichkeitsanspruch abstreift, dann erhalten sie beide ihr relatives Recht. Wir haben zu zeigen versucht, daß eine Reihe von philosophisch bedeutsamen Fragen nur durch Betrachtung formalisierter Sprachen einer befriedigenden Beantwortung zugeführt werden können. Wie die Untersuchungen WITTGENSTEINS zeigen, wäre es aber falsch, die Alltagssprache als Untersuchungsobjekt allein dem Sprachwissenschaftler anheimzustellen. Hier ist jener Punkt, wo eine berechtigte Kritik an einer These CARNAPS geübt werden kann. Wir haben bereits ganz zu Beginn festgestellt, daß in der Semantik vom Sprecher abstrahiert wird. Die Miteinbeziehung des Sprechers in die Untersuchung von Sprachen würde nach CARNAP diese Untersuchung automatisch zu einer rein empirischen stempeln und sie daher aus der Philosophie ausschließen. Diese Ansicht dürfte wohl nicht unanfechtbar sein. Die Frage „wie werden diese und diese Ausdrücke gebraucht?“ kann von außerordentlicher philosophischer Relevanz sein, trotz der Tatsache, daß hier vom Sprecher nicht abstrahiert werden darf. Die Relevanz dieser Art von philosophischer Fragestellung zeigt sich — abgesehen von einer dadurch erzielbaren Einsicht in die Funktion der Sprache als solcher — besonders an zwei Stellen. Erstens sind zahlreiche

Probleme, die in der traditionellen Philosophie als Wesensfragen auftreten, nichts anderes als verhüllte Formen der Frage nach der logischen Grammatik von Alltagsworten (daher der Satz WITTGENSTEINS: „Das Wesen ist in der Grammatik ausgedrückt"). Ganze philosophische Theorien, wie z. B. ein Großteil der Theorie BERKELEYS oder etwa die sogenannte sense-datum-theory, sind nichts anderes als linguistische Reformvorschläge, obzwar sie ihren Begründern nicht als solche erschienen, und die Beurteilung dieser Vorschläge muß sich auf eine sorgfältige Untersuchung des Gebrauchs der betreffenden Ausdrücke im Alltag stützen. Selbst solche Fragen wie die nach dem Wesen des Erkennens, Wissens und Glaubens können zu einem guten Teil nur so behandelt werden, daß der Gebrauch der fraglichen Ausdrücke in allen relevanten Kontexten untersucht wird. Gerade dieses letzte Beispiel zeigt, daß eine derartige Untersuchung sich nicht mit formalisierten Sprachen beschäftigen kann, sondern allein mit der Alltagssprache. Zweitens aber ist eine Analyse von dieser Art stets dann erforderlich, wenn im Rahmen einer formalisierten Sprache eine Explikation von Ausdrücken gegeben werden soll, für welche bereits ein intuitiver Gebrauch innerhalb der Alltagssprache bestand. Denn jede Explikation ist stets die Explikation eines Explikandums und eine Untersuchung der Frage, ob die Explikation adäquat, zutreffend, zu einer größeren Präzision führend sei usw., muß sich auf eine Analyse der Verwendungsweise von Ausdrücken der Alltagssprache stützen.

Wir schließen daher diese kurze Skizze mit der folgenden Feststellung: Von philosophischer Relevanz ist sowohl eine Untersuchung formalisierter Sprachen sowie eine Analyse der Funktion unserer Alltagssprache. Innerhalb der (reinen) Semantik tritt hauptsächlich die erste Art der Untersuchung in Erscheinung, da man sich hier vorwiegend mit dem Studium formalisierter Objektsprachen beschäftigt. Die Funktion der obersten Metasprache (Alltagssprache) hingegen kann stets nur in einer Untersuchung der zweiten Art aufgeklärt werden.

D. Analytische und synthetische Aussagen: Quine kontra Carnap

Eines der Ziele der Semantik besteht in der Präzisierung des Unterschiedes zwischen analytischen und synthetischen Aussagen, genauer: rein logisch bestimmten (analytischen wie kontradiktorischen) Sätzen auf der einen Seite und nicht rein logisch bestimmten auf der anderen. Diese Unterscheidung von zwei Satzarten und ihre ausdrückliche Bezeichnung als „analytisch" und „synthetisch" geht auf KANT zurück, doch haben bereits früher andere Denker ähnliche Unterscheidungen getroffen, so etwa D. HUME („relations of ideas" und „matters of fact") und LEIBNIZ („vérités de raison" und „vérités de fait"). Eine wirklich befriedigende Charakterisierung dieser zwei Urteils- oder Satzarten wurde weder von den angeführten Denkern noch von deren Nachfolgern vorgenommen; denn einmal waren diese Definitionsvorschläge meist auf eine viel zu enge Urteilsklasse beschränkt, etwa Urteile von der einfachen Subjekt-Prädikat-Form, und zum anderen verwendeten sie bildhafte Redewendungen („begriffliches Enthaltensein des Prädikates im Subjekt" bei KANT) oder metaphysische Anspielungen („wahr in allen möglichen Welten" bei LEIBNIZ), die selbst einer Aufklärung bedürftig sind. Auf jeden Fall aber kristallisierte sich im Laufe der Zeit die Erkenntnis heraus, daß hinter all diesen verschiedenen Beschreibungen und bildhaften Quasidefinitionen eine gemeinsame Idee vorherrschte, die man kurz so charakterisieren kann: Bei den analytischen Wahrheiten handelt es sich um jene Spezialfälle wahrer Urteile, für welche eine *Bedeutungsanalyse allein* genügt, um die Wahrheit zu erkennen; bei den synthetischen Aussagen hingegen ist zusätzliches Tatsachenwissen zur Wahrheitsfeststellung erforderlich. In der Semantik wird versucht, diese noch immer sehr vage Formulierung durch eine weit schärfere Bestimmung zu ersetzen. Da wir bezüglich der Alltagssprache die Gesamtheit der sie beherrschenden Regeln nicht zu überblicken vermögen, ja diese überhaupt nicht als ein festes Gerüst, welches die Bedeutung der Ausdrücke eindeutig festlegt, gedacht werden darf, so ist ein Hinweis auf solche Regeln wenig aufschlußreich, wenn die Frage auftritt, worauf sich diese „reine Bedeutungsanalyse" eigentlich stütze. Semantische Systeme haben demgegenüber den Vorzug, Systeme von explizit formulierten Regeln zu sein, wodurch die Bedeutungsanalyse ein präzises Fundament zu erhalten scheint.

Der Unterscheidungsversuch „L-determiniert—synthetisch" ist in neuester Zeit von W. V. O. QUINE[62] heftig angegriffen und die Vergeblichkeit der Bemühungen um eine Präzisierung dieses Gegensatzes von ihm hervorgehoben worden, da es sich hierbei um einen Scheingegensatz handle. Um die Argumente, welche QUINE ins Treffen führt, besser verstehen zu können, unterscheiden wir zwei Arten von analytischen Aussagen: die *formal-analytischen* und die *material-analytischen*. Die erste Klasse ist durch das System der logischen Zeichen festgelegt, welche für jede einzelne Aussage deren „logisches Skelett" fixieren. Die zweite Klasse von Wahrheiten ist mit dieser formalen Struktur der Aussagen noch nicht gegeben, sondern beruht auf einem Wissen um die Relationen zwischen den Bedeutungen deskriptiver Ausdrücke. Der Satz „Sokrates ist sterblich oder Sokrates ist nicht sterblich" gehört zur ersten Klasse, „kein Junggeselle ist verheiratet" zur zweiten. Im ersten Fall braucht nur eine Kenntnis der semantischen, d. h. wahrheitsfunktionellen Rolle der beiden logischen Zeichen „nicht" und „oder" vorzuliegen, um die Wahrheit des Satzes einzusehen, ohne daß man eine Bedeutungsanalyse der darin vorkommenden deskriptiven Ausdrücke „Sokrates" und „sterblich" vornehmen müßte. Im zweiten Fall hingegen muß die inhaltliche Bedeutung des deskriptiven Ausdruckes „Junggeselle" als „unverheirateter Mann" gegeben sein, um die Aussage als wahr zu erkennen. Da in den von uns behandelten Beispielen semantischer Systeme

[62] [Two Dogmas].

Definitionen von deskriptiven Ausdrücken nicht verwendet wurden, trat dieser Fall von „Wahrheit auf Grund der Bedeutung allein" nicht in Erscheinung. Gerade gegen diese zweite Klasse richtet sich jedoch QUINES Kritik, um daraus ein ganz allgemeines Argument gegen die Idee der analytischen Wahrheit zu schmieden. Die erste Klasse von Aussagen, die wir die formal-analytischen nannten, wird auch von QUINE anerkannt und folgendermaßen charakterisiert: Es wird gesagt, daß ein Wort wesentlich in einer Aussage vorkommt, wenn die Ersetzung dieses Wortes durch ein anderes zwar wieder einen sinnvollen Satz ergibt, jedoch den Wahrheitswert der Aussage ändern kann. Im gegenteiligen Falle wird gesagt, daß ein Wort leer im Satz vorkommt. „Sokrates" und „Mensch" kommen danach beide im wahren Satz „Sokrates ist ein Mensch" wesentlich vor, da „Jupiter ist ein Mensch" sowie „Sokrates ist ein Berg" falsche Aussagen sind, obwohl sie aus der wahren Aussage jeweils durch Einsetzung eines neuen Wortes für „Sokrates" bzw. „Mensch" entstanden sind. In „Sokrates ist ein Mensch oder Sokrates ist nicht ein Mensch" kommen hingegen die beiden deskriptiven Ausdrücke „Sokrates" und „Mensch" leer vor; denn z. B. „Jupiter ist ein Mensch oder Jupiter ist nicht ein Mensch" sowie „Sokrates ist ein Berg oder Sokrates ist nicht ein Berg" sind ebenfalls wahre Sätze. Wenn wir uns daher die Gesamtheit der logischen Zeichen in einem eigenen Vokabular gegeben denken, so können wir die Klasse jener Aussagen auszeichnen, in denen nur die logischen Zeichen wesentlich vorkommen. Dies sind die logischen Wahrheiten im Sinne QUINES, die mit dem zusammenfallen, was wir die formal-analytischen Sätze nannten. Man kann nun die Position QUINES kurz so kennzeichnen: Soweit die neueren Versuche einschließlich jener der Semantik zur Definition von „analytisch" haltbar sind, führen sie über den Begriff der logischen Wahrheit nicht hinaus, und soweit sie über diesen hinausführen wollen, geschieht dies nur durch Heranziehung eines neuen Begriffs, der selbst genau so der Aufklärung bedürftig ist, wie der Begriff der Analytizität.

Um die Argumente QUINES übersichtlich und doch in Kürze wiedergeben zu können, ist es zweckmäßig, zunächst die verschiedenen Antworten, welche auf die Frage „wann ist eine Aussage analytisch?" gegeben worden sind, zusammenzustellen[63]. Eine Aussage A einer Sprache S wird als analytisch bezeichnet genau dann, wenn

1. sie in allen möglichen Welten wahr ist;
2. sie sich in allen Zustandsbeschreibungen als wahr erweist;
3. sie unmöglich falsch sein kann;
4. ihre Negation kontradiktorisch ist;
5. sie sich allein auf Grund ihrer Bedeutung als wahr erweist;
6. sie sich als wahr erweist allein auf der Grundlage der semantischen Regeln von S;
7. sie logisch wahr ist oder unter Zuhilfenahme von Definitionen, die zu S gehören, in eine logische Wahrheit verwandelt werden kann;

[63] Wir knüpfen dabei an die Abhandlung von BENSON MATES „Analytic Sentences" an.

8. sie logisch wahr ist oder durch Einsetzung synonymer Ausdrücke von *S* füreinander in eine logische Wahrheit umgeformt werden kann.

Die Stellungnahme Quines zu diesen Punkten ist die folgende. Die Antworten 1. und 3. setzen die Verwendung von Modalbegriffen voraus. Diese können in der Tat alle definiert werden, wenn einer unter ihnen, etwa der Begriff „notwendig", gegeben ist. Nun wird in der Modalitätenlogik der Ausdruck „notwendig" nicht im Sinne von „naturgesetzlich notwendig" genommen — in diesem Falle würde er sich nicht zur Definition von „analytisch" eignen —, sondern in einem strengeren Sinne. Danach ist eine Aussage von der Gestalt „es ist notwendig, daß — — —" dann und nur dann wahr, wenn die Aussage „— — —" selbst analytisch ist. Da somit die Bedeutung von „notwendig" nur mit Hilfe von „analytisch" expliziert werden kann, wäre es ein zirkuläres Vorgehen, wollte man „analytisch" durch „notwendig" definieren. Die erste Antwort ist außerdem nur eine Metapher. Antwort 2. kann hingegen als Präzisierung des in 1. ausgedrückten Bildes aufgefaßt werden. Quine bringt gegen diesen Definitionsvorschlag selbst keinen Einwand vor, sondern beschränkt sich auf die Feststellung, daß diese Antwort zu wenig leistet. Sie liefert nämlich gar nicht eine Umgrenzung der Klasse der analytischen Sätze, sondern nur eine solche der logischen Wahrheiten. Der Grund dafür ist darin zu suchen, daß diese Definition voraussetzt, daß die Atomsätze der Sprache voneinander logisch unabhängig sind. Ansonsten würden sich nach dieser Definition Aussagen als synthetisch erweisen, die sich nach der Intention des Definierenden als analytische Aussagen herausstellen sollten. Eine Zustandsbeschreibung kann so charakterisiert werden, daß sie jedem Atomsatz den Wert wahr oder falsch zuordnet. Wenn die Sprache nun die beiden Prädikate „Junggeselle" wie „verheiratet" enthält, so kann sowohl dem Satz „Hans ist Junggeselle" wie „Hans ist verheiratet" der Wert wahr zugeordnet werden. In allen jenen Zustandsbeschreibungen, für die dies geschieht, wäre dann die Aussage „kein Junggeselle ist verheiratet" nicht wahr und diese Aussage selbst somit synthetisch. Der Definitionsvorschlag 2. ist also nur für solche Sprachen brauchbar, für welche keine außerlogische Relation der Synonymität zwischen deskriptiven Ausdrücken, wie z. B. „Junggeselle" und „unverheirateter Mann", besteht. In solchen Sprachen können auch nur logische Wahrheiten im engeren Sinne auftreten und das eigentliche Problem der Analytizität fällt hier hinweg. Der vierte Definitionsvorschlag ist von vornherein unbefriedigend, da der Ausdruck „kontradiktorisch" oder „widerspruchsvoll" genau so aufklärungsbedürftig ist wie der Terminus „analytisch". Antwort 5. formuliert zunächst nur die Intention des Definierenden; wenn diese präzisiert wird, muß sie eine der Formen 6. bis 8. annehmen.

Um Quines Stellungnahme zum Definitionsversuch 6. zu kennzeichnen, betrachten wir drei verschiedene Fassungen der semantischen Regeln:

(I) Diese Regeln stellen Übersetzungsregeln für die Ausdrücke einer Kunstsprache *S* in die Alltagssprache dar.

(II) Die semantischen Regeln für eine Sprache *S* umfassen eine explizite Umgrenzung der analytischen Sätze von *S*, z. B. auf dem Wege einer Rekursion.

(III) Die semantischen Regeln sind bloße Wahrheitsregeln, d. h. sie grenzen im Gegensatz zum Fall (II) nicht explizit die analytischen Sätze von den übrigen ab, sondern besagen nur, daß solche und solche Aussagen zur Klasse der wahren Sätze gehören.

Der Fall (I) gibt uns sicherlich keine Antwort auf die Frage, was „analytisch" bedeutet; denn der analytische Charakter von Sätzen der Objektsprache wird nach (I) aus der Analytizität ihrer metasprachlichen Übersetzungen, also ihrer Formulierungen in der Umgangssprache, erkannt. Dazu muß man aber bereits wissen, was „analytisch" für diese letztere Sprache bedeutet.

Für den Fall, daß der Begriff „semantische Regel" im Sinne von (II) verstanden wird, bestehen wieder zwei Möglichkeiten:

a) Die Regeln definieren nur das komplexe neue Symbol „analytisch – für – *S*". Dann ist es als irreführend anzusehen, daß in dessen sprachlicher Formulierung der Ausdruck „analytisch" als unselbständiger Bestandteil vorkommt. Denn dadurch wird der Gedanke nahegelegt, es werde mittels dieser Regeln der Ausdruck „analytisch" geklärt. Dies ist jedoch nicht der Fall. Es geschieht nichts anderes als eine Auszeichnung einer bestimmten Klasse *K* von Sätzen und man sollte daher besser einfach ein derartiges Symbol wie „*K*" verwenden. Man kann die verschiedensten Satzklassen *K*, *L*, *M*, *N*, ... aus der Gesamtklasse der Sätze von *S* auszeichnen, mit einer bestimmten Absicht oder auch ohne eine solche. Warum wird gerade eine dieser so ausgezeichneten Klassen, etwa *K*, als die Klasse der analytischen Sätze von *S* bezeichnet? Die Ersetzung des Symbols „*K*" durch den längeren Ausdruck „analytisch – für – *S*" ist offenbar keine Antwort auf diese Frage.

b) Im Gegensatz zur Interpretation a) tritt das Wort „analytisch" nicht als unselbständiger Bestandteil in der Redewendung „analytisch – für – *S*" auf, sondern ist als mit selbständiger Bedeutung versehen aufzufassen, wenn es innerhalb einer Regel von etwa folgender Gestalt aufscheint „ein Satz *A* ist analytisch in der Sprache *S* dann und nur dann wenn ...". Die Schwierigkeit ist hier die, daß wir nicht wissen, was wir unter dem Wort „analytisch" verstehen sollen. Wenn dieses Wort für sich selbst eine Bedeutung hat, dann muß ich offenbar, bevor ich den Sinn der Aussage „*A* ist analytisch für *S*" für eine konkrete Sprache *S* verstehe, die Redewendung „*X* ist analytisch für *Y*" verstanden haben, wobei jetzt sowohl „*X*" wie „*Y*" Variable sind, „*Y*" also eine Variable ist, die über alle Sprachen läuft.

Es bleibt noch der Fall zu erörtern, wonach die semantischen Regeln die Gestalt (III) besitzen. Hier braucht man nur vorauszusetzen, daß man so viel über die intendierte Bedeutung von „analytisch" weiß, daß es sich dabei um wahre Sätze handeln soll. Die semantischen Regeln selbst enthalten dagegen in diesem Falle den Ausdruck „analytisch" nicht. Auf diese Regeln nimmt die Definition von „analytisch" Bezug, wenn gesagt wird, daß Aussagen genau dann als analytisch anzusehen sind, wenn sie wahr sind auf Grund der semantischen Regeln. Nach QUINE wird hier der aufklärungsbedürftige Ausdruck „analytisch“ durch den nicht geklärten Ausdruck „semantische Regel“ ersetzt. Es soll ja nicht jede wahre Aussage, welche besagt, daß Sätze einer gewissen Klasse wahr sind, als semantische Regel gewertet werden. Denn in diesem Falle wären dann alle wahren Aussagen analytisch und der Begriff „analytisch“ würde damit überflüssig werden, da er nun keine echte Teilklasse der Klasse der wahren Aussagen mehr bezeichnete. Wenn wir uns auf ein spezielles System *S* mit explizit angeführten semantischen Regeln beziehen, dann können wir allerdings unter Bezugnahme auf diese genau angegebenen Regeln bestimmen, daß eine Aussage *A* „analytisch für *S*“ ist, wenn sie wahr ist auf Grund der semantischen Regeln von *S* allein. Aber dann wird sofort wieder der frühere Einwand geltend, daß dadurch ja nicht „analytisch“, sondern bloß die komplexe Redewendung „analytisch – für – *S*“ definiert wird. Als Erläuterung oder als Explikation des Begriffs „analytisch“ könnte eine derartige Definition nur gewertet werden, wenn man auf diese Weise den Begriff „analytisch für *Y*“ bei variablem *Y* definiert hätte. Falls dies durch die Redewendung „wahr auf Grund der semantischen Regeln von *Y*“ geschieht, so steht man vor der neuen Frage, was hier unter „semantische Regel“ verstanden wird. Diese Regeln sind nicht explizit formulierbar, da *Y* eine Variable ist. Man pendelt also zwischen den beiden Seiten einer Alternative hin und her: entweder es werden die semantischen Regeln eines Systems *S* explizit angeführt, dann kann man nur „analytisch – für – *S*“ definieren und erhält keine Antwort auf die Frage nach der Bedeutung des interessanten Wortes „analytisch“; oder man gibt diese Antwort, indem man sich nicht auf ein spezielles System *S*, sondern auf beliebige Sprachen *Y* bezieht, dann kann man das, was unter „semantische Regel“ verstanden werden soll, nicht explizit anführen, muß also diesen Begriff als Grundbegriff einführen und hat daher bloß den ungeklärten Begriff „analytisch“ durch den ebenso ungeklärten „semantische Regel“ ersetzt. Auch der Vorschlag 6. erweist sich somit als unzulänglich.

Antwort 7. ist nach QUINE überhaupt ein Irrweg. Der Grundgedanke dieses Lösungsvorschlages ist der folgende. Sicherlich ist eine Aussage wie „kein unverheirateter Mann ist verheiratet“ logisch wahr. Wenn man die Definition von „Junggeselle“ durch „unverheirateter Mann“ verwendet, so erhält man daraus „kein Junggeselle ist verheiratet“. Dies legt den Gedanken nahe, daß man die analytischen Sätze als jene auszeichnen könne, die, falls sie nicht selbst bereits logische Wahrheiten sind, auf Grund von Definitionen allein in logische Wahrheiten verwandelt werden können. Woher aber weiß man, daß „Junggeselle“ als „unverheirateter Mann“ definiert ist? Soll man zu diesem Zwecke beim Verfasser eines Wörterbuches anfragen? Dieser Verfasser ist ein Erfahrungswissenschaftler und seine Definition ist in der Annahme begründet, daß zwischen den beiden Ausdrücken „Junggeselle“ und „unverheirateter Mann“ Synonymität besteht. Hier ist es nun der

Begriff der Synonymität, der nach Aufklärung verlangt. Die Definition als Tätigkeit eines Erfahrungswissenschaftlers kann sicherlich nicht als Grund der Synonymität genommen werden, da diese Definition ja nur ein Bericht über Synonymität sein soll, an die der Verfasser des Wörterbuches glaubt. Um die Schwierigkeit kommt man auch dann nicht herum, wenn man „Definition" im Sinne von „Begriffsexplikation" versteht. Diese besteht darin, daß man den Gebrauch eines Wortes in bestimmten Kontexten präzisiert, wobei man sich darauf stützen muß, daß der Gebrauch in anderen Kontexten — sie sollen die begünstigten Kontexte heißen — hinreichend klar und scharf ist, so daß man dort keine Änderung vorzunehmen braucht. Wenn eine Definition als eine derartige Explikation verstanden werden soll, so setzt man daher zwar nicht voraus, daß das Definiens synonym sei mit dem vorexplikativen Gebrauch des Definiendums, wohl aber muß man voraussetzen, daß jeder der begünstigten Kontexte des Definiendums in dem vorexplikativen Gebrauch des letzteren synonym ist mit dem entsprechenden Kontext des Definiens. Auch hier also muß der erläuterungsbedürftige Terminus „synonym" verwendet werden. Die angeführte Schwierigkeit tritt nur dann nicht auf, wenn unter „Definition" die Einführung eines neuen Symbols verstanden wird, das als Abkürzung für einen bisher verwendeten längeren Ausdruck dienen soll. In diesem Falle ist der Begriff der Synonymität tatsächlich klar und eindeutig: Das Definiendum ist synonym mit dem Definiens, weil es ausdrücklich zu dem Zwecke eingeführt wurde, mit dem Definiens synonym zu sein. Für die anderen beiden Fälle aber bleibt die Frage offen und das Beispiel des Begriffspaares „Junggeselle" und „unverheirateter Mann" gehört gerade zu der ersten Klasse von Fällen.

Aus dieser Stellungnahme zur Antwort 7. ergibt sich somit zugleich auch jene zum achten Vorschlag. Diese Antwort könnte nur dann als befriedigend angesehen werden, wenn vorher geklärt würde, was unter der Synonymität zweier Ausdrücke verstanden werden soll. Man könnte meinen, daß eine hinreichende Bedingung für die Synonymität zweier Ausdrücke darin erblickt werden dürfe, daß diese Ausdrücke in allen Kontexten miteinander vertauschbar sind, ohne daß durch die Vertauschung der Wahrheitswert des Kontextes geändert würde. Das gilt jedoch nur für den Fall intensionaler Sprachen, die von Quine als problematisch angesehen werden. Dies läßt sich so einsehen: Wenn man bereits über den Begriff des analytischen Satzes verfügen könnte, dann hätte man das Recht, eine Synonymität von „Junggeselle" und „unverheirateter Mann" wegen der Analytizität von „alle und nur die Junggesellen sind unverheiratete Männer" zu behaupten. Wenn wir nun eine intensionale Sprache mit dem Modalitätsoperator „notwendig" zur Verfügung haben, so daß „es ist notwendig, daß — — —" genau dann wahr ist, wenn „— — —" analytisch ist, so ist die Aussage „es ist notwendig, daß alle unverheirateten Männer unverheiratete Männer sind" (1) wahr. Falls „Junggeselle" und „unverheirateter Mann" austauschbar sind salva veritate, dann folgt somit, daß auch „es ist notwendig, daß alle und nur die Junggesellen unverheiratete Männer sind" (2) wahr ist; denn (2) entsteht aus (1) dadurch, daß man von dieser Austauschbarkeit Gebrauch macht. (2) jedoch ist logisch äquivalent mit der Aussage „,alle und nur die Junggesellen sind unverheiratete Männer' ist analytisch" und dies ist auf Grund der soeben getroffenen Feststellung dasselbe wie die Behauptung der Synonymität von „Junggeselle" und „unverheirateter Mann". Dieser Trick war jedoch nur dadurch möglich, daß man von der Voraussetzung ausging, in der betreffenden Sprache befinde sich bereits das Adverbium „notwendig". Um die Frage zu entscheiden, was dieses Wort bedeute und ob es überhaupt berechtigt sei, es zu verwenden, muß man zuvor entschieden haben, was „analytisch" bedeute und ob wir ein Recht besäßen, diesen letzteren Ausdruck zu verwenden. Als Explikation von „analytisch" sowie als Rechtfertigung des Gebrauchs dieses Ausdruckes verstanden, wäre das geschilderte Vorgehen somit zirkulär. Es muß daher erwogen werden, ob die Austauschbarkeit salva veritate auch für extensionale Sprachen eine hinreichende Bedingung bildet, um von Synonymität zu sprechen. Und da ergibt sich sofort wieder eine negative Antwort. Denn diese Austauschbarkeit garantiert uns nur die Wahrheit von „alle und nur die Junggesellen sind unverheiratete Männer", nicht jedoch die Analytizität dieser Aussage, welche allein erst genügen würde, um mit Recht von Synonymität sprechen zu können. Man kann sich dies leicht an einem Gegenbeispiel, wie etwa „Lebewesen mit Herz" und „Lebewesen mit Nieren" klar machen. In extensionalen Sprachen sind diese beiden Ausdrücke miteinander austauschbar salva veritate, vorausgesetzt, daß die Behauptung empirisch wahr ist, wonach alle und nur die Lebewesen, welche Nieren besitzen, auch ein Herz haben. Ebenso sind in extensionalen Sprachen die Eigennamen „Abendstern" und „Morgenstern" miteinander vertauschbar, da sie sich auf denselben Gegenstand als ihre Extension beziehen. Schließlich gilt diese Vertauschbarkeit in solchen Sprachen für alle Ausdrücke mit Nullextension, wie „Einhorn" und „Kentaur" (die Klasse der Einhörner ist identisch mit der Klasse der Kentauren). Trotzdem kann man in diesen Fällen nicht von Synonymität sprechen. Wollte man dies dennoch tun, dann wäre man zu der paradoxen Schlußfolgerung genötigt, die gerade erwähnte empirische Wahrheit „alle und nur die Lebewesen mit Herz haben Nieren" ebenso wie z. B. „der Abendstern ist identisch mit dem Morgenstern" für analytische Sätze zu erklären. Wir müssen also entweder in die Sprache einen Ausdruck wie „notwendig" einführen, dessen Bedeutung erst unter Zuhilfenahme des Ausdruckes „analytisch" erläutert werden kann, oder müssen zu dem Resultat kommen, daß die Austauschbarkeit salva veritate nicht ausreicht, um den Begriff der Synonymität zu erhalten. Dazu müßte man die schärfere Forderung der Austauschbarkeit *salva analyticitate* aufstellen und damit wäre natürlich wieder der Weg verbaut, unter Verwendung des Begriffs der Synonymität das Prädikat „analytisch" zu definieren.

Der Begriff der Synonymität von Ausdrücken wurde in der traditionellen Logik als harmlos empfunden und daher mit Selbstverständlichkeit verwendet. Die Ausführungen QUINES zeigen, daß diese Einstellung nur unter der Voraussetzung berechtigt wäre, daß wir bereits über den Terminus „analytisch" verfügen dürften. Gestützt wird QUINES Skeptizismus durch Betrachtungen NELSON GOODMANS zu diesem Punkt, die sich nicht auf formalisierte Sprachen, sondern allein auf die Umgangssprache beziehen[64]. Wir geben seine Gedanken in Kürze wieder, da es sich ja in der Tat hier um einen Begriff handelt, für den man eher als für alle anderen Ausdrücke, die zur Klärung von „analytisch" verwendet werden können, eine befriedigende Lösung zu finden geneigt ist. GOODMAN zeigt zunächst die Unzulänglichkeit dreier Kriterien für Bedeutungsgleichheit auf. Wir wollen sie das *Vorstellungskriterium*, das *Begriffskriterium* und das *Möglichkeitskriterium* nennen.

Das erste ist psychologischer Natur. Danach sind zwei Prädikate dann und nur dann bedeutungsverschieden, wenn wir ein Vorstellungsbild („mental picture") besitzen, welches dem einen, aber nicht dem anderen Prädikat genügt. Dagegen läßt sich einwenden, daß es erstens keineswegs klar ist, was wir uns eigentlich vorstellen können und was nicht (kann man sich einen Menschen von der Größe einer Amöbe vorstellen oder kann man sich eine Farbe vorstellen, die man noch nicht gesehen hat?) und zweitens gibt es Prädikatausdrücke, zu denen gar keine entsprechenden Vorstellungsbilder existieren, wie etwa „schlau" oder „elektrisch geladen". Natürlich werden in der Regel bestimmte Bilder mit diesen Ausdrücken assoziiert sein; aber dies ist nicht wesentlich, da ja solche Bilder auch mit sinnlosen Silben assoziiert sein können.

Nach dem Begriffskriterium haben zwei Ausdrücke verschiedene Bedeutung dann und nur dann, wenn wir uns etwas denken können, was das eine Prädikat erfüllt, jedoch nicht das andere. Die Grenzen der Vorstellungskraft werden auf diese Weise zwar durchbrochen, jedoch ein brauchbares Kriterium wird abermals nicht geliefert. Soll z. B. die Tatsache, daß wir in exakter Weise einen mehr als dreidimensionalen Raum definieren können, das Kriterium seiner Denkbarkeit bilden? Dann wäre zu sagen, daß auch ein quadratischer Kreis definierbar ist als ein Rechteck mit vier gleichen Seiten, so daß jeder Punkt vom Mittelpunkt denselben Abstand hat. Um diese Schwierigkeit kommt man nur herum, wenn man derartige Definitionen verwirft, da sie nicht widerspruchsfrei sind. Damit stützt sich das Argument aber wiederum auf die Voraussetzung, daß das Problem bereits gelöst sei, was „analytisch" bedeute, und diese Lösung setzt, wie wir gesehen haben, ihrerseits voraus, daß der Begriff der Synonymität oder Bedeutungsgleichheit schon zur Verfügung stehe. Dieser Begriff sollte doch jetzt gerade erst geklärt werden. Wenn wir sagen, daß eine Definition widerspruchsvoll sei, dann kann dies ja nur bedeuten, daß die Existenzaussage, wonach es Gegenstände gibt, die die Definitionsbedingung erfüllen, kontradiktorisch ist, im Falle unseres Beispiels also etwa die Aussage „(Ex) (x ist ein Rechteck mit vier gleichen Seiten und jeder Punkt von x hat vom

[64] [Likeness].

Mittelpunkt denselben Abstand)". Eine Aussage ist aber kontradiktorisch dann und nur dann, wenn ihre Negation analytisch ist. Wenn die erwähnte Definition aus dem angeführten Grunde verworfen wird, so wird somit in zirkelhafter Weise die Relation der Bedeutungsgleichheit benützt, um diese Relation zu erklären; denn ohne sie zu benützen, können wir nicht sagen, was „analytisch" heißt. Das Argument gegen die Definition kann allerdings in einer neuen Form vorgebracht werden, die den Begriff „kontradiktorisch" nicht verwendet. Es lautet dann so: Man kann wohl definieren, was ein quadratischer Kreis ist, es gibt jedoch kein mögliches Ding, das diese Definition erfüllen würde. Damit aber läßt man das Begriffskriterium fallen und geht zum Möglichkeitskriterium über; denn es wird jetzt nicht mehr das, was möglich ist, auf das gestützt, was denkbar oder begreifbar ist, sondern umgekehrt die Denkbarkeit auf die Möglichkeit zurückgeführt.

Nach diesem Kriterium läßt sich die Bedeutungsgleichheit zweier Prädikate unmittelbar definieren: Zwei Prädikate sind bedeutungsgleich genau dann, wenn es nichts Mögliches gibt, welches das eine, jedoch nicht das andere erfüllt. Der Begriff möglicher Dinge, die nicht wirklich sind, ist von vornherein äußerst problematisch[65]. Aber selbst wenn man von allen weiteren philosophischen Bedenken gegen diesen Begriff absieht, so tritt doch sofort das Problem auf: auf Grund welchen Kriteriums stellen wir fest, daß es einen möglichen, aber nicht wirklichen Gegenstand gibt, der das eine, jedoch nicht das andere der beiden Prädikate „P_1" und „P_2" erfüllt? Wieder scheint sich als einzige Antwort die Aussage anzubieten, daß das komplexe Prädikat „ist ein P_1 oder ein P_2, jedoch nicht beides" widerspruchsfrei ist. Und damit sind wir wiederum bei dem schon mehrmals festgestellten Zirkel angelangt; denn eine solche Widerspruchsfreiheit des komplexen Prädikates besteht dann und nur dann, wenn „P_1" und „P_2" nicht bedeutungsgleich sind. Was das letztere heißen soll, wollen wir gerade wissen. Man könnte den Möglichkeitsbegriff allerdings auch in dem schwächeren Sinn verwenden, daß man nicht von möglichen Gegenständen spricht, sondern bei der Formulierung des Kriteriums bloß die Redewendung „es ist möglich, daß ..." verwendet und sagt „zwei Prädikate unterscheiden sich in der Bedeutung, wenn es möglich ist, daß etwas das eine erfüllt, jedoch nicht das andere". Wie man sofort sieht, läuft dann Bedeutungsgleichheit auf Gleichheit der Extension hinaus; denn wenn ich weiß, daß die Lebewesen, die ein Herz haben, genau jene sind, die Nieren besitzen, so ist damit die Möglichkeit ausgeschlossen, daß es Lebewesen gibt, welche die eine dieser beiden Eigenschaften besitzen, jedoch nicht die andere. Extensionale Identität ist jedoch nichts anderes als Austauschbarkeit salva veritate innerhalb extensionaler Kontexte und von dieser wissen wir bereits auf Grund der Argumente Quines, daß sie als Definiens des Begriffs der Bedeutungsgleichheit unzulänglich ist.

---

[65] Vgl. dazu die Argumente von Quine in „On What There Is" sowie in meiner „Metaphysik-Wissenschaft-Skepsis", S. 73ff.

N. GOODMAN macht trotzdem den Vorschlag, die Bedeutungsrelation auf das Verhältnis der Extensionen zu stützen. Dazu muß man allerdings alle zusammengesetzten Ausdrücke mitberücksichtigen, in welchen die fraglichen Prädikate als Bestandteile vorkommen. Dieser Weg kann deshalb beschritten werden, weil zwei Ausdrücke, welche dieselbe Extension besitzen, als Teile komplexer Ausdrücke vorkommen können, die in allen übrigen Bestandteilen identisch sind und dennoch verschiedene Extensionen haben. Dies ermöglicht es uns, zu einem engeren Begriff als jenem der Extensionsgleichheit zu gelangen, ohne jedoch dabei mehr vorauszusetzen als den Begriff der Extension selbst. Es kann dann vermutet werden, daß dieser engere Begriff gerade das trifft, was unter Bedeutungsgleichheit verstanden wird. Der Sachverhalt läßt sich gut am Einhornbeispiel erläutern. Die Prädikate „Einhorn" und „Kentaur" (bzw. „ist ein Einhorn" und „ist ein Kentaur") haben dieselbe Extension; denn die Klasse der Gegenstände, welche diese Prädikate erfüllen, ist in beiden Fällen die leere Klasse. Man wird die zwei Prädikate jedoch sicherlich als bedeutungsverschieden ansehen. Dieser Unterschied spiegelt sich rein extensional darin wider, daß es Wortkomplexe mit diesen beiden Prädikaten als Bestandteilen gibt, die verschiedene Extensionen haben. Dazu bilde man etwa jene Ausdrücke, die eines der beiden Prädikate als erste Hälfte und das Wort „Bild" als zweite Hälfte aufweisen. Die Extension von „Einhornbild" ist nicht identisch mit der von „Kentaurbild"; denn während wohl die Klasse der Kentauren identisch ist mit der Klasse der Einhörner, sind die Kentaurenbilder verschieden von den Einhornbildern, von denen es ja jeweils welche gibt. Diese Konstruktionsmöglichkeit beruht nicht allein auf einer Eigentümlichkeit des Ausdruckes „Bild". Selbst wenn man, um die Gefahr eines Zirkels zu vermeiden, wie GOODMAN Zusammensetzungen mit „Gedanken", „Vorstellungen", „Begriffen" usw. („Kentaurenvorstellungen" und „Einhornvorstellungen") vermeidet, so lassen sich doch noch andere extensionsverschiedene Zusammensetzungen aus extensionsgleichen Wörtern bilden. Als Beispiel könnte man etwa ein Kompositum mit dem zweiten Wort „jagen" anführen: Kentaurenjagen ist gewiß eine andere Tätigkeit als Einhörnerjagen (ein Einhornjäger reist vermutlich nach Indien, ein Kentaurenjäger nach Thessalien). N. GOODMAN nennt nun die Extension eines Prädikates selbst dessen *primäre Extension* und die Extension irgendeines solchen komplexen Ausdruckes, der das Prädikat als Bestandteil enthält, die *sekundäre Extension* des Prädikates. Zwei Ausdrücke werden dann für bedeutungsgleich erklärt, wenn sie dieselbe primäre wie sekundäre Extension besitzen. Dieser Vorschlag bewirkt, daß alle Fälle von extensionsgleichen Ausdrücken, die intuitiv als bedeutungsverschieden angesehen werden, sich auch im Sinne dieser Definition als bedeutungsverschieden erweisen. Die Definition hat aber eine Konsequenz, auf die GOODMAN hinweist: es gibt danach keine zwei verschiedenen Wörter, welche dieselbe Bedeutung haben. Denn wenn wir irgend zwei beliebige Prädikate „P" und „Q" betrachten, so können wir stets die Inschrift bilden „ein P, welches nicht ein Q ist". Dies ist nun eine P-Beschreibung und nicht eine Q-Beschreibung. Also ist die sekundäre Extension von „P" verschieden von jener von „Q"; also ist „P" nicht bedeutungsgleich mit „Q". So erweisen sich nicht nur „Einhorn" und „Kentaur" als bedeutungsverschieden, weil der Ausdruck „ein Kentaur, der kein Einhorn ist" eine Kentauren-Beschreibung, jedoch nicht eine Einhorn-Beschreibung ist; sondern auch „Junggeselle" und „unverheirateter Mann" können nicht als bedeutungsgleich angesehen werden, da der Ausdruck „ein Junggeselle, der nicht ein unverheirateter Mann ist" eine Junggesellen-Beschreibung, aber nicht eine Unverheiratete-Mann-Beschreibung ist[66]. Durch die Mitberücksichtigung komplexer Wortbildungen hat GOODMAN zugleich gezeigt, daß selbst bei der Ausschaltung aller nichtextensionalen Kontexte keine zwei Prädikate in jedem beliebigen Satz miteinander vertauscht werden können, ohne den Wahrheitswert des Satzes zu ändern. Jede Behauptung, wonach irgend zwei Wörter dieselbe Bedeutung besitzen sollen, kann sofort widerlegt werden, indem man einen extensionalen Kontext angibt, in welchem sie nicht füreinander eingesetzt werden können, ohne den Wahrheitswert des Kontextes zu ändern. Es sieht so aus, als könnte das Beispiel mit der Verwendung von Inschriften zur Konstruktion eines Widerspruches verwendet werden; denn könnte man nicht analog sagen, daß die Inschrift „ein P, welches nicht ein P ist" zugleich eine P- und nicht eine P-Beschreibung ist? Dieses absurde Resultat wird nach einer Bemerkung GOODMANs ausgeschieden, wenn man beachtet, daß zwei Prinzipien zur Entscheidung darüber verwendet werden, ob eine Formulierung eine ...-Beschreibung ist oder nicht. Das erste Prinzip besagt, daß „— — — welches ... ist" sowohl eine — — —- wie eine ...-Beschreibung darstellt. Daher ist „— — — welches nicht ein ... ist" sowohl eine — — —-Beschreibung wie eine Nicht-eine ...-Beschreibung. Es ist aber nicht notwendig, daß eine Nicht-eine ...-Beschreibung nicht eine ...-Beschreibung ist. Das letztere ist nach einem zweiten Prinzip erst dann der Fall, wenn nicht nach einem anderen, also z. B. dem ersten Prinzip, die Beschreibung auch zu einer ...-Beschreibung wird. In „ein P, welches nicht ein P ist" liegt somit sowohl eine P-Beschreibung wie eine Nicht-eine-P-Beschreibung vor. In diesem Fall ist aber tatsächlich der Umstand, daß eine Nicht-eine-P-Beschreibung vorliegt, nicht hinreichend, um zu schließen, daß nicht eine P-Beschreibung vorliegt; denn der Schluß wäre nur zulässig, wenn nicht zugleich eine P-Beschreibung vorläge, was jedoch der Fall ist.

Die Untersuchung GOODMANs führt also zu dem Ergebnis, daß der Begriff der Bedeutungsgleichheit überhaupt aufzugeben ist und statt dessen nur von einer mehr oder weniger großen Bedeutungsähnlichkeit gesprochen werden kann. Diese Ähnlichkeit verwandelt sich erst dann in völlige Gleichheit, wenn die zwei betrachteten Ausdrücke identisch werden. Für die Klärung des Begriffs „analytisch" ist jedoch voraus-

[66] Man möge hier nicht nochmals in den früheren Zirkel verfallen, einen Ausdruck wie den obigen für unzulässig zu erklären, weil er *widerspruchsvoll* sei.

gesetzt, daß man mit Recht von Bedeutungsgleichheit oder Synonymität verschiedener Ausdrücke sprechen kann. Ansonsten würde wieder die Klasse der analytischen Sätze auf die der logischen Wahrheiten im engeren Sinne zusammenschrumpfen und von den übrigen Sätzen könnte man bloß sagen, daß sie einer logischen Wahrheit mehr oder weniger ähnlich sind. Dieses Resultat legt den Gedanken nahe, daß ein Scheitern des Versuchs, den Begriff des analytischen Satzes zu definieren, auf einem analogen Umstande beruhen könnte wie das Scheitern des Versuchs, auf axiomatischem Wege alle und nur die gültigen Sätze der Zahlentheorie zu charakterisieren. In beiden Fällen gewinnt man entweder zu viel oder zu wenig. Dort sind entweder aus dem Axiomensystem nicht alle gültigen Wahrheiten zu gewinnen oder es enthält auch Falschheiten. Hier wird entweder eine Definition der Bedeutungsgleichheit zugrunde gelegt, nach welcher Extensionsgleichheit für Synonymität hinreichend ist, oder es müssen zwei verschiedene Wörter stets als bedeutungsverschieden betrachtet werden. Im ersten Fall würde man eine viel zu große Klasse von Sätzen als „analytisch" auszeichnen, im zweiten Fall würde sich wieder nur der auf dem logischen Skelett allein beruhende Begriff der logischen Wahrheit ergeben. Während jedoch im Fall des zahlentheoretischen Axiomensystems der Begriff der zahlentheoretischen Gültigkeit oder Wahrheit bereits vorhanden ist und der Unvollständigkeitssatz von Gödel nur die Unmöglichkeit einer rein axiomatischen Charakterisierung dieses Begriffs aufzeigt, ist bei unserem gegenwärtigen Problem der Begriff der analytischen Aussage noch gar nicht gegeben und das negative Resultat macht diesen Begriff selbst fraglich.

Carnaps Stellungnahme zu all diesen Bedenken gegenüber dem Begriff des Analytischen ist kurz die folgende[67]. Zunächst müssen wir scharf unterscheiden zwischen dem Problem der Explikation dieses Begriffs in bezug auf natürliche Sprachen und dem seiner Explikation in bezug auf Kunstsprachen. Diese zwei Probleme sind von gänzlich verschiedener Natur, weshalb auf die Argumente Quines auch keine einheitliche Antwort gegeben werden kann, da sie sich zum Teil auf das eine, zum Teil auf das andere Problem beziehen. Ebenso muß man unterscheiden, ob bezweifelt werden soll, daß eine hinreichend klare Explikation von „analytisch" gegeben werden kann, oder ob nur dies, daß dieser Explikation ein hinreichend klares Explikandum zugrunde liege. Carnap selbst beschränkt sich darauf, diese Explikation von „analytisch" im Sinne von „wahr auf Grund der Bedeutung allein" für formalisierte Sprachen vorzunehmen. Dabei setzt er bei Quines Kritik zu dem zu Beginn angeführten zweiten Definitionsvorschlag „wahr in allen Zustandsbeschreibungen" ein. Quines Kritik bestand darin, daß die in solchen Zustandsbeschreibungen auftretenden Atomsätze voneinander logisch unabhängig sein müssen und somit diese Charakterisierung der analytischen Wahrheiten bestenfalls als eine Definition der logischen Wahrheiten im engeren Sinne hinreichend sei. Carnap versucht zu zeigen,

[67] Diese Stellungnahme findet sich in Carnaps Abhandlung „Meaning Postulates".

daß diese Kritik unzutreffend ist. Unter Verwendung von *Bedeutungspostulaten* kann der allgemeinere Begriff der Analytizität expliziert werden. Dabei wird kein weiterer neuer Begriff vorausgesetzt — wie QUINE dies in den übrigen Argumenten hervorhebt —, vielmehr ist dies ein Verfahren, welches allein durch Betrachtungen mittels des „gesunden Menschenverstandes" nahegelegt wird.

Es sei S ein semantisches Sprachsystem mit den üblichen logischen Konstanten, Quantoren, Individuenvariablen und gewissen deskriptiven Zeichen. Unter den letzteren sollen sich vor allem die beiden Individuenkonstanten „a" und „b" sowie die Prädikatausdrücke „J", „V", „R", „B" befinden, welche als Abkürzungen von „Junggeselle", „verheiratet", „Rabe" und „schwarz" dienen sollen. Wenn wir dann die beiden Aussagen betrachten:

Karo ist schwarz oder Karo ist nicht schwarz (1)

Wenn Hans ein Junggeselle ist, dann ist Hans nicht verheiratet, (2)

so wäre die erste ein Beispiel aus der Klasse der (nicht angefochtenen) logischen Wahrheiten im engeren Sinne, das zweite ein Beispiel aus der Klasse der (angefochtenen) analytischen Wahrheiten im weiteren Sinne. In S könnten die beiden Aussagen etwa so lauten:

$$Ba \vee \sim Ba \tag{3}$$

$$Jb \supset \sim Vb \tag{4}$$

Man kann zunächst den Begriff der L-Wahrheit eines Satzes $\mathfrak{S}_i$ für S einführen, der genau die logische Wahrheit im engeren Sinne trifft. Dies ist auf verschiedene Weise möglich. CARNAP gibt vier Formulierungen:

(a) Die dem Satz $\mathfrak{S}_i$ entsprechende offene logische Formel ist allgemeingültig (für den Fall (3) würde diese logische Formel etwa lauten „$Fx \vee \sim Fx$", wobei jetzt auch „F" eine Variable darstellen würde);

(b) Der generelle logische Satz, der dem $\mathfrak{S}_i$ entspricht, ist wahr (Fall (3): „$(F)\,(x)\,(Fx \vee \sim Fx)$". S muß hierbei als so reich vorausgesetzt werden, daß allen deskriptiven Ausdrücken, insbesondere auch den Prädikaten von S, Variable entsprechen, die durch Quantoren gebunden werden können);

(c) $\mathfrak{S}_i$ wird von allen Werten der vorkommenden deskriptiven Zeichen erfüllt (Fall (3): hier muß der Wertbereich von „B" und „a" derselbe sein wie der von „F" und „x" in (a));

(d) $\mathfrak{S}_i$ gilt in allen Zustandsbeschreibungen.

Die Begriffe der L-Falschheit, L-Unverträglichkeit, L-Implikation usw. können in der an früherer Stelle ausführlich geschilderten Weise eingeführt werden. Alle diese Fassungen (a) bis (d), die natürlich voraussetzen, daß das semantische System gewissen Bedingungen genügt (z. B. im Falle (c) Wertregeln für die deskriptiven Zeichen analog zu jenen für die Variablen enthält usw.), decken den Fall (3), jedoch nicht (4).

Um auch den Fall (4) zu erfassen, wird das folgende Bedeutungspostulat eingeführt:

$$(P_1) \qquad (x)\,(Jx \supset \sim Vx).$$

Die Einführung dieses Bedeutungspostulates setzt dabei nicht voraus, daß für die deskriptiven Zeichen von S, also insbesondere die angeführten Individuenkonstanten und Prädikate, Bezeichnungs- oder Intensionsregeln gegeben worden sind. Diese sind nur zur Bestimmung der synthetischen Wahrheiten erforderlich, nicht jedoch zur Aussonderung der analytischen Wahrheiten im engeren wie im weiteren Sinne. Diese Feststellung Carnaps klingt zunächst paradox angesichts der Tatsache, daß die analytischen Aussagen im weiteren Sinne ja gerade nicht auf dem „logischen Skelett" allein beruhen, sondern eine Mitberücksichtigung der Bedeutung deskriptiver Zeichen verlangen. Wie kann man da auf eine Bedeutungsangabe dieser Zeichen verzichten und doch den Begriff der Analytizität im vollen Umfange definieren? Die Antwort lautet: Die Bedeutungspostulate, im vorliegenden Falle also das Postulat (P_1), sagen uns genügend bezüglich der Bedeutung der deskriptiven Ausdrücke, damit wir all das erhalten, was für den Begriff der Analytizität erforderlich ist. Daraus wird ersichtlich, daß die Forderung der logischen Unabhängigkeit der Atomsätze bzw. Grundprädikate des Systems nicht notwendig ist. Sollten nämlich logische Relationen zwischen ihnen bestehen, so müssen für diese Relationen Bedeutungspostulate aufgestellt werden, um den Begriff der Analytizität zu explizieren.

Wenn nun die Frage aufgeworfen wird: „Woher weiß der Erbauer eines semantischen Systems, daß die beiden Eigenschaften, Junggeselle zu sein und verheiratet zu sein, miteinander unverträglich sind, und daher ein Bedeutungspostulat von der Gestalt (P_1) verwendet werden muß?", so gibt es nach Carnap darauf nur eine Antwort: „Diese Frage ist falsch gestellt". Es liegt hier überhaupt kein Wissensproblem vor, sondern nur eine Angelegenheit der Entscheidung. Wenn jemand das Postulat (P_1) akzeptiert, dann kann ihn dabei der Glaube maßgebend beeinflussen, daß im Deutschen die Worte „Junggeselle" und „verheiratet" stets so verwendet werden, daß sie miteinander unverträglich sind. Aber ein solcher Einfluß ist nicht notwendig. Es könnte z. B. im vorliegenden Falle das schwächere Motiv für die Annahme von (P_1) vorliegen, daß die beiden Ausdrücke *gewöhnlich* in diesem Sinne verwendet werden. Man kann schließlich ein derartiges Postulat akzeptieren, ohne überhaupt ein Motiv zu besitzen. So etwa kann jemand auch beschließen, die beiden Prädikate „Rabe" und „schwarz" durch ein geeignetes Bedeutungspostulat so festzulegen, daß das erste das zweite einschließt: $(x)\,(Rx \supset Bx)$. Eine solche Wahl ist immer dort möglich, wo das betreffende Alltagswort keine scharfe Umgrenzung besitzt. Das Wort kann dann im Rahmen eines semantischen Systems in einem engeren oder weiteren Sinne gebraucht werden. Die in das System eingeführten Bedeutungspostulate spiegeln alle derartigen Beschlüsse über den Gebrauch der deskriptiven Zeichen wider.

Sobald alle Bedeutungspostulate in das System S eingeführt worden sind, kann der Ausdruck „analytisch in S" definiert werden. Wenn $\mathfrak{P}$ die Konjunktion aller Bedeutungspostulate darstellt, so kann als Explikat der Analytizität die Wendung „L-wahr in bezug auf $\mathfrak{P}$" verwendet werden, deren Definition so lautet:

Ein Satz $\mathfrak{S}_i$ von S ist L-wahr bezüglich $\mathfrak{P} =_{Df}$ $\mathfrak{S}_i$ wird von $\mathfrak{P}$ in S L-impliziert. (5)

Der Begriff der L-Implikation gehört dabei zur Klasse der „schwächeren" L-Begriffe, die mittels des Begriffs der L-Wahrheit im früheren Sinn (ohne Verwendung von Bedeutungspostulaten) definiert werden. Es ist klar, daß jetzt auch die anderen L-Begriffe entsprechend erweitert werden können wie „L-Implikation bezüglich $\mathfrak{P}$", „L-Unverträglichkeit bezüglich $\mathfrak{P}$" usw. Ein Beispiel möge genügen: „$\mathfrak{S}_i$ L-impliziert $\mathfrak{S}_j$ bezüglich $\mathfrak{P}$" könnte erklärt werden durch „‚$\mathfrak{P} \supset (\mathfrak{S}_i \supset \mathfrak{S}_j)$' ist L-wahr". Es läßt sich zeigen, daß auch die Bedeutungsrelationen zwischen zwei- oder mehrstelligen Prädikaten sowie bestimmte strukturelle Eigenschaften solcher Prädikate (Transitivität, Irreflexivität) durch ähnliche Bedeutungspostulate charakterisierbar sind. Die letzteren sind vor allem deshalb von Wichtigkeit, weil man mehrstellige Prädikate mit bestimmten strukturellen Eigenschaften im allgemeinen nicht durch solche ohne diese Eigenschaften ersetzen kann, die dasselbe leisten. Der Begriff des Bedeutungspostulates hat eine weite Anwendung auf mathematischem und epistemologischem Gebiet. Es zeigt sich, daß alle expliziten Definitionen, Gebrauchsdefinitionen, rekursiven Definitionen und auch die an früherer Stelle erwähnten Reduktionssätze als Bedeutungspostulate konstruiert werden können.

Soweit Carnaps Verteidigung der Verwendung des Begriffs „analytisch" für formalisierte Sprachen[68]. Die These Carnaps wurde unterstützt durch Betrachtungen von B. Mates[69] und R. Martin[70], die sich auf natürliche Sprachen beziehen. Wir erwähnen einige wesentliche unter den von ihnen hervorgehobenen Punkten. Eine der Schwierigkeiten, die Quine dazu veranlaßten, die Möglichkeit einer brauchbaren Deutung von „analytisch" zu bezweifeln, ist die Frage der Entscheidung, ob eine vorgegebene Aussage analytisch sei oder nicht. Quine bemerkt z. B.[71], er wisse nicht, ob der Satz „alles Grüne ist ausgedehnt" als analytisch anzusprechen sei. Er fügt dabei hinzu, er glaube nicht, daß dies darauf

[68] Nach Fertigstellung dieses Manuskriptes erschien die interessante Arbeit von Kemeny [Approach]. Darin wird ein neues Verfahren zum Aufbau semantischer Systeme entwickelt, wobei die Begriffe der Interpretation und des Modells im Vordergrund stehen. Gleichzeitig versucht der Verfasser darin, zu einer präzisen Bestimmung des Begriffs des analytischen Satzes für semantische Systeme zu gelangen. Der in dieser Hinsicht entscheidende Punkt besteht darin, daß zwar Modelle die Interpretation (im intensionalen Sinne) nicht eindeutig bestimmen, daß jedoch die Regeln, durch die Modelle gegeben werden, die Interpretation festlegen.

[69] Analytic Sentences.

[70] On „Analytic".

[71] [View], S. 32.

beruhe, daß er die Bedeutung von „grün" und „ausgedehnt" nicht genügend klar erfasse, sondern vielmehr darauf, daß der Begriff der Analytizität kein klarer Begriff sei. MATES bemerkt dazu, daß es sich hier um ein Entscheidungsproblem handle, dessen Lösbarkeit nicht Voraussetzung für die Verständlichkeit jenes Ausdruckes sei, auf den es sich bezieht. Wenn jemand nicht imstande ist, zu entscheiden, ob FERMATS Vermutung ein Theorem ist — und dazu sind wir gegenwärtig alle nicht imstande —, so läßt sich daraus nicht der Schluß ziehen, daß er die Bedeutung des Wortes „Theorem" nicht verstehe. Und wenn wir außerstande sind, zu entscheiden, ob „alles, was grün ist ist ausgedehnt" analytisch ist, so besteht ganz analog keine Nötigung, zu behaupten, daß wir den Ausdruck „analytisch" nicht verstehen. Gegen diese Analogiebetrachtung von MATES ließe sich allerdings einwenden, daß man sich im zweiten Fall kein Verfahren vorzustellen vermag, durch welches jemand zu der Erkenntnis gelangen könnte, daß „alles Grüne ist ausgedehnt" analytisch sei, wenn er zuvor daran zweifelte, da die Bedeutungen von „grün" und „ausgedehnt" einfach und hinreichend klar sind, während kein Deduktionsproblem vorliegt. Im ersten Falle ist ein solches Verfahren hingegen sehr wohl denkbar: es bestünde in nichts anderem als in einer Ableitung des Satzes von FERMAT aus bestimmten Axiomen, während tatsächlich eine solche Ableitung bisher nicht bekannt ist. CARNAP selbst würde vermutlich in diesem Falle darauf hinweisen, daß es sich hier um einen jener Grenzfälle handelt, für welche das vage Explikandum keine klare Entscheidungsmöglichkeit gibt. Die Entscheidung könnte daher erst durch einen Beschluß getroffen werden, welcher das Korrelat zu einem Bedeutungspostulat im Rahmen der Umgangssprache darstellte.

Ein anderes Argument von MATES besagt folgendes: QUINES Betrachtungen laufen darauf hinaus, daß er keinen der Ausdrücke „analytisch", „kontradiktorisch", „möglich", „notwendig", „synonym", „Definition"[72], „Bedeutung", „semantische Regel" akzeptieren könne, es sei denn, einer von ihnen (und damit auch alle übrigen) werde ausschließlich mit Hilfe von Ausdrücken definiert, die außerhalb dieser Klasse liegen. Nun kann es der Fall sein, daß für die Definition eines Begriffs so starke Adäquatheitsbedingungen aufgestellt werden, daß überhaupt keine adäquate Definition mehr möglich ist. Tatsächlich läßt sich nach MATES zeigen, daß QUINE in diesem Punkte zu hohe Ansprüche stellt. Angenommen nämlich, es werde eine Definition von „analytisch" gegeben, wobei als Definiens der Prädikatausdruck „F" diene. Es gilt dann der Satz: 1. analytisch $= F$. Diese Definition sei befriedigend in einem so starken Sinne, daß der Schluß auf die folgende Aussage statthaft ist: 2. „(s) (s ist analytisch dann und nur dann wenn $F\,s$)" ist analytisch. „s" ist dabei eine Variable, welche über alle Sätze läuft. Nach QUINES Synonymitätskriterium kann man aus 2. schließen, daß „F" und „analytisch" (kognitiv) synonym sind. Sätze jedoch,

[72] Dieser Ausdruck ist hier natürlich in dem speziellen, von QUINE kritisierten Sinn zu verstehen.

die voneinander nur durch synonyme Teile abweichen, sind selbst synonym. Daher ist Satz 1. synonym mit: 3. analytisch = analytisch. Auf der Grundlage so strenger Adäquatheitsbedingungen scheint es daher unmöglich zu sein, jemals eine befriedigende Definition von „analytisch" zu finden, welche nicht mit Satz 3. synonym ist.

Schließlich hebt Mates hervor, daß es verfehlt sei, anzunehmen, daß wir durch das Studium semantischer Systeme überhaupt erst ein Verständnis der verschiedenen semantischen Begriffe erhalten sollten. Dieses Ziel sei in Wahrheit, ein Verständnis, das wir bereits besitzen, zu verbessern. Wir besitzen sicherlich ein gewisses Verständnis von „analytisch", so daß wir erstens in einer großen Zahl von Fällen imstande sind, zu entscheiden, ob ein Satz analytisch ist oder nicht, wobei wir keinen Schwankungen in der Auffassung unterliegen, sondern diese Entscheidung folgerichtig und in Übereinstimmung mit uns selbst treffen. Zweitens gibt es nach Mates einen empirisch prüfbaren Unterschied in unseren Einstellungen gegenüber den zwei Arten von Aussagen: Wie sehr sich auch ein physikalisches Gesetz bisher bewährt haben möge, so haben wir doch nicht die Disposition, eine künftige Außerkraftsetzung dieses Gesetzes auf Grund neuer Erfahrungen auszuschalten; dagegen haben wir bei logischen und mathematischen Wahrheiten, wie „1 + 2 = 3", das Gefühl, daß sie wahr bleiben müssen, wie immer sich auch die Welt ändert, ungeachtet der Tatsache, daß wir solche Sätze auf empirischem Wege mit Hilfe von Äpfeln und Nüssen als Kinder gelernt haben. Wir fassen sie eben nicht als bloße hypothetische Verallgemeinerungen, alle Arten von Gegenständen betreffend, auf, während wir bei physikalischen Prinzipien nicht der Meinung sind, daß die Welt nicht auch ganz anders hätte sein können. Diese Unterscheidung, die wir im intuitiven Denken treffen, ist aber hinreichend, um im Rahmen der Semantik eine Grenze zwischen zwei Aussageklassen zu ziehen. Gewiß ist „analytisch für S" ein neuer und komplexer Ausdruck, aber es besteht doch ein guter Grund dafür, an die Stelle dieses Ausdruckes nicht einfach das neue Symbol „K" zu setzen; denn durch diese terminologische Wahl soll eine Analogie gezogen werden, die darin besteht, daß „analytisch für S" sich zum semantischen System S in vielen wichtigen Hinsichten so verhält, wie sich der Ausdruck „analytisch" zur Umgangssprache verhält. Die Frage, in welchem Grade „analytisch für S" oder „L-wahr für S" den Ausdruck „analytisch" der Alltagssprache expliziere, hängt davon ab, in welchem Grade sich S der Alltagssprache annähert.

Soweit die Einwendungen von Mates. Auch von R. M. Martin wurde Carnaps Standpunkt unterstützt. Martin weist zunächst darauf hin, daß Quines Forderung, „analytisch für Y" bei variablem Y zu explizieren, d. h. so, daß Y über alle Sprachen läuft, ein Verlangen darstelle, das für keine Explikation irgendeines semantischen Begriffs erfüllt werden könne. Jede klare philosophische Diskussion über Sprachsysteme muß explizit sein und daher die betreffende Sprache genau charakterisieren. Bereits die Definition von „analytisch für Y", wobei Y über alle bisher studierten formalisierten Sprachen läuft, überschreitet heute bei weitem unsere Fähigkeiten. Noch schlimmer steht es, wenn *Y* über alle Sprachen überhaupt, natürliche wie künstliche, laufen soll. Ein solches Verlangen wird auch bezüglich anderer zu explizierender Begriffe, wie des Wahrheitsbegriffs oder des Ableitungsbegriffs, nicht gestellt. Eine klare Explikation eines derartigen Begriffs für die Alltagssprache ist nach Martin schon deshalb ausgeschlossen, weil als Vorbedingung dafür die Struktur der Sprache präzise beschrieben werden müßte, was bei der Alltagssprache unmöglich ist. Auf Fragen, wie „enthält die Alltagssprache nur Variable von endlicher Ordnung wie die einfache Typentheorie oder auch solche von transfinierter Ordnung?", „liegt der Alltagssprache eine Logik zugrunde, die mehr der Typentheorie ähnelt, oder eine solche, die mehr Zermelos oder v. Neumanns axiomatischer Mengenlehre ähnlich ist?", kann kaum eine definitive Antwort gegeben werden. Ja, es ist überhaupt fraglich, ob man nicht auf Grund der in dieser Sprache des Alltags formulierbaren Antinomien sagen muß, daß es sich hierbei um eine inkonsistente Sprache handle. In einer widerspruchsvollen Sprache aber sind vermutlich sämtliche Sätze analytisch.

Alle diese Argumente zeigen einerseits, welchen außerordentlichen Schwierigkeiten der Versuch begegnet, metalogische Begriffe (nicht nur den Begriff „analytisch") für die Alltagssprache zu definieren, und anderseits, daß wir im intuitiven Denken einen hinreichend scharfen Unterschied zwischen den beiden Klassen von Propositionen vornehmen, so daß eine derartige Unterscheidung auch für konstruierte Sprachen als angemessen erscheint, ebenso wie die terminologische Charakterisierung dieser beiden Klassen als die der analytischen und synthetischen Sätze. Dies ist jedoch nicht hinreichend, um den Standpunkt Quines definitiv zurückzuweisen. Denn Quines Einstellung ist ja ganz einfach die, daß er bemerkt, er verstehe nicht, was das Wort „analytisch" bedeute und sehe in allen Erklärungen entweder einen Zirkel oder eine Rückverweisung auf einen anderen Ausdruck, der ihm seinerseits nicht verständlich sei. Angesichts dieser Situation scheint zunächst der Vorschlag von Carnap am ehesten zu einer Versöhnung der beiden Standpunkte geeignet zu sein: Die analytischen Wahrheiten sind danach nichts anderes, als eine kraft Konvention, d. h. auf dem Wege über Bedeutungspostulate, vorgenommene Erweiterung der Klasse der logischen Wahrheiten, die auch von Quine anerkannt werden.

Der Gegensatz zwischen der Position Carnaps und jener Quines ist jedoch wesentlich tiefer verankert, als daß er sich auf solche Weise wirklich beheben ließe. Wir müssen nämlich noch eine Voraussetzung revidieren, die wir zu Beginn dieser Erörterungen machten. Es wurde dort gesagt, daß die logischen Wahrheiten im engeren Sinne („formalanalytische Sätze") auch von Quine anerkannt werden. Diese Anerkennung liegt tatsächlich vor, aber sie hat bei Quine eine gänzlich andere Bedeutung als bei Carnap oder innerhalb der traditionellen logischen Denkweise. Quine möchte nämlich mit der Definition der logischen Wahrheiten keineswegs deren analytische Gültigkeit, die durch keine

Erfahrung außer Kraft gesetzt werden könne, behaupten, sondern nur eine gegenständliche Abgrenzung des Gebietes der Logik geben. Diese Abgrenzung geschieht mittels der Unterscheidung von logischen und deskriptiven Zeichen. Ist die Liste der logischen Zeichen aufgestellt, dann kann man sagen, daß die logisch wahren Aussagen jene seien, in denen die logischen Zeichen wesentlich vorkommen (vgl. die Definition dieses Begriffs zu Beginn des Abschnitts). In genau derselben Weise aber könnte man nach QUINE z. B. auch die Wahrheiten einer anderen Wissenschaft, wie die der Geologie oder Biologie, abgrenzen, vorausgesetzt, daß es gelänge, eine Liste der geologischen oder biologischen Ausdrücke zusammenzustellen[73]. Biologische Wahrheiten wären dann jene, in denen nur die logischen und biologischen Ausdrücke wesentlich vorkommen. Logische Wahrheiten würden damit in trivialer Weise auch zu biologischen Wahrheiten werden. Und dies gälte auch von jeder anderen sogenannten Erfahrungswissenschaft: Um die Wahrheiten jener Disziplinen zu kennzeichnen, müssen nicht nur die spezifischen Ausdrücke der betreffenden Wissenschaft zu ihrem speziellen Wahrheitsskelett gerechnet werden, sondern stets auch die logischen Zeichen. Logische Wahrheiten sind damit wohl zu einer Teilklasse der Wahrheiten jeder Einzeldisziplin geworden; dies spiegelt jedoch für QUINE nicht einen Wesensunterschied zwischen logischen Wahrheiten und Tatsachenwahrheiten wider, insbesondere nicht die unverbrüchliche Geltung logischer Prinzipien, sondern bloß die größere Allgemeinheit, welche die Logik gegenüber anderen Wissenschaften besitzt. So wie der Fall eintreten kann, daß ein generelles physikalisches Gesetz auf Grund von neuen Erfahrungen preisgegeben oder doch modifiziert werden muß, kann sich prinzipiell auch der Fall ereignen, daß wir genötigt werden, unser logisches System zu revidieren, um einen Einklang mit der Erfahrung herbeizuführen. Wir werden nur versuchen, einen solchen Schritt so lange als möglich hinauszuschieben, da die logischen Prinzipien im Zentrum unseres wissenschaftlichen Weltbildes liegen und wir die Neigung haben, im Falle einer Unstimmigkeit Revisionen zunächst mehr in peripheren Teilen, die der unmittelbaren Erfahrung näher liegen, vorzunehmen und nur im Notfall einen Eingriff ins Zentrum zu machen. Schon die Preisgabe allgemeiner physikalischer Gesetze wird nur mit großem Widerstreben vorgenommen, da sie zu einem Umbau des gesamten Systems führt. Sie wird jedoch dann notwendig, wenn auf andere Weise der Einklang mit der Erfahrung nicht hergestellt werden kann oder doch nur auf Kosten der Einfachheit des Systems, unter Hinzufügung komplizierter Zusatzhypothesen. Dasselbe Schicksal, das schon öfters anerkannte Naturgesetze von allgemeinstem Charakter traf, könnte einmal auch den logischen Prinzipien blühen. So steht es nach QUINE durchaus im Bereich der Möglichkeiten, daß eines Tages eine widerspruchsfreie Interpretation quantenphysikalischer Phänomene zur Preisgabe der zweiwertigen Logik führen werde.

---

[73] Vgl. [Logic], S. 2.

Gestützt wird diese Ansicht vom fließenden, nicht scharfen Übergang zwischen Logik und Erfahrungswissenschaft durch Quines Skepsis hinsichtlich der Möglichkeit einer reinen Bedeutungsanalyse. Eine von Carnaps Grundthesen ist die, daß eine Bedeutungsanalyse sprachlicher Ausdrücke vorgenommen werden kann. Dies setzt voraus, daß es sinnvoll ist, von der Bedeutung einzelner deskriptiver Ausdrücke zu sprechen. Gerade dies wird von Quine bestritten. Er geht hier über Frege noch hinaus, der behauptet hatte, daß eigentlich nur der Satz eine Bedeutungseinheit darstelle und einzelne Wörter, selbst Eigennamen, nur innerhalb des gesamten Satzes bedeutungsvoll seien. „Bedeutungsvoll sein" setzt aber nicht voraus, daß demjenigen, was bedeutungsvoll ist, für sich eine feste Bedeutung als eigene Wesenheit zugeordnet werden kann. Quine erweitert dies zu dem Gedanken, daß nur der ganze, über den einzelnen Satz hinausreichende Kontext für sich bedeutungsvoll sei. Der Versuch, die Bedeutung einzelner Ausdrücke für sich zu präzisieren, d. h. durch Bedeutungspostulate die Bedeutungsrelationen zwischen solchen Ausdrücken zu verschärfen, muß von da aus als illusorisch erscheinen. Und damit gerät für Quine auch die strenge Grenze zwischen Fragen der Bedeutung und Tatsachenfragen in Wegfall. Nur ein Unterschied im Grade, aber nicht im Wesen liegt hier vor. Wenn man eine Aussage, wie „Brutus tötete Cäsar", betrachtet, so kann man mit Recht sagen, daß diese Aussage einerseits falsch wäre, wenn die Welt eine andere Beschaffenheit hätte (so daß Brutus Cäsar nicht getötet hätte), anderseits aber auch dann, wenn das Wort „tötete" eine andere Bedeutung hätte, etwa die Bedeutung von „zeugte". Daraus entspringt nach Quine die fehlerhafte Neigung, jede Aussage in eine linguistische Komponente und eine Tatsachenkomponente aufzusplittern. Dann ist es wiederum nur ein kurzer Schritt zu den analytischen Aussagen; denn diese sind jetzt einfach jene wahren Sätze, bei denen die Tatsachenkomponente auf Null zusammenschrumpft. Aber diese Frage, was in unseren Aussagen und wissenschaftlichen Systemen der Sprache und was der Betrachtung der Wirklichkeit zuzuschreiben ist, ist nach Quine vermutlich eine Scheinfrage[74], die selbst möglicherweise nur der Begriffswelt unserer ganz bestimmten Sprache entspringt. Diese Frage zu beantworten, setzt nämlich wieder voraus, daß man sowohl über die Welt wie über die Sprache spricht, und um über die Welt zu sprechen, muß man dieser das Begriffssystem aufprägen, das unserer Sprache eigentümlich ist. Quine glaubt dabei keineswegs, daß wir deshalb ganz in eine bestimmte Begriffswelt eingepfercht seien. Wir können diese Stück für Stück umarbeiten, aber wir gleichen dabei stets, wie Neurath dies in einem Bilde ausgedrückt hat, Seeleuten, die nie einen Hafen anlaufen können, sondern ihr Schiff auf offener See umbauen müssen. Mehr als ein stückweiser Umbau ist uns nicht verstattet und die Idee eines Vergleichs des Systems mit einer objektiven, davon unabhängigen Realität bleibt eine Fiktion. Nicht die „Entsprechung mit der Wirklichkeit", sondern

[74] [View], S. 78.

die Brauchbarkeit zur Fällung sich bewährender Voraussagen muß das Kriterium der Akzeptierbarkeit eines wissenschaftlichen Systems bilden. Der „realistische" Standpunkt hat einem mehr „pragmatistischen" zu weichen. Die logischen Wahrheiten sind auch für CARNAP keine Art von „Weltgesetzen", als welche sie in der rationalistischen Philosophie aufgefaßt wurden, sondern beruhen auf einer Konvention, nämlich auf dem Beschluß, eine bestimmte Sprachform zu wählen. Sie haben ja überhaupt nichts mit der Welt zu tun. Dieser Beschluß kann revidiert und statt der einen eine andere Sprachform gewählt werden. QUINE gesteht dies alles ausdrücklich zu[75], fügt jedoch hinzu, daß dies von sämtlichen wissenschaftlichen Systemen gälte.

So weit führt der Standpunkt QUINES in die Denkweise des Pragmatismus. Auf der anderen Seite aber hat seine wissenschaftstheoretische Einstellung merkwürdigerweise eine Wiederherstellung der ontologischen Probleme als wissenschaftlich rechtmäßiger Fragen zur Folge. Wer in seiner Sprache deskriptive Ausdrücke verwendet, ist nicht verpflichtet, eine Ontologie zu akzeptieren, in welcher diese Ausdrücke als Namen von Wesenheiten auftreten. Sinnvolle Verwendung von „rot" setzt nicht den Glauben an die platonische Röte voraus; denn „rot" kann auch in einem nominalistischen System als Individuenprädikat gedeutet werden, das erst im Kontext sinnvoll wird. Anders steht es mit den Variablen, welche man ins System mitaufnimmt. Im Rahmen eines Systems mit nominalistischer Ontologie dürfen allein Individuenvariable verwendet werden; denn der Gebrauch von Klassen- oder Zahlvariablen schließt die theoretische Annahme der Existenz abstrakter Gegenstände in sich. So gehört zu unserem wissenschaftlichen System als ganzem stets auch eine bestimmte Ontologie und ihre Gültigkeit untersteht denselben empirischen Kriterien wie alle wissenschaftlichen Hypothesen. Wie bei den generellen logischen Gesetzen, etwa dem Satz vom ausgeschlossenen Dritten, handelt es sich hierbei um Annahmen, die ganz zentral gelegen sind und daher nur in sehr indirekter Weise auf Grund von Erfahrungen zum Scheitern gebracht werden können. Dabei ist natürlich wieder zu beachten, daß es nach QUINE kein definitives Scheitern (Falsifikation) *einer* bestimmten Annahme, sei diese nun ein Naturgesetz, ein logisches Prinzip oder eine ontologische Basis der Theorie, geben kann, sondern nur die Notwendigkeit einer Umgestaltung unseres wissenschaftlichen Systems als ganzen. Wie weit bei einer durch neue Erfahrungen aufgezwungenen Revision ins Zentrum vorgedrungen werden muß, ist von vornherein niemals ausgemacht. Zentrale Fragen sind jene, die sich durch größere Allgemeinheit von den mehr peripheren Problemen unterscheiden. Es gibt jedoch keine strenge Grenzlinie zwischen beiden. Fragen wie „gibt es Klassen?" oder „gibt es Zahlen?" scheinen solche zu sein, die unser Begriffssystem betreffen. Fragen wie „gibt es Einhörner?" oder „gibt es zehnstöckige Häuser in Graz?" scheinen Tatsachenfragen zu sein. Der Gegensatz ist jedoch graduell und nicht absolut.

---

[75] [View], S. 45.

Für die Denkweise CARNAPS gibt es keine ontologischen Probleme. Ontologische Annahmen reduzieren sich für ihn auf die Wahl einer linguistischen Form. Nicht „gibt es Zahlen?“ oder „gibt es Klassen?“ können nach CARNAP als sinnvolle Fragen auftreten, sondern nur „wollen wir eine Sprache einführen, die Klassen- bzw. Zahlvariable enthält?“. Ontologische Aussagen wie „es gibt Klassen“ oder „es gibt Zahlen“ verwandeln sich bei dieser Interpretation in spezielle Fälle von analytischen Sätzen. Diese Reduktion ontologischer auf logische Wahrheiten beruht aber auf der Unterscheidbarkeit von analytischen und synthetischen Aussagen, und diese ist es gerade, welche von QUINE geleugnet wird.

Wenn wir den Gegensatz in der Form von Thesen kurz charakterisieren wollen, so können wir sagen, daß es nach CARNAP klare Unterschiede gibt

1. zwischen analytischen und synthetischen Aussagen;
2. zwischen logischen Fragen und Tatsachenfragen;
3. zwischen der linguistischen Komponente (Bedeutungskomponente) und der Tatsachenkomponente von Aussagen;
4. zwischen der Wahl der Struktur („framework“) einer Wissenschaftssprache und der Annahme einer Behauptung, die *in* dieser Sprache ausgedrückt wird.

Dagegen gibt es

5. keine Probleme der Ontologie, vielmehr werden diese auf linguistische Fragen zurückgeführt.

Der Standpunkt QUINES ist gerade durch die Leugnung sämtlicher Punkte 1. bis 5. gekennzeichnet.

Können wir zu einem Ergebnis hinsichtlich der Beurteilung dieses tiefgreifenden Gegensatzes gelangen? Es scheint mir, daß durch eine rein logische Argumentation allein hier nichts ausgemacht werden kann. Dies zeigt sich schon rein äußerlich an der Tatsache, daß trotz eifriger Diskussion zwischen zahlreichen bedeutenden Logikern der Gegenwart der Gegensatz nicht zu bereinigen war und nun schon seit Jahren besteht. Vielleicht muß man in der Frage ein Prinzip der „Toleranz höherer Ordnung“ walten lassen. Der Begriff der Wissenschaft ist selbst ein zu explizierender Term und formale Logik und Wissenschaftslogik arbeiten zusammen an dieser Explikation. Wie überall dort, wo es um eine Explikation geht, mehrere verschiedenartige Explikationsversuche vorgenommen werden können, so auch hier. CARNAP und QUINE geben verschiedene Deutungen des wissenschaftlichen Verfahrens. Diejenige CARNAPS hält sich trotz vieler origineller Eigentümlichkeiten und vor allem Präzisierungen vager Ideen mehr an die Tradition. Jene QUINES entfernt sich weit von den traditionellen Weisen des Denkens. Aber betont nicht QUINE selbst, daß man im Falle eines uns aufgezwungenen Umbaues der Wissenschaft die zentraleren Teile solange als möglich beibehalten wird und ist nicht seine Deutung der Wissenschaft eine zentrale Umdeutung? Zur heutigen Begriffswelt der Wissenschaften gehört auch das Bild, das man sich von der wissenschaftlichen Tätigkeit selbst macht und dieses Bild dürfte bei den meisten Einzelwissenschaftlern wie Logikern und Erkenntnistheoretikern der von CARNAP entwickelten Wissenschaftstheorie mehr ähneln, selbst bei Berücksichtigung des großen Abstandes zwischen diesem oft sehr vagen Bild und der von CARNAP versuchten Rationalisierung dieses Bildes. Aber dies ist eine Bemerkung, die mehr den Charakter eines argumentum ad hominem besitzt und eine wirkliche Antwort kann nur erwartet werden, wenn man alle Konsequenzen dieser beiden verschiedenen Auffassungen vom Wesen der Wissenschaft mitberücksichtigt. So kann es z. B. sehr wohl der Fall sein, daß die Diskussion von CARNAPS induktiver Logik hier ein Resultat ergeben oder doch die Aussicht auf eine endgültige Antwort näher rücken wird. Denn in dieser Theorie der Induktion wird von der Vorstellung ausgegangen, daß die Redewendung „die Aussage p ist auf Grund der Erfahrungsdaten e in dem und dem Grade bestätigt" einer Präzisierung fähig ist. Dies ist offenbar nur dann möglich, wenn eine Aussage für sich selbst eine Bedeutungseinheit darstellt. Auf der Grundlage der QUINEschen Theorie ergibt es dagegen keinen Sinn, eine isolierte Aussage in einem mehr oder weniger bestimmten Grade für bestätigt anzusehen.

QUINES Kritik an den intensionalen Begriffen, insbesondere am Begriff des analytischen Satzes, kann auch so charakterisiert werden, daß QUINE die Existenz von Explikanda für diese Begriffe, d. h. die Existenz eines pragmatischen Gegenstückes für sie[76], in Abrede stellt und außerdem behauptet, daß derartige Begriffe ohne dieses pragmatische Gegenstück gänzlich willkürliche und unnütze Schöpfungen darstellten. CARNAP vertritt demgegenüber die Auffassung, daß die Existenz eines pragmatischen Explikandums keineswegs eine Voraussetzung dafür darstelle, um einen semantischen Begriff als fruchtbar zu erweisen. Diese Fruchtbarkeit kann sich aus der Anwendung der Theorie der formalisierten Sprachen ergeben. Dies ist allerdings ein langsamer Prozeß. Zweitens ist CARNAP der Meinung, daß es für den Begriff der Intension sowie für die anderen auf diesem beruhenden Begriffe entsprechende, wenn auch mehr oder weniger vage pragmatische Begriffe gibt. Er hat neuerdings zu zeigen versucht[77], wie man mittels behavioristischer Methoden den pragmatischen Begriff der Intension für natürliche Sprachen klären kann, um auf diese Weise eine praktische Rechtfertigung sowohl für die Verwendung dieses pragmatischen wie des entsprechenden semantischen Begriffs zu geben. Die zusätzliche Schwierigkeit bei der Bestimmung der zu einem Prädikat gehörenden Intension kann am besten durch den Vergleich mit der Bestimmung der zum Prädikat gehörenden Extension verdeutlicht werden.

[76] Da die Analyse von historisch vorgegebenen Sprachen stets auch auf den oder die Sprachbenützer Bezug nehmen muß, gehören nach der früher festgelegten Terminologie alle auf solche Sprachen bezogenen Untersuchungen zur Pragmatik. Wir nennen daher jene für natürliche Sprachen geltenden Begriffe, welche im Rahmen der Betrachtung formalisierter Sprachsysteme als semantische Begriffe expliziert werden sollen, pragmatische Begriffe.

[77] In der Abhandlung [Synonymy].

Angenommen, ein Sprachforscher, der noch nichts über die englische Sprache weiß, geht daran, diese Sprache auf Grund einer Untersuchung des Sprechverhaltens englisch sprechender Leute zu studieren. Der Einfachheit halber möge er sich darauf beschränken, die Sprache zu studieren, die von einer gegebenen Person John zu einer bestimmten Zeit verwendet wird, und auch diese nur so weit, als in der Sprache Prädikate gebraucht werden, die sich auf beobachtbare Dinge beziehen. Mittels eines einfachen empirischen Tests kann der Forscher feststellen, ob John gewillt ist, ein bestimmtes Prädikat wie „lion" auf ein Ding anzuwenden oder nicht. Indem er die Ergebnisse solcher Tests sammelt, kann er schließlich die Extension von „lion" innerhalb eines gegebenen Gegenstandsbereiches bestimmen, d. h. also die Klasse der Dinge aus dem Bereich, auf die John das Prädikat anwendet, ebenso die Klasse der Dinge, auf welche John das Prädikat nicht anwendet. Es wird sich außerdem noch eine dritte Klasse von Dingen ergeben, denen John das Prädikat weder zuzusprechen noch abzusprechen gewillt ist. Der Umfang dieser Klasse macht den Grad der *extensionalen Vagheit* dieses Prädikates aus. Bei vielen Prädikaten wie „lion" oder „man" wird der Grad der extensionalen Vagheit gering sein. In einem weiteren Schritt kann der Sprachforscher auf Grund der gewonnenen Resultate eine Hypothese darüber aufstellen, wie John das Prädikat „lion" außerhalb dieses ursprünglich betrachteten Gegenstandsbereiches verwendet. Er kann schließlich eine Hypothese bezüglich der Extension von „lion" für das gesamte Universum aufstellen. Da diese Hypothese auf einer Generalisierung beruht, kann sie natürlich nicht vollständig verifiziert werden.

Auch die Zuordnung einer Intension zu einem Prädikatausdruck ist nach Carnap eine empirische Hypothese, welche wie andere linguistische Hypothesen durch Beobachtung des Sprechverhaltens von Personen überprüft werden kann. Vom Standpunkt des Sprachbenützers aus ist eine Kenntnis der Intensionen das Primäre; denn wir verstehen die Sätze einer Sprache auf Grund einer Kenntnis der Intensionen, während wir für die Zwecke einer Anwendung der zur Theorie der Extension gehörenden Begriffe außerdem ein hinreichendes empirisches Wissen um die relevanten Tatsachen besitzen müssen. Für den Sprachforscher hingegen, der eine empirische Untersuchung einer bisher noch nicht bekannten Sprache vornimmt, liegen die Dinge umgekehrt. Er bestimmt zunächst die Klasse der Objekte, auf die ein Prädikatausdruck angewendet wird, d. h. also die Extension des Ausdruckes, und erst hernach die Intension dieses Wortes. Nach der *extensionalistischen These*, welche Quine vertritt, ist die Zuordnung einer Intension auf Grund einer vorher bestimmten Extension keine Tatsachenfrage, sondern die Sache einer vollkommen freien Wahl. Wenn die Extension eines Prädikates ermittelt worden ist, so steht es dem Sprachforscher danach frei, irgendeine Eigenschaft als Intension zu wählen, die mit der Extension verträglich ist. Häufig gibt es viele und bisweilen sogar unendlich viele Eigenschaften, deren Extension die dem Prädikat zugehörige Extension darstellt. Nach der von Carnap vertretenen *intensionalistischen These* ist die Zuordnung einer Intension zu einem Ausdruck keine Angelegenheit einer freien Wahl, sondern eine empirisch überprüfbare Annahme.

CARNAPS Kritik an der extensionalistischen These besteht aus zwei Teilen. Er versucht zunächst, mittels einer reductio ad absurdum zu zeigen, daß dieser Standpunkt zu inakzeptablen Resultaten führt. In seinen weiteren Ausführungen gibt er Methoden an, um zur empirischen Feststellung von Intensionen zu gelangen. Angenommen, ein Sprachforscher ordne auf Grund einer Beobachtung des Sprechverhaltens von John dem Wort „horse" die Intension Pferd zu, er trage also in sein Wörterbuch das Wortpaar ein: horse, Pferd (1). Ein anderer Sprachforscher mache statt dessen die Eintragung: horse, Pferd oder Einhorn (2). Da es keine Einhörner gibt, das Prädikat „Einhorn" also die Nullextension besitzt, sind die beiden von den zwei Sprachforschern dem Wort „horse" zugeordneten Intensionen zwar verschieden, ihre Extensionen hingegen gleich. Nach der extensionalistischen These gäbe es keine Möglichkeit, auf empirischem Wege festzustellen, ob (1) oder (2) richtig ist. Die beiden Eintragungen wären also als gleichberechtigt anzusehen. Solange man sich bei der Befragung von John auf existierende Dinge beschränkt, kann eine solche Unterscheidung tatsächlich nicht getroffen werden, da man auf diese Weise nur Extensionen feststellen kann, in bezug auf welche kein Unterschied zwischen (1) und (2) besteht. Der Sprachforscher darf sich daher nicht allein auf wirkliche Fälle beschränken, sondern muß auch mögliche Fälle mit in Betracht ziehen. Alle logisch möglichen Fälle — das Wort „logisch" dabei in dem engeren, auch von QUINE verwendeten Sinn verstanden — sind dabei mitzuberücksichtigen, sogar solche, welche anerkannten Naturgesetzen widersprechen. Es sind dies also Fälle, die man beschreiben kann, ohne einen Selbstwiderspruch zu begehen, wobei man die Frage offen läßt, ob es Objekte von der beschriebenen Art überhaupt gibt. Die Intension eines Prädikates kann dann als der Bereich definiert werden, der alle jene möglichen Arten von Objekten umfaßt, für welche das Prädikat gilt. Im Vergleich zur Bestimmung der Extension tritt hierbei allerdings eine zusätzliche Vagheit, die *intensionale Vagheit*, in Erscheinung, deren Grad gewöhnlich erheblich größer ist als der Grad der extensionalen Vagheit. Die extensionale Vagheit von Prädikatausdrücken, wie „lion" und „horse", ist sehr gering; denn die Klasse der jetzt in der Welt anzutreffenden Objekte, denen John eines dieser Prädikate weder zusprechen noch absprechen wird, ist praktisch leer. Bei der Bestimmung der Intension von „lion" hingegen müssen auch alle denkbaren Zwischenformen zwischen Tiergattungen, gleichgültig, ob sie biologisch möglich sind oder nicht, herangezogen werden, z. B. Zwischenwesen von Löwen und Pferden, Löwen und Menschen usw. An viele derartige Formen wird John niemals gedacht haben und daher auch gar nicht sagen können, ob das Prädikat „lion" darauf anwendbar sei oder nicht. Dies bedeutet, daß die Zone der intensionalen Vagheit verhältnismäßig groß ist.

Die Mitberücksichtigung logisch möglicher Fälle gegenüber den wirklichen scheint wieder einen Ansatzpunkt für die Kritik QUINES abgeben zu können; denn seine Skepsis gegen das Intensionale richtet sich in derselben Weise gegen die Modalitäten. Während nun aber CARNAP zwar glaubt, daß gegen den Gebrauch von Modalitätsausdrücken kein prinzipieller Einwand erhoben werden kann, ist er anderseits der Meinung, daß die Verwendung solcher Ausdrücke nicht unbedingt nötig sei. Angenommen, es werde etwa gesagt, daß das geschilderte Verfahren zur Bestimmung von Intensionen undurchführbar sei, weil der Mann auf der Straße nicht gewillt sei, etwas über nichtexistierende Objekte zu sagen. Sollte John tatsächlich einen solchen extremen Realismus vertreten, so könnte der Sprachforscher noch immer versuchen, z. B. mittels einer List die Intension von „horse" zu bestimmen und die Entscheidung zwischen (1) und (2) zu treffen. Er könnte etwa auf ein Pferd zeigen und John im weiteren Verlaufe anlügen, indem er behauptet, er habe in einer bestimmten Gegend der Welt Tiere angetroffen, die so aussehen wie dieses Tier, aber auf der Mitte der Stirn ein großes Horn tragen. Aus der Reaktion von John wäre dann zu entnehmen, ob dieser gewillt wäre, auf ein solches Tier das Prädikat „horse" anzuwenden. In der Regel werden jedoch Fragen über angenommene Situationen nach CARNAPS Meinung zu keiner Schwierigkeit führen, da der Mann auf der Straße solche Fragen durchaus versteht, wie die alltäglichen Unterhaltungen über Pläne für bestimmte mögliche Handlungen, über die Wahrheit von Berichten, über Sagen und Märchen zeigen. Sobald die Intensionen einiger Prädikate festgestellt worden sind, kann man diese Prädikate bei den künftigen Fragestellungen, die zur Ermittlung der Intensionen weiterer Prädikate dienen, verwenden und auf diese Weise sukzessive die Kenntnis der Intensionen einer zunehmend größeren Gesamtheit von Prädikaten erlangen.

In besonders krasser Weise zeigt sich nach CARNAP die Inadäquatheit der extensionalistischen These beim Vergleich von Prädikaten, die alle die Nullextension besitzen. Wenn in einem englisch-deutschen Wörterbuch „unicorn" mit „Einhorn" und „goblin" mit „Kobold" übersetzt wird, in einem anderen Wörterbuch hingegen „unicorn" mit „Kobold" und „goblin" mit „Einhorn", so müßten diese beiden Übersetzungen nach extensionalistischer Auffassung als gleichberechtigt angesehen werden, da es weder Einhörner noch Kobolde gibt. Daß heute die erste Übersetzung allgemein akzeptiert wird und nicht die zweite, wäre bloß auf eine gewisse Tradition unter den Verfassern von Wörterbüchern zurückzuführen. Würde aber der Mann auf der Straße, welcher durch praktischen Gebrauch Englisch und Deutsch gelernt hat, ohne theoretischen Sprachunterricht erhalten und jemals Wörterbücher benützt zu haben (und somit ohne unter den verderblichen Einfluß von Lexikographen geraten zu sein), die zweite Übersetzung als richtig akzeptieren?

Wissenschaftssprachen sind der Alltagssprache gegenüber durch größere Präzision ausgezeichnet. Nach CARNAP bedeutet die zunehmende Präzision solcher Sprachen nicht nur eine Abnahme der extensionalen, sondern auch der intensionalen Vagheit, d. h. also: nicht nur in bezug auf wirkliche Vorkommnisse, sondern auch in bezug auf mögliche Vorkommnisse ist der Ungewißheitsspielraum der Prädikate geringer. In früheren naturwissenschaftlichen Lehrbüchern wurden zahlreiche Beschreibungen, z. B. von chemischen Substanzen oder von zoologischen Spezies, gegeben, ohne daß der Verfasser klar gesagt hätte, welche der von ihm angeführten Eigenschaften als definitorisch anzusehen seien. Daher war es auch unmöglich, festzustellen, welche Aussagen des Verfassers eines solchen Lehrbuches analytische und welche synthetische Aussagen bildeten. Später wurden die definitorischen Merkmale von den empirischen Beschreibungen gesondert (in der Physik und Chemie in stärkerem Maße als in der Biologie) und damit ein immer größeres Maß an intensionaler Präzision erreicht. Falls der in den Einzelwissenschaften zu beobachtende Trend, die Darstellungen durch Angabe expliziter Regeln zu systematisieren und präzisieren, anhalten sollte, wird es sich nach CARNAPS Meinung auch immer mehr als notwendig erweisen, nicht bloß Extensionsregeln, sondern auch Intensionsregeln aufzustellen, um die intensionale Vagheit zu verringern und zu einem klareren wechselseitigen Verständnis zu gelangen[78].

Sobald der Begriff der Intension einmal zur Verfügung steht, bereitet alles weitere keine Schwierigkeiten mehr. Die Synonymität von zwei Ausdrücken in einer Sprache S für eine Person X zur Zeit t kann dadurch erklärt werden, daß diese Ausdrücke in S für X zum Zeitpunkt t dieselbe Intension haben. Mit Hilfe des so gewonnenen Begriffs der Synonymität kann dann in der früher geschilderten Weise der allgemeine Begriff des analytischen Satzes durch Zurückführung auf die logischen Wahrheiten im engeren Sinne erhalten werden.

Die Gegner des Begriffs der Intension würden zu den Ausführungen CARNAPS vermutlich die kritische Bemerkung machen, daß dadurch zwar die Inadäquatheit der radikalen extensionalistischen These aufgezeigt wird, diese Inadäquatheit jedoch nicht erst durch Verwendung des Begriffs der Intension, sondern bereits mittels des von GOODMAN auf extensionaler Grundlage entwickelten graduellen Begriffs der größeren

[78] CARNAP skizziert a. a. O., S. 43ff., eine Methode zur Einführung des Intensionsbegriffs für einen Sprechroboter. Dieser Fall ist in bezug auf die Methodologie der Dispositionsprädikate von Bedeutung. Eine Sprache kann nämlich pragmatisch als ein System von Dispositionen für den Gebrauch von Ausdrücken charakterisiert werden. Für den Fall natürlicher Sprachen ist die behavioristische Methode die einzige, um festzustellen, ob eine Person X eine Disposition D hat. Prinzipiell besteht zur Feststellung des Vorliegens einer Disposition aber noch eine andere Möglichkeit, nämlich die Methode der Strukturanalyse. Sie besteht darin, daß der Zustand von X zum Zeitpunkt t in hinreichendem Maße so beschrieben wird, daß es möglich ist, mittels bekannter Naturgesetze aus der gewonnenen Beschreibung die Reaktionen abzuleiten, zu denen X unter geeigneten Umständen gelangt. Zur Feststellung sprachlicher Dispositionen einer Person X steht diese Methode nicht zur Verfügung, da unsere physiologischen Kenntnisse viel zu gering sind, um aus einer mikrophysiologischen Beschreibung des Zentralnervensystems und unseren weiteren naturgesetzlichen Kenntnissen auf das Vorliegen einer solchen Disposition zu schließen. Für den Fall eines Sprechroboters kann dagegen diese Methode nicht nur theoretisch, sondern auch praktisch angewendet werden.

oder geringeren Bedeutungsähnlichkeit behoben werden kann. So ist z. B. wohl die primäre Extension von Pferd und Pferd-oder-Einhorn dieselbe, nicht jedoch die sekundäre Extension, da Pferdbilder nicht dasselbe sind wie Pferd-oder-Einhorn-Bilder; wegen des Unterschiedes in der sekundären Extension wäre daher die Übersetzung von „horse“ durch „Pferd oder Einhorn“ inadäquat. Die Schwierigkeit, auf die man hier stößt, besteht darin, daß die Alltagssprache wegen ihrer Vagheit kaum eine endgültige Entscheidung darüber zulassen dürfte, ob in einem konkreten Falle Synonymität zwischen Ausdrücken oder bloß ein hohes Maß von (extensional explizierbarer) Bedeutungsähnlichkeit vorliegt. Diese Schwierigkeit tritt zu der Tatsache hinzu, daß alle auf natürliche Sprachen bezogene Untersuchungsergebnisse hypothetisch sind, da die Untersuchungen empirischer Natur waren. Es muß daher vorläufig offen bleiben, ob durch pragmatische Untersuchungen von der Art, wie sie von CARNAP skizziert wurden, eine Beendigung des Streites über die analytischen Wahrheiten herbeigeführt werden kann[79]. Sollte auf pragmatischem Wege eine endgültige Klärung nicht erreichbar sein, so bleibt nur mehr die oben erwähnte zweite Möglichkeit: die Feststellung der Fruchtbarkeit der semantischen Begriffe, die zur Theorie der Intension gehören. Dazu aber müßte man alle Konsequenzen überblicken, zu denen diese Begriffsbildungen führen (z. B. auch in bezug auf die Frage der Induktion), wozu wir heute noch nicht in der Lage sind. Vorläufig müssen wir uns mit einem Toleranzstandpunkt begnügen und die Möglichkeit offen lassen, daß es zwei verschiedene Weisen der Explikation des wissenschaftlichen Verfahrens gibt: den von CARNAP und den von QUINE beschriebenen Weg.

Schlußwort

Bei der Beurteilung der Semantik als ganzer kann ein doppelter Gesichtspunkt maßgebend sein: Ihre Bedeutung für die Klärung logischer und erkenntnistheoretischer Grundbegriffe und ihre Verwertbarkeit für die Lösung anderer theoretischer Probleme. Ich habe in meiner Schilderung versucht, auf beides ein gleiches Gewicht zu legen. Was die Anwendungsmöglichkeiten betrifft, so werden sich vermutlich zu den gegebenen noch weitere hinzugesellen; denn die Semantik ist eine sehr junge Wissenschaft und nach einer oft gemachten Erfahrung treten nicht alle Anwendungsmöglichkeiten einer neuen theoretischen Disziplin sofort nach ihrer Schaffung zu Tage. Aber selbst wenn die bisher gefundenen und noch etwa zu erwartenden Anwendungsmöglichkeiten ausgeblieben wären bzw. ausbleiben würden, so wäre es doch höchst unphilosophisch, die in ihr vorgenommenen Begriffsexplikationen als über-

[79] Eine eingehende Beschreibung empirischer Verfahren zur Überprüfung von Hypothesen, welche die Synonymität von Ausdrücken natürlicher Sprachen betreffen, findet sich in dem Werk von ARNE NAESS [Interpretation]. Die Ergebnisse von NAESS stützen allerdings in hohem Maße die von CARNAP vertretene intensionalistische These.

flüssig zu verwerfen. Auch die Klärung von Begriffen und die Beantwortung offener theoretischer Fragen muß für sich selbst als wissenschaftliches Ziel angesehen werden. Ich erteile zum Schlusse TARSKI das Wort, der zu diesem Punkte bemerkt: "... I believe, the question of the value of any research cannot be adequately answered without taking into account the intellectual satisfaction which the results of that research bring to those who understand it and care for it. It may be unpopular and out-of-date to say—but I do not think that a scientific result which gives us a better understanding of the world and makes it more harmonious in our eyes should be held in lower esteem than, say, an invention which reduces the cost of paving roads, or improves household plumbing[1]."

[1] [Truth], S. 79.

Literaturverzeichnis

Die in eckigen Klammern angeführten abgekürzten Buchtitel werden bei Zitaten verwendet. Jene Abhandlungen, welche auch in Sammelwerken veröffentlicht worden sind, werden nach der Seitenzahl in diesem Sammelwerk zitiert.

AUSTIN, J. L.: Truth. Aristotelian Society, Supplementary Volume XXIV, 1950.

AYER, A. J.: [Language], Language, Truth and Logic. London, 1. Aufl. 1936, 6. Aufl. 1950.

BERGMANN, G.: Kritik an Storer (s. dort). Analysis, Dez. 1951.

BERNAYS, P.: Review of Carnap [Meaning]. Journal of Symbolic Logic **14**, 4, 237—241, 1949.

— und D. HILBERT, s. HILBERT.

BLACK, M.: The Semantic Definition of Truth. Analysis **8**, 4, 1948.

BRENTANO, F.: Wahrheit und Evidenz (herausgegeben von O. KRAUS). Leipzig 1930.

CARNAP, R.: Eigentliche und uneigentliche Begriffe. Symposion **1**, 1927.

— Der logische Aufbau der Welt. Berlin 1928.

— Abriß der Logistik. Wien 1929.

— Die alte und die neue Logik. Erkenntnis **1**, 12—26, 1930.

— [Logische Syntax], Logische Syntax der Sprache. Wien 1934.

— [Antinomien], Die Antinomien und die Unvollständigkeit der Mathematik. Monatshefte für Mathematik und Physik **41**, 2, 263—284, 1934.

— [Gültigkeitskriterium], Ein Gültigkeitskriterium für die Sätze der klassischen Mathematik. Monatshefte für Mathematik und Physik **42**, 1, 163—190, 1935.

— [Syntax], Logical Syntax of Language. London und New York 1937. Englische, mit Ergänzungen versehene Übersetzung von [Logische Syntax]. Das Buch enthält auch die englischen Übersetzungen von [Antinomien] und [Gültigkeitskriterium].

— Foundations of Logic and Mathematics. International Encyclopedia of Unified Science, Vol. I, No. 3. Chicago 1939.

— [Semantics], Introduction to Semantics. Studies in Semantics, Vol. I. Cambridge, Mass., 1. Aufl. 1942, 3. Aufl. 1948.

— [Formalization], Formalization of Logic. Studies in Semantics, Vol. II. Cambridge, Mass. 1943.

— [Meaning], Meaning and Necessity. A Study in Semantics and Modal Logic. Chicago 1947.

— [Remarks], Remarks on Induction and Truth. Philosophy and Phenomenological Research **6**, 590—602, 1946.

— [Testability], Testability and Meaning. New Haven 1950.

— [Probability], Logical Foundations of Probability. Chicago 1950.

— The Continuum of Inductive Methods. Chicago 1952.

— [Ontology], Empirism, Semantics and Ontology. Revue Internationale de Philosophie **11**, 1950; abgedruckt in LINSKY, L.: Semantics and the Philosophy of Language, 208—228.

CARNAP, R.: Meaning Postulates. Philosophical Studies 3, 2, 65—80, 1952.
— Einführung in die symbolische Logik mit besonderer Berücksichtigung ihrer Anwendungen. Wien 1954.
— On Belief Sentences. A Reply to Alonzo Church; abgedruckt in MACDONALD, M.: [Analysis], 128—131.
— [Synonymy], Meaning and Synonymy in Natural Languages. Philosophical Studies 6, 3, 33—48, 1955.
— [Theoretical Concepts], The Methodological Character of Theoretical Concepts. Minnesota Studies in the Philosophy of Sciene, 38—76. Minn. 1956.
CHISHOLM, R. M.: [Contrary-to-Fact], The Contrary-to-Fact Conditional. Mind 55, 1946; abgedruckt in FEIGL, H. and W. SELLARS: Readings in Philosophical Analysis, 482—497.
CHURCH, A.: [Problem], An Unsolvable Problem of Elementary Number Theory. American Journal of Mathematics 58, 345—363, 1936.
— [Note], A Note on the Entscheidungsproblem. Journal of Symbolic Logic 1, 40—41, 101—102, 1936.
— Carnap's Introduction to Semantics. Philosophical Review 52, 1943.
— [Review of Quine], A Review of Quine ("Notes on Existence and Necessity"). Journal of Symbolic Logic 8, 45—47, 1943.
— Review of Ayer [Language]. Journal of Symbolic Logic 14, 52—53, 1949.
— On Carnap's Analysis of Statements of Assertion and Belief. Analysis 10, 1950; abgedruckt in MACDONALD, M.: [Analysis], 125—128.
— The Need for Abstract Entities in Semantic Analysis. Proceedings of the American Academy of Arts and Sciences 80, 1, 100—112, 1951.
FEIGL, H. und W. SELLARS: Readings in Philosophical Analysis. New York 1949.
— und M. BRODBECK: Readings in the Philosophy of Sciene. New York 1953.
FITCH, B. F.: Symbolic Logic, An Introduction. New York 1952.
FREGE, J. G.: [Bedeutung], Über Sinn und Bedeutung. Zeitschrift für Philosophie und philosophische Kritik 100, 25—50, 1892.
GENTZEN, G.: [Schließen], Untersuchungen über das logische Schließen. Mathematische Zeitschrift 39, 176—210, 405—431, 1934.
— [Widerspruchsfreiheit], Die Widerspruchsfreiheit der reinen Zahlentheorie. Mathematische Annalen 112, 493—565, 1936.
— [Neue Fassung], Neue Fassung des Widerspruchsfreiheitsbeweises für die reine Zahlentheorie. Forschungen zur Logik und zur Grundlegung der exakten Wissenschaften, Neue Folge, 4, 19—44, 1938.
GÖDEL, K.: Die Vollständigkeit der Axiome des logischen Funktionenkalküls. Monatshefte für Mathematik und Physik 37, 349—360, 1930.
— [Unentscheidbare] Über formal unentscheidbare Sätze der Principia Mathematica und verwandter Systeme. Monatshefte für Mathematik und Physik 38, 173—198, 1931.
GOODMAN, N.: [Counterfactual], The Problem of Counterfactual Conditionals. The Journal of Philosophy 44, 1947; abgedruckt in LINSKY, L.: Semantics and the Philosophy of Language, 231—246.
— [Likeness], On Likeness of Meaning; abgedruckt in LINSKY, L.: Semantics and the Philosophy of Language, 67—74.
— The Structure of Appearance. Harvard 1951.
— and W. V. O. QUINE: [Steps], Steps Towards a Constructive Nominalism. Journal of Symbolic Logic 12, 105—122, 1947.
— [Fiction], Fact, Fiction and Forecast. Cambridge, Mass. 1955.
HEMPEL, C. G.: [Criterion], Problems and Changes in the Empiricist Criterion of Meaning. Revue Internationale de Philosophie 11, 1950; abgedruckt in LINSKY, L.: Semantics and the Philosophy of Language, 163—185.
HILBERT, D. und W. ACKERMANN: Grundzüge der theoretischen Logik, 3. Aufl. Berlin 1949.
— und P. BERNAYS: [Grundlagen I], Grundlagen der Mathematik, Bd. I. Berlin 1934.

HILBERT, D. und P. BERNAYS: [Grundlagen II], Grundlagen der Mathematik,
KEMENY, J. G.: [Approach], A New Approach to Semantics. Journal of Symbolic Logic 21, 1, 1—27, 2, 149—161, 1956.
KLEENE, ST. C.: [Metamathematics], Introduction to Metamathematics. Amsterdam 1952.
KOKOSZYNSKA, M.: Über den absoluten Wahrheitsbegriff und einige andere semantische Begriffe. Erkenntnis 6, 143—165, 1936.
LEWIS, C. I.: [Analysis], An Analysis of Knowledge and Valuation. La Salle, Illinois, 1. Aufl. 1946, 2. Aufl. 1950.
LINSKY, L.: Semantics and the Philosophy of Language. Urbana 1952.
LORENZEN, P.: [Verbände], Algebraische und logistische Untersuchungen über freie Verbände. Journal of Symbolic Logic 16, 81—106, 1951.
— [Logik], Einführung in die operative Logik und Mathematik. Berlin 1955.
MACDONALD, M.: [Analysis], Philosophy and Analysis. A Selection of Articles Published in Analysis between 1933—40 and 1947—53. Oxford 1954. Bd. II. Berlin 1939.
MARHENKE, P.: [Significance], The Criterion of Significance; abgedruckt in LINSKY, L.: Semantics and the Philosophy of Language, 139—159.
MARTIN, R.: On "Analytic". Philosophical Studies 3, 1952.
MATES, B.: Analytic Sentences. Philosophical Review 60, 525—534, 1951.
MOSTOWSKI, A.: [Undecidable], Sentences Undecidable in Formalized Arithmetic. An Exposition of the Theory of Kurt Gödel. Studies in Logic and the Foundations of Mathematics, Amsterdam 1952.
— [Impredicative], Some Impredicative Definitions in the Axiomatic Set-Theory. Fundamenta Mathematicae 37, 1950, und 38, 1951.
— s. auch TARSKI-MOSTOWSKI-ROBINSON.
NAESS, A.: [Interpretation], Interpretation and Preciseness: A Contribution to the Theory of Communication. Skrifter Norske Videnskaps-Akademi, Oslo, II. Hist.-Filos. Klasse, No. 1, 1953.
NAGEL, E.: [Physical Theory], The Causal Character of Modern Physical Theory; abgedruckt in FEIGL, H. und M. BRODBECK: Readings in the Philosophy of Science, 419—437.
PAP, A.: [Erkenntnistheorie], Analytische Erkenntnistheorie. Wien 1955.
POPPER, K.: Logik der Forschung. Wien 1935.
QUINE, W. V. O.: Designation and Existence. The Journal of Philosophy 36, 1939; abgedruckt in FEIGL, H. und W. SELLARS: Readings in Philosophical Analysis, 44—51.
— [Convention], Truth by Convention. Philosophical Essays for A. N. Whitehead. New York 1936; abgedruckt in FEIGL, H. und W. SELLARS: Readings in Philosophical Analysis, 250—273.
— [Logic], Mathematical Logic. Cambridge, Mass., 1. Aufl. 1940, 2. neubearbeitete Aufl. 1951.
— Notes on Existence and Necessity; abgedruckt in LINSKY, L.: Semantics and the Philosophy of Language, 77—91.
— The Problem of Interpreting Modal Logic. Journal of Symbolic Logic 12, 43—48, 1947.
— On What There Is. Review of Metaphysics 1948; abgedruckt in [View], 1—19.
— [Deduction], On Natural Deduction. Journal of Symbolic Logic 15, 93—102, 1950.
— [Methods], Methods of Logic. New York 1950.
— [Two Dogmas], Two Dogmas of Empiricism. Philosophical Review 60, 1951; abgedruckt in [View], 20—46.
— [Carnap's Views], On Carnap's Views on Ontology. Philosophical Studies 2, 65—72, 1951.
— [Application], On an Application of Tarski's Theory of Truth. Proceedings of the National Academy of Sciences 38, No. 5, 430—433, 1952.
— [View], From a Logical Point of View. Cambridge, Mass. 1953.
— [Reference], Reference and Modality; abgedruckt in [View], 139—159.

QUINE, W. V. O.: [Grades], Three Grades of Modal Involvement. Actes du XIème Congrès International de Philosophie 14, 65—81, 1953.
— [Conditions], Interpretations of Sets of Conditions. Journal of Symbolic Logic 19, 2, 97—102, 1954.
REICHENBACH, H.: [Elements], Elements of Symbolic Logic. New York 1947.
ROSSER, B.: [Mathematicians], Logic for Mathematicians. New York-Toronto-London 1953.
— and A. R. TURQUETTE: [Logics], Many-Valued Logics. Studies in Logic and the Foundations of Mathematics. Amsterdam 1952.
RUSSELL, B.: On Denoting. Mind 14, 1905; abgedruckt in FEIGL, H. und W. SELLARS: Readings in Philosophical Analysis, 103—115.
— und A. N. WHITEHEAD, s. WHITEHEAD.
— [Inquiry], An Inquiry into Meaning and Truth. London, 1. Aufl. 1940, 4. Aufl. 1951.
RYLE, G.: Meaning and Necessity. Philosophy 24, 1949.
— The Concept of Mind. Oxford, 1. Aufl. 1949, 5. Aufl. 1952.
SCHÜTTE, K.: [Untersuchungen], Beweistheoretische Untersuchungen der verzweigten Analysis. Mathematische Annalen 124, 123—147, 1951/52.
SELLARS, W. und H. FEIGL, s. FEIGL.
STEGMÜLLER, W.: Der Wahrheitsbegriff in der gegenwärtigen Erkenntnislehre. Die Pyramide 2, 3, 46—49, 1952.
— Hauptströmungen der Gegenwartsphilosophie. Wien 1952.
— Der Evidenzbegriff in der formalisierten Logik und Mathematik. Wiener Zeitschrift für Philosophie, Psychologie und Pädagogik 4, 4, 289—296, 1953.
— Bemerkungen zum Wahrscheinlichkeitsproblem. Studium Generale 6, H. 10, 563—593, 1953.
— Der Begriff des synthetischen Urteils a priori und die moderne Logik. Zeitschrift für philosophische Forschung 8, 4, 535—563, 1954.
— Metaphysik — Wissenschaft — Skepsis. Wien 1954.
— [Antinomien], Die Antinomien und ihre Behandlung. Innsbrucker Beiträge zur Kulturwissenschaft 3, 27—40, 1955.
— Sprache und Logik. Studium Generale 9, H. 2, 57—77, 1956.
— Glauben, Wissen und Erkennen. Zeitschrift für philosophische Forschung 10, 4, 509—549, 1956.
— Ontologie und Analytizität. Studia Philosophica 16, 191—223, 1956.
— [Universalienproblem], Das Universalienproblem, einst und jetzt. Archiv für Philosophie 6, 3/4, 192—225, 1956, und 7, 1/2, 45—81, 1957.
— [Conditio], Conditio irrealis, Dispositionen, Naturgesetze und Induktion. Kant-Studien (im Druck).
— Der Phänomenalismus und seine Schwierigkeiten. Kant-Studien (im Druck).
— Unvollständigkeit und Unentscheidbarkeit. Die metamathematischen Resultate von GÖDEL, CHURCH, KLEENE und ROSSER in philosophischer Beleuchtung. Ergänzungsheft der Kant-Studien (im Druck).
STORER, TH.: On Defining "Soluble". Analysis, Juni 1951.
STRAWSON, P. F.: Truth. Analysis 9, 1949.
— Truth. Aristotelian Society, Supplementary Volume XXIV, 1950.
TARSKI, A.: Fundamentale Begriffe der Methodologie der deduktiven Wissenschaften I. Monatshefte für Mathematik und Physik 37, 361—404, 1930.
— [Wahrheitsbegriff], Der Wahrheitsbegriff in den formalisierten Sprachen. Studia Philosophica 1, 1935; abgedruckt in: [Metamathematics], 152—278.
— Grundlagen der wissenschaftlichen Semantik. Actes du Congrès International de Philosophie Scientifique 3, Paris 1936.
— Über den Begriff der logischen Folgerung. Actes du Congrès International de Philosophie Scientifique 7, Paris 1937.
— On Undecidable Statements in Enlarged Systems of Logic and the Conception of Truth. Journal of Symbolic Logic 4, 105—112, 1939.
— Introduction to Logic. New York 1941.
— A. MOSTOWSKI and R. M. ROBINSON: Undecidable Theories. Studies in Logic and the Foundations of Mathematics. Amsterdam 1953.

TARSKI, A.: [Truth], The Semantic Conception of Truth and the Foundations of Semantics; abgedruckt in FEIGL, H. und W. SELLARS: Readings in Philosophical Analysis, 52—84.

— [Metamathematics], Logic, Semantics, Metamathematics. Oxford 1956. Dieses Buch enthält eine englische Übersetzung der logischen Schriften TARSKIS zwischen 1923 und 1938, insbesondere auch eine Übersetzung von [Wahrheitsbegriff].

WANG, H.: [Truth Definitions], Truth Definitions and Consistency Proofs. Transactions of the American Mathematical Society 73, 243—275, 1952.

— [Formalization], The Formalization of Mathematics. Journal of Symbolic Logic 19, 4, 241—266, 1954.

— [Paradoxes], Undecidable Sentences Generated by Semantic Paradoxes. Journal of Symbolic Logic 20, 1, 31—43, 1955.

WHITEHEAD, A. N. und B. RUSSELL: Principia Mathematica 1, 1910, 2, 1912, 3, 1913, 2. Aufl. Cambridge, England 1925—1927.

WITTGENSTEIN, L.: [Tractatus], Tractatus Logico-Philosophicus. Annalen der Naturphilosophie 14, 1921; deutsch-englische Ausgabe, London 1922.

— [Untersuchungen], Philosophische Untersuchungen. Oxford 1953.

Namen- und Sachverzeichnis

GPSR Compliance

The European Union's (EU) General Product Safety Regulation (GPSR) is a set of rules that requires consumer products to be safe and our obligations to ensure this.

If you have any concerns about our products, you can contact us on ProductSafety@springernature.com

In case Publisher is established outside the EU, the EU authorized representative is:

Springer Nature Customer Service Center GmbH
Europaplatz 3
69115 Heidelberg, Germany

Batch number: 10815964

Printed by Printforce, the Netherlands